专科技能培训教程

口腔医学分册

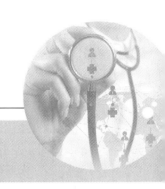

U0208194

总主编　陈　翔　吴　静　陈俊香

主　编　唐瞻贵　雷勇华　冯云枝

副主编　谢晓莉　刘欧胜　郭新程　高义军　闵安杰

编　者（按姓氏笔画排序）

王月红	王会欣	王秀优	王柏胜	王祥柱	王彬竹
王雅丽	方小丹	邓智元	左　军	卢若煌	卢燕勤
申　婷	付镇地	白新娜	冯　慧	冯云枝	吕玉梅
全宏志	刘　桂	刘欧胜	刘音辰	刘斌杰	李　龙
李　昆	李　敏	李　蓉	李文杰	李奉华	李继佳
李磊涛	吴建军	邱喜丽	闵安杰	张　誉	张一祎
张扬根	张剑英	陈　珺	陈　群	陈可佳	陈良建
陈敏慇	邵春生	易　芳	周红波	周玥颖	周彦玢
胡　哲	胡延佳	钟孝欢	姚志刚	姚倩倩	贺　媛
徐　丽	高义军	高清平	郭　玥	郭　健	郭新程
唐　茜	唐瞻贵	曹　琼	梁　烨	董　新	喻　勇
曾芸婷	谢小燕	谢长青	谢晓莉	雷　蕾	雷勇华
颜子淇	潘　灏				

人民卫生出版社

·北京·

图书在版编目（CIP）数据

专科技能培训教程 . 口腔医学分册 / 唐瞻贵，雷勇华，冯云枝主编 . —北京：人民卫生出版社，2024.2

ISBN 978-7-117-35481-3

I.①专… Ⅱ.①唐…②雷…③冯… Ⅲ.①口腔科学 —技术培训 —教材 Ⅳ.①R

中国国家版本馆 CIP 数据核字（2023）第 219086 号

人卫智网	www.ipmph.com	医学教育、学术、考试、健康，购书智慧智能综合服务平台
人卫官网	www.pmph.com	人卫官方资讯发布平台

专科技能培训教程
口腔医学分册
Zhuanke Jineng Peixun Jiaocheng
Kouqiangyixue Fence

主　　编：唐瞻贵　雷勇华　冯云枝
出版发行：人民卫生出版社（中继线 010-59780011）
地　　址：北京市朝阳区潘家园南里 19 号
邮　　编：100021
E - mail：pmph @ pmph.com
购书热线：010-59787592　010-59787584　010-65264830
印　　刷：人卫印务（北京）有限公司
经　　销：新华书店
开　　本：787 × 1092　1/16　印张：29.5
字　　数：718 千字
版　　次：2024 年 2 月第 1 版
印　　次：2024 年 2 月第 1 次印刷
标准书号：ISBN 978-7-117-35481-3
定　　价：109.00 元

打击盗版举报电话：010-59787491　E-mail：WQ @ pmph.com
质量问题联系电话：010-59787234　E-mail：zhiliang @ pmph.com
数字融合服务电话：4001118166　E-mail：zengzhi @ pmph.com

丛书前言

2020年，国务院办公厅《关于加快医学教育创新发展的指导意见》明确提出要"深化住院医师培训和继续医学教育改革"。临床医师在完成住院医师规范化培训后，需要进一步完成专科医师规范化培训，才能成为能独立从事某一专科临床医疗工作的专科医师。而专科技能作为临床实践能力的一环，在专科医师规范化培训及医护人员的继续医学教育中尤为重要。

中南大学湘雅医学院是久负盛名的老校，创办于1914年，是我国第一所中外合办的医学院，具备医学本科生、研究生、进修生、住院医师规范化培训等完整的学位教育和继续教育教学体系。中南大学湘雅医学院素来治学严谨，坚持把培养具有扎实的临床实践能力和高尚的职业精神作为教学的根本任务；各附属医院历来重视住院医师规范化培训，尤其在专科医师规范化培训上投入大量的人力和物力，培养了一大批专科高端人才，积累了丰富的专科培训经验。

目前尚无一套涵盖临床医学各专科的专科技能培训教材，为了更好地帮助医护人员提高专科技能操作水平，中南大学湘雅医学院召集各附属医院的临床专科教师，讨论需要撰写的专科技能培训项目和内容，编写了这套《专科技能培训教程》系列教材。

《专科技能培训教程》系列丛书涵盖范围广、系统性强，综合了各专科的临床技能培训内容。丛书包括临床各专科和护理共12分册，是一套系统的临床专科技能培训教材。内容不但包括常见的各专科技能操作的规范流程、评估标准及操作易犯错误分析，还列出了目前常用的训练方法和相关知识测试题。每一个分册均附有操作视频等数字化资源，生动直观地将专科技能操作全方位多角度展示给学员，让学员有更加身临其境的感受。

本丛书汇聚了湘雅医学院各附属医院临床专家的智慧，紧跟各专科新技术的前沿，对提高各专科医师的专业技能水平有很大的帮助。适用于住院医师及专科医师规范化培训，亦可以用作高等医学院校的专科技能教学的指导用书。

本套丛书由于首次编写，难免有遗漏或错误之处，敬请读者及同仁不吝赐教，予以斧正，以资完善。

陈　翔　吴　静　陈俊香
2021年10月

前　言

口腔医学是医学重要的分支之一,是与临床医学并列且独立的学科。

随着口腔材料和设备的发展,各类用于口腔疾病诊断和治疗的新技术日新月异,而各种新技术的标准化、规范化应用将有助于口腔疾病诊疗水平的提高。编者结合住院医师和专科医师规范化培训中的经验编写本教材,以促进口腔专科医师队伍建设,加强规范化培训和规范管理,保证培训质量,进一步提高和完善口腔专科医师的知识结构和技能。

本教材包含口腔医学各二级学科常见疾病的诊疗操作技能,内容翔实,与时俱进,图表丰富,实用性强。各章节针对口腔临床各专科的常见操作编写了详细的操作规范流程,制定了标准化的操作规范评价,指出并分析了常见的操作错误及应对方法。本书的读者对象为口腔临床医师及相关学科的医务人员,适用于口腔医学各专业专科医师规范化培训,同时也可作为口腔住院医师规范化培训、高等医学院校口腔医学技能教学的指导用书。

本教材编者均为来自国家住院医师规范化培训基地的临床一线工作者,具有丰富的临床经验和住院医师规范化培训经验。

由于编写时间仓促,内容涵盖较广,难免有疏漏或不当之处,恳请各位读者及同仁不吝赐教,提出宝贵意见,以便再版时修正。

唐瞻贵　雷勇华　冯云枝
2023 年 9 月

目 录

第一章

牙体牙髓专科技能培训

第一节　龋病系统防控技术

一、概述

疾病预防的概念不仅是防止疾病的发生,也包括对已发生疾病通过适当的治疗,防止疾病的发展,防止进一步损害,所以预防可以贯穿于疾病发生前后及转归的全过程,即三级预防。根据疾病各阶段的特点,龋病的预防也可以分为三级预防策略。一级预防主要是进行口腔健康教育及控制和消除致龋因素;二级预防是对龋病的早发现、早处理;三级预防包括防止龋病的并发症并恢复损伤口腔的正常功能。可以说,从第一颗乳牙尚未萌出到全口牙齿缺失,都有龋病预防的相应策略,龋病的预防贯穿整个人生。所以,每个口腔临床医生,都应该全面了解龋病的防控知识,并将其贯穿于整个临床工作实践。对于没有龋病或龋病比较轻的患者,在对症处理的同时,行常规的口腔健康宣教即可。而龋病系统防控技术,主要是针对龋病严重的患者。这类患者一般具有龋的众多高危因素,需要针对这些因素采取不同的措施,来降低患者的龋易感性。

二、操作规范流程

(一) 适应证

1. 严重龋病　如猖獗龋等。

2. 存在很强的致龋因素　如颌面部的放疗,这类患者有很高的龋易感性,很可能导致严重龋病。

(二) 禁忌证

严重的系统性疾病,不能自主行动,并可能有生命危险。

(三) 操作前准备

1. 患者准备

(1) 全身状况的评估:详细了解患者的病史,评估患者的全身健康情况,判断患者是否可以耐受口腔疾病的预防和治疗措施。若患者不能承受,则应进行相应全身疾病的治疗,在状态稳定后,再进行预防和治疗。另外,需要特别注意可能引起口干的疾病,如舍格伦综合征、需要放疗的颌面部肿瘤、涎腺疾病等。

(2)口腔卫生习惯的评估：包括刷牙的时间、频率、方法，牙膏的选择，是否使用牙线、牙间刷、牙间清洁器及漱口水等。

(3)饮食习惯的评估：主要针对碳水化合物的摄入，尤其是各种富含单糖(葡萄糖、果糖)和双糖(蔗糖、麦芽糖、乳糖)的甜食和饮料。所有的单糖和双糖都可以迅速被菌斑酵解，使菌斑 pH 下降，因而都是很强的致龋因素。记录所摄入饮食的种类、数量及频率。需要注意，应避免只询问笼统的"甜食"，不同人对甜食的概念不同。在患者否认喜吃甜食后，应细致询问是否喜欢含糖饮料(包括咖啡)、非木糖醇口香糖、含糖高的菜肴(如锅包肉、拔丝地瓜)等。

(4)氟的局部暴露：包括居住地是否为高氟区、是否使用含氟牙膏或漱口水、是否食用含氟牛奶或其他含氟的食物等。

(5)既往龋经历：在人群水平，既往龋经历和未来的龋齿增长之间有很强的相关性，已经患龋的个体很有可能再次患龋。但是既往龋经历不属于易感因素，但是可以作为龋易感性非常重要的参考指标。

(6)口腔卫生状况的评估：菌斑的形成是龋病发生的先决条件，而口腔卫生状况的评估是对菌斑控制评估的最直接、最简便的方法。

(7)牙齿的矿化程度、解剖形态评估：矿化程度好、窝沟浅的牙齿相对不容易患龋，反之则相对容易患龋。另外，氟斑牙相对不容易患龋，牙内陷等特殊解剖形态会增加龋易感性。

(8)唾液评估：包括唾液流率、缓冲能力、免疫和抗菌因素等。临床上，除唾液流率方便测定以外，其他因素很难测定，而且对龋病的防控策略不会有太大影响。

(9)龋病及其他口腔疾病的检查：积极治疗口腔现有的龋病及其并发症，并且处理其他口腔问题，这是龋病二级和三级预防的重要内容。不但可以缓解患者症状，恢复患者口腔损失的功能，而且可以改变口腔微环境，降低龋易感性。

(10)患者依从性的评估：龋病严重的患者一般都有多个龋高危因素，而且治疗方案也比较复杂。这意味着，不但需要花费大量的时间和金钱，而且基本上终身都要控制龋高危因素。若这类患者的依从性不好，龋病的系统防控无从谈起。

2. 物品(器械)准备

(1)口腔健康宣教相关器具，包括口腔模型、牙刷、牙线、菌斑染色剂等。

(2)龋易感性调查表。

(3)口腔检查盘。

(4)牙髓活力测试相应器具，包括冰棒、酒精灯、牙胶棒、电活力测试仪。

(5)口腔放射检查的相应设备。

3. 操作者准备

(1)核对患者信息：包括患者姓名、性别、年龄等。

(2)询问病史并进行口腔检查。评估患者是否有严重的龋病，是否有很高的龋易感性，是否需要进行龋病系统防控。

(3)明确患者有无禁忌证。

(4)设计龋病的系统防控计划和治疗计划。

(5)评估患者的依从性。

(6)明确患者已签署知情同意书。

(7)填写龋易感性评估表。

(8)准备口腔健康宣教的器具。

(9)准备治疗龋病和其他口腔疾病的器械。

(四) 操作步骤

1. 依据龋易感性评估表制定个性化的口腔健康宣教内容。

(1)控制牙菌斑:菌斑的形成是龋病发生的先决条件,大多数龋病严重的患者都没有做到有效控制菌斑。控制牙菌斑是患者能自行掌握的最直接、最有效的预防龋病的措施。

1)让患者了解菌斑:充分地向患者讲解菌斑的对牙齿的危害,并让患者了解自己的菌斑控制情况。临床上,推荐使用菌斑染色剂对牙面进行染色,通过镜子来向患者讲解其菌斑控制情况,并针对性地教育患者如何清除这些菌斑。然后督促患者对着镜子用所学的方法清除染色的菌斑。

2)教育患者控制菌斑的具体方法:控制菌斑的方法包括机械方法和化学方法。机械方法包括正确使用牙刷、牙膏、牙线、牙间刷、牙间清洁器等;化学方法包括含有各种抑菌成分的牙膏和漱口水等。

①正确的刷牙方法:刷牙是最主要的清除菌斑的方法,应让患者充分了解刷牙的目的,并对自身的牙齿情况有所了解。首先选择合适的牙刷,一般要求刷头小、刷毛韧而不硬、刷毛尖端圆钝、手柄便于握持。推荐使用改良 Bass 刷牙法,一天至少刷两次。对于正畸治疗中的患者,应推荐其使用特制的牙刷。

②合适的牙膏:牙膏中的主要成分是摩擦剂和表面活性剂。刷牙时,表面活性剂有利于溶解菌斑中的有机成分,然后在刷毛和摩擦剂的共同作用下,通过机械作用去除大部分附着在牙面上的菌斑。另外,应推荐患者使用含氟牙膏。

③使用牙线、牙间刷、牙间清洁器等:即使十分认真地刷牙,也难以清除两牙邻面的牙菌斑。所以,建议患者养成使用牙线的习惯。对于龈乳头明显萎缩的患者,可以推荐使用牙间刷和牙间清洁器。邻面的清洁建议在刷牙后进行,需要有耐心,逐个清洁牙间隙的食物和菌斑,使所有后牙的邻面都可以达到清洁的效果。对于存在很多邻面龋洞,尤其是根面龋的患者,牙间隙的清洁尤其重要。

④使用漱口水:漱口水中含有杀菌和抑菌的药物、抗菌斑附着剂、氟化物等,可以帮助控制菌斑,并且有中和菌斑酸性产物的作用。建议饭后使用漱口水,口含 10ml,用力漱口 30秒,再吐出。

⑤定期洁牙:建议患者定期到正规的口腔医疗机构清洁牙齿。即使是受过专门训练的医护人员也很难清除所有牙面的菌斑,此时就需要进行洁牙。对于已形成的牙石,更需要医护人员来清除。

(2)饮食干预:糖是菌斑代谢产酸的底物,限制糖的摄入或改变糖的摄入方式,可以起到减少龋病的效果。

1)让患者了解致龋食物:致龋食物是指可以迅速将菌斑 pH 降低到临界值 5.5 以下并能维持较长时间的食物。研究表明,致龋食物主要是含糖的食物,尤其是含有大量单糖和双糖(尤其是蔗糖)且黏性大不易清除的食物。

2) 合理进食含糖食物：饮食中的糖在致龋时有双重作用，一是有助于形成牙菌斑，二是为致龋细菌产酸提供底物。细菌产酸的总量，除与细菌总量有关以外，还与底物的多少及酸在牙面存留的时间有关。如果频繁进食糖，菌斑中的 pH 难以恢复，脱矿时间远远多于再矿化时间，龋病就容易产成。所以一方面要减少糖的摄入总量，更要强调减少进食糖的频率。另外，在入睡后口腔活动及唾液分泌明显减少，菌斑更容易形成，故应特别强调不在睡前进食，尤其是甜食。

3) 鼓励进食含纤维素/膳食纤维的食物：含纤维的食物，如蔬菜，不但没有致龋性，还有利于清除牙面的菌斑和存留的糖。

4) 关于糖代用品：糖代用品具有甜味，但产能很低，且不会被细菌利用产酸。各类糖代用品，如木糖醇，本身并没有防龋的功能。但是，在食用木糖醇口香糖时，会促进唾液的分泌，加快菌斑内酸性产物的清除，并且有一定的清洁牙面的作用。研究表明，餐后食用木糖醇口香糖，可以有效地缩短牙面 pH 处于 5.5 以下的时间，加快牙面 pH 恢复正常的速度。此外，从心理的角度讲，长期喜吃甜食的患者，对甜食带来的欣悦感有一定的依赖。糖代用品可以一定程度上缓解这种依赖，并且不会导致龋病。

(3) 强调氟化物的使用：经科学研究和临床实践证明，氟化物是最有效的预防龋齿的药物。其防龋作用主要是通过局部加强牙齿结构、抑制脱矿过程和增强再矿化来实现。利用氟化物有 3 种途径，一是通过社区、学校、幼儿园，进行氟化饮水或有组织的漱口项目；二是通过个人使用含氟的口腔保健用品，如含氟牙膏、含氟漱口水等；三是由口腔专业人员在医疗机构使用的高浓度含氟材料，如氟涂漆、氟溶液、氟凝胶、含氟粘接和修复材料等。

2. 积极治疗现有的龋病、处理龋病相关的并发症

(1) 优先处理主诉问题：有严重龋病的患者早就知道自己有很多龋齿，但是因各种原因没有治疗或治疗效果不佳。患者就诊时，一般会有确切的主诉，如急性牙痛或因龋洞和缺失牙过多导致进食困难等。龋病系统防控是一个非常复杂的过程，患者对医生的信任是患者能否坚持治疗的关键因素。优先处理主诉问题，缓解患者当前的痛苦，尽量快速地恢复基本的口腔功能，可以有效地增加患者的信任，建立良好的医患关系，为后期更加复杂和昂贵的治疗打下基础。

(2) 从重到轻处理其他龋病或并发症：一方面，龋病严重的牙齿可能会急性发作引起剧烈牙痛。另一方面，需要拔除的患牙或较大范围的根尖周炎在治疗后需要较长的时间恢复，在等待恢复的时间中治疗其他牙齿，可以缩短患者等待口腔修复的时间，并保持治疗的连续性。口腔的一些治疗会增加患龋的可能性，如正畸治疗，若患者出现非常严重的龋病，应停止或暂不行相应的治疗。

(3) 无龋病牙齿或已脱矿但未形成龋洞牙齿的处理：对于窝沟深，但无龋坏的牙齿，尤其是乳牙和年轻恒牙，可以考虑窝沟封闭。对于已脱矿但是没有形成龋洞的牙齿，鉴于患者很高的龋易感性，应磨除脱矿的牙体组织，行充填治疗（可以使用含氟的充填材料）。但是，这些脱矿的牙体组织可以作为患者菌斑控制及饮食控制情况的一个重要评估工具。若患者控制得当，这些脱矿的部位可再矿化，若控制不当，则会形成龋洞。笔者发现，自我控制较差的患者在两三次复查中都出现新的龋洞后，会显著地增强其对菌斑和饮食的控制。

龋病自我防控对于龋病严重的患者来说要贯穿一生。在结束相关的口腔治疗后,如何让患者一直保持有效的菌斑和饮食控制,是一个非常大的难题。所以,建议对于脱矿但是没有形成龋洞的牙齿硬组织可以暂不充填,不但可以作为患者自我防控的一个评估工具,而且可以强化患者自我防控习惯的养成。

3. 定期复查　定期复查间隔时间,第一年一般为1~3个月一次,若患者自我控制良好,则延长到6~12个月一次。复查时不但要详细询问患者的菌斑控制和饮食控制情况,还要检查患者口腔内的菌斑情况和是否有新发的龋病或其他口腔问题。若菌斑控制不佳,需再次进行菌斑染色,指导维护口腔卫生。若饮食控制不佳,需再次口头强调相应的内容。若有新发的龋病,则应立即进行相应的治疗,每个新发的龋病都是向患者强化自我防控观念的契机。另外,每次复查都要进行全口涂氟。

（五）并发症及处理

1. 氟骨症　目前使用的各类含氟材料的氟含量都远低于中毒剂量,极少因使用此类产品出现氟中毒现象。若出现氟骨症现象,因没有特效药,只能一方面对症治疗,消炎止痛,另一方面给予支持治疗。另外应（立即）停止氟化物的使用,并积极寻找饮食和水源中的可能原因。

2. 氟斑牙　若长期给婴幼儿使用含氟牙膏,而且经常吞咽此类牙膏,则有可能引起氟斑牙。所以,应避免给婴幼儿使用含氟牙膏。若出现氟斑牙,则按氟斑牙的处理原则来处理。

3. 在龋病或其并发症处理中出现的问题。

（六）注意事项

1. 在对患者进行龋易感性评估之前,需认真学习龋病的病因学及口腔预防医学中关于龋病预防的相关课程。

2. 有严重龋病的患者一般比较焦虑,不要指责患者未能爱护牙齿,应该语气和善,站在患者的角度认真地设计口腔整体的预防和治疗计划。

3. 口腔检查时,动作要轻柔,可能引起疼痛时,应提前告知患者。

4. 菌斑染色时,应尽量对所有可及的牙面染色,不遗漏。

5. 口腔健康宣教时,不仅要全面,更要针对患者的实际情况有所侧重。

6. 治疗龋病或其他口腔问题时,不能因某些患者条件特殊而降低治疗标准。

7. 建立龋病系统防控档案,主动地定期预约患者复查。

（七）相关知识

成人和儿童的龋病系统防控大体一致,但稍有不同。成人的牙齿全部萌出（部分刚成年的患者有智齿未萌出）,所以防控主要针对现有的牙齿。而儿童的牙齿,可能是乳牙列、混合牙列或恒牙列,预防方式稍有不同,并且需要考虑生长发育的问题。本节主要针对成人。

三、龋病风险评估表

龋病风险评估表见表1-1-1、图1-1-1。

表 1-1-1　龋病风险评估表

因素		低风险	中风险	高风险
促进因素		选择相应情况		
1	氟暴露(饮水、牛奶、牙膏,专业用氟)	是	否	
2	含糖食物或饮料(包括果汁、碳酸饮料、药用糖浆等)	主要在用餐时		频繁或持续餐间食用
3	家人的患龋情况	过去 2 年内无龋病	过去半年到 2 年有龋病	过去半年有龋病
4	是否建立口腔档案,定期口腔检查	是	否	
全身健康状况		选择相应情况		
1	特殊卫生保健需求(由于生长发育、生理或心理疾病使自身或护理者无法采取足够的口腔卫生措施)	否	是(大于 14 岁)	是(小于 14 岁)
2	放疗、化疗	否		是
3	饮食不均衡	否	是	
4	服用引起唾液减少的药物	否	是	
5	药物依赖或酗酒	否	是	
临床表现		相应情况		
1	成洞或不成洞的龋损或有充填体	过去 3 年无新的龋损或充填体	过去 3 年有 1~2 个龋损或充填体	过去 3 年有 3 个及以上龋损或充填体
2	过去 3 年内是否有因龋牙齿缺失	否		是
3	可视的牙菌斑	否	是	
4	影响口腔卫生的不规则牙齿形态	否	是	
5	1 个或以上邻面修复体	否	是	
6	根面暴露	否	是	
7	充填体悬突,或边缘不密合,开放性接触区伴食物嵌塞	否	是	
8	固定或可摘正畸矫治器	否	是	
9	严重口干	否		是
评价标准: 高风险:中风险因素以上大于(不含)4 个,或高风险因素 2 个以上 中风险:中风险因素以上 3~4 个,或高风险因素 1 个 低风险:中风险因素 0~2 个,无高风险因素				

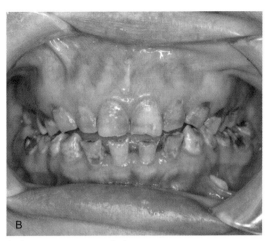

图 1-1-1　龋病风险评估表(A)及口内菌斑染色(B)

四、常见训练方法及培训要点

对于龋病系统防控的培训更重要的是对相关理念的培训。医护人员需要认真学习龋病的病因学及口腔预防医学中关于龋病预防的相关课程,熟悉龋病的危险因素。在对患者进行检查和处置时,一定要注意爱伤观念,培养良好的医患关系。对口腔情况十分复杂的病例,一定要认真负责地设计完善的方案。

常规培训包括学习者相互之间的病史采集、评估龋病易感性、口腔菌斑染色、口腔检查等。

对于龋病及相关并发症的治疗培训,详见后续章节。

五、相关知识测试题(5 道选择题)

1. 下列**不属于**龋病病因的是

　　A. 细菌　　　　　　　　　　B. 糖　　　　　　　　　　C. 宿主因素

　　D. 时间　　　　　　　　　　E. 既往龋经历

2. 下列**不属于**控制菌斑的机械方法的是

　　A. 刷牙　　　　　　　　　　B. 使用牙膏　　　　　　　C. 使用牙线

　　D. 使用冲牙器　　　　　　　E. 使用漱口水

3. 下列必须在口腔医疗机构使用的是

　　A. 含氟牙膏　　　　　　　　B. 氟溶液　　　　　　　　C. 含氟漱口水

　　D. 氟化牛奶　　　　　　　　E. 氟化饮水

4. 关于定期复查内容,**错误**的是

　　A. 询问饮食控制情况　　　　　　　　B. 询问口腔卫生习惯

　　C. 全口涂氟　　　　　　　　　　　　D. 检查口腔是否有新发的龋病

　　E. 定期复查的时间间隔永远是固定的

5. 以下患者明显**不适合**进行龋病系统防控的是

　　A. 口内情况十分复杂,需要花费大量时间和金钱

B. 牙痛明显,情绪憔悴

C. 多次于外院治疗,并且失败,焦虑

D. 外地患者,但是愿意多次就诊

E. 龋病严重,但是强烈要求只处理主诉症状

参考答案:1. E　2. E　3. B　4. E　5. E

(胡　哲　谢晓莉)

第二节　牙体牙髓治疗局部麻醉技术

一、概述

口腔局部麻醉是指用局部麻醉药暂时阻断口腔一定区域内神经末梢和纤维的感觉传导,从而使该区疼痛消失的麻醉方法。口腔局部麻醉在口腔专业的各项治疗中起着至关重要的作用,就牙体牙髓科的治疗而言,既往常在非麻醉状态下进行各项操作,治疗过程中的酸、痛等会给患者留下极不愉快的感觉,导致患者对牙科治疗产生恐惧心理。随着时代的发展,医学模式已由生物医学模式向生物 - 心理 - 社会医学模式转变,人文关怀在医学模式中的作用凸显。使用局部麻醉药让患者在牙体牙髓疾病治疗过程中感觉舒适无痛,使治疗过程更加顺畅,是治疗中的重要环节。

二、操作规范流程

(一) 适应证

1. 各种牙体疾病的治疗。

2. 各型牙髓炎的治疗。

3. 急性根尖周炎的治疗。

4. 橡皮障安放(必要时)。

(二) 禁忌证

1. 绝对禁忌证

(1)局部麻醉药过敏。

(2)酸性亚硫酸盐过敏,禁用含血管收缩剂的任何局部麻醉药。

2. 相对禁忌证

(1)局部有炎症的部位(注射部位感染)。

(2)严重肝 / 肾功能障碍(含高浓度血管收缩剂麻醉药)。

(3)甲状腺功能亢进(含高浓度血管收缩剂麻醉药)。

(4)较严重的心血管疾病。

(5)不合作(如精神疾病不能配合)。

(三) 操作前准备

1. 患者准备

(1)病史采集及体格检查:询问患者病史,如有无全身系统性疾病、相关禁忌证、食物和药物过敏史;观察患者的精神状况,检查患者生命体征和一般情况(血压、心率和脉搏、呼吸

频率、体温、身高、体重)。

(2)治疗前的沟通:告知患者需要做的治疗,确定已知情并签署知情同意书,对患者详细说明治疗的必要性,有可能出现的症状及需要配合的内容,缓解其紧张情绪。

(3)患者体位:常规仰卧位或半仰卧位。

2. 物品(器械)准备

(1)局部麻醉药的选择:牙体牙髓科常用局部麻醉药有酰胺类的利多卡因、盐酸丁哌卡因、阿替卡因、甲哌卡因;酯类有普鲁卡因和丁卡因,但此类临床上已少用。

(2)局部麻醉注射装置的准备:根据所选择的麻醉方法准备麻醉器械。

1)常规牙科注射器:5号长针头。

2)抽吸式金属注射器:由注射器杆、注射器槽和拇指环等构成;麻醉药卡式安瓿和一次性无创注射针头。

3)计算机控制口腔局部麻醉仪:主机及配套针头。

(3)辅助器械的准备

1)表面麻醉药,在注射针穿刺口腔黏膜前使用。

2)局部消毒药,如1%~2%碘酊。

3)棉签,用于对黏膜进行局部消毒和表面麻醉。

4)棉卷/棉球,用于干燥黏膜区域。

3. 操作者准备

(1)操作前核对患者的信息:包括姓名、性别、年龄。

(2)根据患者全身情况选择合适的麻醉药。

(3)核对需要注射麻醉药物的部位。

(4)选择合适的局部麻醉方法。

(四)操作步骤

1. 器械准备

(1)细针压力注射法:准备无菌注射针;将安瓿麻醉药正确装入抽吸式金属注射器,检查局部麻醉药溶液的流动情况,将少量溶液推出。

(2)常规注射法:准备无菌注射针;用注射器抽取麻醉药,检查麻醉药溶液的流动情况,将少量溶液推出。

(3)准备好辅助器械:局部消毒药、表面麻醉药、棉签、棉卷/棉球。

2. 治疗前沟通　告知患者需要做的治疗,有可能出现的症状及需要配合的情况,调整患者紧张情绪。

3. 调整患者体位　患者处于仰卧位,脚轻微抬高,根据患者的身体情况及特殊部位的注射技术需要,可以适当调整体位。

4. 口腔黏膜局部消毒及表面麻醉　牵拉口角,用棉球拭干术区,对注射部位进行表面消毒,然后对术区黏膜进行表面麻醉。

5. 进行局部麻醉药注射　根据牙位及所选麻醉方式,确定进针点。选择合适且稳固的支点,牵拉暴露手术野,选择合适的进针点,将注射针刺入黏膜,并缓慢推进,到达注射部位进行回抽(在任何部位注入麻醉药之前都要进行回抽,这能够显著降低血管内注射的可能性),然后缓慢注入局部麻醉药(>1ml/min),注射完成后缓慢退出注射器,将注射针头置于针帽内放置。

6. 观察患者反应　注射过程中及注射完成后观察患者反应并与之交流,缓解其紧张情绪。大部分药物的不良反应出现在注射完成后 5~10 分钟。

(五) 并发症及处理

1. 局部并发症

(1)针头折断

1)可能发生的原因:①针头刺入黏膜前出现弯折;②刺入黏膜肌肉或骨膜的过程中改变进针方向,引起患者疼痛而使患者突然移动;③针头质量缺陷导致针头折断。

2)处理方法:①断端残留部分可见时,设法用止血钳或镊子取出;②断端残留部分不可见时,拍 X 线片定位,通过外科手术取出。

(2)持续麻木或感觉异常:所有的局部麻醉药均有不同程度的神经毒性。处理时需先安抚患者情绪,持续观察,感觉异常多会在约 8 周内恢复,不需要治疗。若感觉异常持续存在,则应每 2 个月复查一次;对于 1 年后仍有感觉异常者,应请口腔外科或神经科医生会诊。

(3)面神经麻痹:麻醉药物注入腮腺深叶时,可能发生暂时性面瘫症状。处理方法:及时安抚患者,告知患者这种情况是短暂的,持续数小时后将消除。

(4)牙关紧闭:注射后感染或大量出血可能导致牙关紧闭。处理方法:除感染所致的牙关紧闭外,一般都是暂时性的,大多 2~3 小时自行缓解。

(5)软组织损伤:常由于麻醉状态下患者无意中咬伤唇、舌或颊黏膜等导致,麻醉效果消失后疼痛明显。处理方法:依据症状而定,疼痛严重者可服用镇痛药;创面继发感染者必要时使用抗生素。

(6)血肿:注射过程中刺破血管,血液流出血管外导致局部血肿。处理方法:如肿胀明显,应立即进行压迫止血;局部可冰敷,促进血管收缩;告知患者可能出现疼痛和张口受限,一般持续 7~14 天会逐渐消退。

(7)注射疼痛:常因操作粗暴或注射药物过快导致,严格遵守操作原则能够避免。

(8)注射灼烧感:多因注射药物的 pH 特性导致,麻醉药注射过快或有酒精污染也可导致。多数注射灼烧感瞬间即逝,不需要治疗。

(9)感染:多因针头污染或注射针穿过感染部位导致。使用一次性无菌注射针头、抽吸麻醉药时避免针头触碰安瓿外壁、注射前进行局部黏膜消毒、避免针头通过感染部位等多可避免发生。如感染持续则需进行抗生素治疗。

(10)麻醉后的黏膜病变:局部麻醉后可能出现反复的溃疡性口炎或单纯性疱疹,一般在药物注射后 2 天发生,分布在注射部位周围,疼痛明显。处理方法:局部应用镇痛及促进组织愈合的药物,避免进食过热及其他刺激性食物。

2. 全身并发症

(1)晕厥:突发性、暂时性意识丧失。一般因恐惧、饥饿、疲劳、全身情况较差、疼痛,以及体位不良等引起。可表现为头晕、胸闷、面色苍白、全身冷汗、四肢无力、脉弱、恶心和呼吸困难等。防治原则:做好患者思想工作,避免空腹进行局部麻醉。一旦发生晕厥迅速停止注射,放平椅位,松解衣领,吸入氧气并进行静脉补液等。

(2)过敏反应:注射前应详细询问患者过敏史。出现轻度过敏者应及时停药;出现全身严重反应者,应及时停药并急救处理。

(3) 中毒反应:常因单位时间内注射药量过大,或局部麻醉药被快速注入血管而造成。应了解局部麻醉药的毒性及一次最大用药量。一旦发生中毒反应,应立即停止注射。中毒轻微者,将患者置于平卧位,松解颈部衣扣,使其呼吸通畅;中毒严重者,采取给氧、补液、抗惊厥、应用激素及升压药等措施进行抢救。

(六) 操作注意事项

1. 注射前检查注射器及针头是否完整,检查注射器内局部麻醉药溶液的流动情况。
2. 穿刺进针及注射过程应缓慢。
3. 注射药物前应回抽,防止药物注射进入血管。

(七) 相关知识

牙体牙髓科的麻醉方法有其专业特点,按麻醉区域分类,包括表面麻醉、局部浸润麻醉(骨膜上浸润麻醉)、牙周膜内注射、髓腔内注射、神经阻滞麻醉、骨内注射。

1. 表面麻醉(superficial anesthesia) 将麻醉剂涂布或喷于手术区域表面,药物吸收后麻醉末梢神经,对浅表层组织进行镇痛。适用于注射针刺部位或治疗部位黏膜表面的麻醉、极松动牙齿的拔除或去除表浅的牙齿碎片和上橡皮障、表浅的黏膜下脓肿切开、口角炎及阿弗他溃疡的暂时镇痛、龈上牙石去除时镇痛等。

表面麻醉剂有喷雾剂型、液体剂型和糊剂型。使用前要隔湿,用药仅限于手术部位,注意不要使唾液流入,还要防止药物流到舌或咽部。药物使用前应仔细阅读说明书。

2. 局部浸润麻醉(local infiltration anesthesia) 又称骨膜上浸润麻醉(supraperiosteal infiltration anesthesia),将麻醉剂注射到根尖部的骨膜上,通过麻醉剂的渗透作用使患牙在牙髓治疗时无痛。适用于上下颌前牙、上颌前磨牙、上颌磨牙和乳牙及牙槽突的手术。

操作方法:根据注射部位调整好患者的椅位,用口镜牵引注射处的黏膜使之紧绷,以利于减少穿刺时的疼痛,在拟麻醉牙的唇颊侧前庭沟进针,当注射针头刺入根尖平面的骨膜后,注射麻醉药 0.5~1.0ml,一般 3~4 分钟麻醉即显效。

当患牙处于急性炎症期时,骨膜上浸润麻醉效果一般不佳,需采用其他麻醉方法。

3. 牙周膜内注射(intraligamentary injection) 麻醉药可经过牙周韧带到达牙髓神经。该方法用于其他麻醉方法效果不佳的牙髓炎或根尖周炎患牙。

操作方法:首先严格消毒龈沟或牙周袋,注射针头斜面对着牙根面,顺着牙槽窝壁刺入牙周间隙,缓缓加压。若注射时无阻力感,可认为是药液漏入龈沟,应改变注射位置再次注射,但每个牙根重复注射次数不应超过 2 次。由于麻醉剂不能渗过牙根间隔,对多根牙进行治疗时,每个牙根均应进行上述注射,一般每个牙根可注入麻醉剂 0.2ml,最多不超过 0.4ml。

牙周膜注射法麻醉药用量小,起效迅速,可麻醉牙及牙周组织;注射所致的损伤很小,适用于血友病和有出血倾向的患者;该方法还可以避免因其他浸润麻醉或神经干阻滞麻醉时容易产生的深部血肿;当阻滞麻醉镇痛效果不理想时,加用牙周膜注射常可取得良好的镇痛效果。

有严重牙周病的患牙不宜使用该方法,可能引起细菌感染。

4. 髓腔内注射(intrapulpal injection) 直接将药液注入髓腔或根管,多用于浸润麻醉和阻滞麻醉效果不佳者,或作为牙周膜内注射的追加麻醉。注射进针时较疼痛,不易被患者接受,故一般不单独采用该方法。

操作方法:从穿髓孔处进针,先麻醉冠髓,然后将针头沿根管推进,缓慢加压注入麻醉剂至根髓。

5. 神经阻滞麻醉（block anesthesia）　将局部麻醉药注射到神经干或其主要分支附近，以阻断神经末梢传入的刺激，使被阻滞的神经分布区域产生麻醉效果。进行阻滞麻醉时，必须熟悉口腔颌面部局部解剖，掌握三叉神经的行径和分布，以及注射标志与有关解剖结构的关系。

操作方法：应严格遵守无菌原则，以防感染。当注射针头到达神经干附近时，注射麻醉药之前，必须回抽，若见回血，应将注射针头后退少许，改变方向后再进入，明确回抽无血时，方可注射麻醉药。

上牙槽后神经阻滞麻醉适用于上颌磨牙；下牙槽神经阻滞麻醉适用于下颌磨牙及局部浸润麻醉未能显效的下颌前牙。

6. 骨内注射（intraosseous injection）　将麻醉药直接注入根尖骨质的方法。首先行浸润麻醉使牙根尖部软组织和骨麻醉，然后在骨膜上做 1~3mm 的切口，用球钻在骨皮质上钻洞至形成松质骨，将针头刺入患牙远中牙槽的中隔，缓缓加压，使麻醉药进入松质骨，一般注射 0.3~0.5ml 麻醉剂。骨内注射不能用于有根尖周透射影或急性脓肿和急性蜂窝织炎的患牙。

三、局部麻醉规范评价

局部麻醉规范核查、评估见表 1-2-1、表 1-2-2。

表 1-2-1　局部麻醉规范核查表

项目	内容	是	否
操作前准备	核对患者信息：姓名、性别、年龄		
	询问患者病史，有无全身系统性疾病，有无食物、药物过敏史		
	确认患者无麻醉禁忌证		
	治疗前沟通：告知患者需要做的治疗，有可能出现的症状及需要患者配合的内容		
	确定患者已签署局部麻醉知情同意书		
	物品（器械）准备：局部麻醉药的选择；局部麻醉注射装置；准备好辅助器械：局部消毒药、表面麻醉药、棉签、棉卷/棉球；确认监护设备、氧气及急救药品准备妥当		
	体位调节：患者取仰卧位，脚轻微抬高		
操作步骤	牵拉暴露手术野		
	用棉球拭干术区，对注射部位进行表面黏膜消毒		
	选择合适且稳固的支点		
	选择正确的进针点		
	将注射针刺入黏膜，缓慢推进，到达注射部位后回抽		
	缓慢注入局部麻醉药		
	注射完成后缓慢退出注射器，将注射针放回针帽内		

项目	内容	是	否
检查麻醉效果	检查麻醉区域黏膜／牙龈／牙齿,确认无疼痛		
操作后处置	密切观察患者反应,如有无嘴唇发白、呼吸急促等		
	询问麻醉区有无麻木肿胀的感觉		

表 1-2-2　局部麻醉规范评估表

项目	5分	4分	3分	2分	1分
操作过程流畅度					
操作检查熟练度					
人文关怀					

注:评分标准如下。

5 分:操作过程清晰流畅,无卡顿,操作熟练,进针及操作方法正确,麻醉满意;人文关怀到位,有术前交流、术中安慰及术后注意事项的交代。

4 分:介于 5 分与 3 分之间。

3 分:操作过程能整体完成,卡顿次数<3 次,进针及操作方法基本正确,麻醉效果基本满意;人文关怀不足,但能有部分术前交流、术中安慰及术后注意事项的交代。

2 分:介于 3 分与 1 分之间。

1 分:操作过程卡顿次数>6 次,操作粗暴,出现并发症;无人文关怀。

四、常见操作错误及分析

1. 麻醉效果差　多因对口腔局部解剖不熟悉导致,如进针点错误、进针深度不够、麻醉药注射剂量不够等,均会导致麻醉效果不佳,治疗时患者仍有疼痛。

2. 麻醉部位错误　常因术者工作责任心缺失,或因解剖变异或患者体位出现变化而没有掌握正确的解剖标志所致。

3. 误将麻醉药注入血管　注射麻醉药前没有回抽。

五、常见训练方法及培训要点介绍

1. 模型训练　目前局部麻醉训练常用的模型为局部麻醉专用颌骨模型(包含牙齿、牙龈、上下颌骨、颞颌关节等),可以操作定位,注射部位及深度正确时有声音反馈,可重复操作。优点是使用了相对真实的模型进行训练,有声音反馈,立体感觉与真实操作相近;缺点是缺乏模拟的面颊部软组织,张口度不能固定,仿真性不够。该模型适合流程和基本操作手法的训练。

2. 相互训练　学生与学生之间相互进行局部麻醉注射训练。通过真人相互之间操作,注射局部麻醉药,模拟医患切实感受及效果。优点是操作真实、有效;缺点是相互之间可能因操作不熟练导致感受不佳,且难以重复操作。

六、相关知识测试题(5 道选择题)

1. 表面麻醉适用于

   A. 口内表浅的黏膜下脓肿切开引流

   B. 牙拔除术

   C. 根管治疗术

   D. 种植手术

   E. 牙周手术

2. 从平面观察,腭前神经腭大孔注射麻醉时进针点是上颌第三磨牙腭侧龈缘至腭中线连线的

   A. 中外 1/3 交界处   B. 外侧 1/2   C. 内侧 1/2

   D. 中线   E. 中内 1/3 交界处

3. 局部麻醉术后麻木症状持续存在的可能原因是

   A. 注射区有血肿   B. 注射区有感染

   C. 注射区有神经损伤   D. 注射区有断针

   E. 注射区有水肿

4. 拔除上颌第二磨牙需要麻醉的神经是

   A. 腭前神经和上牙槽后神经

   B. 腭前神经和上牙槽中神经

   C. 鼻腭神经和上牙槽中神经

   D. 鼻腭神经和上牙槽前神经

   E. 鼻腭神经和上牙槽后神经

5. 毒性最强的局部麻醉药是

   A. 普鲁卡因   B. 利多卡因   C. 丁哌卡因

   D. 阿替卡因   E. 丁卡因

参考答案: 1. A   2. A   3. C   4. A   5. C

(白新娜   陈 群)

第三节　牙科显微镜应用技术

一、概述

牙科显微技术是借助牙科显微镜和显微器械进行牙科治疗的一种方法。通过光学放大系统聚焦照明并放大手术视野,使医生能够清晰地观察治疗细节,进行准确操作,提高牙科治疗水平和质量。同时,在使用牙科显微镜进行治疗时,医生必须保持上半身直立,此时肩颈肌肉会相对放松,有利于维护医生的健康,减少牙科职业相关疾病的发生。牙科显微镜也便于医生在治疗过程中同步采集临床资料,有利于医患沟通、同行交流及教学。自 1981 年第一台牙科显微镜 "Dentiscope" 问世以来,该技术逐渐应用于牙科治疗,尤其在牙体牙髓专科的应用日益广泛。

二、操作规范流程

(一) 适应证

牙科显微镜可常规应用于牙科治疗,尤其在下列情况中使用具有更好的便利性与优越性。

牙科显微镜的
使用与技巧

1. 检查诊断　通过显微镜放大,识别肉眼难以发现的隐裂、龋坏、修复体边缘密合度等。

2. 定位根管口　髓腔钙化、根管口钙化、髓腔内有充填物或治疗史导致髓腔变色、根管口阻塞时的定位;MB_2、MB_3、MM 等根管的定位;其他解剖变异及根管细小的情况。

3. 阻塞根管疏通　辅助去除根管内钙化物,取出根管桩、牙胶、糊剂等根管充填物。

4. 根管治疗并发症的处理　辅助取出根管内分离器械,辅助定位并绕过根管预备中出现的台阶或偏移,辅助髓腔及根管壁穿孔的修补。

5. 其他复杂根管情况　如 C 形根管、不规则根管的预备和充填,牙根内吸收、根尖未发育完成患牙的治疗。

6. 根尖手术　显微镜下翻瓣、去骨、刮除根尖周病变组织、根尖切除(检查根尖切面)、根管倒预备、根管倒充填、瓣的复位与缝合等。

7. 冠部修复、牙周治疗等　显微镜下牙体预备、牙周治疗。

(二) 禁忌证

牙科显微治疗技术无绝对禁忌证,下列情况属于相对禁忌证。

1. 严重的系统性疾病,患者一般情况差,无法耐受治疗过程。

2. 精神疾病或其他不能良好配合的情况。

3. 患者张口受限,无法实施操作。

4. 牙周条件差和 / 或牙体严重缺损无法保存的患牙。

5. 显微根尖手术具有常规手术的如下禁忌证。

(1)有严重的全身疾病,如血液病、严重高血压、心脏病等。

(2)根尖周炎急性期。

(3)患牙邻近上颌窦、下牙槽神经管,手术有损伤风险或可能带来严重后果。

(4)服用双膦酸盐或大量激素的情况。

(三) 操作前准备

1. 病例分析

(1)通过病史采集、临床检查、辅助检查得出诊断与治疗计划。

(2)判断治疗难度与预后。

2. 术前沟通

(1)与患者或其家属沟通并确定治疗方案。术前谈话内容:解释病情,讲解治疗必要性,介绍治疗步骤、预后、并发症及其他治疗风险,告知治疗次数与疗程、治疗费用、替代治疗方法及其优劣等。

(2)签署知情同意书。

3. 器械准备

(1)确认显微镜等相关设备正常,包括显微镜照明、聚焦、放大及影像功能正常;牙椅椅位调节功能、水电气输出、吸引器功能正常。

(2)根据治疗项目准备相关的辅助设备

1)显微根管治疗:橡皮障、显微口镜、显微探针(DG16)、显微 K 锉、超声手柄及相关工作尖、根管治疗需使用的其他设备与材料。

2)显微根尖手术:根尖手术专用显微口镜、手术刀片、骨膜剥离器、牵引器(拉钩)、组织镊、仰角高速涡轮手机、长柄裂钻与球钻、刮匙、微型充填器、超声工作头及相关工作尖(根管倒预备专用工作尖)、MTA 输送器、根管倒充填器械、显微持针器、显微镊、显微剪、显微三用枪,以及根尖手术需使用的其他设备与材料。

3)显微镜下牙体修复:橡皮障、微创车针,牙体修复需使用的其他设备与材料。

(3)无菌原则:根据治疗的无菌要求对必要的设备器械进行配置、打包和消毒灭菌。

4. 术者准备

(1)核对患者信息:姓名、性别、年龄、治疗牙位。

(2)确认患者无治疗禁忌证。

(3)确定患者已签署治疗知情同意书。

(4)调节显微镜目镜瞳距与屈光度

1)瞳距:双眼直视前方,瞳孔间的距离即为瞳距。将两只目镜之间的距离调节至与术者瞳距一致。或双目直视目镜同时观察,调节两只目镜向中间聚拢或向两边展开,直到两只眼睛同时看到且只看到一个圆形视野。

2)屈光度:分别对两只目镜进行调节,使两只眼睛所见物体保持在同一焦平面并呈现最清晰的视野。

(四) 操作步骤

1. 位置调节

(1)术者体位调节:术者坐位,脊柱直立,座椅靠背贴紧腰部;大腿与地面平行或稍倾斜,双脚轻放于地面;肩与手臂放松,上臂自然下垂,两肘弯曲(肘部靠近躯干,或置于扶手椅的扶手上),前臂与地面平行。

(2)患者体位及椅位调节:将牙科治疗椅调至患者的口腔与术者手肘位于同一水平。当操作区域为上颌牙时,患者平卧且上颌平面与地面垂直;当操作区域为下颌前牙区时,下颌平面与地面的垂直平面 20°~30°;当操作区域为下颌后牙区时,下颌平面与地面的垂直平面约 10°。

(3)显微镜的位置调节:一般保持显微镜镜筒与地面垂直。患者不能平卧或进行某些特殊治疗时,可以使显微镜适当倾斜。调节目镜高度使术者能自然平视,显微镜物镜至患者口腔距离为 20cm 左右。

2. 精细对焦 保证手术区在视野中央,设置合适的放大倍率,精细对焦,根据治疗需要调整放大倍率、调节照明系统,必要时使用滤光片。

(五) 并发症及处理

牙科显微治疗具有放大进行精细操作的优势,同时也具有视野局限的不足。在进行牙科显微治疗时,仍然会出现治疗相关的并发症。

1. 根管治疗并发症

(1) 器械分离：当根管治疗器械所受外力超过器械的抗疲劳限度时，就可能发生器械分离。器械分离发生的原因：①解剖因素，如开髓洞型过小、根管钙化、弯曲；②器械因素，如器械解螺旋、器械疲劳、器械品质差等；③操作者因素，如操作者不熟练，缺乏判断力等；④操作因素，如参数设置、器械使用技术不规范等。发生器械分离后，需评估根管内感染状态、器械取出的难度及风险；可不取出器械仅完成分离器械上段根管的预备与充填，也可以形成旁路 (by-pass)，或使用超声、套管、根尖手术等方法取出。

(2) 髓腔及根管壁穿孔：根管治疗时，因开髓位置、方向、大小与深度不当，根管预备器械缺乏弹性，根管壁薄，操作暴力，过度切削牙本质等，可能引起髓腔和/或根管壁穿孔。发生穿孔后，可使用 MTA、生物陶瓷糊剂等进行穿孔部位的修补。

(3) 软组织损伤：根管冲洗剂（次氯酸钠溶液等）可引起皮肤、黏膜的化学灼伤。出现灼伤后立即用大量的流水冲洗处理后，应转至皮肤科或眼科进行诊治。

(4) 急性根尖周炎：根管过度预备、超填、根管药物的化学刺激、残留感染等因素单独或共同刺激根尖周组织，可能出现局部肿胀、咬合痛、自发痛等急性症状。出现急症后，需仔细检查明确原因后进行针对性处理。轻微肿痛者可暂不处理，有咬合高点时调𬌗，咬合痛明显时适当降低咬合。症状持续或出现脓肿、蜂窝织炎，甚至全身症状时，需使用抗生素和消炎镇痛药物，必要时局部切开引流。根管清理不彻底、根管欠充或超充时，可考虑行根管再治疗术。

(5) 颞下颌关节脱位：根管治疗过程中，患者长时间大张口可能引起颞下颌关节脱位。发生关节脱位后，应协助患者进行手法复位，并限制下颌活动 2 周左右。

2. 根尖手术并发症

(1) 疼痛、出血、肿胀：术前应评估患者凝血功能及全身情况。术中应完整剥离黏骨膜、严密复位缝合。术后疼痛较重时可服用布洛芬、对乙酰氨基酚等镇痛药物。术后 24 小时内冰敷术区可有效降低出血、肿胀的发生。出血较严重时需检查伤口予以止血。

(2) 软组织撕裂：翻瓣及术中牵拉不当可能引起软组织撕裂。在翻瓣时应细致操作，避免撕裂牙龈。发生牙龈撕裂后，需对位缝合。

(3) 术区感染：无菌操作不严格、术后口腔卫生不良，可能发生术区感染。发生术区感染应进行局部对症治疗和全身抗感染治疗。

(4) 神经损伤：上颌术区邻近鼻腭神经、腭前神经和上牙槽神经，下颌术区邻近颏神经、舌神经、颊神经和下牙槽神经，在手术操作中可能损伤或切断神经引起灼热、针刺、瘙痒或麻木等感觉异常。为预防手术损伤神经，术前需仔细阅读 X 线片，避免损伤重要的神经结构。上颌鼻腭神经和上牙槽神经一般在翻瓣时被切断，术后会引起短暂感觉异常，可迅速自我恢复。下牙槽神经损伤不严重时，一般在 6 个月内恢复；若损伤严重，可能永久无法恢复。神经损伤后可服用维生素 B_1、维生素 B_6、维生素 B_{12}、甲钴胺等药物促进神经活性恢复。

(5) 上颌窦穿孔和感染：上颌后牙根尖距上颌窦较近，根尖周炎症或手术不当均可能引起上颌窦黏膜穿通。根尖手术前，应熟悉解剖结构，仔细辨别上颌窦黏膜，小心刮治。发生穿孔时，应避免棉球等异物进入上颌窦，术后嘱患者不要捏鼻鼓气、吸食饮料、吸烟、打喷嚏等，睡觉时抬高头部，预防性使用抗生素，术后 1 周内复查。穿孔较大时需请耳鼻喉科医生会诊。

(6)术后瘢痕或牙龈退缩:附着龈内的切口一般不会留有瘢痕,而膜龈联合根方的水平切口容易留下瘢痕,因此应谨慎设计切口位置。当患牙有牙周炎、缝合复位不良时,可能发生牙龈退缩。术后产生瘢痕或牙龈退缩且影响美观时,可进行牙周、牙体修复治疗。

(六)操作注意事项

1. 操作基础　学习显微牙科操作技术前,需熟悉口腔解剖,尤其是牙体及根管系统、牙周组织的解剖结构,掌握常规的牙科诊疗操作技术,如现代根管治疗技术、根管外科手术及牙体修复技术。需了解、学习并训练有别于常规操作且符合人体工程学的显微镜操作体位。

2. 倍数选择与对焦　显微镜下进行操作时视野局限,景深变浅,且倍数越高,视野越局限,景深越浅,患者或显微镜微小地移动或抖动都可能造成视野发生明显变化。因此,术者应根据自身经验从低倍镜开始过渡,当诊疗需要精细放大时再调至合适的高倍镜倍数,焦点发生偏移时微调焦距。

3. 显微操作与安全　显微镜下操作视野局限,操作时更容易忽略患者的全身情况而发生不良事件。因此,可根据具体的诊疗情况选择使用牙科显微镜。在以下情况中,不应要求全程使用显微镜,尤其忌高倍镜下操作。

(1)根管预备,以及其他需反复确认工作长度的操作。

(2)患者不能保持一定时间的安静状态。

(3)不能进行橡皮障隔离的根管治疗。

(4)无助手椅旁配合。

此外,显微根管治疗时,均需要在口镜的反射下操作。但是,在根尖手术进行超声倒预备时,应调节显微镜的镜筒角度和患者体位,使术者能直视根尖孔,避免在显微口镜反射下进行超声倒预备操作。

(七)相关知识

牙科显微镜由机械系统、照明系统、光学与放大系统和附件组成。

1. 机械系统　又称支架系统,包括立式支架、悬吊式支架、壁挂式支架等。最常见的立式支架系统包括底座和脚轮、立柱、大横臂、小横臂、挂臂及锁紧装置等。

2. 照明系统　目前常用的牙科显微镜光源包括卤素灯、氙灯、LED 灯等,光照强度为 85 000~200 000lx。光源经光纤传输,通过多组镜片反射后照亮术区,同时光线经物镜、目镜进入术者眼睛,可通过旋钮调节灯光的强度和光斑大小,通过滤光片过滤特定波长的光。在使用显微镜进行口腔诊疗时,要避免强光直射患者的眼睛,必要时使用眼罩进行保护。

3. 光学与放大系统　显微镜的放大倍率由大物镜、成像小物镜、转像棱镜、目镜、聚光镜、光导纤维等共同决定,目前牙科显微镜的放大倍数可达 2~30 倍。显微镜的物镜焦距决定了镜片与手术视野的距离,物镜离手术视野越近,放大倍数越高,手术视野半径越小,器械通过的距离越小。焦距越长,器械可通过的工作范围越大。目前,口腔临床常用焦距为 200mm、250mm、350mm 的三类物镜。先进的光学技术使物镜具有较大的焦距范围,即大变焦物镜技术。

4. 附件　显微镜通过分光器连接摄像机或照相机,便于采集临床资料,也便于助手通过视频观察术区,以更好地进行操作配合。

三、显微牙科治疗规范评价

显微牙科治疗规范核查、评估见表 1-3-1、表 1-3-2。

表 1-3-1 显微牙科治疗规范核查表

项目	内容		是	否
操作前准备	核对患者信息:姓名、性别、年龄、治疗牙位			
	询问患者系统病史,明确无治疗禁忌证			
	确定患者已签署治疗知情同意书			
	物品(器械)准备:确定显微镜等相关设备正常,包括显微镜照明、聚焦、放大及影像功能正常;牙椅椅位调节功能、水电气输出、吸引器功能正常			
	特殊器材准备	显微根管治疗:橡皮障、显微口镜、显微探针(DG16)、显微 K 锉、超声工作头及相关工作尖、根管治疗需使用的其他设备与材料准备妥当		
		显微根尖手术:根尖手术专用显微口镜、手术刀片、骨膜剥离器、牵引器(拉钩)、组织镊、仰角高速涡轮手机、长柄裂钻与球钻、刮匙、微型充填器、超声工作头及根管倒预备专用工作尖、MTA 输送器、根管倒充填器械、显微持针器、显微镊、显微剪、显微三用枪,以及根尖手术需使用的其他设备与材料准备妥当		
		显微镜下牙体修复:橡皮障、微创车针,以及牙体修复需使用的其他设备与材料准备妥当		
	显微镜调试:目镜瞳距、屈光度调节完毕			
显微操作	椅位调节:按术者体位、椅位、患者体位、显微镜位置依次调节妥当			
	手术视野居中,对焦清晰,放大倍率合适			
	橡皮障安放(显微根管治疗、显微牙体修复)			
能精准进行操作(显微根管治疗全程在口镜反射下进行)				
显微根管治疗	髓腔	去除髓腔钙化物或充填物		
		DG16 根管口探查		
	根管预备	去除根管内钙化物、充填物、分离的器械或其他异物		
		根管注射器冲洗、超声荡洗		
	根管充填	牙胶尖在距离根尖 3~5mm 处烫断,回填,并于根管口处烫断多余牙胶		
		髓腔树脂粘接充填		
显微根尖手术	切口设计,翻瓣,定位根尖,去骨暴露根尖			
	根尖切除,根尖周搔刮			
	亚甲蓝根尖染色(显微口镜反射)			
	根管倒预备			
	根管倒充填			
	缝合			

续表

项目	内容	是	否
显微牙体修复	牙体预备		
	粘接(树脂直接修复者,窝洞充填)		
	修复体边缘检查		
操作后处置	告知患者治疗中所见情况		
	告知患者治疗后注意事项,如牙齿避免咀嚼硬物,疼痛加重时随诊等		

表 1-3-2　显微牙科治疗评估表

项目	5分	4分	3分	2分	1分
操作流畅度					
操作熟练度					
人文关怀					

注:评分标准如下。

5分:操作过程清晰流畅,无卡顿;操作熟练,手眼协调,体位、口镜技巧、放大倍数正确;人文关怀到位,有术前交流、术中安慰及术后注意事项的交代。

4分:介于 5 分与 3 分之间。

3分:操作过程偶见迟疑,卡顿次数<3 次;基本能完成操作,偶尔需要离开目镜确认操作区域,体位、口镜技巧、放大倍数基本正确,超声工作尖触碰显微口镜次数<3 次;人文关怀不足,但能有部分术前交流、术中安慰及术后注意事项的嘱咐。

2分:介于 3 分与 1 分之间。

1分:操作过程迟疑,卡顿次数>6 次;不能在显微镜下完成操作,反复离开目镜进行操作,体位错误,不能在口镜下找到操作视野,长时间使用最低放大倍数或其他不合理放大倍数,操作粗暴,超声工作尖频繁触碰显微口镜(次数 ≥3次);无人文关怀。

四、常见操作错误及分析

(一) 单眼操作

未调节好瞳距,或不习惯双目镜视物,不能获得景深。

(二) 找不到操作区域

1. 未上橡皮障,口腔内干扰因素多。

2. 放大倍数选择不合理。可先在低倍镜下找到操作区域并置于视野中心,再逐渐放大至合适的倍数。

3. 对焦不准确,高倍镜时景深变浅,需要精确调节焦距才能获得清晰的视野。

(三) 物镜镜筒歪斜

1. 椅位调节不合适,物镜竖直时不能找到操作视野。

2. 口镜使用技巧不当,不能在口镜反射下找到视野。

3. 口镜反射下手眼不协调,不能完成根管治疗。

五、常见训练方法及培训要点介绍

(一) 模型训练

1. 在离体牙或牙弓模型上进行基本操作技能训练　一手持离体牙或牙弓模型,一手持高速涡轮机,在显微镜不同放大倍数下进行根管治疗或牙体预备的操作。该项训练可以让无牙科显微操作经验者学习操作区域放大时的手眼协调能力。

2. 在可调椅位的仿头模或放置头模的牙椅上进行口镜使用技巧训练　将牙弓模型固定在头模上,调节操作者体位、椅位、模型体位及显微镜位置。在口镜反射下进行不同放大倍数下的根管治疗或牙体预备操作,由难到易依次为上颌前牙、上颌后牙、下颌后牙。该训练可以让操作者学习不同场景下的椅位调节、口镜使用技巧、合理放大倍数及手眼协调能力。

(二) 虚拟训练

牙科虚拟仿真教学系统能模拟口腔治疗环境与操作体感,给操作者提供安全的学习平台,提高手眼协调能力及动手操作能力。显微牙科治疗的训练功能有待开发。

(三) 其他训练

可自制简易训练模型,如在显微镜下进行刺绣、缝合橡皮布等训练操作目标放大后的手眼协调能力。

六、相关知识测试题 (5 道选择题)

1. 显微根尖手术的辅助设备**不包括**

    A. 橡皮障系统　　　　　　B. 显微口镜　　　　　　C. 显微探针

    D. 显微加压器　　　　　　E. MTA 输送器

2. 牙科显微镜的结构**不包括**

    A. 支架系统　　　　　　　B. 光学放大系统　　　　C. 照明系统

    D. 摄像机　　　　　　　　E. 显微口镜

3. 显微根管治疗说法**不恰当**的是

    A. 根管狭窄时,进入根尖部的光线不足,术者不易看清根尖部结构

    B. 根管弯曲下段的死角结构不能通过显微镜直接看见

    C. 显微镜下对深度、距离的判断难度较大

    D. 长时间使用显微镜可能出现眩晕、恶心

    E. 显微根管治疗必须在四手配合下进行操作

4. 显微根尖手术的禁忌证**不包括**

    A. 急性根尖周炎　　　　　　　B. 严重的全身疾病

    C. 根管重度弯曲、重度钙化　　D. 严重的牙周疾病

    E. 有损伤下牙槽神经的危险

5. 根尖手术根尖切除的范围是

    A. 根尖 3mm　　　　　　　B. 根尖 2mm　　　　　　C. 根尖 1mm

    D. 根尖 0.5mm　　　　　　E. 不切除根尖组织

参考答案:1. A　2. A　3. E　4. C　5. A

(王祥柱)

第四节　根管治疗技术

一、概述

根管治疗术采用专用的器械对根管系统进行清理成形,给予有效的药物对根管进行消毒灭菌,最后对根管系统进行严密的三维充填并行冠方修复,达到控制感染、修复缺损,促进根尖周病变的愈合或防止根尖周病变发生的目的。根管治疗术是目前治疗牙髓病和根尖周病的首选方法。

二、操作规范流程

(一) 适应证

根管治疗术适用于一切需要摘除牙髓或清除根管系统感染,以保留整个患牙或牙根为目的,且具有足够的牙周组织支持患牙的情况。

1. 不可复性牙髓炎,如各型急、慢性牙髓炎。

2. 牙髓坏死。

3. 牙内吸收。

4. 根尖周炎,各型急慢性根尖周炎。

5. 移植牙、再植牙。

6. 因其他治疗需要但牙髓正常,如因颌面外科手术而需要治疗的牙;牙体缺损过大修复时需要去除牙髓;过长牙修复需要大量调低咬合,可能累及牙髓等。

(二) 禁忌证

1. 患者不能合作或有严重的全身系统性疾病不能耐受治疗。

2. 无功能或无修复价值的牙。

3. 牙周不佳,缺少足够的牙周组织和骨的支持。

4. 患牙可疑为病灶感染的病源牙。

5. 患者不愿意接受根管治疗。

(三) 操作前准备

1. 病例分析　同本章第三节相应内容。

2. 术前沟通　同本章第三节相应内容。

3. 器械准备

(1)探测器械:根管探针、根尖定位仪等。

(2)根管预备器械:拔髓针、根管钻、扩孔钻、扩孔锉等。

(3)根管充填器械:侧方加压器、垂直加压器、热塑设备等。

(4)多用途设备:橡皮障、显微镜、超声仪、根管治疗机等。

(5)辅助设备:如果患牙疼痛明显,需准备麻醉剂及相应注射设备。

4. 术者准备

(1)核对患者信息:姓名、性别、年龄、治疗牙位;根管治疗知情同意书。

(2)确认患者无治疗禁忌证:询问患者既往有无高血压,有无心、肺、脑疾病等病史,有无出凝血异常疾病史等。

（3）拍摄 X 线片：了解根尖周、牙周、根管状况。

（4）无痛处理：麻醉剂和麻醉方式的选择。

（5）无菌处理：术区隔离（橡皮障隔离技术）和器械灭菌。

（四）操作步骤

1. 开髓和拔髓　开髓口的形状、大小、方向取决于髓腔的解剖形态，既要充分暴露髓腔，又要尽量少破坏健康的牙体组织。

（1）开髓的基本步骤

1）首先去净龋坏组织，防止污染根管系统。去除薄壁弱尖，降低咬合，以利于建立测量工作长度时的稳固的标志点，并防止牙折。

2）制备髓腔入口：首先应熟悉髓室和根管的解剖形态。术前拍摄患牙 X 线片可获得髓腔的位置、形状、根管数量、弯曲部位和程度、钙化程度，预估工作长度等信息。

3）穿通髓腔：揭净髓室顶。

4）修整开髓洞形：是指建立由冠方进入根管口的直线通路，在根管口上方的髓腔侧壁形成便宜形。

5）探查根管口：用根管扩大器或根管锉探查根管口，避免遗漏根管。

（2）拔髓的基本步骤

1）活髓牙拔髓：用拔髓针插入根管近根尖 1/3 处，轻旋转 90°~180° 后抽出拔髓针，可见到成形的牙髓缠绕在拔髓针上。注意事项：术前检查拔髓针，拔髓针轻旋转不超过 180°，遇到阻力不可强行进入，防止拔髓针折断；控制拔髓针插入根管的深度，约到根尖 2/3 处再旋转，防止拔髓后出血和遗留残髓。

2）坏死牙髓拔髓：先在根管内导入根管冲洗液，用拔髓针或根管锉插入根管的冠 1/3 处，轻搅动荡洗，再用冲洗液冲出残渣碎屑；接着分别插入中 1/3 和根尖 1/3 处搅动荡洗，直至根管冲洗液中见不到残渣碎屑，表明根管内的坏死牙髓基本清除。注意事项：避免拔髓针或根管锉一开始就直接插于根尖 1/3 处，防止感染物推出根尖孔，同时大量冲洗，彻底清除坏死牙髓。

2. 根管预备　包括对根管的清理和成形，目的是消除根管内感染物质，为严密消毒和封闭根管提供良好的通道。根管清理是在器械预备的基础上，通过冲洗液的化学溶解消毒和清洗作用，达到根管清洁的目的。根管成形指根管预备过程中的器械预备过程，是根管清理和三维根管充填的基础，根管充填中出现的大部分问题是由于根管成形不充分造成的。

根管清理：包括去除根管内容物和冲洗洁净两个步骤，根管内容物主要包括牙髓组织、细菌及其代谢产物。根管器械进入根管之前，先向髓腔内注入根管冲洗液，再根据牙髓的状况，选择合适的器械予以去除。根管冲洗洁净必须贯穿根管清理扩大成形的全过程，冲洗和器械预备交替进行，反复多次，力求清理彻底。目前公认的根管冲洗药物是 0.50%~5.25% 次氯酸钠（NaClO）液，推荐使用侧方开口针头的注射器冲洗，另外使用超声根管治疗仪冲洗清理根管效果更优。

根管成形：当前临床上普遍使用扩孔钻和锉完成根管的扩大成形，便于根管内封药以保证药物的消毒杀菌效果，同时便于根管严密充填。

（1）根管预备的目标

1）清洁根管系统的所有部分。

2）形成自根尖孔至根管口的连续锥形的管状结构。

3）预备后的根管应保持根管的原始形态。

4）保持根尖狭窄区的原始位置。

5）适应根管的自然弯曲,避免根尖堵塞和过度预备。

（2）根管预备的原则:制作便利形、固位形和抗力形。

1）形成连续的锥管结构,有利于根管预备器械的进入和完善的根管充填。

2）根管预备的每一步都进行充分的根管冲洗,彻底去除感染的根管内容物。

3）固位形:根尖3mm的预备非常关键,根管充填要求主牙胶尖能紧密地充填此部位,回抽时有阻力,可预防根管充填后的微渗漏;此处是侧支根管的多发部位,细致的根管预备尤为重要。

4）抗力形:保持根尖孔自然狭窄处的完整性是根管治疗成功的另一关键。良好的预备应在根尖狭窄处形成根充挡,以防止超填。过度预备会破坏根尖孔,若器械穿出,可将细菌和根管内容物推出,导致根尖周组织的急性炎症。

5）保持根尖狭窄处通畅,根管预备应终止在牙本质牙骨质界,即根尖狭窄区的牙本质侧。根尖狭窄处可能有细菌和牙本质碎屑的堆积,此处应清理干净,一般采用细小的根管锉（如 10# 或 15#K 锉）疏通即可。

6）预防根管再感染:原始的根管形态极不规则,单靠器械预备难以完善清除根管内容物,要联合应用化学药物的冲洗消毒并进行完善的充填,才能防止再感染。

根管预备是根管治疗中的关键步骤。要求预备后的根管要保持原有的走向,具有流畅的锥度和清洁的管壁,同时又不应过多地切割,造成抗力薄弱区。

（3）工作长度的确定:理想的工作长度是指从牙冠部的参考点到达根尖狭窄处牙本质牙骨质界的距离。确定工作长度的方法如下。

1）电测法:根尖定位仪是目前临床上常用的根管长度测定设备,其准确率可达 94% 以上,是根管治疗的必备仪器。测量时一个电极与根管锉相连,另一个电极与口角黏膜接触。当根管锉深入根管内接触根周膜时,电流回路形成,测量仪显示到达此区域。

2）X 线片法:其准确率很大程度上依赖于拍照时 X 线光束与牙齿长轴和胶片的角度。可以与电测法联合使用以获得精准的工作长度。

3）手感法:此法不应作为常规方法使用,可用于特殊情况下补充其他方法的不足。如果根管冠部扩展良好,在根管锉进入无阻力的条件下,有经验的医生能感觉到根管锉进入根尖区 2~3mm 后阻力逐渐增加。但当遇到根尖孔未发育完成的年轻恒牙、钙化根管、过度弯曲根管、根尖区有吸收的根管时,此法不准确。手感法只能作为 X 线法或电测法的补充手段。

4）纸捻法:对于根尖孔粗大的病例,局部麻醉以后,采用钝头纸尖轻轻地插入根管达到根尖区。利用钝头纸尖尖端的浸湿部位估计根尖孔的位置。对于根尖区吸收、穿孔或过度预备、根尖狭窄处丧失的病例,此方法可以作为辅助手段。

（4）器械预备:根管机械预备的方法很多,本节主要介绍步退法和冠下法。

1）步退法:是基本的根管预备方法,主要适用于直根管和轻度弯曲的根管,步骤如下。

①根尖区预备：首先采用细小的不锈钢锉（08#/10#/15#）探查和通畅根管，参照X线片上根管的弯曲度进行预弯，蘸根管润滑剂轻旋插入根管，可反复提拉，直到预弯的锉达到工作长度，并能无阻力地进出根管。然后换大一号的根管锉，预备到比初锉大2~3#，至少应扩大到25#。注意使用足够的冲洗液，并注意回锉。

②根管中部预备：当根尖区预备完成后，即主锉预备完后，每增加一号根管锉，进入根管的长度减少1mm，称为"步退1mm"。当主锉小于60#时，一般做3~4mm的后退预备。如果主锉大于60#，后退增大2#即可。逐步后退时，每次可以用主锉回锉，以维持根管通畅，防止根尖堵塞。有学者提出了改良法，即每次步退0.5mm，扩大根尖部的锥度，以更有利于加压充填。

③根管冠部的预备：用GG钻（Gates-Glidden bur）（1~6#）作冠方1/3的预备。常用GG钻（2~4#），但只适用于根管直的部分：GG钻（2#）进入深度比主锉短2mm；GG钻（3#）进入深度比GG钻（2#）短2mm；GG钻（4#）只用于根管口部分的成形。每次换锉前都用主锉回锉根管（图1-4-1）。

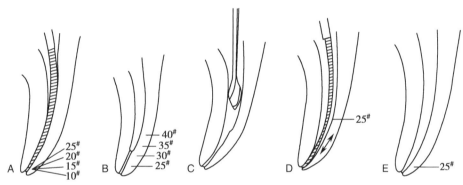

图1-4-1　步退法预备步骤
A. 根尖区预备；B. 逐步后退预备；C. GG钻预备根管中上部；D. 主锉回锉根管；E. 根管预备完成。

④步退法的优点：安全有效，简化了根尖段预备的难度，不易造成根尖损伤；根管上段敞开，同时根尖又保持比较窄，便于充填又不易出现超充。

⑤缺点：器械与根管接触面积较大，预备时阻力大，较易发生器械分离，且预备根管时耗时费力；冠方阻力未去除时，根尖区易有大量的碎屑堆积，根尖预备较为困难；技术不熟练时，器械运动容易形成"活塞运动"，将碎屑推出根尖孔，或堵塞根尖。

2）冠下法：这种技术根据外科清创原则，先进行根管冠部的清理和成形，然后再进行根尖区的预备。

①根管冠2/3的预备方法：可采用步退法或冠下法，步退法可以应用手用锉和GG钻完成，而冠下法可采用镍钛旋转器械。

a. 手用器械预备：用手用器械预备根管冠2/3，应先去除根管冠部的牙本质。最好采用平衡力法。平衡力法由三个步骤组成：往返30°~60°旋转将锉插入根管并遇到阻力后，顺时针旋转锉针45°~90°，使锉的纹理切入牙本质；再在逆时针旋转过程中压住锉柄，防止回退，将咬住的牙本质切割下来；以上两步可重复操作2~4次，随后将根管锉顺时针旋转并提出，带出牙本质碎屑。采用平衡力法预备，术者应选择尖端安全的根管锉，用30~60#逐步扩大根管上 2/3。

b. GG 钻预备：应用 GG 钻预备根管冠 1/3 可获得良好的根管冠部通道。GG 钻进入根管前，先用 10# 或 15# 的 K 锉探查和通畅根管。如果 GG 钻(1#)进入根管有困难，应先用 K 锉或根管口扩大锉扩大根管口。一般来说，GG 钻(1#)进入根管 16~17mm，GG 钻(2#)，3# 后退 2~3mm；GG 钻(4#)进入根管口下 2~3mm。GG 钻勿进入根管的深部，避免过度去除牙本质，造成根管壁的薄弱，形成穿孔或瓶颈样预备。

c. 旋转机用镍钛器械预备：是预备根管的有效器械。预备原则：先用手用器械通畅根管并预备至 15#，便于旋转器械的进入，使用中要限定器械的转速和扭矩，严格按顺序使用器械，避免过度用力，注意及时更换，防止器械折断。

②根尖区预备：首先获得准确的工作长度，才能进行根尖区的预备。

a. 手用器械预备方法：可采用步退法预备根尖区。

b. 镍钛旋转器械预备法：目前，市面上有多种镍钛器械，旋转机用镍钛器械预备根管应采用冠下法，每次换锉前，要充分冲洗，以便去除根管内残屑，保持根管畅通。

③冠下法的优点：先去除根管冠方阻力，使术者在根尖部预备时易于获得较好的手感；冠方根管敞开有利于冲洗液进入根管的深部，使冲洗更完善；根尖区预备前已去除了大部分根管感染物，可以减少根尖残屑推出根尖孔，减少术后并发症的发生；便于获得更加准确的工作长度。

④冠下法的缺点：冠下法需要术者较好的手感和判断力，否则容易出现过度预备，形成台阶和侧穿。

(5)根管预备的质控标准：预备后的根管应满足以下标准。根尖狭窄区有明显的根尖止点形成；根尖狭窄区通畅无碎屑沉积；根管壁光滑无台阶；根管冠 2/3 具有足够的锥度，大于主牙胶的锥度；主牙胶尖 X 线片显示能达到工作长度，回抽时有阻力感。

3. 根管消毒　根管系统的复杂性决定了根管消毒的必要性。根管预备完成后，根管内的细菌、坏死牙髓组织和根管壁的感染物大部分已被去除，但牙本质小管深层和侧支根管等器械和冲洗液无法到达的细微结构内还可能有残余的细菌、毒素。此时再经过根管消毒这一步骤，可进一步控制微生物、缓解疼痛、减少根尖周组织的炎性渗出，从而巩固和加强根管预备的效果。根管消毒方法主要有药物消毒、超声消毒、微波消毒和激光消毒 4 种，其中药物消毒最常用。

(1)药物消毒：根管消毒的药物很多，主要包括氢氧化钙制剂、醛、酚及抗生素等，目前根管内消毒药物首选氢氧化钙糊剂。

(2)超声消毒：通常与超声根管预备同时进行，该方法消毒作用主要体现在超声和冲洗液两方面。超声仪的高频震荡能活化根管内的冲洗液，产生声流效应、空穴效应、化学效应和热效应，这些效应协同作用，再加上冲洗液本身的杀菌效果和冲洗作用，可使根管内的细菌得以杀灭，有机物得到清除。

(3)微波消毒：微波是一种高频波，在治疗针周围形成一个较大的微波场，场内空气分子随之振动，增加振幅和碰撞速度，产生大量的热效应，同时针周围电磁效应和分子的极化又形成一个强大的磁场。微波治疗就是通过电场、磁场、微波场及热效应共同作用，使病变组织及致病微生物的蛋白质固化，加速深层组织的血液循环并减少炎症渗出。热效应可改善组织的营养状况，提高局部抗炎能力，故微波具有良好的根管消毒作用。

(4)激光消毒：主要是利用激光对生物组织产生瞬间高强度光热作用、光化学作用、光电磁作用,使组织瞬间气化、熔融或凝固,达到封闭牙本质小管、切割软组织、杀菌消炎及凝固止血的目的。

根管经过上述消毒后,如不计划本次就诊时充填根管,则应该将其严密封闭,防止唾液侵入污染及药液稀释失效。常用的暂时封闭剂为氧化锌丁香油黏固剂,封闭较严密,至少可以维持1周。

4. 根管充填　是根管治疗术中非常重要的一个步骤,用生物相容性材料将经过清洁和成形的根管进行严密地充填和封闭。其目的是封闭根管系统,以防止细菌进入而造成根管的再感染。

(1)理想的根管充填材料应具备的性质：①易操作；②液态或半固态可以硬固；③可封闭根尖和侧支；④无收缩；⑤无渗漏；⑥抑菌；⑦不染色牙齿；⑧不刺激根尖周组织；⑨易取出；⑩可消毒；⑪X线阻射。

虽然迄今为止尚无一种根管充填材料可完全达到以上所有要求,但临床实践和研究表明牙胶是较为理想的根管充填材料,根管封闭剂可用来弥补牙胶的不足。因此现代根管充填术是以牙胶为主,以根管封闭剂为辅来填塞根管系统。

(2)根管充填的时机

1)完成完善的根管预备,根管内干燥,无异味或渗出。

2)牙齿无疼痛、不适等症状。

3)临床检查无肿胀、叩痛等异常情况。

(3)根管充填的方法：现代根管充填技术是通过向根管中填入牙胶和根管封闭剂来实现对已经清理和成形的根管系统的三维充填。牙胶尖应充填根管系统的主体部分,根管封闭剂用来弥补牙胶的收缩和牙胶尖之间的缝隙。根管充填技术按照对牙胶的加压方向,可分为侧方加压技术和垂直加压技术；按照充填牙胶的温度不同,可分为冷牙胶充填和热牙胶充填。

1)侧方加压充填技术：是传统的根管充填技术,适用于多数根管的充填,常被用作比较新技术优劣的标准。操作方法如下。

①充填前的准备

a.选择主牙胶尖：主牙胶尖应可达工作长度或较工作长度略短0.5mm,置入根管后在根尖部1~3mm与根管壁紧密贴合,有明显的"回拉阻力",在根管中上2/3主牙胶尖与根管壁之间要有一定的间隙,以使侧压器可进入距根尖部1mm左右。X线检查确认所选主牙胶尖是否符合要求。牙胶尖可用2.50%~5.25% NaClO、75%酒精或3% H_2O_2溶液浸泡消毒5分钟。

b.侧压器的选择：选用与主尖锉相同型号或小一号的侧压器,理想深度是比根管工作长度少1mm。

c.根管的准备：用0.50%~5.25% NaClO与17%乙二胺四乙酸(ethylenediaminetetraacetic acid,EDTA)交替冲洗根管,再用吸潮纸尖或棉捻干燥根管系统。

d.调制根管封闭剂：调制好的封闭剂为奶油状糊剂,要求质感细腻,黏稠度适当。应即调即用,以免变硬影响使用。

②根管充填

a.导入根管封闭剂。

b. 充填牙胶尖:充填主牙胶尖、侧方加压主牙胶尖、充填辅牙胶尖。

c. 髓室的处理和冠部暂时封闭:用酒精棉球擦净髓室,用牙胶和氧化锌丁香油暂封剂暂封冠部。

③通过 X 线检查评价根管充填的结果。

④冠部缺损的修复。

根管充填完善后应及时对冠部缺损进行修复,以避免由于冠方渗漏引起根管系统的再感染。临床常用的暂封材料,如氧化锌丁香油粘固粉的暂封时间一般不应超过 2 周。如果冠部剩余牙体组织较多,有足够的抗力,可采用直接修复法,如复合树脂或银汞充填;如果牙冠缺损较大,剩余牙体组织薄弱,可采用全冠修复,或桩核冠修复。

2)垂直加压充填技术

①充填前的准备

a. 试主牙胶尖:选择非标准、大锥度的主牙胶尖,长度应比工作长度短 1mm,尖 1/3 应与根管壁紧密贴合,有明显的"回拉阻力";通过 X 线检查判断主牙胶尖是否符合要求(图 1-4-2)。

b. 试垂直加压器:一般选择 3 个垂直加压器,分别能深入根管冠、中、尖 1/3,但不被卡紧(图 1-4-3)。

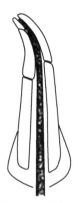 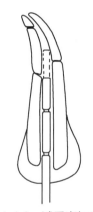

图 1-4-2　试主牙胶尖(垂直加压技术)　　　图 1-4-3　试垂直加压器

c. 选择携热器:携热器工作端为不同锥度的导热金属,工作端的温度可调节控制,可以连续加热、加压。

d. 根管的准备:同上文"侧方加压充填技术"。

e. 调制根管封闭剂:同上文"侧方加压充填技术"。

②根管充填

a. 导入根管封闭剂:对主牙胶尖、根管扩大针等沾少量根管封闭剂轻轻涂抹根管壁,使其薄薄地覆盖所有根管壁。

b. 主牙胶尖就位:对主牙胶尖的尖端沾一薄层封闭剂,轻轻插入根管至标记好的长度。

c. 根尖部充填:用携热器将主牙胶尖齐根管口烫断,由冠部向根尖部垂直加压牙胶尖,完成根尖部的充填。

充填方法如下(任选其一):

Schield 技术：用加热的垂直加压器由冠方向根尖方向分次去除牙胶尖，每次去除 2~3mm，同时向根尖方垂直加压 3~4mm。如此反复，至根尖部剩余 3~4mm 牙胶尖。

System B 技术：又称连续波热加压技术。先将止动片在 System B 充填器头部距工作长度 5~7mm 处标记，开启 System B，设定加热温度为 200℃，用 System B 充填器向下加压牙胶尖，直到距止动片 3~4mm 处停止加热，此过程持续不超过 4 秒。继续向根尖方向加压牙胶尖至距止动片 1mm 处停止，保持向根尖方向的压力约 10 秒再开启加热 1 秒，等待 1 秒，并进行圆周运动，使 System B 充填器头部与牙胶尖末端分离，迅速取出 System B，以手用垂直加压器压紧并平整牙胶尖末端，完成根尖部的充填（图 1-4-4）。若根管弯曲，应预弯垂直加压器。必要时可通过 X 线片检查片段根尖部充填情况。

d. 充填根管的冠方：X 线片显示根尖部充填完善，则可充填根管的冠方，完成根管充填。如患牙需要桩核修复，则不需再充填根管的冠方。

根管冠方充填方法如下（任选其一）。

Schield 技术：将 2~4mm 的牙胶加热软化后粘在垂直加压器的尖端，放入根管与已有的牙胶相粘接，用相应的垂直加压器加压充填，使牙胶致密、均匀，不产生气泡。注意：勿再使用封闭剂，否则牙胶不能融为一体。每次加入牙胶不要过多，加压力量要轻。此法较复杂，牙胶加热温度不易控制。建议使用可控温的加热器，如"Touch n'Heat"或"System B"。

System B 技术：取另一与主牙胶尖相同的牙胶尖，将尖端 3~5mm 剪去，放入根管达根尖端牙胶尖末端，使用 System B 充填器加热加压牙胶尖，完成根管充填。

Obtura II 技术：将牙胶置于 Obtura II 注射枪内，加热到所要要的温度，直接注入根管内至根管口（图 1-4-5A），用大号垂直加压器将牙胶平根管口压紧（图 1-4-5B）。

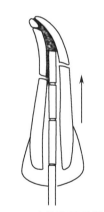

图 1-4-4 充填根管的根尖部

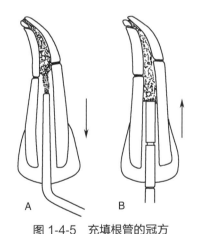

图 1-4-5 充填根管的冠方
A. 用 Obtura II 注入热牙胶；B. 用垂直加压器压紧牙胶。

e. 髓室的处理和冠部暂时封闭。

③ X 线评价根管充填的结果。

④ 冠部缺损的修复。

（4）根管充填效果的评价

1）恰填：X 线片上充填物恰好严密充填根尖狭窄部以上空间，充填物距根尖 0.5~2.0mm，且根尖部无X线透射影。

2）超填：X线片上充填物超出根尖孔，进入根尖周组织和/或根尖周病变区。超填分为两种情况：①根管内致密，根管充填物超出根尖孔，由于超出部分难以用非手术方式取出，因此不需要将根管充填物取出；②根管内充填不致密，根管充填物超出根尖孔。

3）欠填：X线片上充填物距根尖2mm以上，或在充填物的根尖部仍可见X线透射影。

4）充填不严密：X线片上充填物虽已达根尖端0.5~2.0mm，但在根尖1/3不严密、可见气泡、根管壁与根管充填物之间有间隙（透射影），根尖1/3只有糊剂而无牙胶、单尖法充填未做加压充填。

欠填和充填不严密视为根管充填不合格，应将原充填物取出重新进行根管充填。

（五）并发症及处理

1. 急性炎症反应　在根管治疗术中或充填后，少数情况可出现局部肿胀、咬合痛、自发痛等症状。可能原因有：①器械穿出根尖孔损伤根尖周组织；②预备方法不当，器械在根管内的"活塞"作用，将感染物质推出根尖孔；③根管内药物刺激性较强；④充填时机不合适或超填；⑤修复时咬合早接触等。治疗时应严格执行手术规程和无菌操作，合理用药。如果发生急性炎症反应，首先需要对因处理。轻微肿痛者可暂不处理，观察1~3天；如果有咬合高点要及时消除，没有高点也可适当降低咬合，使患牙休息，以利于愈合。如果3天后仍持续肿痛，X线片显示超填，可考虑行根管再治疗；严重者可出现前庭沟肿胀、脓肿形成或蜂窝组织炎，甚至全身症状，此时需局部切开引流，并给予抗生素或全身支持疗法。

2. 器械分离　是造成根管阻塞的常见原因之一，常影响根管治疗的顺利进行。临床医生应根据根管内的感染情况、分离器械的部位及长度、器械材质、根管弯曲情况、根尖周感染情况、临床医生的能力等综合分析决定处理方法；可考虑旁路通过、显微镜下取分离器械、根尖外科手术等处理，必要时转诊上级医院。

3. 髓腔穿孔　由于不熟悉髓腔解剖，开髓和根管扩大方法不当，不熟悉根管器械性能及使用方法等所致。可发生于髓腔的狭窄部分和根管弯曲处。临床上根据穿孔部位可考虑髓腔内穿孔修补术或根管外科手术。

4. 器械落入消化道或呼吸道　极少见，但后果很严重。原因是操作过程中未采用橡皮障隔离技术处理，以及未使用安全链等预防措施。以预防为主，一旦发生，则须紧急处理。

5. 皮下气肿　操作中使用压缩空气吹干根管，或使用过氧化氢时因氧气分解逸出根尖孔，进入面部皮下疏松结缔组织发生皮下气肿。一般不需要特殊治疗，必要时给予抗生素以防止感染，如扩展到纵隔则应住院观察。

6. 牙折　发生牙折的原因包括开髓或预备根管时过度切削牙本质，降低了牙齿的抗力，根管充填时侧向和垂直方向的压力过大，放置根管桩时过多去除牙本质且施加了较大的扭力；术后未降低咬合或未行冠修复等。发生牙折时，根据牙位、折裂线部位综合决定患牙的去留。

（六）操作注意事项

1. 在学习根管治疗操作前，需学习有关根管治疗术的相关理论，包括根管治疗术的适应证、禁忌证；熟悉牙体结构及根管的解剖结构，掌握常见牙髓病及根尖周病的临床表现及处理原则，配备专用的根管治疗器械、设备和材料进行规范化操作。

2. 根管治疗术并非都是一次完成治疗，医生可根据患者临床检查情况，分2~3次治疗。

3. 根管治疗期间或完成后可能出现短暂不适,根据症状轻重选择观察或服用消炎药。

4. 根管治疗后牙齿脆性较大,视冠部缺损大小选择进行树脂直接充填、嵌体或冠修复。

(七) 相关知识

根管治疗的发展过程:Grossman 将 1776—1976 年的 200 年根管治疗史分为四个阶段。

1776—1826 年:水蛭治疗脓肿牙齿,用烧红的金属丝烫死牙髓,用金箔充填根管。

1826—1876 年:全身麻醉、橡皮障、牙胶尖出现,原始的拔髓针和根管锉产生,砷剂用于杀死牙髓。

1876—1926 年:X 线检查方法被发明,局部麻醉、根管内消毒得到应用。

1926—1976 年:X 线、局部麻醉和根管治疗方法水平逐步提高,$Ca(OH)_2$、EDTA 制剂被广泛应用;砷剂和银针应用逐渐减少。

1976 年至今:经过 40 多年的发展,根管治疗技术有了明显的进步,最新发展如下。

1. 显微根管治疗和显微根尖手术。

2. 机用镍钛旋转根管预备器械 逐步深入法和冠向下预备法的应用;生物活性根管糊剂的应用;热牙胶垂直加压充填技术等。

3. 根管修补新材料 如 MTA、生物陶瓷材料等。

4. 根管长度准确测量技术 如根管长度电测量仪。

5. 显微超声根管治疗技术 如异物取出、钙化根管的治疗、根尖手术、根管荡洗等。

三、根管治疗术规范评价

根管治疗术规范核查、评估见表 1-4-1、表 1-4-2。

表 1-4-1 根管治疗术规范核查表

项目	内容	是	否
操作前准备	核对患者信息:姓名、性别、年龄、主诉		
	询问患者既往有无高血压,有无心、肺、脑疾病等病史		
	询问有无服用抗血小板药物、抗凝药物(如阿司匹林、氯吡格雷等)及有无血液病病史。如需局部麻醉则需询问有无麻醉药物过敏史		
	明确患者有无根管治疗禁忌证		
	确定患者已签署根管治疗知情同意书		
	物品(器械)准备:根管预备和充填等器械及根管治疗相关设备和器械		
开髓	揭净髓室顶,未损伤髓底		
	冠部腐质去除干净		
	器械顺利进出各根管口		
根管预备	确定准确的工作长度,X 线片诊断丝片辅助确认		
	采用机用镍钛器械完成根管机械预备		
	根管预备过程中反复大量冲洗		
	根管预备到达工作长度		

项目	内容	是	否
根管封药	封药药品的选择		
	暂封的边缘封闭效果		
根管充填	试主牙胶尖		
	根管充填糊剂调制		
	热牙胶垂直加压充填		
根管充填评价	症状:疼痛、不适感有无消失		
	体征:瘘管是否消失、牙周是否健康		
	X线片:恰填、超填、欠填或充填不严密		

表 1-4-2 根管治疗术评估表

项目	5分	4分	3分	2分	1分
操作过程流畅度					
操作过程熟练度					
人文关怀					

注:评分标准如下。

5分:操作过程清晰流畅,无卡顿,检查熟练,根管预备及充填方法正确;人文关怀到位,有术前交流、术中安慰及术后注意事项的交代。

4分:介于5分与3分之间。

3分:操作过程能整体完成,卡顿次数<3次,根管预备及充填方法基本正确,根管预备和充填效果一般;人文关怀不足,但能有部分术前交流、术中安慰及术后注意事项的交代。

2分:介于3分与1分之间。

1分:操作过程卡顿次数>6次,操作粗暴,根管预备出现台阶、穿孔等并发症,根管充填不密实,或出现超填或欠填;无人文关怀。

四、常见操作错误及分析

1. 开髓不当　主要表现为开髓口过小或过大、髓室壁侧穿、髓室底破坏或穿孔等。通常因为不熟悉髓腔的解剖结构、未考虑髓腔的病理生理变化或开髓器械准备不充分或选择不当等导致。

2. 根管遗漏　主要表现为主根管或侧副根管遗漏。通常因为开髓不全、不熟悉髓腔解剖和变异规律、检查不充分、根管探查器械选择不当等导致。

3. 根管预备操作失误　主要表现为根管偏移、台阶形成、根管壁侧穿、器械折断、根管堵塞等。通常因为开髓不全、未取得直线入口、器械选择和使用不当、预备技术使用不当、根管冲洗不当等导致。

4. 根管充填操作失误　主要表现为根管充填不致密、超填或欠填等。通常因为根管预备不足、根管锥度过小、未根据患牙根管形态的特点合理选择根管充填材料和技术、根尖孔大而主牙胶尖过小、根管工作长度测量不准确、根管充填技术选择不当,以及术者操作不当等导致。

五、常见训练方法及培训要点介绍

(一) 模型训练

目前根管治疗术训练常用的训练模型有透明树脂根管模型(图 1-4-6)和 3D 透明树脂牙模型(图 1-4-7)。

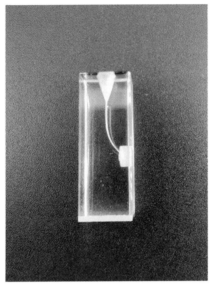

图 1-4-6　透明树脂根管模型

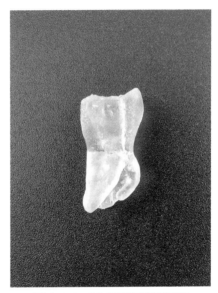

图 1-4-7　3D 透明树脂牙模型

1. 透明树脂根管模型模拟了单根管的形态,有一定弯曲度,是根管治疗术较为常用的训练模型。

2. 3D 透明树脂牙模型的数据来自上颌第一磨牙,使用 3D 打印技术 1:1 制作而成,共 4 个根管,近颊根有 2 个根管,且有 2 处交通支。优点是为高仿真牙齿解剖结构,有触觉反馈;不足是树脂材料较硬,与真牙的操作手感不同。适合根管治疗流程和基本操作手法的训练。

(二) 其他

根管治疗术可以利用离体牙来训练。

六、相关知识测试题(5 道选择题)

1. 根管治疗过程中控制和消除感染的原则**不包括**

  A. 不使感染扩散　　　　　　　　　　　B. 不增加新的感染

  C. 尽可能消除感染　　　　　　　　　　D. 将残存的感染封闭并使之无害化

  E. 促进机体自身免疫抗炎能力

2. 根管治疗过程可发生的并发症**不包括**

  A. 器械折断　　　　　　B. 急性根尖周炎　　　　　　C. 皮下气肿

  D. 侧壁穿孔　　　　　　E. 干槽症

3. 根管治疗完成后,牙齿强度降低的主要原因是

    A. 牙本质缺少水分而脱水　　　　　　　B. 缺乏营养的供给而脆弱

    C. 牙冠结构的缺损　　　　　　　　　　D. 咬合力量太大

    E. 充填物过高

4. 根管治疗后根尖周组织的愈合形式**不正确**的是

    A. 由新生的牙骨质或骨样组织使根尖孔封闭

    B. 根尖孔处有瘢痕组织形成

    C. 根管超填者,由牙骨质包裹

    D. 由健康的纤维结缔组织或骨髓状的疏松结缔组织充满根尖区

    E. 牙槽骨增生与根尖部组织相连而形成骨性愈合

5. 已行完善根管治疗的患牙,若冠部充填物脱落,会出现的情况是

    A. 因根管已进行严密充填,根管不会再感染

    B. 微生物在 1~3 天内即会渗透至整个根管

    C. 微生物在数月内就会渗透至整个根管

    D. 微生物在 2~6 周内会渗透至整个根管

    E. 微生物在 3 个月会渗透至整个根管

参考答案:1. E　2. E　3. B　4. C　5. E

(李继佳)

第五节　根管外科手术技术

一、概述

随着技术和材料的发展,根管治疗和再治疗的成功率有了很大的提高,但仍有部分患牙的根尖周病变无法治愈,此时就需要辅以外科手术治疗。

根管外科(endodontic surgery)是以清除或控制根管系统和根尖周病变组织、病原体,促进恢复根尖周组织健康为目的的一系列手术的总称,包括外科切开引流、穿孔修补、根尖手术、牙再植术等。显微根尖外科(apical microsurgery)是在手术显微镜的放大和照明下,利用超声器械、微型手术器械等,通过外科手术方式切除根尖,清除术区坏死和感染组织,严密封闭根管系统,促进软硬组织再生及新的附着形成的治疗方法。本节主要介绍显微根尖手术。

二、操作规范流程

(一) 适应证

1. **根管治疗或再治疗失败**

(1)根管治疗失败且不适合根管再治疗:患牙有良好的桩冠修复体;有无法取出的折断器械或根管超填物;非手术治疗无法修补的根管壁侧穿;无法重建根管通道到达根尖止点的台阶等。

(2)根管再治疗失败。

2. **严重的根管解剖变异**　牙根重度弯曲、根管重度钙化和根管分叉等解剖因素使根管

治疗器械和充填材料无法到达根管工作长度(根尖止点)。

3. 需要通过手术探查明确诊断。

(二) 禁忌证

无绝对禁忌证,下列为相对禁忌证。

1. 患者有严重的全身疾病,如严重高血压、白血病、血友病、重度贫血、心内膜炎、风湿性心脏病、肾炎、有出血倾向疾病等。

2. 根尖周炎处于急性期。

3. 严重的牙周病变,如牙周支持组织过少,牙周袋深或牙齿松动明显,疗效不明确。

4. 患牙附近有重要的解剖结构,如上颌窦、下牙槽神经等,有损伤风险或可能带来严重后果。

5. 服用双膦酸盐或大量激素的情况。

(三) 术前准备

1. 术前沟通　医生需向患者详细说明选择根尖手术的理由、手术过程和风险,近期可能出现的症状,以及可能的远期疗效,术前和术后注意事项。良好的术前沟通有助于建立患者对医生的信任,减少患者的恐惧。术前要签署手术知情同意书。

2. 术前检查

(1)全身检查:包括回顾既往史,评估全身情况,排除系统性疾病,预测可能发生的并发症。必要时也可请内科医生会诊。

(2)口腔检查:临床检查包括牙体状况、牙周袋位置和深度、附着龈宽度、所涉及术区牙齿的根分叉情况及牙间乳头的结构和健康状况。X 线检查包括牙根长度、数目和结构,牙根弯曲情况,根尖解剖形态,根管充填情况,根尖病损类型和大小及牙槽骨解剖外形等,也可加曲面体层片或锥形束 CT(cone beam CT,CBCT)以确切地了解术中可能涉及的重要解剖结构,如颏孔、下颌神经管、腭大孔、上颌窦、切牙孔和鼻底等。

3. 术前给药　术前给药的目的是缓解患者的恐惧和焦虑,并保持口腔卫生、减少唾液分泌。术前半小时可口服非甾体消炎药,如布洛芬。术前 1 天、当日早晨和术前 1 小时用0.12% 氯己定溶液漱口,并在术后 1 周内坚持使用,可以控制口腔内的微生物数量,促进伤口愈合。

4. 牙周基础治疗　根尖手术前 1 周应行牙周基础治疗,以促进术后手术切口的愈合。

5. 器械和材料准备　根尖手术器械包括快速手机(直角或仰角机头)、手术刀片、骨膜剥离器、骨膜牵引器、组织镊、长柄球钻、刮匙、微型充填器、磨光器、微型根管倒充填器、微型显微根管口镜、三氧化物聚合物(mineral trioxide aggregate,MTA)或其他生物材料输送器、超声器械等。

(四) 麻醉

良好的麻醉既能减少患者的痛苦和术中出血,又能提高医生的效率。可选用阿替卡因或含肾上腺素的利多卡因溶液局部浸润麻醉。在靠近根尖处进针,于黏膜下推注少量药液,稍停顿后再继续进针斜刺入骨膜下,缓慢推注麻醉药使其渗透并聚于根尖周围。麻醉药的用量与手术范围有关。对于浸润麻醉效果较差的区域,可行神经阻滞麻醉。

(五) 手术步骤

1. 切口和瓣膜设计　瓣的设计必须考虑各种解剖特征,如肌肉和系带附着、附着龈的宽度、龈乳头的高度和宽度、骨隆起和冠边缘、牙根的形态和长度等。此外,还要考虑患牙牙周情况和根尖病变的范围。根据牙龈水平切口的位置和形态可分为龈沟内切口(intrasulcular incision)、龈缘下切口(submarginal incision)、龈乳头基部切口(papillar base incision,PBI)和半月形切口(semilunar incision)。组织瓣有以下几种类型。

(1)龈沟内全厚瓣:该瓣采用龈沟内水平切口和牙龈的垂直切口。龈沟内切口从龈沟通过牙周膜到牙槽嵴顶,并通过颊舌侧龈乳头的中间区域。从龈沟将牙龈组织连同龈乳头切开,从牙槽骨上分离。龈沟内切口应尽量保护附着上皮和边缘牙龈组织,沿着牙颈部紧贴根面进行切割。垂直切口从垂直于牙冠远中轴角的龈缘开始,到达两牙根间凹陷处,平行于牙根长轴,切至膜龈联合下方距前庭沟 2mm 处。龈沟内全厚瓣最常见的形状是三角形瓣和矩形瓣。

1)三角形瓣:由 1 个龈沟内水平切口和 1 个垂直松弛切口组成的瓣称为三角形瓣。该瓣的优点是对组织瓣的血供破坏较小,有利于切口的复位缝合和组织愈合,缺点是单一的垂直切口限制了手术视野。三角形瓣多用于后牙。

2)矩形瓣:由 1 个龈沟内水平切口和 2 个垂直松弛切口组成的瓣称为矩形瓣。该瓣最大优点是手术视野较好,缝合后组织愈合较快,适用于下颌前牙、多根牙和较长的牙根(如上颌尖牙)。当设计矩形瓣时,瓣上下的宽度应一致。缺点是难复位和缝合,因而不建议用于后牙。

(2)扇形瓣:又称 Ochsenbein-Luebke 瓣。该瓣采用龈缘下切口(扇形切口),切口位于唇颊附着龈,距龈缘大于 2mm 处,依照龈缘的形态切成"扇贝形"。垂直切口位于两牙根隆起之间的凹陷区内,起于扇形切口的两端。优点是不破坏边缘龈和牙龈附着,易于切开和翻起,手术视野清楚,术后牙龈不发生明显退缩;缺点是易切断垂直方向走行的血管,术中出血较多。对于附着龈较短、牙根短、根尖周病变较大、有牙周袋的患牙,不宜用该瓣设计。PBI是对龈沟内切口和龈缘下切口的改良,该切口使用宽度不超过 2.5mm 的显微刀片;水平切口由 PBI 和沟内切口相连组成。PBI 需要两步完成:在龈乳头 1/3 处,垂直牙龈切开上皮和结缔组织,深度约 1.5mm;刀片沿着第一切口,朝向根尖,止于牙槽嵴顶。龈乳头基部切口术后肿胀程度轻,牙龈高度维持较好,瘢痕形成不明显。

(3)半月形瓣:由单一的弧形切口构成,切口从牙槽黏膜开始,弯向冠方的附着龈,再回到牙槽黏膜,呈半月形。龈瓣的边缘应延长至附着龈,不可距龈缘太近。这种瓣的优点是容易复位和缝合;缺点是手术通路不佳、手术视野受限、易留下瘢痕,临床上已较少使用。

2. 翻瓣　骨膜剥离器循切口进入,翻起黏膜骨膜瓣。为了不损伤沟内上皮和牙龈血管,翻瓣时一般分离游离龈,再从轴面处钝性分离垂直切口以建立手术通路,尽可能避免对瓣的挤压或撕裂,保证瓣膜完整。翻瓣后用龈瓣牵引器牵开黏膜骨膜瓣。

3. 去骨　翻瓣后,如果皮质骨板已被病变组织穿通,在刮除肉芽组织或囊肿后,可直接暴露根尖。若骨质完整,则应确定根尖所在部位,再去骨开窗。可以根据牙根的解剖外形、术前 X 线片确定根尖的位置;也可先去除近根尖处的骨质直到根面暴露,然后沿着牙根的走向去骨直到根尖暴露。

可选用高速球钻在生理盐水连续冲洗术区的情况下逐步去骨,直至建立进入根尖和病变组织的通路。手术过程中应避免损伤重要的解剖结构,如上颌窦、颏神经和下牙槽神经。

传统根尖手术去骨的范围一般在 10mm 以上,而在显微镜及显微器械的帮助下,只需去除约 5mm 大小的骨质,便可得到清楚的视野和足够的操作范围,从而减少骨组织的损伤,缩短创口愈合的时间。当显微镜放大倍率在 10~16 倍时,容易区分骨组织与牙根。

4. 刮除根尖周病变组织 根尖区病变组织暴露后,需用刮匙去除根尖区域的所有病变组织、异物、牙根残片。刮治术前要在根尖局部再次注射含有血管收缩剂的局部麻醉药,以减轻患者痛苦,减少术区出血。根据病变大小选择合适的刮匙,将刮匙插入软组织和骨腔侧壁之间,刮除病变组织。当病变组织完全从骨腔脱离后,用组织钳夹出,立即置于 10% 甲醛溶液中缓冲,送病理学检查。刮除病变组织时,有可能伤及重要的神经、血管或鼻底、上颌窦等解剖结构,因此须特别小心。

5. 根尖切除 刮除根尖周病变组织后,在显微镜下仔细检查根面和牙根走向,找出引起根尖周病变的可能因素,如多根尖孔、超充材料、折断器械、根裂等,然后在直视下进行根尖切除。根尖切除长度一般为 3mm,根尖断面与牙体长轴成角应小于 10°。当根尖断面与牙体长轴垂直时,根尖微渗漏较小。根尖切除后,需对术区进行有效止血、清洗、染色,并再次在高倍显微镜下(16~25 倍)检查根尖切面。

6. 根管倒预备 目的是彻底清理和成形根管尖端 3mm,创造可以容纳倒充填材料的空腔,有一定的固位形,剩余牙体组织要有一定的抗力形。

传统的根尖手术常用微型仰角手机驱动小号球钻来预备根管末端。与传统预备技术相比,超声倒预备技术使用根尖手术专用的超声工作尖,沿牙根管长轴精确预备到 3mm 洞深,也能预备根管峡部,更彻底地去除感染组织碎屑,提高倒预备技术的质量,减少牙体硬组织的损伤。

超声倒预备操作步骤:选择合适的超声工作尖,将其放置于根尖断面的根管充填材料处,保持工作尖与牙体长轴一致。启动工作尖,在持续水流冷却下,进入根管倒预备 3mm。

根管倒预备完成后,用无菌生理盐水彻底冲洗,显微加压器压紧根尖冠方的牙胶。然后在高倍显微镜下(16~25 倍),使用显微口镜检查根管壁的清理效果,避免残留牙胶或碎屑。

7. 根管倒充填 根管倒预备后,需要在根管系统与根尖周组织之间建立一个严密的屏障来封闭所有暴露于根尖周组织的根管系统。传统的根管倒充填材料有牙胶、银汞合金、氧化锌、玻璃离子水门汀等,但这些材料的根尖封闭性能不佳,远期效果较差。三氧化物聚合物(MTA)具有良好的生物相容性和根尖封闭性能,能有效促进软硬组织再生,适合作为根管倒充填材料。

根管倒充填时,在骨腔内放置无菌棉球,仅暴露根切面,彻底止血并干燥术区。用无菌蒸馏水或无菌生理盐水将 MTA 调成疏松的颗粒状聚合物。使用显微充填器械或 MTA 输送器将其放入根管,用显微加压器轻轻加压,防止将 MTA 挤出已预备的根管。充填完毕后,用小湿棉球轻轻清理根断面,去除多余的 MTA;MTA 固化时间 2.5~4.0 小时,因此切勿冲洗骨腔,以防 MTA 流失。

生物陶瓷是一种具有粘接性能的磷酸化瓷性材料,由于具有高强度和低孔隙率的特点,并且调拌过程中有类似于水门汀的"面团期",此阶段适于进行充填操作,与 MTA 调拌过程中的湿术态相比,生物陶瓷操作性能明显提高,可降低临床治疗的技术敏感性。生物陶瓷材料现已成为广泛应用的根管倒充填材料。

根尖切除、根管倒预备、根管倒充填是根尖手术中最重要的步骤。

8. 瓣的复位与缝合 用生理盐水冲洗术区,用组织钳将瓣复位,注意动作轻柔并尽可能将瓣复位至原处。用湿纱布在唇颊面由根方滑向冠方轻轻挤压 2~3 分钟,去除瓣膜下血液和其他液体,减少瓣膜与骨组织之间血凝块形成,使瓣与骨面紧密贴合,有利于切口缝合和组织愈合。

常用的缝合材料包括合成纤维(尼龙、聚酯纤维等)、羊肠线和丝线等。常用的缝合技术有4种:间断缝合法、连续垫式缝合法、连续褥式缝合法和连续悬吊缝合法。一般来说,垂直松弛切口用间断缝合,沟内切口和邻牙间切口用连续缝合。

在显微镜下进行缝合,能更清晰地观察清瓣的边缘,有助于更精确地复位。

(六) 术后护理和复查

手术完成后,用生理盐水纱布轻压术区10~15分钟,可以缩小血凝块的厚度并有利于止血,用冰袋在颊部或下颌轻压术区30分钟,可以收缩血管、减少肿胀和促进血液凝固。术后应告知患者术后反应,以及家庭护理的方法,如嘱患者术后第2天用1:5 000氯己定溶液含漱。在手术过程中,组织损伤,特别是瓣的损伤较小时,术后疼痛一般较轻。如有去骨较多、血凝块较大、上颌窦穿通等情况,应在术后服用抗生素。一般术后5~7天拆线。

术后第3个月和第6个月复查,并于术后第12个月和第24个月再进行两次复查。复查包括临床表现和X线检查两个方面。如果患牙处无特殊临床症状和引起相应体征,且X线片示骨缺损开始修复和牙周膜形成,可视为成功;如果患牙处出现咬合痛、牙松动、窦道或X线片示骨缺损范围扩大,则视为失败;如果患牙未出现特殊临床症状,X线片显示的骨缺损较治疗前无明显变化,则可继续观察一段时间。

(七) 并发症及处理

患者术后常会有不适,如麻醉过后的疼痛,反应一般都不严重,可在术前服用镇痛药物,术后第1天晚上疼痛最厉害,可继续服用镇痛药物。术后出血一般较少,如出现出血现象,应尽快就医。术后常发生肿胀,配合冷敷可以降低肿胀的程度。由于手术使血液沉积在组织间隙从而形成淤斑,一般不需要处理,多会自行愈合。术后伤口撕裂一般是由肿胀、缝线脱落等原因所致,小的撕裂可观察,如撕裂较大,需要重新缝合。

1. 牙龈萎缩 常会发生,尤其是薄龈型的牙龈更容易发生萎缩,所以术前需要对牙龈厚度进行评估,可采用保留龈乳头切口或PBI切口,尽量避免牙龈萎缩。

2. 瘢痕 在附着龈内的切口一般不会存留瘢痕,但是附着龈窄时,切口位于膜龈联合处会有瘢痕留下。

3. 牙龈撕裂伤 翻瓣的时候切口设计合理,避免切口过小,术区不能完全暴露进而在牵拉的时候形成撕裂伤;唇部口角牵拉时间过长,容易形成口角炎,可在术前涂布凡士林;牙龈薄的情况下缝合时应动作轻柔,避免形成撕裂伤。

4. 术后感染 术中保证无菌操作,术后常规用漱口水,保持口腔卫生,一般不容易出现感染现象。如果术区出现糜烂、肿胀、发红、疼痛,甚至伴有发热等全身症状,应及时就诊,并给予全身抗感染治疗及局部对症治疗。

5. 感觉异常 下颌前磨牙及磨牙的根管外科手术可能会损伤下牙槽神经,从而引起同侧唇颊部的麻木、感觉异常,术后肿胀也可能引起下颌唇颊侧的麻木感,如神经末梢被切断,4周左右就能恢复,但也有极少数需要数月才能恢复。

6. 上颌窦穿孔及感染 上颌后牙的根管外科手术要在术前评估牙根及术区与上颌窦的关系,熟悉解剖结构,避免造成上颌窦穿孔,如已出现穿孔,则需避免将异物推出上颌窦,术后嘱患者不要鼓气,必要时请耳鼻喉科医生会诊。

(八) 定期复查及疗效评估

1. 定期复查 术后第 1、3、6、12、24 个月定期复查,通过临床检查及影像学检查来评估疗效。临床检查包括黏膜是否红肿、是否有窦道形成、患牙的叩痛情况、牙周袋的情况,以及松动度、根尖区扪诊等。

影像学检查可以拍摄 X 线根尖片,必要时行 CBCT 拍摄。

2. 评估标准 见表 1-5-1。

表 1-5-1 疗效评估标准

疗效	主观症状	临床体征	影像学检查	处置
痊愈	无	无	根尖周的阴影消失	定期复查
明显好转	无	无	根尖周的阴影缩小明显	定期复查
稍好转	无	无	根尖周阴影缩小,但牙周膜增宽,硬骨板不连续	定期复查
不确定是否有好转	无	有	根尖周阴影略缩小	定期复查,必要时重新手术/拔除
无反应	有	有	根尖周的阴影无改善,甚至变大	重新手术/拔除

3. 失败原因及处理方法

(1) 根裂:是失败的主要原因,可能出现于术前、术中或术后。目前无有效的根裂处理方法,建议拔除后修复治疗。

(2) 牙外伤:出现牙外伤后,牙根容易出现根内/外吸收,具体发生原因不明确。可以先观察,必要时拔除。

(3) 牙周炎:因为牙周原因引起的牙周 - 牙髓联合病变,预后差,为手术的相对禁忌证。

(4) 畸形舌侧沟:上前牙经常有畸形舌侧沟的存在,病损从牙槽嵴顶至根尖周,单纯的外科手术容易失败,需要对畸形根面沟进行处理。

(5) 咬合创伤:会影响手术的成功率,需要进行咬合调整。

(6) 不明原因:随访,必要时重新手术治疗/拔除。

三、相关知识测试题(5 道选择题)

1. 患者,女,65 岁,上前牙牙龈反复窦道,根管治疗已完善。既往有心脏病病史,具体用药不详。下一步处理中**不恰当**的是

　　A. 告知手术风险,患者签字后完善检查

　　B. 心电图检查

　　C. 测量血压

　　D. 血常规检查

　　E. 凝血常规检查

2. 显微根管外科手术常见的并发症**不包括**

　　A. 牙龈萎缩　　　　　　　B. 术后感染　　　　　　　C. 牙齿松动

　　D. 上颌窦穿孔　　　　　　E. 瘢痕形成

3. 患者,43 岁,显微根管外科手术后仍觉患牙不适,发现窦道。原因**不包括**

    A. 𬌗创伤   B. 牙外伤   C. 畸形根面沟

    D. 根管治疗欠填   E. 重度牙周炎

4. 显微外科手术患者的恢复期平均为

    A. 1 个月   B. 3 个月   C. 6 个月

    D. 7 个月   E. 1 年

5. 显微根管外科手术的适应证**不包括**

    A. 未行根管治疗的牙齿

    B. 经根管治疗后仍有症状的牙齿

    C. 根管钙化无法进行根管治疗的牙齿

    D. 畸形舌侧沟

    E. 牙中牙

参考答案:1. A 2. A 3. D 4. D 5. A

(王雅丽 申 婷)

第六节 盖 髓 术

一、概述

盖髓术指当牙齿受到外伤、龋坏等损伤时,在接近牙髓的牙本质表面或已暴露的牙髓创面上覆盖具有使牙髓病变恢复效应的制剂,保留牙髓组织活性的一种治疗方式。治疗目的在于刺激修复性牙本质形成,保留健康牙髓组织并维持牙髓活性,从而保持牙齿正常生理功能。治疗方式包括间接盖髓术、直接盖髓术。

二、间接盖髓术操作规范流程

(一) 适应证

1. 深龋、外伤等造成近髓的患牙。

2. 深龋引起的可复性牙髓炎,牙髓活力正常,X 线片显示根尖周组织无阴影的恒牙。

3. 无明显自发痛,临床难以判断是慢性牙髓炎还是可复性牙髓炎时的诊断性治疗。

(二) 禁忌证

1. 临床上有明显的牙髓炎或根尖周炎症状。

2. 外伤时间长、牙髓暴露。

(三) 操作前准备

1. 准确判断牙髓状态(可进行牙髓温度测验、牙髓电活力测试)。

2. 拍摄 X 线片。

3. 签署治疗知情同意书。

4. 物品准备,包括盖髓剂、消毒棉球、充填材料、充填器、麻醉剂、橡皮障。

(四) 操作步骤

1. 局部麻醉 对患牙进行局部麻醉。

2. 隔离患牙 橡皮障隔离患牙。

3. 去龋 彻底去除龋洞侧壁腐质,尽可能去除所有龋损组织或保留近髓处软龋,避免穿髓。

4. 放置盖髓剂 消毒棉球拭干窝洞,将氢氧化钙等常用的盖髓剂置于近髓处。厚度约0.5mm。

5. 充填 可分为一步去龋法和分步去龋法。盖髓后直接永久充填为一步去龋法。盖髓后用玻璃离子暂封窝洞,观察 3~6 个月,如无症状,第二次就诊去除充填材料,观察窝洞牙本质是否硬化,如仍有软化牙本质,去除后以复合树脂充填;如均为硬化牙本质,可直接用复合树脂充填,为分步去龋法。分步去龋法可能增加露髓风险,建议首选一步去龋法。

（五）并发症及处理

1. 牙髓炎 术后可能出现冷热刺激痛、自发痛等症状。一旦出现相应症状则需行根管治疗术。

2. 牙髓坏死 术后可能出现牙齿变色、牙髓活力丧失。应嘱患者术后定期复查,检查牙髓活力。一旦出现牙髓坏死,则及时行根管治疗。

（六）操作注意事项

1. 外伤导致的冠折近髓只要就诊及时,一般不会出现严重细菌感染。无须过度预备窝洞,术前进行冲洗清洁即可。对于龋坏导致的近髓窝洞,需根据不同治疗目的(如保护牙髓健康优先或修复成功优先)决定龋坏去除程度。

2. 干燥窝洞时,勿用强压缩空气吹干,以避免刺激牙髓组织。

3. 盖髓剂覆盖范围应稍超出近髓区,但不可覆盖过多,避免盖髓剂粘在洞壁上而影响后续修复。

4. 在放置盖髓剂和暂封充填材料时,勿向髓腔内施过重压力。

5. 为保证严密隔湿,操作需在橡皮障隔离下进行,推荐使用显微镜。

6. 间接盖髓术只是针对牙髓状态的治疗方法,外伤冠折、龋坏等同时还合并牙体的缺损,建议同期修复缺损,以避免暂封材料与牙体之间的微渗漏而导致牙髓症状,术前应充分与患者沟通术后可能出现的情况,告知定期复查的必要性。

7. 拟行嵌体或冠修复的患牙牙体预备后可能出现敏感症状,行间接盖髓术后建议临时修复并观察效果,需待牙髓症状消退后才可行永久粘接。

8. 术后 3~6 个月应定期复查,评估牙髓状况。

（七）常见操作错误及分析

1. 牙髓状态判断错误 将有慢性牙髓炎症的患牙判断为正常牙髓进行间接盖髓术,或有微小穿髓孔未及时发现,都易导致间接盖髓失败。因此术前对牙髓状态进行准确判断尤为重要。

2. 适应证过宽 不论剩余牙本质厚度为多少均应行间接盖髓术,将适应证放宽。当剩余牙本质厚度>1mm 时,无须盖髓,用复合树脂直接充填缺损,封闭牙本质小管即可。

3. 洞壁残存盖髓剂 氢氧化钙可操作性相对较差,操作过程中易造成材料残留于洞壁上,肉眼下难以达到精细操作,建议尽可能在显微镜下进行,选用合适的充填器械,以使盖髓剂只覆盖近髓区,不覆盖洞壁,以保证后续粘接效果。

(八) 相关知识

常用的盖髓材料有氢氧化钙和硅酸钙类,后者常见的有 MTA、iRoot BP(一种混合型生物陶瓷制剂)、TheraCal LC(一种改良型光固化盖髓剂)等。

1. 氢氧化钙　是经典的盖髓材料,有双组分自固化型和光固化型两种剂型,对于氢氧化钙的盖髓作用目前存在争议,有学者用光固化型氢氧化钙分别行直接盖髓术和间接盖髓术,结果表明前者的效果优于后者;也有学者认为氢氧化钙本身是溶于水的,用于间接盖髓术后,远期易溶解,微渗漏形成后易致盖髓失败;光固化型氢氧化钙中的树脂基质有细胞毒性,且在光固化过程中会对牙髓产生热刺激,易导致牙髓变性;固化后的聚合收缩可形成微渗漏,导致盖髓失败。

2. MTA　属于硅酸钙类盖髓材料,主要成分是钙和磷。生物相容性好,但价格较昂贵,成本较高,操作时需将粉剂与蒸馏水混合,难以确保材料的均质性,固化时间长,内含的三氧化二铋、铁、镁物质易使牙冠变色。

3. iRoot BP　是一种生物陶瓷制剂,主要成分包括硅酸钙、氧化锆等,操作方便,生物相容性好,但价格昂贵。

4. TheraCal LC　是一种光固化的树脂改良型硅酸钙,主要在亲水性单体中加入硅酸钙颗粒,具有良好的亲水性,且可以保持持久碱性及释放钙离子,刺激羟基磷灰石产生和牙本质桥形成。

三、直接盖髓术操作规范流程

(一) 适应证

1. 年轻恒牙外伤,因机械性或外伤性露髓。
2. 根尖已发育完全,机械性或外伤性露髓,穿髓孔直径不超过 0.5mm。

(二) 禁忌证

1. 临床检查有不可复性的牙髓炎或根尖周炎症状。
2. 龋源性露髓的乳牙。
3. 露髓孔较大或有不可控出血的患牙。

(三) 操作前准备

1. 准确判断牙髓状态(可进行牙髓温度测验、牙髓电活力测试)。
2. 拍摄 X 线片。
3. 签署治疗知情同意书。
4. 物品准备:盖髓剂、次氯酸钠溶液、消毒棉球、充填材料、充填器、局部麻醉剂、橡皮障。

(四) 操作步骤

1. 局部麻醉　对患牙进行局部麻醉。
2. 隔离患牙　橡皮障隔离患牙。
3. 洞型准备　机械性或外伤性因素去净洞内牙体组织碎屑;深龋近髓的患牙需依次去除洞壁和洞底的龋坏组织,最后清除近髓软龋。露髓区可用次氯酸钠溶液(1.5%~6.0%)小棉球消毒止血,清除血凝块。
4. 放置盖髓剂　生理盐水缓慢冲洗窝洞,消毒棉球拭干窝洞,将盖髓剂置于穿髓孔处。
5. 充填　可采用一步直接盖髓术或两步直接盖髓术。一步直接盖髓术即盖髓后直接用玻璃离子垫底,然后以复合树脂充填;两步直接盖髓术即盖髓后窝洞内放置一湿棉球,玻璃离子封闭窝洞,1~2周后如无症状可去除暂封材料及棉球,用复合树脂永久充填。如对温度刺激仍敏感,可继续观察或更换盖髓剂,待症状消失后行永久充填。

(五)并发症及处理

1. 牙髓炎 盖髓治疗后出现冷热刺激痛、自发痛、夜间痛、牵涉痛等症状,表明病情向不可复性牙髓炎发展,此时需行根管治疗。

2. 牙髓坏死 盖髓治疗后应定期复查,检查牙髓活力,若出现牙髓活力丧失、牙齿变色,牙髓坏死,则需行根管治疗术。但要注意牙外伤后的牙髓"休克"现象。

(六)注意事项

1. 外伤导致冠折露髓的年轻恒牙,露髓处无污染者,可行直接盖髓术。深龋龋坏去除应在橡皮障下进行,先去除洞壁龋坏,再去除洞底或近髓处龋坏,尽量降低细菌感染牙髓的风险。

2. 治疗时严格遵循无菌操作。

3. 使用次氯酸钠溶液消毒止血,操作过程中防止刺激牙髓组织。

4. 盖髓剂厚度约0.5mm,注意不要使糊剂粘于洞壁。

5. 暂封剂封闭窝洞时避免压力过大。

6. 牙髓暴露的范围越小,预后越好;牙髓暴露的范围越大,感染的牙髓组织越多,预后越差。根尖未发育完全的年轻恒牙,若牙髓暴露的直径>1mm,则不宜行盖髓术,应行活髓切断术以保存未感染的根髓,使牙根发育完全。

7. 直接盖髓术后若出现牙髓炎症状,应及时就诊,行根管治疗术。

(七)常见操作错误及分析

1. 修复体边缘渗漏 修复体边缘出现渗漏,可能使牙髓炎症持续存在,将影响直接盖髓术后牙本质修复,导致牙髓坏死。因此冠部严密充填尤为重要。

2. 牙髓状态判断错误 临床上将有慢性牙髓炎症的患牙误诊为正常牙髓进行直接盖髓术,这会导致慢性牙髓炎急性发作。因此术前应对牙髓状态进行正确的判断,选择适当的治疗方法。

四、盖髓术规范评价

间接盖髓术规范核查表见表1-6-1;直接盖髓术规范核查表见表1-6-2。

表1-6-1 间接盖髓术规范核查表

项目	内容	分值	得分
操作前准备	准确判断牙髓状态	5	
	读X线片,全面判断牙体、牙周、牙髓、根尖周情况	5	
	适应证选择合适: 1. 深龋、外伤等造成近髓的患牙 2. 深龋引起的可复性牙髓炎,牙髓活力正常,X线片显示根尖周组织无阴影 3. 无明显自发痛,临床难以判断是慢性牙髓炎还是可复性牙髓炎时的诊断性治疗	10	

续表

项目	内容	分值	得分
操作前准备	签署治疗知情同意书,告知患者患牙情况、治疗方案、术中和术后可能出现的并发症、费用、预后等	10	
	物品准备:盖髓剂、消毒棉球、次氯酸钠溶液、充填材料、充填器、局部麻醉剂、橡皮障	10	
操作过程	对患牙进行局部麻醉。建议使用橡皮障隔离患牙	10	
	彻底去除龋洞侧壁腐质,注意保护近髓处软龋,避免穿髓	10	
	消毒棉球拭干窝洞,将氢氧化钙等常用的盖髓剂置于近髓处,厚度约 0.5mm	20	
	充填窝洞(一步法或两步法)	10	
治疗后事项	向患者交待术后注意事项和复查时间	5	
	完整书写病历	5	

表 1-6-2　直接盖髓术规范核查表

项目	内容	分值	得分
操作前准备	准确判断牙髓状态	5	
	读 X 线片,全面判断牙体、牙周、牙髓、根尖周情况	5	
	适应证选择合适: 1. 年轻恒牙外伤,因机械性或外伤性露髓 2. 根尖已发育完全,机械性或外伤性露髓,穿髓孔直径不超过 0.5mm	10	
	签署治疗知情同意书,告知患者患牙情况、治疗方案、术中和术后可能出现的并发症、费用、预后等	10	
	物品准备:盖髓剂、棉球/棉卷、充填材料、充填器、局部麻醉剂、橡皮障(建议使用)	10	
操作过程	对患牙进行局部麻醉。建议使用橡皮障隔离患牙	10	
	机械性或外伤性因素去净洞内牙体组织碎屑;深龋近髓的患牙需依次去除洞壁和洞底的龋坏组织,最后清除近髓软龋。露髓区可用次氯酸钠溶液(1.5%~6.0%)小棉球消毒止血,清除血凝块	10	
	生理盐水缓慢冲洗窝洞,消毒棉球拭干窝洞,放置盖髓剂于穿髓孔处	20	
	充填窝洞(一步法或两步法)	10	
治疗后事项	向患者交待术后注意事项和复查时间	5	
	完整书写病历	5	

五、常见训练方法及培训要点介绍

(一) 模型训练

在仿头模上进行操作模拟训练,可使用树脂模型牙或石膏模型包埋离体牙进行操作。人工制备冠折模型,真实模拟临床场景。优点是能掌握盖髓剂放置技巧及不同材料充填手感,练习显微镜下手眼协调能力;不足是无法达到均一化培训。

1. 训练目的及要求

(1)掌握间接盖髓术和直接盖髓术的原理和适应证。

(2)掌握间接盖髓术和直接盖髓术的操作技术。

2. 训练用品

(1)仿头模、树脂模型牙或石膏模型包埋离体牙、相关 X 线片、有关挂图及录像片。

(2)器械:涡轮机手机、弯机头、车针、一次性检查盘(口镜、探针、镊子)、挖匙、冲洗器、水门汀充填器、调拌刀、玻璃板。

(3)药物和材料:次氯酸钠溶液、生理盐水、盖髓剂(氢氧化钙制剂或 Dycal)、玻璃离子水门汀。

3. 操作步骤 在树脂模型牙或石膏模型包埋离体牙上行间接或直接盖髓术。

(1)制备近髓窝洞,辨清近髓或穿髓区(临床上建议用显微镜)。

(2)橡皮障隔离患牙,隔湿并清洁、干燥窝洞。

(3)放置盖髓剂(氢氧化钙制剂或 Dycal)于近髓或穿髓区,糊剂覆盖范围略超出近髓或穿髓区,厚约 0.5mm,避免糊剂粘在洞壁其他处。

(4)用水门汀充填器取适量玻璃离子暂封窝洞。

4. 训练时注意事项

(1)练习操作时,注意正确的操作体位、始终要有支点和灵活掌握口镜的使用。

(2)直接盖髓术要求严格遵循无菌操作,所用器材均应消毒灭菌,因为控制感染是治疗成功的关键。

5. 操作训练后报告与评定

(1)要求写出间接盖髓术或直接盖髓术的原理和适应证。

(2)评定训练中间接盖髓术或直接盖髓术的操作情况。

(3)评定操作的一般情况。

(二)虚拟训练

暂无间接盖髓术、直接盖髓术的虚拟训练内容。

六、相关知识测试题(5 道选择题)

1. 以下**不可**用于间接盖髓的材料是

    A. 氢氧化钙   B. MTA   C. 玻璃离子

    D. TheraCal LC   E. iRoot BP

2. 以下**不属于** MTA 特点的是

    A. 生物相容性好   B. 有一定抑菌效果

    C. 不使牙体变色   D. 可在潮湿环境下固化

    E. 主要成分是钙和磷

3. 下列关于间接盖髓术的说法正确的是

    A. 间接盖髓术只能用于外伤牙,不能用于深龋洞

    B. 盖髓剂不需要有抑菌性

    C. 盖髓剂需要维持牙髓碱性环境,抑制碱性磷酸酶活性

D. 间接盖髓术失败后可改行根管治疗术

E. 治疗前需要准确判断牙髓状态

4. 下列选项中,**不属于**常用盖髓剂性质要求的是

A. 能促进牙髓组织修复再生

B. 对牙髓组织具有较好的生物相容性

C. 有较强的杀菌或抑菌作用

D. 有较强的渗透作用,药效稳定但可不持久

E. 便于操作

5. (多选题)影响直接盖髓术预后和转归的因素包括

A. 牙髓暴露的类型

B. 牙髓暴露的范围

C. 牙髓暴露的位置

D. 牙髓暴露的时间

E. 全身因素

参考答案: 1. C　2. C　3. D　4. D　5. ABCDE

（陈敏慜）

第七节　牙体修复技术

一、概述

牙体修复治疗学是一门以牙体缺损的诊断治疗为核心的学科,其修复技术称为牙体修复治疗术。牙体修复包括手术和治疗两部分,首先通过牙体手术过程清除已经病变或失去牙体支持的牙体组织及细菌,根据固位、抗力及保护牙髓-牙本质器官的原则将牙体制备成一定形状的窝洞,使充填体能够长期保持稳定而不松动脱落。牙体修复治疗的目的是恢复患牙的正常形态、功能和美观,保持牙的生理完整性及与相邻硬组织和软组织的协调性。牙体修复治疗的范围包括三大类:①龋病;②牙体非龋性疾病,如形状异常、牙体缺损、折裂牙;③替换或修复有缺陷的旧修复体。为了使牙体组织和充填体能够承受一定的咀嚼力,修复方法可根据牙体缺损情况,选用适当的材料,或充填治疗,或选择嵌体、冠修复来恢复牙齿的形态与功能。

Black 于 1909 年出版了 *Operative Dentistry*,提出窝洞分类的方法,奠定了现代牙科学的基础。20 世纪上半叶,治疗龋病的主要措施是利用外科机械方法去除患牙的脱矿部分,预备规范的洞形,并做预防性扩展,此时代银汞合金充填占统治地位。21 世纪以后,牙釉质和牙本质粘接技术迅速发展,纳米技术在牙科材料中得到应用,以复合树脂为代表的现代牙体修复材料性能得到改善,能够完全满足临床治疗需求,成为主要的牙体修复材料。鉴于我国国情,本书仍将银汞合金修复的内容纳入。

在国际上,牙体修复学既包括直接修复,也包括间接修复,如嵌体、冠修复等。龋病的非手术治疗,即采用药物或再矿化等技术终止或消除龋病的治疗方法,如药物治疗、再矿化治疗、渗透树脂治疗等,不在本节阐述。

二、操作规范流程

(一) 适应证

1. 银汞合金充填治疗

(1) Ⅰ类洞,Ⅱ类洞。

(2) 后牙Ⅴ类洞,特别是可摘义齿的基牙修复。银汞合金耐磨,能抗卡环移动所致的磨损。

(3) 对美观要求不高的尖牙远中邻面洞,龋损未累及唇面。偶尔用于下前牙邻面洞。

(4) 大面积缺损时配合附加固位钉的修复。

(5) 冠修复前的牙体充填。

2. 复合树脂修复术

(1) Ⅰ~Ⅴ类窝洞的修复。

(2) 冠底部和核的构建。

(3) 窝沟封闭或预防性充填。

(4) 美容性修复,如贴面牙外形修整、牙间隙封闭。

(5) 间接修复体的粘接。

(6) 暂时性修复体。

(7) 牙周夹板。

3. 间接修复术　嵌体、高嵌体或部分冠、全冠、桩核、椅旁计算机辅助设计/计算机辅助制造(computer aided design/computer aided manufacturing CAD/CAM)修复等技术的适应证详见相关专著。

(二) 禁忌证

1. 银汞合金充填治疗

(1) 牙冠有劈裂可能的牙体缺损(如隐裂)。

(2) 汞过敏。

(3) 对美观要求高,尤其前牙累及唇面时。

(4) 哺乳期妇女,汞可通过母乳传递给婴儿。

2. 复合树脂修复术

(1) 不能有效隔离治疗区时。

(2) 所有的咬合都位于修复体上时。

(3) 深度磨耗或磨牙症。

(4) 修复体延伸至根面时。

3. 间接修复术　嵌体、高嵌体或部分冠、全冠、桩核、椅旁CAD/CAM修复等技术的禁忌证详见相关专著。

(三) 操作前准备

1. 患者准备

(1) 术前医患进行充分沟通,包括治疗方案的选择,如告知银汞充填后颜色欠美观、医疗行为的效果、可能发生的并发症、医疗措施的局限性、疾病转归和可能出现的危险等,签署知情同意书。

(2) 治疗前应向患者做好解释工作,消除患者的恐惧感,嘱其平静呼吸、不要咽口水、操作中保持张口,避免不必要的恶心反应及术中因患者乱动引起的邻牙或软组织损伤。

(3) 如需要局部麻醉,术前仔细询问患者的全身病史、用药史、药物过敏史等,若发现禁忌证,应暂缓治疗。

2. 物品(器械)准备

(1) 口腔综合治疗椅正常,包括水蒸气、灯光、吸唾管、椅位升降等正常。

(2) 器械如高速涡轮手机、三用枪、车针、挖匙、充填和抛光器械、银汞输送器、调和刀与调和板、成形片和成形片夹、楔子、橡皮障和橡皮障夹、面弓、开口器和光固化灯等准备妥当。

3. 操作者准备

(1) 核对患者信息:姓名、性别、年龄、牙位。

(2) 询问患者既往有无高血压,有无心、肺、脑疾病等病史,有无药物过敏史。

(3) 确认治疗方案,确定患者已签署知情同意书。

(4) 患者的治疗体位正确,胸巾铺在患者胸前。

(5) 术前局部麻醉:龋病的治疗应采用无痛治疗技术,包括使用锋利器械高速、间断切割牙本质,轻柔而准确地操作等,如上述方法无效,且患者存在备洞敏感、精神紧张等因素,推荐使用局部麻醉。

(6) 术区的清洁:对治疗区进行清洁,去除食物残渣、菌斑、牙石。

(7) 术区的隔离:患牙的隔离常规采用橡皮障技术,在以下情况下不宜使用橡皮障。①未完全萌出的年轻恒牙,橡皮障夹无法固定;②某些第三磨牙;③某些严重错位牙;④哮喘患者鼻呼吸有困难者,不能耐受橡皮障,用棉卷代替橡皮障隔离。在邻面窝洞累及邻面接触区或向龈方延伸,必须在橡皮障隔离后进行,牙体预备前在龈外展隙插入楔子,以此推开邻牙间牙龈组织、避免牙体预备时损伤橡皮障和牙龈组织,并产生轻微分牙力,减少充填后与邻牙的间隙。当牙体预备延伸至龈缘或龈下时,应用排龈线以使牙龈暂时性退缩并减少龈沟液的渗出。为了控制牙龈出血,排龈线可含止血药物。

(8) 复合树脂修复前需选择树脂色度:根据修复牙和邻牙的颜色,在自然光线及牙面湿润的状态下采用视觉直观比色法、分光光度计法、色度测量,以及数字图像分析等方法对牙进行色彩测量。临床上一般采用视觉直观比色法,由医生或助手利用比色板进行比色,选用色泽合适的材料。

(四) 操作步骤

1. 牙体预备

(1) 开扩洞口,探查病损:病变部位较隐蔽的龋洞,应首先开扩洞口,使龋洞充分暴露,便于观察和操作。

1) 殆面龋损:应去除洞口无基釉,依病变范围扩大开口。

2) 后牙邻面龋:接触点已破坏时,磨除边缘嵴,从殆面进入;接触点未破坏时,局限于颈部的龋损,可从颊舌侧进入。

3) 前牙邻面龋:一般从舌侧进入;若龋损近唇侧,舌侧边缘嵴完整,则可从唇侧进入。

(2) 去除病变组织:病变范围较大时,可先用挖匙去除洞内食物残渣和大部分腐质,然后用球钻清理洞缘周围腐质,最后去净洞底腐质。对于洞底近髓腔处少量软化牙本质的去留,应视实际情况而定。

(3) 设计并制备洞形:窝洞外形的设计必须遵循以下原则。①以病变范围为基础;②洞缘应制备到健康的牙体组织;③外形线应圆缓且避开牙尖和嵴等受力部位;④邻面的颊舌洞缘应位于接触区以外,分别进入楔状隙,龈缘与邻牙之间至少应有 0.5mm 宽的间隙,不必扩展到龈下;⑤洞深一般在釉牙本质界下 0.2~0.5mm。

(4)制备抗力形和固位形

1)抗力形是使充填体和余留牙体组织获得足够的抗力,在承受咬合力时不发生折裂的形状。基本结构及要求:①盒状洞形,最基本的抗力形,要求底平壁直,点线角清晰圆钝;②阶梯结构,是双面洞的𬌗面洞底与邻面洞的轴壁形成阶梯,髓壁与轴壁相交的轴髓线角要圆钝;③洞深,为轴牙本质界下 0.2~0.5mm,即𬌗面洞深 1.5~2.0mm,邻面洞深 1.0~1.5mm;④外形线圆缓,去除无基釉及薄壁弱尖。

2)固位形是防止充填体在侧向或垂直方向力量作用下移位、脱落的形状。基本结构及要求:①侧壁固位,即盒状洞形,是最基本的固位结构;②倒凹固位,在洞底侧髓线角等处向侧壁牙本质做潜入小凹或固位沟,以深 0.2mm 为宜;③鸠尾固位,由鸠尾峡和膨大的尾部组成,峡部起扣锁作用,多用于双面洞,后牙在𬌗面做鸠尾,前牙在舌面做鸠尾,后牙峡部宽度为颊舌尖的 1/4~1/3,前牙为邻面洞舌方宽度 1/3~1/2;④梯形固位,多与鸠尾固位合用于双面洞,将邻面做成底大顶小的梯形。

(5)修整洞形:修整洞缘釉质,一般建议银汞合金充填的洞面角为 90°,复合树脂充填时预备成 45° 斜面。洞形制备完成后,应去除洞内牙本质碎屑,并彻底清理窝洞。

2. 不同类型窝洞的制备

(1)Ⅰ类洞制备

1)𬌗面窝沟单面洞制备:要求窝洞的外形呈圆缓曲线,避开牙尖,如𬌗面近、远、中点隙均发生龋损,且龋洞范围小,两洞缘间的距离>0.5mm 时,制成两个单独的洞,尽量保留斜嵴或横嵴。主要靠侧壁固位,要求为典型的盒状洞形,侧壁略向洞口聚合,必要时可增加倒凹固位。洞底(髓壁)应与𬌗面外形一致,以防止穿髓。

2)磨牙颊(腭)面单面洞制备:磨牙颊(腭)面点隙沟龋范围小时可制成单面洞。由于此部位不承受咀嚼压力,且位于自洁区,可制成洞口略小于洞底的洞形(即为可保留部分无基釉),不进行预防性扩展。

3)磨牙双面洞制备:当𬌗面窝沟龋延伸与颊(腭)面点隙沟相连,或颊(腭)面龋损范围较大,使𬌗面边缘嵴脆弱时,应备成颊(腭)𬌗洞,此时𬌗面部分可做鸠尾形。

4)上前牙腭面洞制备:上前牙腭面洞的外形呈三角形或圆形。洞底与舌面平行,洞侧壁垂直于洞底。

(2)Ⅱ类洞制备:根据病变范围可预备成单面洞或双面洞。以邻𬌗洞最典型,邻𬌗洞的预备一般先备邻面部分,𬌗面部分的大小再由邻面龋损范围来决定。

1)邻面洞的制备要求:颊、舌壁应越过接触区,达自洁区,扩展程度与邻面突度有关。龈壁位于接触点根方的健康牙体组织,与相邻牙面至少 0.5mm 宽的间隙,以利于清洁。在颊、舌和/或龈壁与轴壁相交的线角处做固位沟,可防止邻面部分在水平分力作用下向邻方移位。颊、舌壁略向𬌗方聚合,形成龈方大于𬌗方的梯形,防止邻面在垂直分力作用下出现向𬌗方移位的趋势。邻面洞深应为 1.0~1.5mm。

2)𬌗面洞的制备要求:应具有连接和固定邻面充填体的作用,除按一般𬌗面洞的设计原则外,应预备鸠尾固位形,防止充填体受水平分力作用向邻方移位。

（3）Ⅲ类洞制备：Ⅲ类洞的修复以美观为主，主要依靠粘接固位，不需预备另外的固位形。预备Ⅲ类洞时，首选舌侧进入，如果龋损发生于唇面或邻面龋损延伸到唇面时，则可考虑从唇面进入。如果相邻牙的邻面也发生龋损，则应同时预备和修复。首先预备龋损较大的窝洞，然后再预备龋损较小窝洞，从而保留更多的牙体组织。根据病变部位、范围和邻牙情况可预备成单面洞或邻舌洞。

1）单面洞制备：邻面病变范围小，舌壁有一定厚度，且邻牙缺失或牙间隙大者可在邻面做单面洞。一般多备成与前牙邻面相似的底向根方向的三角形盒状洞。唇、龈、舌三侧壁与相应的牙面平行，龈壁的轴质壁略敞开，洞底与邻面弧度一致，具有一定的洞深。

2）邻舌洞制备：邻面龋缺损范围大，舌侧壁较薄者，一般应备成邻舌洞。邻舌洞一般先预备邻面洞形，然后在舌或腭面设计相应的鸠尾固位形，此时应注意鸠尾的洞底与患牙原来的舌或腭面平行。Ⅲ类洞的倒凹固位形一般位于靠近切嵴和龈壁与颊侧壁、舌或腭侧壁交界的点角底部。

（4）Ⅳ类洞制备：对由于涉及美观问题，Ⅳ类洞均用牙色材料修复，窝洞制备时不强调固位形和抗力形。去净龋坏组织后，在唇面作斜面形预备，以增加酸蚀和粘接面积，提高粘接强度和美观效果。

（5）Ⅴ类洞制备：该类洞不直接承受咀嚼压力，一般为单面洞，备洞时以固位形和外形为主，抗力形的要求不高。Ⅴ类洞的外形一般制备成肾形或半圆形，洞的龈壁与龈缘平，呈与颈曲线相应的圆弧形，𬌗壁平直，与洞底垂直，近、远中侧壁的位置依龋损范围而定，尽量在轴角以内。窝洞要有一定深度，必要时用倒锥钻或小球钻在靠近洞底的𬌗壁和龈壁做倒凹或固位沟，以防止充填体与洞壁分离。

3. 银汞合金充填术

（1）垫底：银汞合金是电和热的良导体，为了保护牙髓，中等深度以上的窝洞在银汞合金充填前，需要用绝缘和对牙髓组织无刺激性的材料铺垫于洞底，使窝洞成为符合生物学和力学原则的标准洞形。垫底部位是𬌗面洞的髓壁和邻面洞的轴壁。中等深度的窝洞，但未近髓时（洞底距髓腔的牙本质厚度>1mm）可采用单层垫底，常用材料为聚羧酸锌黏固剂或玻璃离子黏固剂。近髓深洞应为双层垫底，即用氢氧化钙或氧化锌丁香油酚黏固剂覆盖近髓洞底，再用聚羧酸锌、磷酸锌或玻璃离子黏固剂垫至标准深度。垫底材料不宜过厚，以免影响充填体强度。为隔绝充填材料或垫底材料对牙髓的刺激，降低微渗漏的发生，可以在垫底前涂布洞漆或洞衬剂。

（2）放置成形片和楔子：根据患牙牙位选择合适的成形片。将成形片按牙齿的大小和窝洞的近中或远中位置安放在成形片夹上，然后将成形片夹固定在牙齿上，成形片在窝洞邻面放置超过龈壁，紧贴牙颈部，以代替缺失的洞壁。用口镜检查牙颈部成形片与牙面密合情况，如有缝隙，选用合适的楔子插入该邻间隙，直至成形片与牙面紧密贴合。

（3）充填窝洞：临床上常采用商品化银汞合金胶囊放入调拌机自动研磨调制成银汞合金。清洁并干燥窝洞，用银汞输送器将银汞合金少量、分次送入窝洞内，每次厚度不超过1mm。复面洞先充填邻面，然后再充填咬合面。具体方法：先用小号银汞充填器将合金压向洞壁点、线角及倒凹处；然后换用较大充填器逐层填压至略超出洞缘；最后用光滑器自中央窝开始向侧方挤压，将银汞合金压实。

（4）雕刻成形和打磨抛光：银汞合金的塑形应在充填后20分钟内进行。采用银汞雕刻器去除窝洞表面和边缘多余的合金；取出楔子、成形片夹和成形片后雕刻成形，用探针检查邻面有无悬突或飞边等，如有悬突，应及时除去，注意勿破坏接触区。同时应调整咬合，使充填体与对颌牙恢复正常的咬合关系。嘱术后 24 小时内勿用患侧咀嚼，待充填体完全硬固后打磨抛光。用细石尖或磨光钻从牙面向修复体方向打磨，邻面用磨光砂条磨光，最后用橡皮尖抛光。

4. 复合树脂充填术

(1) 牙体预备：包括传统型预备、斜面型预备和改良型预备。

1) 传统型预备：与银汞合金修复时的预备基本一致，适用于位于根面的龋损及中到大范围的 I 类洞和 II 类洞。

2) 斜面型预备：与传统型相似，为盒状外形，有相似的轴线角结构，斜面形的特征是洞缘为斜面，适用于替换原有传统型银汞合金修复体的病例。

3) 改良型预备：尽可能保守去除病损组织，保存更多的牙体结构，依靠粘接使修复体固位。因此改良型窝洞既不需预备特殊的洞壁构型，也不需预备特定的窝洞深度，窝洞的范围和深度根据病损的范围和深度决定，适用于较小的龋损或牙釉质缺陷，也可用于较大的龋损，但需预备辅助固位结构，如较宽的斜面、固位沟等。

(2) 护髓：对于近髓的龋损，为防止穿髓，可采取分次去腐的方法，首次治疗可尝试保留少量软化牙本质，通过间接盖髓术使之再矿化。复诊时若发现明显临床症状或病变扩大，则需采取相应治疗措施。由于护髓制剂与牙体组织和树脂之间不能形成有效粘接，因此应尽可能减少这些制剂的覆盖面积和厚度。

(3) 放置成形片和楔子：涉及邻面缺损的修复，均需使用成形片和楔子。前牙复合树脂修复时，可采用透明聚醋薄膜作为成形片，用楔子辅助成形。后牙复合树脂修复时，推荐使用用分段式成形系统。

(4) 酸蚀和粘接：临床可根据患牙缺损牙面和范围等选择相应的粘接系统。

1) 酸蚀 - 冲洗系统：包括三步法和两步法，前者包括酸蚀、预处理、粘接三个步骤，后者预处理和粘接合为一个步骤。①酸蚀：一般采用 15%~37% 的磷酸，可用小毛刷蘸涂或直接注射到酸蚀部位。针对不同部位可使用一次酸蚀法或二次酸蚀法：一次酸蚀法适用于只涉及釉质或釉质面积较大的修复，如前牙IV类洞、贴面修复等，使用时在修复面涂一层粘接剂，酸蚀 30 秒，用水冲洗，干燥釉质面；二次酸蚀法适用于同时涉及釉质和牙本质的窝洞，方法是首先酸蚀釉质洞缘 15 秒，再酸蚀牙本质 15 秒，然后冲洗吹干。此时切勿过度干燥或湿润，以免影响粘接强度。②预处理：小毛刷蘸预处理剂涂布于窝洞，轻吹使得溶剂挥发，二步法省略此步。③粘接：小毛刷蘸粘接剂涂布于窝洞，轻吹使粘接剂形成很薄的一层粘接层，光照 10 秒。

2) 自酸蚀系统：包括二步法、一步法和选择性酸蚀技术。与酸蚀 - 冲洗系统相比省去了冲洗步骤，相对简便。①二步法首先涂布酸蚀预处理剂作用 20 秒，轻吹后涂布粘接剂，再轻吹后光照 10 秒。②一步法直接在窝洞内涂布自酸蚀粘接剂，作用 20 秒后轻吹，光照 10 秒。③选择性酸蚀技术先对釉质进行磷酸酸蚀 15 秒，冲洗，吹干，涂布自酸蚀粘接剂 20 秒，轻吹，光照 10 秒。

(5) 树脂充填和塑形：复合树脂充填的原则是控制充填材料的厚度，分层充填和固化，从而减少复合树脂的聚合收缩。光固化的深度一般在 2mm，不宜超过 3mm，因此单次填入的复合树脂材料厚度应限制在此范围。近年来随着纳米技术的应用,复合树脂从传统的膏状树脂,发展出新型的、可直接充填的流动树脂,以及固化深度达 4mm 的大块树脂。

复合树脂充填技术根据树脂材料的固化深度不同,分为逐层充填技术和整块充填技术。常规树脂固化深度只有 2mm,必须使用逐层充填技术。逐层充填技术包括水平逐层充填技术和斜向逐层充填技术:水平逐层充填技术适用于前牙唇面充填、后牙窝洞髓壁的首层充填,以及深度小于 2mm 的浅窝洞;斜向逐层充填技术产生的聚合收缩最小,是后牙窝洞充填的首选技术。逐层充填时复合树脂的厚度对光照固化有明显影响,第一层树脂厚度一般应小于 1mm,以后每层厚度不超过 2mm,每层填充后光照 20 秒。整块充填又称大块树脂充填,只用于固化深度达 4mm 的大块树脂的充填,适用于深窝洞。

对于前牙窝洞的修复,应考虑釉质与牙本质色度的区别,考虑牙切端向牙颈部色彩的过渡及修复体与剩余牙体组织间的色彩衔接,从而获得更为理想的美学效果。对于较深的后牙窝洞,推荐使用不同树脂混合搭配,如在近髓洞底使用含有玻璃离子成分的流动树脂,在相当于牙本质的部分使用抗折性能好的牙本质树脂,而承担咬合力部位的外层 1mm 使用耐磨性好的后牙树脂。

(6)修形与抛光:选用正确的修形和抛光器械,遵循由粗到细的操作原则,注意避免对牙体组织和龈缘区造成损伤。

1)唇面的修形和抛光:用火焰状金刚砂车针精修钻除多余复合树脂,用橡胶抛光杯蘸取抛光糊剂进行精细修整和抛光;或用修形抛光碟由粗到细修形和抛光。

2)舌面的修形和抛光:用修形球钻磨除舌面多余树脂,用橡胶抛光尖或抛光碟抛光。

3)邻面的修形和抛光:如果邻面出现多余材料,用 12 号手术刀沿修复体边沿刮除;用牙线检查邻面接触情况,最后用抛光条抛光邻面。使用时沿牙体和修复体的曲线向唇面方向单向摩擦,不要来回拉动。

4)𬌗面的调整:拆除橡皮障,嘱患者咬住咬合纸并进行下颌运动,观察咬合情况。如有高点,用修形球钻进行一次少量磨除,再次用咬合纸检查,直至咬合正常。用橡胶抛光尖或抛光碟抛光后结束治疗。

术后嘱患者勿用前牙直接切割坚硬食物、后牙避免咬食过硬食物、定期复查等。

5. Ⅳ类洞导板修复技术

(1)直接导板修复技术

1)导板制备:牙体预备后,不涂布粘接剂,在透明聚酯成形片帮助下,直接在患牙分层堆塑树脂,外形恢复满意后,光照固化。用硅橡胶印模材料直接取前牙腭侧印模。修整印模作为硅橡胶腭侧导板。去掉暂时堆塑树脂,将硅橡胶导板放于口内就位。

2)粘接:使用酸蚀 - 冲洗系统。

3)复合树脂充填和固化:首先在硅橡胶导板腭侧注入流动树脂或牙釉质色树脂,光照固化。移开硅橡胶阴模,形成树脂腭侧导板。可采用单色或多色复合树脂直接进行分层充填和固化。

(2)间接导板修复技术

1)导板制备:牙体预备后,首先用硅橡胶印模材料取全口印模;灌注石膏阳模,在石膏阳模上用红蜡修复缺损;外形修复满意后,用石膏阳模取硅橡胶阴模;修整印模,形成腭侧导板。

2)粘接、充填和固化:步骤与直接导板修复技术一致。

6. 间接修复体的预备和粘接　嵌体、高嵌体或部分冠、全冠、桩核、椅旁 CAD/CAM 修复等技术详见相关专著。

(五) 并发症及处理

1. 意外穿髓

(1)可能原因:①对髓腔解剖结构不熟悉;②髓腔解剖结构变异;③技术因素,如操作不当和器械使用不当。

(2)处理方法:根据患牙的牙髓状态、穿髓孔的大小、患者年龄及患牙部位,选择直接盖髓术或根管治疗术。

2. 充填后疼痛

(1)牙髓性疼痛

1)激发痛,即充填修复后出现一过性冷热刺激痛。

可能原因:操作因素对牙髓的影响,如备洞过程对牙髓的物理刺激、持续钻磨的热刺激;中龋、深龋未垫底直接用银汞合金充填导致的冷热传导刺激;垫底材料选择不当对牙髓组织造成刺激;复合树脂直接粘接修复时牙本质过度酸蚀等。

处理措施:轻症者可观察,如症状缓解则不予处理;如为症状未缓解,甚至加重者,应去除充填物,经安抚治疗后重新充填。

2)与对颌牙接触时疼痛,即与对颌牙接触时出现短暂的疼痛,脱离接触或反复咬合多次后疼痛消失。

可能原因:对颌牙相应牙齿有不同的金属修复体形成电位差,产生电流引起疼痛。

处理措施:去除银汞充填物,改用非导体类材料如复合树脂,或更换为同种材料金属修复体。

3)自发痛,即充填后出现阵发性、自发性疼痛,不能定位,温度刺激可诱发加重疼痛,考虑为出现牙髓炎。

可能原因:近期出现自发痛的原因包括对牙髓状况判断失误,小的穿髓孔未被发现,或引起激发痛的各种因素严重且持续时间长;远期出现自发痛的原因包括深洞未垫底,长期温度刺激发展为牙髓炎,也可能为腐质未去除干净,龋坏发展为牙髓炎。

处理措施:根据患者的年龄和牙髓情况选择恰当的牙髓治疗方法。

(2)牙周性疼痛

1)咬合痛,即充填修复后出现咬合痛,与温度刺激无关。可能原因:𬌗面充填体存在高点,咬合时出现早接触所致。处理措施:树脂充填需用咬合纸检测高点,银汞合金充填体则可见小光亮片面,调磨早接触点即可解决。

2)自发痛,即表现为可定位的自发性、持续性的牙周疼痛,与温度刺激无关,咀嚼可加重。

可能原因:①牙体治疗时的机械刺激(如器械损伤牙龈、牙周膜)或化学刺激(如酸蚀剂溢出牙龈)而致牙龈发炎;②充填体悬突或接触点恢复不良引发牙龈炎、牙龈萎缩,甚至牙槽骨吸收。

处理措施:对症处理。消除充填体悬突;重新充填恢复牙齿外形正常凸度,必要时行结合嵌体或全冠修复;牙龈炎者局部冲洗上药。

3. 充填体折断、脱落

可能原因：窝洞制备缺陷、充填材料调制不恰当、充填或修复方法选择不当，以及术后未遵医嘱导致患牙过早承担咬合力、充填物存在高点、咬合关系异常等。

处理措施：仔细检查，正确分析，找出原因所在，对症修整窝洞，按正规操作流程调制材料并重新充填。

4. 牙齿折裂

可能原因：主要是剩余牙体抗力不足所致。常见原因：①窝洞制备缺陷，如存在无基釉或薄壁弱尖未降低咬合等；②患牙存在隐裂未发现；③材料选择不当，如隔湿不当，导致银汞合金遇水膨胀；④咬合关系异常，对颌牙有异常牙尖而未调磨。

处理措施：①对部分折裂者可去除旧充填物后重新充填；②若固位和抗力不够，可行粘接修复、嵌体修复或冠修复；③完全折裂至髓底可考虑做半切术、分根术或拔除。

5. 继发龋

可能原因：①备洞时未去净龋坏组织；②洞缘未在自洁区；③由于无基釉或修复体边缘折裂、材料被腐蚀等因素导致充填体边缘不密合，洞壁与充填材料间存在微渗漏等。

处理措施：去除全部充填体，并将腐质清除干净，修整洞型，重新充填。

6. 其他　直接修复技术还可能出现如牙色材料边缘着色（原因多为窝洞边缘不密合）、复合树脂类材料表面着色（原因可能为修复体表面粗糙、口腔卫生及饮食习惯不良等）、复合树脂本身耐磨性差导致的磨损等问题。

处理措施：根据上述不同情况，选择抛光治疗、去除部分或全部充填体重新充填修复等方法。

（六）操作注意事项

1. 银汞合金充填临床操作

（1）窝洞充填：充填前应检查对颌牙的牙尖和邻牙的边缘嵴情况，应用合适的车针对不协调处进行调磨。

（2）成形片放置：安放成形片时，应使之尽可能与牙面紧密贴合；取出成形片时，动作需轻巧，以免损坏充填体的接触区和边缘嵴。

（3）调磨咬合：临床上检查充填体的咬合接触时，须嘱患者先轻咬，后重咬，以免咬裂未硬固的充填体。正中和非正中咬合位均需检查，以免银汞合金硬固后出现咬合高点。

2. 复合树脂充填临床操作

（1）窝洞预备：对洞形要求保守，可适当保留无基釉，尽可能保存健康牙体组织。使用火焰状车针预备洞缘斜面时，不可将斜面放于承受咬合力的部位。

（2）比色和隔湿：前牙美容修复比色按牙本质、牙釉质和切端透明层分别比色并选择相应功能的树脂。清洗窝洞，推荐使用橡皮障隔湿。

（3）酸蚀：使用酸蚀-冲洗系统时，应严格控制酸蚀范围和时间，彻底冲洗。

（4）牙面湿润度的控制：采用湿粘接技术，牙固保持适当湿润，为粘接固位提供保障。

（5）光照固化：需注意光输出强度、光照时间和光照角度等；熟悉树脂向光性收缩、中心性收缩和延期固化等特点。

（6）充填：注意与邻牙连接关系，选用合适的成形片与楔子，可采用斜向分层顺序填入，注意分层充填厚度并小心避免填充时气泡形成。复杂洞形可考虑采用"三明治"技术充填。

（7）修形抛光：遵循由粗到细的顺序进行，各种器械联合使用。应注意避免破坏修复体与邻牙的接触点，避免术后食物嵌塞导致修复失败。

（8）口腔健康教育：教会患者美学维护理念与方法，定期复查，确保患牙的美观持久性。

（七）相关知识

1. 化学机械去龋法　是指首先采用化学药物软化龋坏组织，然后再以手用器械将软化的龋坏组织完全清理干净。目前此法的代表是伢典系统。该系统由 Carisolv 凝胶和手用工具组成，其中凝胶由次氯酸钠溶液和多种氨基酸组成。使用前将两组分混合注入龋洞，与龋坏组织作用至少 30 秒，才可开始用器械清理龋坏组织。与其他去腐技术相比，该系统可有效清除洞壁的玷污层，增强粘接性修复材料与牙体组织之间的粘接力；选择性去除外层感染的牙本质，留下内层可以再矿化的牙本质，不损坏健康牙体组织；不使用车针，具有无痛、无噪音和无交叉感染，以及患者易于接受等优势。目前主要用于根面龋和深龋的去腐、儿童牙科，以及有牙科畏惧症、对使用局部麻醉药存在禁忌证的患者。

2. 声波预备法　利用镀有金刚砂的金属工作尖高频震动后产生的能量对龋损组织进行切割。这种方法在去除龋损组织的同时也切割正常牙体组织，故主要用于修整窝洞外形，也可用于前牙及后牙邻面龋损的窝洞制备。使用金刚砂涂层、末端为圆形的车针进行邻面预备，可以得到精确且最小的切割预备量，从而将对邻牙的损伤降到最小。有学者研究发现，声波器械在去腐备洞时会形成明显的玷污层，这可能会影响修复材料与牙体组织之间的粘接性。

3. 气磨法　是利用高速运动的三氧化二铝粒子撞击牙体组织而产生切割作用的方法。其优点在于备洞过程中不产热，也无噪音和震动，可最大限度地减少对健康牙体组织的损害；同时，由于预备出的洞形线角圆钝，不仅易于充填，还可分散修复体和牙体组织的内部应力，从而减小充填体和牙体组织发生折裂的概率，延长充填体使用寿命。研究发现，氧化铝粒子喷砂刺激牙髓神经合成的神经肽和降钙素基因相关肽，对牙髓组织的刺激性相对较小。但另有研究发现，过度使用气磨法可能导致牙釉质严重磨损，所以必须了解影响气磨法切削效率的因素，如合适的气压、三氧化二铝粒子的粒度、粒子流的大小、喷射头的大小和角度，以及与牙面的距离等，从而更好地保存健康牙体组织。同时，气磨法的粒子流对暴露的牙根上皮具有一定的腐蚀作用，故在使用气磨法时必须对邻牙牙体及软组织进行保护。

4. 激光法　是利用激光去除龋坏组织并进行窝洞预备的方法。目前用于去腐的激光有 Nd∶YAC 激光、CO_2 激光、Er∶YAG 激光和 Cr∶YSGG 激光等。其中以 Er∶YAC 激光最有效，有学者在比较了不同能量和循环率 YAG 激光对牙体的作用后发现，不同波长的 Er∶YAG 激光在选择性去除龋损组织的同时，保持了健康牙体组织的完整。激光法优点是精确、无震动、无异味、不需要麻醉；由于激光可封闭牙本质小管，因而可防止术后敏感的发生；低能量的激光可杀灭变形链球菌，对于有效杀灭残留于脱矿牙本质中的细菌有重要意义。但是激光法也有局限性，如激光发生装置体积庞大、费用较高，并且切割速度较高速手机慢等。

5. 椅旁计算机辅助设计／计算机辅助制造（CAD/CAM）修复　CAD/CAM 技术是将光电子、计算机信息处理及自动控制机械加工技术用于制作嵌体、全冠等修复体的修复工艺。分为技工室 CAD/CAM 和椅旁 CAD/CAM。椅旁 CAD/CAM 可以制作与各种牙体预备形态精密度相适合的修复体，如贴面、嵌体、高嵌体、全冠等；其优点是椅旁一次性完成修复体的设计制作。牙体预备后口内取光学印模,在计算机上进行修复体设计,然后用配套的切削系统加工完成修复体。椅旁 CAD/CAM 修复体邻面和接触点、殆面和轴面外形的恢复能达到或超过常规间接修复体的要求。系统精密度高,材料均质性高,技术敏感性低,质量稳定。

三、牙体修复术规范评价

磨牙复面洞制备术规范核查、评估见表 1-7-1、表 1-7-2。

表 1-7-1 磨牙复面洞制备术规范核查表

项目	内容	是	否
操作前准备	核对患者信息:姓名、牙位、治疗方案		
	询问患者既往有无高血压,有无心、肺、脑疾病等病史		
	麻醉需询问有无麻醉药过敏史		
	明确患者有无麻醉禁忌证		
	确定患者已签署知情同意书		
	患者体位调整		
	物品(器械)准备		
操作过程	器械选择:高速涡轮机、低速手机、裂钻、倒锥钻、小号球钻等		
	握持方式,有无支点		
	操作程序: ①由边缘嵴入钻,先预备邻面,向颈部加深的同时向颊舌扩展 ②由邻面向咬合面中央窝扩展,形成鸠尾 ③修整洞底和窝洞各壁,检查点线角和有无穿髓孔		
	操作动作: ①点磨,钻针方向始终与牙长轴平行 ②喷水冷却,直接进入预达深度		
备洞结果	窝洞设计: ①箱型 ②邻面洞略呈倒梯形 ③咬合面扩展成鸠尾,包括点隙窝沟 ④窝洞大小合适,剩余牙体组织具有足够抗力,无薄壁弱尖		
	各壁位置: ①邻面部分:龈阶位于釉牙骨质界上至少 1mm;龈界深:釉牙本质界内0.5~1.0mm;洞宽:颊舌洞缘位于外展隙轴角内 ②咬合面部分:鸠尾位于颊舌尖之间,轴髓线角的内侧,小于边缘嵴处的洞宽;膨大部位于中央窝,颊舌侧对称膨出,小于边缘嵴处的洞宽,大于峡部宽度,两者比例为 3∶2 或 2∶1,咬合面洞深位于釉牙本质界下 1mm ③洞缘线圆缓,底平,壁直,点线角清楚		

表 1-7-2　洞型预备与窝洞充填规范评估表

考核内容	分值	评分及评语
洞型分类(理论基础)	10	
洞型特点(理论基础)	10	
器械选择	10	
医生及患者体位	10	
抗力形与固位形	20	
充填效果	20	
操作熟练程度	20	
总分	100	

四、常见操作错误及分析

1. 窝洞预备时意外穿髓　在深龋预备时,因邻近牙髓组织,患者在窝洞预备时紧张、恐惧、不合作,车针钻磨力度或方向偏斜;也可能是患牙髓腔结构存在变异,或操作者支点不稳或不熟悉髓腔解剖结构。

2. 充填时形成悬突　可能是未上楔子或成形片位置不到位。

3. 充填后充填物松动脱落　窝洞预备不恰当,没有足够的固位形;牙面未彻底清洁,或牙面处理不当,或粘接剂涂布不均匀或太厚,导致粘接效果差;树脂未固化前移动了修复体,使粘接界面的强度降低;树脂固化不完全,可能隔湿不严密,光照时间太短、光源强度不足或一次固化的树脂太厚。

4. 修复过程疼痛　钻磨时未间歇钻磨或冷却水不够,导致牙髓刺激;中深龋未垫底;充填后忘调𬌗,存在咬合高点;术中器械损伤牙龈或牙周膜组织。

五、常见训练方法及培训要点介绍

(一) 模型训练

实物型仿头模训练系统由标准的头模结构、椅部结构、椅旁设施三部分组成,完全参照临床牙椅的结构设计。在常用的仿头模系统的头模人工关节结构中放置上下颌石膏牙列,石膏牙列中安放离体牙或标准化树脂牙。椅旁设施有三用枪、快慢机和负压吸唾管,学生在使用时接入工作器械即可训练临床操作,如口颌系统检查、窝洞洞型制作、根管治疗、牙体预备及临时冠制作等,在实验室内完成口腔操作的模拟训练。

(二) 虚拟训练

虚拟型仿真训练系统使用计算机虚拟 3D 影像,模拟临床环境,实现可重复的训练和有效客观的教学评价。2011 年,"触觉反馈增强的计算机虚拟技术(haptic-enhanced virtual reality simulation)"被引入口腔实验室教学,开发出 Simodent 数字化虚拟型仿真训练系统。该系统通过触觉(掌握连接压力 - 触觉感应系统的牙科器械)、视觉(佩戴 3D 眼镜)和听觉(佩戴模拟微弱操作噪声耳机),指导学生掌握去龋备洞、窝洞充填、牙冠预备等口腔临床技能。此外,Simodent 系统还安装了临床接诊模块,模拟临床的就诊环境和患者就诊信息。学生通过体格检查得到患者初步的诊断印象,再对相关的疾病进行鉴别诊断,最终依据正确的疾病诊断指导后续的模拟操作,从而使学生熟悉临床接诊全过程、培养临床诊断思维,以及制定治疗方案。

(三) 其他训练

离体牙模型。

六、相关知识测试题(5道选择题)

1. 以下牙体缺损中,**不适合**用充填的方法治疗的是
   A. 后牙殆面洞　　　　　B. 前牙切角缺损　　　　　C. 后牙殆面重度磨耗
   D. 后牙邻殆洞　　　　　E. 前牙楔状缺损

2. 以下选项中个,**不属于**银汞合金充填术适应证的是
   A. Ⅰ类洞的充填　　　　　　　　　　　　　　B. Ⅱ类洞的充填
   C. 经完善牙髓治疗的后牙组织缺损修复　　　　D. Ⅲ类洞的充填
   E. 缺损面积大的无髓牙全冠修复前的充填

3. 患者,男,30岁,邻殆洞复合树脂充填3个月后,出现冷热刺激痛。最有可能的原因是
   A. 充填物咬合过高　　　　B. 急性牙髓炎　　　　　C. 继发龋
   D. 急性根尖周炎　　　　　E. 急性牙周炎

4. 患者6个月前,上前牙中深龋洞直接做复合树脂充填后,一直有冷热刺激痛,近1周疼痛加重,不敢咬合。检查示:右上中切牙近中舌侧充填体完好无继发龋,叩(++),牙髓无活力。造成该患者牙疼痛的原因最可能是
   A. 材料化学性刺激　　　　B. 制备中产热过多　　　　C. 消毒药物的刺激
   D. 充填体有早接触　　　　E. 充填材料的微渗漏

5. 患者,女,36岁,2周来上前牙遇冷热痛。检查见右上侧切牙近中舌面深龋近髓,未探及穿髓孔,冷测一过性敏感。下列处理中正确的是
   A. 定期观察　　　　　　　B. 服药治疗　　　　　　　C. 充填治疗
   D. 间接盖髓　　　　　　　E. 根管治疗

参考答案:1. C　2. C　3. C　4. B　5. D

(贺　媛　张剑英)

第八节　牙漂白技术

一、概述

牙齿漂白(tooth bleaching)是指通过漂白药物与牙齿作用发生化学反应,从而改变由疾病(氟斑牙、四环素牙、牙髓坏死)、年龄增长、吸烟,以及食物和饮料染色等原因所致的牙齿结构着色的一种治疗方法。

牙齿着色的病因一般来说分为内源性和外源性两种。

外源性牙齿着色是指进入口腔的外来色素或口腔内细菌产生的色素,通过吸附于牙釉质及获得性膜表面而形成牙齿着色;外源性牙齿着色被认为是牙齿表面的变化,可以是色素

附着在牙齿表面,也可以通过牙齿表面的微小裂隙形成局部渗入。

内源性牙齿着色一般认为包括氟斑牙、四环素牙、外伤牙及由于增龄原因造成的牙齿变色。其原因主要是牙釉质与牙本质中引起光吸收和发散的物质等的性能发生改变而引起的牙齿变色,通常与遗传因素、牙齿发育时期某些药物元素的沉积、牙体损伤,以及其他疾病的并发症有关。

牙齿漂白常用方法为家庭漂白术［即夜间漂白术(night-guard vital bleaching)］和诊间漂白术(dentist-administered bleaching)。这两种方法均是利用过氧化氢或过氧化脲的氧化活性分子,穿过牙釉质到达牙本质后与着色物质发生氧化还原反应,产生无色的化合物,从而达到美白的效果。前者由患者在家中进行,医生用软塑胶片给患者制作特殊托盘,在托盘内放入漂白剂凝胶,患者自行戴上入睡;后者在诊室内由医生进行。

二、操作规范流程

(一) 适应证

四环素牙、氟斑牙、外因性色素牙(咖啡、茶烟渍沉积)、药物性变色牙、遗传性色素牙、牙釉质发育不全、死髓牙等。

1. 外源性因素引起的牙齿色泽改变,经机械洁治抛光之后仍无改善。

2. 内源性因素引起的牙齿颜色改变,不伴有形态和结构缺损,如轻中度四环素牙和氟斑牙、外伤引起的牙齿变色。

3. 增龄性因素引起的牙齿色泽改变。

4. 先天黄牙。

5. 正畸治疗后的漂白治疗。

6. 配合其他口腔治疗而需要调整牙齿颜色。

(二) 禁忌证

无绝对禁忌证,下列为相对禁忌证。

1. 漂白剂对充填体、烤瓷冠、全瓷冠等无效,故对此类患牙不能进行漂白。

2. 伴有牙釉质发育不良的重度的四环素牙、氟斑牙或其他因素引起的变色牙,漂白术可能会引起术后较为严重的反应,需慎重选择。

3. 孕妇、年龄在 16 岁以下或严重牙周病的患者。

4. 死髓牙外漂白治疗后褪色很快,不适合仅做外漂白,应考虑联合内漂白治疗。

(三) 术前准备

1. 术前沟通　治疗前,医生应根据患者的需求和牙齿的具体情况,介绍适合的漂白方法和漂白剂的种类及安全性;讲解相关漂白原理、操作步骤、预期效果、治疗局限,以及可能出现的问题及处理方法等。最终的治疗方案须得到患者同意并签署知情同意书。

2. 患者准备

(1)为了更有效地进行牙漂白治疗,术前应全面评估患者的口腔卫生状况,提出口腔保健方法,并在复诊时检查口腔卫生改善情况。

(2)牙周治疗:漂白治疗前 2 周完成全口牙洁治。

(3)牙体治疗:漂白治疗前先完成龋病、根尖周病及其他非龋性疾病的治疗。

(4)吸烟的患者,术前至少禁烟 2 小时。

(5)与患者做好沟通工作,告知治疗中可能存在的不适感,消除患者的恐惧不安。

(6)调节椅位,使患者处于一个相对舒适的体位。

3. 物品(器械)准备　光固化复合树脂、光固化灯、护目镜、漂白剂、口腔器械盘、比色卡等;相机、口内背景板、开口器等照相设备。

4. 操作者准备

(1)询问患者现病史,进行口腔检查,明确牙齿着色的病因及严重程度,确定漂白治疗方案。

(2)询问患者既往有无高血压、心脏病、神经系统疾病等病史,有无传染病病史、药物过敏史,是否妊娠。

(3)明确患者有无牙漂白术禁忌证。

(4)确定患者已签署牙漂白术知情同意书。

(四) 操作步骤

1. 冷光美白

(1)检查记录漂白前牙齿的颜色,可照相存档。

(2)医患双方佩戴专业防护眼镜。

(3)戴好遮盖面纸,放置开口器、挡舌板。使用光固化树脂遮盖到牙龈下 0.5mm,用光固化灯照射约 3 秒,进行口腔软组织的隔离保护。

(4)调整冷光仪灯头,灯头应与牙齿表面成 90°,刚好接触开口器。

(5)将过氧化氢和美白粉调成糊状(注意:稠度以用毛刷挑起美白剂不滴落为准,不宜太稠),将调好的美白剂涂抹在已吹干的上下共 16 颗或更多的牙齿表面,涂抹厚度为 2~3mm。

(6)开始第一个 8 分钟的疗程,结束后用强吸管吸掉牙面的美白剂,可用干棉球擦拭牙齿上残留的美白剂,注意不要用水冲洗。

(7)重复步骤"(3)~(5)"两次。

(8)美白完成后,彻底去除美白剂,清洁口腔。

(9)术后医嘱。

(10)按照术前记录的方法进行牙齿比色,可照相存档。

2. 皓齿美白外漂白

(1)检查记录漂白前牙齿的颜色,可照相存档。

(2)医患双方佩戴专业防护眼镜。

(3)戴好遮盖面纸,放置开口器、挡舌板。使用光固化树脂遮盖到牙龈下 0.5mm,用光固化灯照射约 3 秒,进行口腔软组织的隔离保护。

(4)在牙齿上涂布 Opalescence BOOST 美白凝胶,停留约 20 分钟后,用吸引器将凝胶吸走,比色评估美白效果。若未达到预期效果,则进行第 2 次涂布,20 分钟后将美白剂清理干净(强吸后用棉卷擦拭干净残余美白剂),评估美白效果。1 次美白最多可以涂布 3 次凝胶。

(5)美白完成后,用水冲洗牙齿,彻底去除美白剂,清洁口腔。

(6)术后医嘱。

(7)按照术前记录的方法进行牙齿比色,可照相存档。

3. 皓齿美白内漂白

(1)死髓牙完善根管治疗,暂封 1~2 周,患牙无不适。

（2）去除暂封材料，去除髓室内充填物至根管口下 2mm。

（3）用玻璃离子垫底固化，防止漂白剂渗入根管。

（4）为了美白剂更好地渗透，用酸蚀剂酸蚀窝洞，冲洗后干燥。

（5）将死髓牙美白凝胶放于髓室内，暂封。

（6）每隔 3 天复诊，更换美白剂。待达到美白效果后，除去美白凝胶，完成窝洞树脂充填。

4. 皓齿家庭美白

（1）制取印模，灌制石膏模型。

（2）在石膏模型上用 0.5mm 厚的光固化间隙树脂在牙齿唇侧预留出放置美白剂的空间，距离龈缘约 1.5mm，不要延伸至切缘或咬合面。

（3）使用真空成形机加热膜片，在石膏模型上压膜，修剪边缘，抛光，制成个性化托盘。

（4）指导患者如何在漂白托盘内加入适量漂白药物及如何戴用、清洗和保养托盘等。

（5）睡前将美白凝胶放入托盘内（一般作用牙位为 4-4），戴在牙弓上，托盘就位后，去除多余凝胶。晨起时结束治疗，取下托盘，清除掉美白剂。

（6）定期复诊，并记录漂白效果。

（五）并发症及处理

1. 牙齿敏感　是牙齿漂白最常见的不良反应。大部分患者在治疗过程中会出现轻到中度的牙齿敏感症状。

对于家庭漂白引起的牙本质敏感，可以通过减少使用频率、缩短漂白时间和降低漂白药物浓度等方法解决。主动处理牙本质敏感症状的方法主要有涂氟、使用脱敏牙膏、漂白前使用硝酸钾制剂。

诊室内漂白发生重度牙本质敏感甚至疼痛时，应立即停止治疗。建议在漂白前和漂白中使用非甾体抗炎药，如布洛芬等。2 次诊室漂白时间间隔至少 1 周。

2. 唾液分泌增多　在治疗过程中，大部分患者会出现唾液分泌增多，一般从第 2 次光照开始，逐渐加重，严重者唾液会溢满整个口腔，污染下颌牙牙龈封闭剂和美白剂，影响美白效果。牙齿敏感患者一般伴有唾液增多现象。

治疗过程中使用棉卷进行隔湿，在唾液分泌过多时及时吸走唾液并更换干棉卷。有条件者可使用橡皮障隔湿技术。

3. 牙龈及软组织不适　漂白剂对牙龈及软组织有轻微刺激作用，可产生术中或术后不适。

在治疗过程中，应规范操作，确保牙龈保护剂覆盖牙龈。选用低浓度漂白药物。若灼伤严重，必要时停止治疗并予以局部药物治疗，促进其愈合。

（六）注意事项

1. 在进行牙漂白术操作前，需学习有关牙漂白术的相关理论，包括牙漂白术的分类、原理、适应证、禁忌证；熟悉牙齿着色的病因，掌握常见牙漂白术的操作流程。

2. 牙漂白治疗无法改变修复体的颜色，牙齿漂白后患牙的颜色与原充填体和修复体的颜色不相匹配，必要时可更换充填体或修复体。

3. 诊室漂白过程中注意对软组织的隔离保护，若术中出现明显的牙龈和软组织不适感，应立即检查并去除软组织上附着的漂白剂，彻底清洁口腔，必要时停止使用。术中和术后的轻微不适一般无须处理，症状可在数日内消退。

4. 漂白治疗可能出现不同程度的牙齿敏感症状，因此在此过程中要避免冷、热、酸等饮食。

5. 漂白治疗期间,尽可能避免各种外源性的染色因素,尤其注意饮食来源的色素。

6. 注意刷牙、漱口,保持口腔清洁。定期复诊,清除外源性色素沉着,使美白疗效更持久。

三、牙漂白技术规范评价

牙漂白技术规范核查、评估见表 1-8-1、表 1-8-2。

表 1-8-1　牙漂白技术规范核查表

项目	内容	是	否
操作前准备	询问患者主诉及现病史		
	询问患者既往有无高血压、心脏病、神经系统疾病等全身系统性疾病病史		
	询问患者有无传染病病史,药物过敏史,是否妊娠		
	明确患者有无牙漂白禁忌证		
	确定患者已签署牙漂白知情同意书		
	物品(器械)准备:确定治疗过程中所需的光固化树脂、光固化灯、护目镜、漂白剂、口腔器械盘、比色卡等物品准备齐全;相机、口内背景板、开口器等照相设备准备妥当;冷光美白仪运行正常		
口腔检查	牙周情况评估		
	着色牙有无缺损、龋坏、釉质发育不良		
	着色牙的牙髓活力测试		
	口内有无充填体或固定义齿		
操作	比对并记录漂白前牙齿的颜色,照相存档		
	口内消毒		
	护目镜及开口器的使用		
	牙齿表面处理		
	棉球充分隔湿		
	光固化树脂保护牙龈		
	美白剂的调制及涂抹		
	冷光仪的使用		
	流程熟练,动作轻柔		
	美白后的牙齿比色,可照相存档		
操作后处置	向患者简要介绍治疗情况,预约复诊时间		
	告知患者术后可能出现的并发症,如牙齿敏感、牙龈发白等,并告知处理方法		
	告知患者术后注意事项,如 1 周内尽量避免食用易着色食物及过冷或过热的刺激性食物;避免使用彩条牙膏及有色漱口水;避免抽烟		
	口腔卫生宣教		

表 1-8-2 牙漂白术规范评估表

项目	5分	4分	3分	2分	1分
治疗过程流畅度					
操作熟练度					
人文关怀					

注:评分标准如下。

5分:治疗过程清晰流畅,操作熟练,牙龈保护剂及美白剂涂布方法正确;人文关怀到位,有术前交流、术中安慰及术后饮食和注意事项的交代。

4分:介于5分与3分之间。

3分:操作过程能整体完成,卡顿次数<3次,牙龈保护剂及美白剂涂布方法基本正确,部分树脂屏障未能完全将牙龈隔开;人文关怀不足,但能有部分术前交流、术中安慰及术后饮食和注意事项的交代。

2分:介于3分与1分之间。

1分:操作过程卡顿次数>6次,操作粗暴,树脂屏障未能起到保护牙龈的作用,牙龈灼伤严重;无人文关怀。

四、常见训练方法及培训要点介绍

通常使用模型训练,牙漂白术操作培训可以通过临床齿科技能综合教学系统来进行,它由仿真仿体、仿真头模、口腔冷光灯、牙医座椅、水循环系统、自吸尘系统等组成,可以使用高速手机、低速手机、1支吸引器、水气枪等设备。仿真头模内可以装入可拆卸仿真牙模,无论是外漂白、内漂白还是制作个性托盘,都可在该系统中进行(图 1-8-1)。

优点是可以相对真实地模拟临床操作,便于熟悉操作流程。缺点是仿真头模较真人张口度大,操作难度大大降低,且无法给予感受反馈;仿真牙模材质有别于真实牙齿,更不能模拟活髓牙,美白效果不具有临床意义,故只适合流程和基本操作手法的训练。

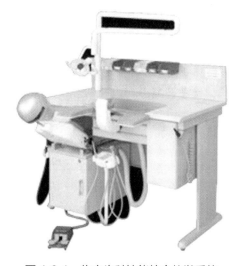

图 1-8-1 临床齿科技能综合教学系统

五、相关知识测试题(5道选择题)

1. 患者,男,24岁,因上前牙有黄黑斑块要求治疗。检查:唇面有黄褐色斑块,无缺损,表面光滑,质硬,叩(−),冷测正常,当地同乡中亦有相似情况。最可能的诊断是

    A. 浅龋   B. 氟牙症   C. 四环素牙

    D. 釉质发育不全   E. 死髓牙

2. 患者,男,32岁,因左上前牙牙体变色要求美白治疗。自述1年前不慎摔倒前牙区受到撞击,前牙稍松动,当时未做处理。检查:左上一牙体呈灰褐色,无缺损,Ⅰ度松动,叩(+),冷测、电活力测试均无反应。X线片显示左上一牙根无折断、根尖区见低密度影。以下治疗方法最合适的是

    A. 冷光美白   B. 家庭美白

C. 根管治疗 + 内漂白 + 冷光美白   D. 根管治疗 + 冷光美白

E. 根管治疗 + 内漂白

3. 以下牙漂白后注意事项中,**错误**的是

A. 1周内尽量避免食用红酒、可乐、咖啡和茶、酱油、芥末、番茄酱、辣椒酱等易着色食物

B. 避免使用彩条牙膏及有色漱口水;避免抽烟

C. 注意刷牙漱口,保持口腔清洁,定期到医院复诊

D. 可以吃过冷或过热的刺激性食物,只要不是颜色深的易着色食物

E. 避免过酸饮食

4. 患者,女,27岁,冷光美白术后出现龈缘发白的现象。下列原因中,可直接造成该现象的是

A. 患者术中唾液分泌增加   B. 牙龈保护剂封闭不全

C. 树脂屏障压迫到牙龈   D. 冷光照射时间过长

E. 美白剂过厚

5. 患者,女,26岁,要求上前牙美容修复。检查:上下前牙均有程度不同的黄褐色斑块,表面光滑,无缺损,质硬。最佳的治疗方案为

A. 牙齿漂白   B. 牙髓治疗后桩冠修复

C. 树脂贴面修复   D. 磨除着色部分

E. 瓷贴面修复

参考答案:1. B   2. E   3. D   4. B   5. A

(谢小燕 高义军)

推荐阅读

[1] 程余婷,李芳,黄晓林,等.活髓牙漂白脱敏药物与技术的研究进展.实用医学杂志,2019,35 (6): 845-847.

[2] 中华口腔医学会.临床技术操作规范口腔医学分册(2017修订版).北京:人民卫生出版社,2017.

第二章

牙周专科技能培训

第一节　牙周刮治与根面平整技术

一、概述

龈下牙石和菌斑是牙周炎发生、发展的最重要局部因素。牙周炎患者治疗一般先行洁治术,之后必须进行龈下刮治术和根面平整术,使用比较精细的龈下刮治器刮除附着于牙周袋内根面上的龈下牙石和菌斑,并刮除病变的牙骨质,形成光滑、坚硬且清洁、具有生物相容性的牙根面,形成有利于牙周附着性愈合的条件。龈下刮治和根面平整难以截然分开,只是程度不同,在临床上通常同时处理。

二、操作规范流程

超声龈上洁治术(视频)

(一)适应证

牙周病,包括慢性牙周炎、侵袭性牙周炎等各种类型牙周炎;牙周袋探诊深度(probing depth,PD)≥4mm;探诊出血阳性。

(二)禁忌证

1. 绝对禁忌证

(1)高血压患者:收缩压≥180mmHg或舒张压≥110mmHg,建议立即进行内科治疗,血压未得到控制前禁止进行龈下刮治。

(2)不稳定型心绞痛者(心绞痛不定期地经常发生、无易感因素)。

(3)6个月内发生过脑血管意外(卒中)。

(4)出血性疾病:严重血友病患者(凝血因子Ⅷ<1%)或外周血血小板计数≤60×10⁹/L或病情未得到控制的白血病。

(5)佩戴心脏起搏器、除颤器,应避免使用超声龈下刮治器进行刮治。

(6)乙型肝炎(乙肝)、丙型肝炎(丙肝)、梅毒、人类免疫缺陷病毒(human immunodeficiency virus,HIV)感染(艾滋病)、结核等传染病患者禁止使用超声龈下刮治器。

2. 相对禁忌证

(1)心脏搭桥术后6个月以内牙周炎,进行龈下刮治前应与内科医生会诊。

(2)对于稳定型心绞痛,术前应与内科医生会诊,可预先使用镇静药(地西泮或短效巴比妥类药物)。

(3)糖尿病患者血糖控制极差:空腹血糖>11.4mmol/L,仅作对症急诊处理(如脓肿切开引流),全身辅以抗生素,牙周袋内局部用药,待血糖控制后再进行刮治。

3. 其他注意事项

(1)血糖控制差,甚至存在并发症或使用大剂量胰岛素患者(空腹血糖>7mmol/L,糖化血红蛋白>7.5%)预防性使用抗生素后再行刮治,慎用含有肾上腺素的局部麻醉药。

(2)二期高血压:收缩压>160mmHg 或舒张压>100mmHg,每次就诊时测量血压,减小患者压力,谨慎使用含肾上腺素的局部麻醉药。

(3)风湿性和先天性心脏病:预防性使用抗生素后再进行刮治。

(三)操作前准备

龈下刮治可以使用手用器械或超声器械,根面平整则需使用手工器械完成。

1. 患者准备

(1)为避免交叉感染,需制定合理的消毒措施,治疗前需完善血常规、凝血功能、输血前四项等血生化检查;对于有传染病的患者,如结核、乙肝抗原阳性、HIV 感染等,禁用超声龈下刮治。

(2)有高血压、冠心病和心律失常者,术前检测血压并进行心电图检查,若发现禁忌证,应暂缓刮治。

(3)治疗前应向患者做好解释工作,消除其恐惧。

(4)建议在治疗前使用消毒漱口水含漱 1~2 分钟,推荐使用 0.12% 氯己定漱口水。

2. 物品(器械)准备

(1)牙周探针:测量牙周袋探诊深度(pocket probing depth,PPD)、临床附着水平、附着龈宽度、牙龈退缩、评估牙龈组织的坚实度、出血和溢脓。

(2)根分叉探针:探查多根牙的根分叉累及程度。

(3)牙科普通探针:探查牙石、牙面不规则物体、修复体边缘、脱矿区和龋损。

(4)通用型刮治器:刮治牙根面小块的龈下牙石,具有加长功能柄的通用型刮治器可以刮治牙颈 1/3 到中 1/3 的牙根面。

(5)区域特定型刮治器:国际普遍使用的是 Gracey 刮治器,工作端的两个侧缘中有一个是工作刃,工作面有一定倾斜角度,每支刮治器只适用于一个或数个特定的部位和牙面。一般用 4 支就可以满足全口各区域刮治需要,即 #5/6 或 #1/2 用于前牙所有牙面,#7/8 用于后牙颊舌面、#11/12 用于后牙近中面、#13/14 用于后牙远中面。目前,Gracey 刮治器又有改进型,如 Rigid 型适用于牙石多的牙;After Five 型和 Mini Five 型均是颈部加长3mm、工作刃减薄 10%,适用于>5mm 的深牙周袋,同时 Mini Five 也适用于窄深袋和根分叉区。

(6)器械磨锐:只有恰当地保持切割刃锋利,才可能使用手工器械进行有效的牙周刮治。可以在治疗中磨锐或在治疗后马上磨锐,运用磨石进行切割刃的磨锐。而在工作端被重复使用或磨锐端变薄时,应及时更换器械。建议磨锐时从侧面磨除金属,使之在重新获得锋利切割刃的同时保留工作端的强度。

(7)超声龈下刮治选用细而长的工作头,形状有细线形,也有左右成对有一定弯曲度的工作头和专门用于根分叉病变的弯形工作头。

（四）操作步骤

1. 治疗前评估 在龈下刮治开始前,对全口牙龈的炎症程度和范围及牙周支持组织的破坏情况给予恰当的评定,通过牙周探诊明确牙周袋探诊深度(PPD)、位置、形状、根面的解剖形态(异常形态、根面沟、开放的根分叉等),以及牙石的分布、量。对于深牙周袋,一般需要在局部麻醉下进行治疗。

2. 选用合适器械、检查器械锐利度。

3. 握持 以改良握笔法握持器械,建立稳固的支点(图 2-1-1)。

4. 支点 通常选用口内支点,以中指与无名指紧贴做支点,或单用中指做支点,指腹放在邻近牙齿上;在刮治牙的同颌做支点,在牙齿的切端、颊或舌线角放置支撑手指的指尖,因为牙齿表面有唾液,所以在颊面或舌面做支点时更容易打滑,不要在松牙或有大块龋损的牙齿上做支点。

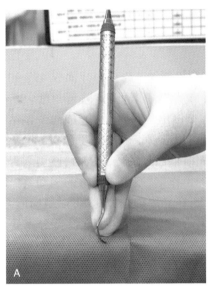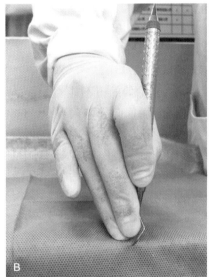

图 2-1-1 改良握笔法

A. 右手改良握笔法:侧面观;B. 右手改良握笔法:前面观。

5. 体位 不同治疗区域的器械使用,可以由以下 4 种临床牙医治疗位置之一来完成,这 4 种临床牙医治疗位置(右利手)一般以时钟体位标识。

(1)8 点钟位置:患者头部前方。

(2)9 点钟位置:在患者头部右侧。

(3)10~11 点钟方向:靠近牙椅头托的右上角。

(4)12 点钟位置:在患者头部后方。

右利手牙医体位标识见图 2-1-2。

右利手牙医体位可参照表 2-1-1。

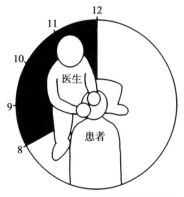

图 2-1-2 右利手牙医体位标识

表 2-1-1　体位总结

治疗区域	时钟体位	患者头部位置
下颌牙弓：前牙朝向术者牙面	8~9 点钟	略偏向医生侧，收下颌
上颌牙弓：前牙朝向术者牙面	8~9 点钟	略偏向医生侧，抬下颌
下颌牙弓：前牙背离术者牙面	12 点钟	略偏向医生侧，收下颌
上颌牙弓：前牙背离术者牙面	12 点钟	略偏向医生侧，抬下颌
下颌牙弓：后牙朝向术者牙面	9 点钟	略偏向医生对侧，收下颌
上颌牙弓：后牙朝向术者牙面	9 点钟	略偏向医生对侧，抬下颌
下颌牙弓：后牙背离术者牙面	10~11 点钟	偏向医生侧，收下颌
上颌牙弓：后牙背离术者牙面	10~11 点钟	偏向医生侧，抬下颌

6. 刮治

(1) 伸入：将刮治器工作端轻轻放入袋底处牙石的基底部，放入时刮治器的工作面与根面成 0°。

(2) 使刮治器进入适当的"切割"位置，即将刮治器的工作面与牙面成 45°~90°，80° 为最佳。若角度 <45°，刮治器的刃不能"咬住"牙石，会从牙石表面滑过；若角度 >90°，刮治器的刃不能接触到牙面，而朝向袋壁软组织。这里需要提出：若使用的是 Gracey 刮治器，只要将刮治器的颈部末端与所刮治牙的牙长轴平行，就可以获得正确的角度。

(3) 进行提拉去除牙石：在做刮治动作时，先向根面施加侧向压力，使切割刃紧贴牙面，借助前臂和腕部的转动发力，使力传至刮治器的工作端，产生向冠方的运动，将牙石整体刮除，避免层层刮削牙石。方向以垂直向冠方为主，在牙周袋较宽时，可以斜向冠方或水平方向。每一项刮治的动作幅度不能过大，每一动作刮除范围要与前次有部分重叠，连续不间断，并有一定次序，不要遗漏。

(4) 根面平整：即刮除根面软化的牙骨质，直到根面光滑坚硬为止，但也应注意不要过多刮除根面导致牙本质暴露及刮治后敏感。

(5) 刮治的顺序：根据疾病的严重程度及操作者的技能，每次进行龈下刮治和根面平整的牙齿数目不是固定的，总体来说，中重度牙周炎，尤其是龈下牙石、菌斑较多的重度牙周炎，每次治疗最好不要超过一个象限。但是，近年来也有学者提出一次性或 24 小时内分两次完成全口刮治，认为这样可以避免致病菌在非治疗区和已治疗区的传播，但也有研究提示与分次刮治相比，这一方案并未显示出更好的效果。

(6) 检查：检查龈下牙石是否有遗漏，根面是否光滑、平整，是否有残存的肉芽组织。

(7) 刮治结束后使用 3% 过氧化氢溶液冲洗牙周袋，涂擦 1% 碘酊或 2% 碘甘油。

(五) 并发症及处理

1. 牙龈出血　牙龈出血是龈下刮治术后最常见的并发症。牙龈出血患者首先要排除高血压、血液系统疾病、女性月经期、长期服用抗凝血药物，以及肝硬化等全身疾病的影响。有效的止血方法包括出血部位牙周袋内填塞可吸收明胶海绵、上牙周塞治剂压迫止血等，必要时可应用止血药物。重度牙周炎患者牙周袋内溃疡面积可达 $72cm^2$，牙周袋内壁肉芽组织多，刮治术后牙周袋内壁残留的尖锐牙石的创伤作用可导致牙龈自发出血。此时，去除残留的尖锐龈下牙石及肉芽组织即可缓解出血症状。

2. 牙周脓肿　通常见于洁治或刮治时,动作粗暴,将牙石碎片及细菌推入牙周袋深部组织,或深牙周袋的刮治不彻底导致。牙周脓肿的治疗原则是镇痛,防止感染扩散及脓液引流。在脓肿初期脓液尚未形成前,可清除大块牙石,牙周袋内冲洗、上药,必要时可全身使用抗生素或给予支持疗法。当脓液形成、出现波动感时,可根据脓肿部位及表面黏膜厚度,选择从牙周袋内或牙龈表面引流。牙周袋内引流时可用尖探针从袋内壁刺入脓腔;牙龈表面引流可在表面麻醉下,用尖刀片切开脓肿达深部,使脓液充分引流,脓肿切开后生理盐水冲洗脓腔,局部使用抗菌防腐药物。切开引流后的 1~2 周应嘱患者含漱 0.12% 氯己定漱口水。对于患牙有浮出感而咬合接触疼痛者,可调磨早接触点,避免咬合接触。

3. 根面敏感　龈下刮治术后根面敏感通常由以下 4 个原因造成。

(1)刮治后,根面牙石被去除,牙周炎症得到控制,牙龈肿胀减轻,原本被牙石和肿胀的牙龈所占据的根面暴露于口腔环境中。

(2)牙根由牙本质及其表层的牙骨质组成,牙骨质在近牙颈部最薄,仅 16~50μm,刮治过程中表层感染的牙骨质可能被刮除,术后牙龈退缩导致牙本质直接暴露于口腔环境中。

(3)5%~10% 的牙颈部缺乏牙骨质覆盖,刮治术后牙龈退缩造成牙本质直接暴露于口腔环境中。

(4)过度刮治可造成健康牙骨质的丧失,易导致术后根面敏感。此时,冷、热、酸、甜及机械刺激(如刷牙、剔牙)等均可通过牙本质小管传导至牙髓腔内,产生酸痛不适等敏感症状。对于根面敏感的患牙,要尽量减少局部刺激,避免摄入过冷或过热的食物,使用温水刷牙漱口;可使用抗敏感牙膏控制敏感症状;症状明显、影响进食者可用氟化钠糊剂、氟化钠溶液局部涂抹,或使用含氟矿化液含漱;另外,也可尝试使用 Nd:YAG 激光、Er:YAG 激光脱敏。

4. 牙齿松动　刮治后的 1~2 周内原本松动的牙齿松动度可能会加重,但随着炎症的逐步消退,松动会减轻。

5. 感染　避免粗暴操作、选择稳妥的支点、刮治动作幅度要小、避免滑脱或损伤软组织、严格进行器械消毒。

(六) 操作注意事项

1. 手工刮治

(1)正确选择器械。

(2)正确握持器械:改良握笔法握持器械。

(3)选择稳定的支点。

(4)准确定位牙石:开始提拉之前确定器械工作端已经探入到沟底/袋底。

(5)切割刃贴合牙面:通常只用器械切割刃的末端 1/3 贴合。

(6)正确的提拉动作:牢固地握持但勿用力过度,提拉的整个动作中,支点手指应维持伸直并竖直的姿势,从而起到支撑梁的作用,用支点手指下压牙齿,可随时终止提拉动作;提拉方向以垂直向冠方为主,在牙周袋较宽时,可以斜向冠方或水平方向。每项刮治的动作幅度不能过大,每一动作刮除范围要与前次有部分重叠,连续不间断,并有一定次序,不要遗漏牙石。

2. 龈下超声刮治

（1）选择适当的工作端。就像手工器械一样，工作端的选择基于牙石的大小和位置。

1）标准型工作端：去除龈上和浅袋内的中重度牙石。

2）细线型直工作端：去除前牙或后牙牙根面距釉牙骨质界 4mm 以内的轻中度牙石。

3）细线型弧形工作端：使用左右成对的细线型弧形工作端，去除前牙或后牙牙根面距釉牙骨质界 4mm 以上的轻中度牙石。

（2）从各个方向刮除结石：如邻面的结石，可以从颊面和舌面两个方向刮除。

（3）使用合适的功率：尽可能将功率设定在低、中档水平，使用低功率和较轻的压力会减少根面结构被去除的量和深度。

（4）水量调节：水流速度保持在 14~23ml/min，使工作尖周围组织保持在生理温度范围。

（5）放置工作头的方向及压力：工作头与根面平行，工作头侧面与根面接触，施加压力不超过 1N，因为器具工作原理是超声振动，若用力太大，反而降低效率。

（6）龈下超声刮治的动作及方向：以一系列快速、有重叠的水平迂回动作，从冠方逐渐移向根方，工作头不要在一处停留时间过长或使用工作尖尖端指向牙面。

3. 种植体刮治　因为种植体表面和牙石之间没有嵌合或穿入结构，所以从种植体表面去除牙石比较容易。用于种植体探查和刮治器械的材料硬度应小于种植体钛金属硬度，这是因为钛金属比较软且易受损。

（七）相关知识

复杂根面刮治的器械如下。

（1）Langer Mini Five 刮治器：有复杂的长功能柄设计和迷你工作端，与其他通用型刮治器不同，刮治全口牙列需要一系列的 Langer 刮治器。

（2）Turgeon 刮治器：具有改良横截面设计的区域特定型刮治器，改良的工作端形状使得切割刃的磨锐更容易，较窄的工作端更容易伸入龈下。

（3）After Five 刮治器（Gracey + 3 Deep Pocket 刮治器）：有加长的末端柄和更薄的工作端，细薄的工作端更容易伸入龈下，但是强度有所减弱；加长的工作杆使刮治器可以刮治距釉牙骨质界 5mm 或更靠根方的牙根表面。

（4）Mini Five 刮治器（Gracey + 3 Access 刮治器）：有迷你型工作端和加长的末端柄。迷你型工作端使刮治器更容易进入牙根凹陷、根分歧和前牙的中线区域。细薄的工作端只能用于刮除少量的牙石。

（5）Vision Curvette 刮治器（Quetin 根分歧刮治器）：更短、弧度更大的工作端更容易进入根面凹陷、根分歧和前牙中线。

（6）DeMarco 根分歧刮治器：是刮治根分歧和凹陷的特殊器械，具有单切割刃、圆滑的转角和圆滑的背部。

（7）O'Hehir 刮治器：圆碟形工作端，外周均为切割刃，用以刮治牙根表面和去除菌斑。

三、牙周刮治规范评价

牙周刮治规范核查、评估见表 2-1-2、表 2-1-3。

表 2-1-2 牙周刮治规范核查表

项目	内容	是	否
操作前准备	核对患者信息：姓名、性别、年龄、主诉		
	询问患者既往有无高血压，有无心、肺、脑疾病和传染病等病史		
	询问有无服用抗血小板药物、抗凝药物（如阿司匹林、氯吡格雷等）的情况，以及有无出凝血异常疾病史		
	查看患者血常规、凝血功能、输血前四项等检查结果		
	明确患者无牙周刮治禁忌证		
	确定患者签署牙周刮治知情同意书		
	物品（器械）准备妥当，相关设备正常，图像采集系统及图文报告系统操作正常。监护设备、氧气及急救药品准备妥当		
	调整椅位，戴好手套		
牙周刮治	牙周探诊手法准确		
	握持刮治器手法正确		
	按不同位点选用合适的刮治器，按顺序刮治		
	刮治器工作面与牙根成 45°~90°		
刮治后	探诊检查根面是否光滑		
	冲洗、上药		
	术后医嘱		
	牙龈损伤		

表 2-1-3 牙周刮治规范评估表

项目	5分	4分	3分	2分	1分
操作流畅程度					
操作熟练度					
人文关怀					

注：评分标准如下。

5 分：操作过程清晰流畅、无卡顿、检查熟练，探诊及刮治手法正确；人文关怀到位，有术前交流、术中安慰及术后口腔清洁和注意事项的交代。

4 分：介于 5 分与 3 分之间。

3 分：操作过程能整体完成，卡顿次数 <3 次，探诊及刮治手法基本正确；人文关怀不足，但能有部分术前交流、术中安慰及术后饮食和注意事项的交代。

2 分：介于 3 分与 1 分之间。

1 分：操作过程卡顿次数 >6 次，操作粗暴、牙龈出血明显；无人文关怀。

四、常见操作错误及分析

（一）无法定位牙石

1. 提拉没有从结合上皮开始 开始提拉之前要确定器械工作端已经探入到沟底 /

袋底。

2. 提拉次数太少没有重叠　当进行龈下提拉时,整个根面应进行重叠提拉。

3. 未在后牙线角区域探查到牙石　探针尖端应向结合上皮方向置于线角远中,向前贴着线角进行水平提拉。

4. 未在前牙线角区域探查到牙石　应在颊舌面中线区域进行小范围的水平提拉。

（二）治疗区域光照不足

1. 牙椅灯光距口腔太近　距口腔太近将产生过多阴影,难以产生较好的视野。牙椅照明灯应距术者上方或前方大概一个前臂的距离。

2. 患者头部位置不正确　见表 2-1-1。

3. 未使用口镜进行间接照明。

（三）切割刃不能贴合牙面

1. 不要用切割刃的中 1/3 进行贴合,通常只用切割刃的末端 1/3 进行贴合。

2. 牙面用错了切割刃。

3. 治疗区域用错了器械。

4. 末端柄没有平行后牙颊、舌面;治疗后牙时,末端柄应平行于牙面但不接触牙面。

（四）不能保持器械贴合

1. 不正确地握持、没有旋转手柄　不正确的握持方式会难以控制器械,治疗时可用示指和拇指旋转器械来保持贴合。

2. 支点距治疗牙太近或太远　支点可以距离治疗牙较近,但不能位于治疗牙上。

3. 提拉动作中,支点手指从牙齿上滑脱　提拉的整个动作中,支点手指应维持伸直并竖直的姿势,从而起到支撑梁的作用。用支点手指下压牙齿,可随时终止提拉动作。

五、常见训练方法及培训要点介绍

（一）模型训练

目前主要使用的训练模型是离体牙灌制石膏模型联合仿头模或全牙列仿真模型联合仿头模,两者均可模拟口腔内的操作。

传统上常采用的是在灌制的标准石膏模型牙上制备人工牙石,将模型安放于仿头模上,学生模拟口腔内的刮治操作练习。这种教学方法虽然可行,但是也存在明显不足,如石膏模型没有类似人体牙龈的结构,也没有牙周袋,离体牙两侧的石膏牙也妨碍邻面的操作等,使学生在进行练习时要点理解不透,掌握不佳。基于上述原因,近年来引进并使用具有 28 颗仿真牙、仿真牙龈、牙间隙和牙周袋的牙周病仿真牙列模型,并用于牙周刮治术的实验教学中,可弥补传统石膏模型教学的不足（图 2-1-3）。

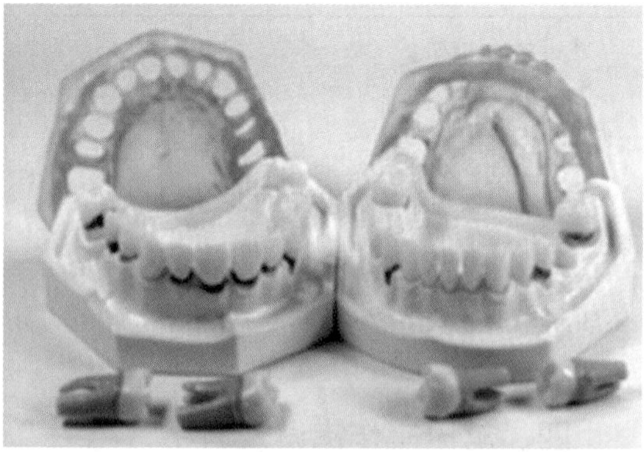

图 2-1-3　全牙列仿真模型联合仿头模

（二）虚拟训练

目前牙周刮治虚拟训练可采用 iDental 系统,这是一种可进行牙周探诊、牙石探查和龈上洁治、龈下刮治、根面平整等牙周基础治疗核心内容操作训练的,具有视、听、触多感觉反馈的口腔模拟操作训练系统。

参照真实牙周基础治疗的操作要点,基于计算机的视、听、触多感觉反馈的牙周模拟操作训练系统包括:建立模拟牙周病变的全口腔模型,其中牙龈的色、形、质需要与病变程度相对应;在不同位置预设不同形状、大小的龈上牙石和龈下牙石;建立虚拟牙周工具,包括口镜、Williams 牙周探针、洁治器和 Gracey 刮治器;去除龈上牙石模型,洁治器工作面与牙面的角度需控制在 70°~80°,若角度不符合限定值,则应给予提示限制操作;牙石去除时的力量应大于某一阈值才能完成去除动作。不同于其他牙科模拟系统的特点:采用 6 自由度的多点力觉交互技术,实现了双手操作;牙龈、舌等软组织在器械牵拉时能够产生变形,使视野清晰。iDental 牙周模拟操作训练系统见图 2-1-4。

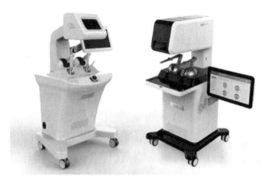

图 2-1-4　iDental 牙周模拟操作训练系统

六、相关知识测试题(5 道选择题)

1. 牙周探诊最重要的诊断意义是
   A. 附着丧失比袋深更有意义
   B. 袋越深表明牙周病越重
   C. 牙周病的程度与龈缘的位置有关
   D. 牙龈出血是牙龈炎症的表现
   E. 袋内溢脓是牙周炎症加重的表现

2. 牙周探诊的最佳力量是
   A. 10~20g
   B. 15~20g
   C. 20~25g
   D. 20g 以下
   E. 25g 以上

3. 牙周探诊的主要内容**不包括**
   A. 龈下牙石
   B. 牙周袋的形态
   C. 溢脓
   D. 附着水平
   E. 骨袋类型

4. 用匙型刮治器刮除龈下结石时,工作面与牙面之间的角度为
   A. 120°
   B. 110°
   C. 90°
   D. 80°
   E. 30°

5. 在维护治疗期,可**不做**龈下刮治术部位的标准是探诊深度
   A. ≤1mm
   B. ≤2mm
   C. ≤3mm
   D. ≤4mm
   E. ≤5mm

参考答案:1. A　2. A　3. E　4. D　5. C

(陈　珺)

推荐阅读

[1] 孟焕新.临床牙周病学.2 版.北京:北京大学医学出版社,2014.

［2］孟焕新．牙周病学．5 版．北京：人民卫生出版社，2020.

［3］束蓉．临床牙周病治疗学．上海：上海世界图书出版公司，2011.

［4］NEWMAN M G, TAKEI H, Klokkevold P R. Newman and Carranza's clinical periodontology. 13th ed. Philadelphia: Saunders, 2018.

第二节　松牙固定技术

一、概述

牙齿的松动度反映了牙周组织的功能状态。在牙周组织健康的情况下，牙有一定的松动度；在一些特定的生理状态，如牙齿萌出、妊娠期等，牙齿的松动度会增加；病理状态下牙齿松动的原因有牙周支持组织不足、牙周组织炎症或咬合创伤。

处理松动患牙时应该先分析原因，并针对病因治疗。经过咬合调整及牙周治疗后，多数患牙的松动度可明显降低。但牙周支持组织减少、动度较大的患牙，经牙周治疗和咬合调整后也很难完全恢复，正常强度的咬合力会超过其剩余牙周组织可耐受的程度，因而导致继发性咬合创伤而影响咀嚼功能。对不适合拔牙及种植牙的患者来说，可使用牙周夹板将患牙加以临时或永久固定，有助于这些患牙继续行使咀嚼功能，是牙周序列治疗的重要组成部分。

松牙固定术是通过牙周夹板将多个松动患牙相互连接或固定于健康且稳固的邻牙之上，可使之相连形成一体（咀嚼组合体），由此使松牙得以固定。牙周夹板范围内，一颗牙受力时，咬合力可同时传导至组合体内其他牙的牙周组织，共同承担咬合力量，从而达到分散殆力、为松动患牙减负的目的，为患牙牙周组织的修复及行使正常功能创造条件。

二、操作规范流程

（一）适应证

1. 多牙因牙槽骨逐渐丧失、牙周支持组织减少，当患牙的剩余支持组织已不能承受正常咬合力，存在继发性殆创伤，导致患牙进行性松动。

2. 牙松动度增加导致患者咀嚼疼痛、不适。

（二）禁忌证

1. 牙周炎症未控制或咬合状态不稳定。

2. 如经牙周治疗联合咬合调整后，患牙松动度仍无明显好转，则应考虑拔除。

（三）操作前准备

1. 固定前应检查患牙的探诊深度、附着丧失、松动度，并摄 X 线根尖片。对电活力反应迟钝、牙周袋深达根尖、高度怀疑牙髓部分坏死或慢性牙髓炎的患牙，应预先进行根管治疗术。

2. 与患者沟通维护期的注意事项，包括告知患者口腔卫生维护的重要性及清洁方法，取得患者积极配合，教会患者如何保护牙周夹板，以及嘱其不咬硬物，并定期复诊。

3. 去除牙面菌斑、牙石，并用橡皮杯抛光牙面。

（四）牙周夹板的种类

1. 临时牙周夹板　临时牙周夹板可为患牙分担殆力，但固定时间有限，可作为永久固定前的治疗性观察。制作简便,价格便宜,修理和拆除均比较方便。

临时牙周夹板多利用不锈钢细丝或玻璃纤维将松牙结扎、固定于健康的邻牙,再通过外覆复合树脂使松牙得以临时固定。一般可维持数周、数月或更长。当牙周组织反应良好,有骨组织修复,松动程度明显降低时,可拆除夹板或换成永久性夹板。

常用于临时牙周夹板的材料有结扎丝、𬌗垫、玻璃纤维、复合树脂、临时固定修复体等。根据制作材料不同,可将临时夹板分为不锈钢丝复合树脂联合夹板、玻璃纤维夹板、牙周粘接固定术和光敏树脂粘合夹板等。

(1)不锈钢丝复合树脂联合夹板:操作步骤如下。

钢丝结扎:通常选用直径 0.25~0.30mm 的不锈钢细丝或黄铜丝,长 15cm 左右,从相邻健康牙(固定基牙)的远中牙间隙穿过,然后环绕基牙和需要固定的松牙进行"8"字交叉结扎,直至另一侧固定基牙,最后拧紧钢丝末端,将所有结扎牙形成一个咀嚼组合体。钢丝的固定位置在唇侧位于接触区下方的颈 1/3 处,在舌腭侧则位于舌隆突的冠方。为防止结扎钢丝滑向牙颈部,必要时可在基牙远中轴面角作牙体预备,即在结扎丝通过的部位磨出 0.2~0.3mm 的沟槽以利于结扎丝固位。

复合树脂覆盖加固:在结扎钢丝附近的牙面,彻底清洁后以 50% 磷酸酸蚀处理 1 分钟,清水冲洗、吹干,牙面涂拭粘接剂,光照 1 分钟,再以光敏复合树脂将结扎丝覆盖,以遮盖唇侧钢丝不露色为好,修整外形,光照固化,最后打磨抛光。

该夹板通过不锈钢钢丝和复合树脂进行双重固定,比较牢固。夹板维持时间较长,一般可达 1 年左右,适用于牙周治疗后牙齿松动仍较明显者,仅适用于前牙,尤其是下前牙。

(2)玻璃纤维夹板:玻璃纤维具有很高的抗挠曲强度,化学结合牢固。由于牙面没有明显的附加物,外形较美观,易被患者接受,适合于前牙区的固定。此类临时夹板的维持时间可达半年至 1 年左右。

操作步骤:以牙线测量所需玻璃纤维带的长度,剪取备用。术区上橡皮障,将固定区域的牙面彻底清洁后以 35% 磷酸酸蚀处理 1 分钟,清水冲洗,吹干,牙面涂布粘接剂,光照 1 分钟后,在一侧基牙的舌面远中部分涂高强度流动树脂,将纤维带的末端置于树脂上,光固化 20 秒;注意非固化区域的纤维带应使用遮光板遮光,防止其固化后无法塑形。之后在该牙的舌面近中部涂高强度流动树脂,依牙面形态将玻璃纤维带贴覆其上后光固化 20 秒。重复以上步骤,直至另一侧基牙的舌面远中部分;修整树脂形态,光照固化,打磨抛光,检查并调整咬合。

(3)牙周粘接固定术:采用强力粘接剂进行牙周固定,操作简单,只需将牙面清洁后,进行酸蚀、粘接即可。粘接剂不改变牙齿本身颜色,也没有附加的钢丝,不影响牙齿外观,异物感小,粘接体轻薄,不易刺激唇部和舌黏膜,患者感觉更为舒适。对于拥挤牙列不宜使用其他夹板固定时,强力粘接剂更具优势。相反,当两邻牙间隙>1mm 时,粘接剂效能将降低,此时建议使用其他方法固定患牙。

丙烯酸树脂类自凝牙科粘接系统常用于牙周粘接固定术,为不含填料的纯树脂粘接剂,聚合后不产生收缩力和张力,具有一定可塑性,边缘封闭性好,吸水性和水溶性明显优于传统无机粘固粉。其粘接范围广,适用于牙釉质、牙本质、树脂、瓷、金属等各种界面之间的粘接,生物相容性好,牙髓安全度高。

操作步骤:橡皮杯清洁牙面,冲洗、干燥、棉卷隔湿。酸蚀处理牙面,彻底清洗并干燥。

以单体∶催化剂为4∶1的比例调制活化剂,润湿预粘接面,取聚合粉适量,笔尖蘸取活化液,用此笔尖制作粘接剂小球,用笔堆法将粘接剂小球导入下前牙邻接区,范围需充满两牙之间的邻间隙并略向颊舌面扩展,注意留出接触点根方的部分牙间隙,以便患者清洁。材料硬化时间约7分钟,待粘接材料结固后修整表面形态、抛光并调整咬合。

(4)光敏树脂粘合夹板∶直接以复合树脂覆盖或充填固定邻牙和松牙的邻接面,经修整外形后固化并抛光,以使外形接近自然。这种夹板适用于外伤松牙或牙周治疗前的临时固定。无须牙体预备,固定数周后即可拆除,固定作用较弱。

2. 永久性牙周夹板　只有在完善的牙周治疗和获得稳定咬合关系的情况下,为了消除和预防咬合创伤、增加长期美观性,才可制作永久性牙周夹板。永久性牙周夹板包括固定修复体和可摘式修复体,多由修复科医生制作完成。

(五)操作注意事项

1. 一定要在松牙两侧选择稳定的基牙,一般选择尖牙。

2. 松牙固定时应保持牙齿原有位置,避免出现牵拉、移位力量造成新的创伤。

3. 固定后应行即刻检查和随访,防止早接触和新的咬合创伤的出现。

4. 注意临时牙周夹板的邻面形态,避免形成悬突压迫牙龈乳头或妨碍菌斑控制。

5. 应向患者强调口腔卫生保健,积极控制菌斑,让患者学会使用牙缝刷、牙线、冲牙器等工具清洁夹板及固定的患牙,并教会患者如何保护好牙周夹板,不用其咬过硬的食物等。

(六)相关知识

1. 牙周组织对不同方向𬌗力的反应　牙周组织对不同方向𬌗力的反应不尽相同。牙周膜自身的纤维结构和排列方式更适应于垂直方向的𬌗力,此时的咬合承受力也最强。垂直𬌗力有利于牙周组织健康,水平方向的𬌗力可损害牙周组织。旋转力或扭力则对牙周组织损害最大,可致牙周膜撕裂及牙槽骨吸收,引起牙齿松动。

2. 夹板的生物学原理　牙周组织本身存在一定的储备,此潜力可使之在必要时承受超出常态1倍的咬合压力。通过牙周夹板将多个松动患牙相互连接或固定于健康而稳固的邻牙之上,可使之相连形成一体,即咀嚼组合体,由此松牙可得到固定。

牙周夹板范围内,一颗牙受力时,咬合力可同时传导至组合体其他牙的牙周组织,共同负担咬合力,从而达到分散𬌗力、为松动患牙减负的目的。牙周临时夹板通过对松牙的固定,可以在特定时期缓解或消除牙周病患牙的松动,为牙周组织修复和松牙行使正常功能创造条件。

三、松牙固定规范评价

松牙固定的预期结果是牙周组织破坏被终止,患者自觉咀嚼舒适,现有症状和体征得到稳定控制,主要的评估指标如下。

1. 固位力强,固定效果良好,能抵御来自各个方向的外力。

2. 对口腔软硬组织无不良刺激,不影响咀嚼和发音,不妨碍牙周维护治疗。

3. 牙齿松动度减轻或消失,牙齿移位停止、改善或恢复至原有位置。

4. X线检查发现牙槽骨病理性改变减少或变得稳定。

5. 患者自觉咀嚼时疼痛减轻。

6. 早接触、震颤和咬合干扰消除。

7. 建立一个稳定的、有功能的、与牙周组织健康协调一致的,以及患者主观上可接受的咬合关系。

松牙固定规范核查、评估见表 2-2-1、表 2-2-2。

表 2-2-1　松牙固定规范核查表

项目	内容	是	否
操作前准备	核对患者信息:性别、年龄、主诉、适应证		
	询问患者有无系统性疾病、传染性疾病等病史		
	查看是否已完善牙周基础治疗		
	明确患者无松牙固定禁忌证		
	患者签署松牙固定知情同意书		
	固定前检查患牙的探诊深度、附着丧失、松动度,并摄 X 线根尖片		
	物品(器械)准备妥当,相关设备正常		
	调整椅位,戴手套		
松牙固定	去除牙面菌斑,并用橡皮杯抛光牙面		
	按照患者情况,选取制作适当的松牙夹板		
	器械使用方法准确		
	按操作步骤,有序完成		
固定后	患牙已固定、夹板固位力强		
	咀嚼不适减轻或消失		
	早接触或咬合创伤		
	牙龈损伤		
	夹板形态良好、邻面无悬突		
	术后医嘱,口腔卫生宣教		

表 2-2-2　松牙固定规范评估表

项目	5分	4分	3分	2分	1分
操作流畅程度					
操作熟练度					
人文关怀					

注:评分标准如下。

5 分:操作过程清晰流畅、无卡顿、检查熟练,松牙固定操作步骤正确;人文关怀到位,有术前交流、术中安慰及术后口腔卫生宣教和注意事项的交代。

4 分:介于 5 分与 3 分之间。

3 分:操作过程能整体完成,卡顿次数<3 次,松牙固定操作步骤基本正确;人文关怀不足,但能有部分术前交流、术中安慰及术后口腔卫生宣教和注意事项的交代。

2 分:介于 3 分与 1 分之间。

1 分:操作过程卡顿次数>6 次,操作粗暴、牙龈损伤;无人文关怀。

四、常见操作错误及分析

1. 固定前未彻底抛光牙面、去除菌斑，或隔湿不严，导致夹板粘接不牢，易松动、脱落。

2. 固定松牙时对患牙进行了牵拉、移位；应保持牙齿原有位置，避免造成新的创伤。

3. 固定术后未行抛光，导致夹板表面粗糙、易聚积菌斑。

4. 牙周夹板的邻面易形成树脂悬突，压迫牙龈乳头或妨碍菌斑控制，不利于患牙牙周组织的恢复。

5. 未及时进行调𬌗和咬合检查，患牙出现早接触和新的咬合创伤。

五、常见训练方法及培训要点介绍

可利用松牙模型进行松牙固定训练。

(一) 实验用品

1. 松牙模型　选用以螺丝固位的牙模型，将前牙的固定螺丝稍拧松后，可制作成前牙松动的模型。

2. 不锈钢丝　直径为 0.25~0.30mm。

3. 钢丝剪、钢丝钳或持针器。

4. 酸蚀剂、粘接剂、纤维带、流动树脂或牙周粘接固定术套装。

5. 口镜、镊子、探针、涡轮机、调𬌗车针等。

(二) 实验内容

1. 教师示教松牙固定的钢丝结扎法和粘接固定法。

2. 学生在模型上练习松牙固定方法。

(三) 实习原理

1. 结扎法　主要采用单扣扭结法用细不锈钢丝将松动患牙固定在邻近健康基牙上，可加用复合树脂加强结扎的稳固性。

2. 玻璃纤维带及流动树脂粘接固定法　在牙齿的舌面或唇颊面酸蚀处理后，用流动树脂将纤维带粘固在多个牙齿的舌侧或唇颊侧，从而将邻近的牙齿粘接固定在一起。

3. 直接粘接法　在牙齿的邻面酸蚀处理后，用粘接剂在牙齿的邻面进行直接粘接，将邻近的牙粘接在一起。

六、相关知识测试题(5 道选择题)

1. 松牙固定术的时机**不包括**

A. 外伤松动牙齿　　　　　　　　B. 牙周手术前固定患牙

C. 牙周手术后固定患牙　　　　　D. 基础治疗前固定患牙

E. 牙周病治疗的修复阶段

2. 松牙固定术的适应证是

A. 所有外伤引起的牙齿松动　　　B. 牙周病导致的Ⅲ度松牙

C. 牙周手术前固定患牙　　　　　D. 妨碍修复的松动牙齿

E. 初诊时所有松动的牙齿

3. 用不锈钢丝结扎法固定松动牙齿时,**不需要**使用的器械是

    A. 口镜、探针、镊子   B. 钢丝剪   C. 推压器

    D. 铸造连续卡环   E. 止血钳

4. 单独使用松动牙固定术**不能**达到的目的是

    A. 减轻松动牙齿的𬌗力负担

    B. 分散𬌗力

    C. 以相邻健康牙分担患牙所承受的𬌗力

    D. 永久保存病变的牙齿,以维持牙列的完整

    E. 有利于牙周组织愈合

5. 松牙固定结扎的原则是

    A. 结扎丝在舌隆突切方   B. 结扎丝在邻面接触点冠方

    C. 松牙可做基牙   D. 结扎后使各牙应紧密接触

    E. 钢丝扭结尽量少

参考答案:1. D 2. D 3. D 4. D 5. A

（周彦玢　高义军）

推荐阅读

[1] 贾爽,王德芳. everStick复合树脂高强纤维材料的临床应用. 中国组织工程研究, 2014, 18 (3): 458-463.

[2] 孟焕新. 牙周病学. 5版. 北京:人民卫生出版社, 2020.

[3] 史连瑞,王峰,谷静,等. 两种暂时性牙周夹板固定松动下颌前牙的临床观察. 中华老年口腔医学杂志, 2019, 17 (3): 154-157, 177.

[4] 束蓉. 临床牙周病治疗学. 上海:上海世界图书出版公司, 2011.

[5] 谢云锋,汪饶饶,尚光伟,等. Superbond粘接系统在牙周炎松动下前牙固定中的应用. 口腔医学, 2012, 32 (11): 701-702.

第三节　牙周基础性手术

一、概述

在经过完善的牙周基础治疗之后,复查时如果还有深的牙周袋并伴有炎症,或是仍有肥大增生的牙龈没有完全消退,表明用非手术治疗难以解决这些问题,此时就需要采用牙周手术的方法来进行治疗。牙周手术治疗最根本的目的是消除牙周袋或使牙周袋变浅,以利于保持牙面和根面的清洁,防止疾病的复发。为了实现这一目的,可以采用直接切除肥大增生的牙龈或软组织袋壁的方法来消除牙周袋,也可以采用翻开牙龈瓣的方法,达到在开放直视的情况下,彻底清除根面的菌斑、牙石及肉芽组织,清除残留的致病因素的目的,从而使炎症彻底消除,牙周袋变浅,疾病得以控制。这种最基本的手术被称为牙周基础性手术,主要包括牙龈切除术和牙龈翻瓣术,也是其他牙周手术的基础。

二、操作规范流程

(一) 适应证

1. 经过龈下刮治及根面平整后,牙周袋深度仍然>5mm,探诊后有出血或溢脓。

2. 基础治疗不能彻底清除根面的刺激物,常见于磨牙根分叉区和一些前磨牙区。

3. 牙槽骨外形不规则,有深的凹坑状骨吸收或骨下袋等,必须进行骨修整,或进行植骨手术,或进行引导性组织再生术。

4. 后牙根分叉病变达到Ⅱ度或Ⅲ度,手术有利于清除牙石菌斑暴露根分叉,或通过引导性组织再生术等方法使病损修复,或根据需要进行截根、分根、牙半切术等。

5. 最后一个磨牙的远中骨袋需要手术治疗。

(二) 禁忌证

1. 绝对禁忌证 急性或慢性病急性发作。

(1)严重心、肺疾病,如严重心律失常、心肌梗死活动期、重度心力衰竭、哮喘、呼吸衰竭不能平卧。

(2)半年内有过心绞痛或心肌梗死病史,半年内做过心脏支架或搭桥手术。

(3)严重高血压、精神异常及意识明显障碍,不能配合治疗。

(4)患有凝血功能障碍等血液系统疾病,如白血病、血友病等。

(5)严重出血倾向,血红蛋白低于 50g/L 或凝血酶原时间(prothrombin time,PT) 延长 3 秒以上。

(6)急性扁桃体炎、咽炎。

(7)未控制的全身疾病,如糖尿病或高血压,不能接受外科手术。

2. 相对禁忌证

(1)局部炎症和病因未消除。

(2)患者不能配合菌斑控制,因为良好的菌斑控制是牙周手术治疗成功的决定性因素之一,如果患者不重视或由于各种原因在基础治疗阶段未能充分掌握和实施菌斑控制,则不应进入手术治疗阶段,因为对于菌斑控制不佳者,手术对牙周情况有害而无利。

(3)吸烟量多,预后及疗效均较差。

(三) 操作前准备

1. 患者准备

(1)完善术前血液检查,如血常规、血糖、凝血功能、传染病的筛查(包括术前四项等)。

(2)术前完善牙周基础治疗,去除病因及控制牙龈炎症,患者需掌握控制菌斑的方法,能够控制牙菌斑,而且术后能坚持控制牙菌斑。

(3)告知患者病情,让其了解牙周手术的目的及术中、术后可能出现的问题,患者必须充分知情并签署手术知情同意书。

(4)患者的全身情况能够耐受手术治疗,必要时预防用药。

(5)术前应向患者做好解释工作,消除其恐惧感。

(6)术前用 0.12% 氯己定漱口水含漱 1 分钟,减少和控制口腔内的菌斑微生物。

(7)注重无菌观念,预防交叉感染。牙周手术与其他口腔手术一样,虽为有菌环境,但应尽量保持无菌状态,所有步骤遵循无菌操作原则,按外科手术标准,常规用 75%(体积比)的乙醇对口腔周围的皮肤进行消毒,铺消毒孔巾。

(8)无痛原则,手术可用局部浸润麻醉或神经传导阻滞麻醉,使手术达到无痛并顺利进行的目的,必要时可使用镇静剂。

2. 物品(器械)准备　牙周手术包,需要的器械如下。

(1)切开类器械:各类手术刀。

1)牙周刀(龈切刀):斧形刀是经典的牙龈切除术的代表工具,分为双端或单端,肾形外围是工作刀刃。

2)齿间刀:柳叶刀,是牙间隙邻面的龈乳头切断工具,矛形的两侧都有锋利的刀刃,刀头分为双端或单端两种。

3)手术刀片:牙周手术可使用不同形状和大小的一次性手术刀片,最常见的型号为12D、15 和 15C。12D 刀片是一种镰刀形刀片,两面都有刃口,允许术者通过推、拉等切割动作进入狭窄受限区域;15 号刀片用于常规龈瓣的切口;15C 刀片是一个工作刃更窄的 15 号刀片,做切口时,这种纤细的设计可使刀片更易于进入邻面龈瓣的狭窄部分。

(2)手术用刮匙、刮治器:在术中经常需要用较大的刮匙来去除肉芽组织、纤维性牙周膜组织和顽固的龈下牙石,龈下刮治器可以用来做更精细的清创。

(3)骨膜剥离器:牙龈瓣切开后,用骨膜剥离器翻开和推动龈瓣。

(4)骨凿:在清创时可以提高效率及修整骨外形。

(5)组织镊:缝合时用来固定龈瓣,以及定位和移动翻开的龈瓣。

(6)剪刀:组织剪和线剪分别用来修剪组织和剪线,不宜混用。

(7)止血钳:在牙周手术中,止血钳用于牙龈切开术中去除多余的牙龈组织,修整龈瓣边缘,或扩大牙周脓肿的切口,以及在膜龈手术中分离肌肉的附着。

(8)持针器:手术完成后,用持针器将龈瓣缝合在所需的位置;除常规类型的持针器外,显微持针器用于更精细、精确的手术。

(9)其他:包括冲洗器、吸引器(强吸、弱吸)。

3. 操作者准备

(1)核对患者的信息:姓名、性别、年龄、手术区域。

(2)再次询问患者的全身情况,确认患者既往有无高血压,有无心、肺、脑疾病等病史,有无服用抗凝药物(如阿司匹林、华法林等)的情况,有无出凝血异常疾病史。

(3)询问有无药物及麻醉药过敏史。

(4)查看患者血常规、凝血功能等检查结果。

(5)明确患者有无禁忌证。

(6)确定患者已经签署手术知情同意书。

(7)术者应穿着一次性或外科无菌手术衣,佩戴帽子、口罩、护目镜或面罩,戴无菌手套。

三、操作步骤

(一)牙龈切除术

1. 概念　牙龈切除术是用手术方法切除增生肥大的牙龈组织或后牙某些部位中等深度的牙周袋,重建牙龈生理外形及正常的龈沟的一种手术;通过手术去除牙周袋内壁,为彻底清除牙石和彻底根面平整提供可视性和有利的入路。这为牙龈愈合和恢复生理性牙龈轮廓创造了良好的条件。牙龈切除术在过去被广泛应用,随着对牙周手术愈合机制理解的加深和更复杂的龈瓣方法的发展,牙龈切除术在目前运用得越来越少。但是,对于特殊的病例,这仍然是一种有效的治疗方式。

2. 适应证和禁忌证

(1)适应证

1)纤维性牙龈增生、药物性增生等牙龈增生,经过基础治疗后仍然有牙龈肥大,如果牙周袋内壁是纤维实质性的,无论其深度如何,均需要消除袋内壁。

2)后牙中等深度的骨上袋,袋底不超过膜龈联合,附着龈宽度足够。

3)牙龈瘤或妊娠性龈瘤,在全身状况允许的情况下,可以手术。

4)冠周龈瓣组织覆盖在阻生牙面上,该阻生牙的位置基本正常,切除多余的龈瓣组织,有利于牙齿萌出。

(2)禁忌证

1)未进行牙周基础治疗。

2)牙周袋的底部位于膜龈联合根方。

3)美观方面的考虑,特别是在上前牙区,前牙的牙周袋切除后会导致牙根暴露。

4)需要进行骨形态的检查和修整。

虽然手术刀切除法是推荐的技术,但牙龈切除术也可以通过电刀、激光进行。

3. 手术步骤

(1)用牙周探针探测各位点的牙周袋深度,并用标记镊标记袋底在不同区域对应牙龈表面上的外形。

(2)牙周刀(如斧形刀)用于做颊舌侧及牙弓末端的牙龈切口。柳叶刀用于牙齿邻间切口。用刀片(12 号或 15 号)和组织剪作为辅助器械。

切口从标记点的根方 1~2mm 处入路指向牙周袋底的位置,切口所达的位置是指牙周袋底和骨嵴顶之间的一点。应该尽可能地接近骨面,以去除骨面冠方的软组织,但骨面不宜暴露。牙周软组织充分覆盖骨面,愈合过程中出现并发症的可能性最小。

可采用间断或连续切口,切口应与牙齿表面约成 45°,这样可以重建正常的牙龈扇贝状外形,如果切口不能形成斜面,将会留下一个牙龈纤维平台,这将需要更长的时间才能形成一个正常的生理轮廓。在愈合期间,牙菌斑和牙石都有可能导致牙周袋复发。

(3)刮除切下的牙周袋内壁,清洁该区域,并仔细检查根面,清除根面牙石残留,切除的软组织内壁可见大量增生的肉芽组织。

(4)小心刮除肉芽组织,清除任何残留的牙石和坏死的牙骨质,冲洗干净,留下光滑、干净的牙齿根面。

(5)牙周塞治剂覆盖手术区域。

(二)牙龈翻瓣术

1. 概念　牙龈翻瓣术是重度牙周炎治疗的主要方法之一,是应用最为广泛的牙周手术。该方法采用不同的手术切口使牙龈与下方的组织分离,形成牙龈组织瓣(一般情况为牙龈骨膜瓣),暴露病变区的根面和牙槽骨,提供清创的入路和可视性,在刮除病变组织和菌斑牙石后,将牙龈瓣复位在合适的位置上并缝合,达到消除牙周袋形成或使牙周袋变浅的目的;也是骨成形术和骨切除术、组织再生性手术、截根术等其他手术的基本操作方法。

　　牙龈翻瓣术是用于治疗深牙周袋最常使用的方法之一,特别是在中度和重度深牙周袋的后牙区。用于治疗牙周袋的牙龈翻瓣术有以下功能。

　　(1)根面牙石的刮治和根面平整的入路。

　　(2)通过切除牙周袋内壁消除或减小牙周袋深度。

　　(3)如有必要,进行骨切除手术的途径。

　　(4)再生性手术中暴露手术区的步骤。

　　为了实现这些目的,目前最多使用的龈瓣技术是改良 Widman 翻瓣术;1965 年,Morris 提出了 20 世纪早期相关文献中描述的技术,称为"未移位的黏骨膜瓣翻瓣术",后来改称为"改良 Widman 翻瓣术"。该技术提供了一个术后健康胶原结缔组织纤维与牙齿表面密切结合的途径,提供了充分稳固的根表面接触和术后立即关闭伤口有利于愈合的环境。

　　2. 切口设计　翻瓣术的切口应根据手术目的、需要暴露牙面及骨面的程度、瓣复位的水平等因素来设计,还要考虑到龈瓣的良好血液供应。

　　(1)水平切口:是指沿龈缘附近所做的近远中方向的切口,一般应包括术区患牙,并向近中和远中延伸 1~2 颗健康牙齿。水平切口包括以下 3 个步骤。

　　1)第一切口:为内斜切口,一般在距龈缘 0.5~2.0mm 处进刀,向根方切入,直达牙槽嵴顶或其附近。内斜切口完成后,要切除的组织仍包绕牙齿,包括袋内壁的上皮和炎症肉芽组织、结合上皮、袋底与骨嵴顶之间的结缔组织纤维。这部分组织在完成第二切口、第三切口后,将被彻底清除。内斜切口是翻瓣术中最关键的切口,该切口与龈缘的距离及切入的角度应根据手术目的而定,并根据牙龈的厚度、欲将龈瓣复位的位置等情况进行适当调整。内斜切口是目前采用最多的切口,优点为:①将袋内壁的上皮和炎症组织切除;②保留了相对完好的袋外侧面的角化龈;③形成的龈瓣边缘薄,易于贴附牙面和骨面,愈合后牙龈外形良好。

　　2)第二切口:为沟内切口,将刀片从袋底切入,直达牙槽嵴顶或其附近。围绕术区牙齿一周均做此切口,目的是将欲切除的袋壁组织与牙面分离。

　　3)第三切口:也称牙间切口或牙间水平切口,在第二切口后,用骨膜起子插入第一切口处,将龈瓣从骨面分离,暴露第一切口根方最后,做第三切口。将刀片与牙面垂直,在骨嵴顶冠方,水平切断袋壁组织与骨嵴顶及牙面的连接。此切口除沿颊舌面进行外,重点是在两牙之间的邻面进行,刀片伸入邻间隙,从颊舌方向将欲切除的组织与骨嵴顶和牙面彻底断离。

　　(2)纵行切口:也称垂直切口,在水平切口的近、中端或近、远中两端做纵行松弛切口,目的是减小组织张力、更好地暴露术区。切口从龈缘开始,经过附着龈,超过膜龈联合,直至牙槽黏膜或颊侧移行沟。在近、远中侧均做纵行切口时,应注意使龈瓣的基底部略大于龈缘处,略呈梯形,以保证龈瓣的血供。纵行切口的位置应在术区近、远中侧比较健康的牙龈组织上,位于牙的颊面轴角处,一般将龈乳头包括在龈瓣内,以利于术后缝合。切忌在龈乳头中央或颊面中央处做纵行切口,以避免影响愈合;也尽量避免在舌腭侧做纵行切口,因为这可能会伤及血管、神经,造成出血多或影响愈合。是否做纵行切口,取决于手术目的和瓣的设计。单纯的改良 Widman 翻瓣术一般不做骨修整,故无须做纵行切口,必要时可将水平切口延长 1~2 颗牙的距离,即可将牙根管充分暴露。

(3)保留龈乳头切口：在行植骨术或引导性组织再生术，以及有前牙美观需要时，如果龈乳头的近、远、中径较宽，可将整个牙龈乳头保持在某一侧的龈瓣上，而不是将龈乳头从颊舌面切开和翻起，一般将完整保留的龈乳头连在唇(颊)侧瓣上。该方法的优点是对邻面植骨处覆盖较严密，能避免植入物脱落或造成感染，并且可减少术后龈乳头的退缩，有利于美观。切口方法为对每个术区患牙均做环行沟内切口，不在邻面将颊舌侧牙龈乳头切断，而在腭侧距龈乳头顶端至少5mm处做一弧形切口，贯通其两侧邻牙的轴角，再将尖柳叶刀从弧形切口处伸入并指向唇面，切透该龈乳头基底部1/2~2/3，即可将该乳头从腭侧分离，翻瓣时，通过牙间隙将龈乳头翻到唇(颊)侧，并随唇侧龈瓣一并翻起。

3. 改良 Widman 翻瓣术手术步骤

(1)初始切口为牙槽嵴内斜切口(水平切口)，切口距龈缘0.5~2.0mm，沿龈缘呈扇形插入刀片时应注意：使龈乳头的厚度与剩余龈瓣的厚度相似，垂直切口通常是非必需的。

(2)用骨膜剥离器翻开牙龈黏骨膜瓣。

(3)从牙周袋的底部向骨嵴顶做沟内切口，使其环绕牙颈部，形成包含袋内壁的三角形楔形软组织。

(4)龈瓣翻开后，用刮治器或柳叶刀在牙间隙的骨嵴顶做第三个切口，去除颈部圈领。

(5)用刮除器去除分离的组织和肉芽组织，如有需要，先检查牙根表面，然后进行刮治和根面平整，附着在牙根表面的残余牙周膜纤维可以不去除干净。

(6)如果牙槽骨嵴顶在牙齿颈部不能形成良好的组织适应形态，这种骨形态结构不良需要得到纠正。在缝合时尽量使颊舌侧组织靠近，使骨面不暴露。龈瓣可以修薄，使牙龈包绕在牙齿的颈部及与邻面颊舌侧龈瓣相贴近。

(7)在颊、腭侧分别完成连续、独立的缝合，最后覆盖牙周塞治剂。

4. 龈瓣种类　在完成手术切口后，要翻开牙龈瓣。龈瓣的种类包括全厚瓣和半厚瓣两种。大多数情况下翻起的软组织瓣为黏骨膜瓣，也称为全厚瓣。用骨膜剥离器进行钝性分离，沿牙槽骨将骨膜连同龈瓣一同翻起，暴露病变区。在一些膜龈手术、牙槽骨板很薄或有"骨开窗"等的情况下，为了保护牙槽嵴避免因暴露而被过多吸收，可做半厚瓣，即龈瓣只包括表面上皮及下方的一部分结缔组织，而深部的结缔组织连同其下方的骨膜仍覆盖于牙槽骨上。如果手术设计为半厚瓣，在做切口时，切口深度达结缔组织层即可，不要切透骨膜达骨面；然后用锐利的11号或15号刀片将龈瓣于下方的结缔组织和骨膜锐性分离。

5. 龈瓣复位　根据手术的目的不同，可将龈瓣复位于不同的水平。

(1)复位于牙颈部：即改良 Widman 翻瓣术，适用于前牙和后牙的中等或深牙周袋，且无须做骨成形者。特点是能彻底除去袋内壁上皮及炎症组织；翻瓣仅达牙槽嵴顶端处，不做骨修整，龈瓣复位时应尽量将邻间骨覆盖，不使骨质暴露。

(2)复位于牙槽嵴顶处：具有此类特点的手术被称为嵴顶原位复位瓣术，适用于后牙消除中等深度及深牙周袋，以及需修整骨缺损者，也适用于因根分叉病变而需暴露根分叉者，但均必须有足够宽度的角化龈，以避免手术切除袋壁牙龈时将角化龈全部切除。

(3)根向复位：用于消除牙周袋和增宽附着龈。将龈瓣向根方推移，可根据需要选择全厚瓣或半厚瓣。半厚瓣需要更高的精确度和更长的操作时间，但该方法利用骨膜缝合技术，能更精确地定位。

(4)骨膜缝合:可用来对非原位复位的半厚瓣进行固位。

在所有必要的程序完成后,再次检查和清洁该区域,将龈瓣放置在原设计的位置,龈瓣应该处于无张力状态保持在这个位置,可用纱布轻压保持龈瓣在需要的位置,以利血凝块形成,缝合的目的也是将龈瓣保持在所需的位置,直到完全愈合。

6. 龈瓣的缝合 在翻瓣术中龈瓣复位后,要进行缝合,应使用弯针(针缘两侧有刃的是三角针,无刃的是圆针)。缝合全厚瓣时,通常使用反三角针,而膜龈手术中,缝合半厚瓣常使用细的圆针,以减少对较薄牙龈瓣组织的损伤。

有许多种不同材料类型的缝线和缝针。缝线材料分为不可吸收的和可吸收的,它们可以进一步分类为单股线和编织线。现在可吸收线已普及,因为它们提高了患者的舒适度并消除了拆线的痛苦。

常用的牙周缝合方式主要包括间断缝合、悬吊缝合、褥式缝合、锚式缝合。

用持针器夹住缝针,针尖进入组织时应与其成直角,距离切口2~3mm;然后,沿着针的曲度穿过组织,打结不应该放在切口上方。牙龈瓣缝合可以采用间断缝合,也可以采用连续、单独的悬吊缝合。后一种方法可避免将颊部和舌部或腭部龈瓣拉在一起的现象,而是将牙齿作为龈瓣的悬吊牙,龈瓣发生卷曲的可能性较小,可使缝合力均匀分布在龈瓣上。

缝合龈乳头时,在龈乳头三角形的基底部连成一条弧线,形成假想线,任何类型的缝合都应该在假想线以下的点进入和离开龈瓣组织。

(三) 牙周骨切除性手术

1. 概念 牙周炎会导致牙槽骨的吸收破坏,使骨高度降低、骨形态改变,有些部位会有代偿性骨异常增生,加重牙槽骨的外形改变,失去原有的生理外形,而骨的形态与牙龈的形态直接相关,骨的畸形会使牙龈失去正常的生理外形,增加菌斑堆积。牙周炎患牙实施的骨手术包括切除性和再生性两大类,本部分主要介绍切除性骨手术。

在翻瓣术的基础上修整或切除部分病变区的牙槽骨,使之恢复正常的形态和生理功能,这类手术包括骨成形和骨切除术,两者的目的都是对牙槽骨的外形和边缘进行修整,从而建立或恢复牙槽骨正常的生理外形。

2. 牙槽骨手术的适应证

(1)牙周炎患者牙槽骨嵴顶变为圆钝肥厚状或平台状,或骨嵴顶边缘突出成壁架状,或颊侧骨面牙根之间的纵沟外形消失,对这些骨外形要进行修整。

(2)浅的一壁骨袋或浅而宽的二壁骨袋难以有新骨修复。

(3)邻面凹坑状骨吸收,骨再生的可能性较小,可以采用切除性的手术,切除较薄而低的一侧骨壁,形成斜坡状。

(4)边缘嵴高低不齐或不规则状,或邻面骨嵴顶低于颊舌侧骨缘线,使嵴顶呈反波浪形,需要进行骨形态修整,必要时需切除少量支持骨,建立正常的外形。

(5)Ⅲ度或Ⅱ度根分叉病变,但有牙龈退缩且附着龈窄,再生性手术难以治疗成功,需要通过牙周手术将根分叉区暴露,常采用的手术是根向复位瓣合并骨成形术。

(6)邻近缺牙区的牙齿如果向缺牙区倾斜,在缺牙侧常形成窄而深的骨下袋,需进行骨修整手术。

3. 手术方法 骨手术在翻瓣术的基础上进行,完成切口后,翻开黏骨膜瓣,彻底刮除根面的菌斑牙石及肉芽组织,充分暴露骨外形。根据骨病损的形态和种类,根据不同的适应证,进行骨成形或骨切除处理,例如,修整肥厚的骨嵴顶或不齐的骨缘,形成薄的扇贝状骨外形,消除一壁或浅而宽的二壁骨袋,将倾斜牙的骨袋修整成移行的斜坡状;在牙间和根间的骨面形成生理性的纵沟,修整邻面凹坑状的骨缺损等。骨修整使用的工具为涡轮手机上的球钻或骨凿,使用涡轮手机时必须有冷却水,以免高温引起骨坏死,完成骨修整后用生理盐水冲洗,仔细检查骨形态,观察是否达到要求,必要时再进行适当的补充修整。完成后将龈瓣复位,应将骨面完全覆盖,避免牙槽骨暴露,减少未来的骨吸收,其余方法和步骤同前述"牙龈翻瓣术"。

四、并发症及处理

1. 术后持续出血　应去除塞治剂,找出出血部位及原因,可通过压迫法止血,必要时可采用电灼烧法止血,止住出血后重新放置塞治剂。

2. 术后疼痛　术中只要遵循基本原则,术后疼痛和不适会非常轻微。术后疼痛的一个常见原因是牙周塞治剂过度伸展,越过了膜龈联合或妨碍了系带活动,造成局部黏膜水肿,甚至溃疡,这种疼痛通常出现在术后 1~2 天,只要去除塞治剂,过分伸展部分的疼痛即可消失。手术过程中骨暴露或骨面干燥面积过大、时间过长,也会引起术后较严重的疼痛,可以服用非甾体抗炎药镇痛,但是同时服用降压药的患者需要慎用,因为此类药会干扰降压药的效果。如术后疼痛严重,需在局部麻醉下去除塞治剂,仔细检查原因。与感染有关的术后疼痛常伴有淋巴结局部肿大和低热,应服用抗生素和镇痛药。

3. 肿胀　术后 2 天内,有些患者术区相应面颊部可能会出现肿胀,一般质软无痛,淋巴结可能肿大,但术区局部并无异常表现,对于手术过程的非感染性炎症反应,一般在术后 3~4 天肿胀会逐渐消退。如肿胀持续存在或加重,或出现疼痛,则应使用抗生素,如阿莫西林(500mg, 3 次 /d,连续服用 1 周),并告知患者在肿胀区域可进行间断热敷,以利于肿胀消退。对某些较复杂的手术,术后预防性使用抗生素有助于防止感染和肿胀的发生。

4. 术区牙齿咬合痛　多由不同原因导致:①塞治剂过多,会干扰咬合引起咬合痛,通过检查即可发现,去除多余塞治剂即可;②术前调𬌗不够,存在咬合高点,术后可能出现咬合痛,调𬌗有助于消除症状;③术后炎症反应扩展至牙周韧带,也可能导致咬合痛,一般会随着术后时间延长,症状逐渐消退,但如果症状逐渐加重,则应去除塞治剂,检查有无术区感染及残留牙石等局部刺激物,如果术区有脓肿形成,则应切开引流,并彻底清除残留牙石。

5. 全身性反应　患者偶尔会在术后 24 小时内感觉虚弱,或有低烧,可能是手术过程引起短暂菌血症,为全身反应;术前 24 小时开始服用抗生素,如阿莫西林(500mg, 1 次 /8h),并连续服用至术后数天,可防止这种症状发生。

6. 塞治剂脱落　应及时复诊,重新放置塞治剂。

五、牙周手术规范评价

牙周手术规范核查、评估见表 2-3-1、表 2-3-2。

表 2-3-1 牙周手术规范核查表

项目	内容	是	否
操作前准备	核对患者信息：姓名、性别、年龄、术区		
	询问患者既往有无高血压，有无心、肺、脑疾病等病史		
	询问有无服用抗凝药物（如阿司匹林、氯吡格雷）等的情况及有无出凝血异常疾病史		
	查看患者血常规、凝血功能、心电图及检查结果		
	明确患者无牙周手术禁忌证		
	确定患者签署牙周手术知情同意书		
	物品（器械）准备妥当，相关设备正常，如超声牙周治疗仪,强、弱吸引器。监护设备、氧气及急救药品准备妥当		
	调整椅位，戴好手套		
牙周手术	牙周手术切口设计准确		
	器械使用方法正确		
	按手术步骤,有顺序完成		
	清创有效彻底		
	术中减少创伤		
手术后	伤口是否对位良好,有无骨面暴露		
	伤口是否无张力严密缝合,缝线不松		
	术后医嘱		
	牙龈有无撕裂损伤		

表 2-3-2 牙周手术规范评估表

项目	5分	4分	3分	2分	1分
操作流畅程度					
操作熟练度					
人文关怀					

注：评分标准如下。

5分：操作过程清晰流畅、无卡顿、检查熟练,手术过程手法正确；人文关怀到位,有术前交流、术中安慰及术后注意事项的交代。

4分：介于5分与3分之间。

3分：操作过程能整体完成,卡顿次数<3次,手术步骤基本正确；人文关怀不足,但能有部分术前交流、术中安慰及术后饮食及注意事项的交代。

2分：介于3分与1分之间。

1分：操作过程卡顿次数>6次,操作粗暴、牙龈撕裂明显；无人文关怀。

六、常见操作错误及分析

1. 将龈乳头直接切除,没有保留龈缘扇贝的形状,因为切口设计时不了解牙龈的正常解剖形态,未做扇贝形的切口,保留龈乳头的形态,所以导致龈乳头完全缺失,术后邻面难以复位对位缝合,造成邻面骨暴露。

2. 翻瓣时,直接从龈缘开始翻瓣,很容易造成龈缘撕裂,尤其是在一些牙龈薄弱的部位,应先翻起龈乳头,再翻龈缘下方。

3. 清创不彻底,应在一些骨下袋较狭窄的部位应用龈下刮治器,做精细的清创及根面平整,尤其在一些根分叉内部及一些根面凹陷部位,重点注意清创。

4. 缝线过紧或过松,使伤口张力过大或过小,都不利于伤口的愈合,可能造成龈瓣坏死、愈合不佳等情况。

七、常见训练方法及培训要点介绍

模型训练:目前使用的训练模型主要是冷藏猪头的牙龈。

常采用的是在冷藏猪头的牙龈上模拟手术操进行练习。这种教学方法比较经典,但也存在一些不足,如猪的腭侧牙龈与人的牙龈厚度和形态相差很大,切口和翻瓣的难度较大,手感也有较大差别;但颊侧及舌侧牙龈与人的牙龈厚度接近,是学生练习时有效模拟操作的工具。

八、相关知识测试题(5道选择题)

1. 牙周手术垂直接口最佳的部位应选择在

　　A. 相邻健康牙的颊/舌侧龈终点

　　B. 相邻健康牙的近远中轴面角处

　　C. 相邻健康牙的龈乳头处

　　D. 相邻健康牙的牙根最突出处

　　E. 病变区骨边缘

2. 改良 Widman 翻瓣术的适应证是

　　A. 牙周袋深度超过膜龈联合　　　　　　B. 不需要修整牙槽骨者

　　C. 需要植骨者　　　　　　　　　　　　D. 牙龈增生

　　E. 需要牙槽骨成形者

3. 目前牙周手术后最常见的牙龈与牙结合的形式为

　　A. 骨结合　　　　　　　B. 胶原结合　　　　　　C. 长上皮结合

　　D. 新附着　　　　　　　E. 细胞结合

4. 下颌磨牙根分叉病变,其中一根受累较重,另一根健康有支持,不松动,并能进行根管治疗。该情况应选择的手术是

　　A. 引导性组织再生术　　　　B. 截根术　　　　　　C. 牙半切术

　　D. 翻瓣术　　　　　　　　　E. 分根术

5. 下列选项中,**不属于**截根术适应证的是

　　A. 多根牙的某个牙根周组织破坏严重,其余牙根较好

B. 上颌磨牙,一颊根发生纵折

C. 磨牙的一个根有严重根尖周病,根管不通

D. 多根牙,牙槽骨水平吸收达根尖1/3

E. 多根牙一个根的牙周破坏严重,合并根分叉病变Ⅲ度

参考答案:1. B　2. B　3. C　4. B　5. D

(曹　琼)

第四节　牙周再生性手术

一、概述

牙周组织再生是指重建由于牙周炎所造成的已丧失的牙周组织,恢复其结构、功能和美观等,是理想的牙周治疗方法。牙周再生性手术主要包括引导性组织再生术(guided tissue regeneration,GTR)、植骨术,以及与生长因子有关的促进再生的方法,或上述方法的联合应用。临床医生若想成功完成再生性手术和获得良好的远期疗效,需要了解再生手术相关的基本理论,掌握手术适应证,熟练掌握手术基本步骤、术后注意事项和长期的维护治疗等。本节重点探讨GTR。

GTR是在牙周手术中利用膜性材料作为屏障,阻止牙龈上皮在愈合过程中沿根面生长,阻挡牙龈组织与根面的接触,并提供一定的空间,引导具有形成再生能力的牙周膜细胞优先占据根面,从而在原已暴露于牙周袋内的根面上形成新的牙骨质,同时还有牙周膜纤维埋入,形成牙周组织的再生。

二、引导性组织再生术操作规范流程

(一)适应证

1. 骨内袋　窄而深的骨袋效果较好,骨袋过宽则效果差,其中三壁袋和二壁袋效果最好;残留骨壁越少,效果越差。

2. 根分叉病变　其中以Ⅱ度根分叉病变治疗效果最好。

3. 局限性牙龈退缩　仅涉及唇面的牙龈退缩,邻面无牙槽骨吸收且龈乳头完好。

(二)禁忌证

1. 绝对禁忌证

(1)不能进行外科手术的全身疾病,如半年内曾急性发作的心脏病、风湿性心脏病、血液病、病情未控制的糖尿病。

(2)不能配合的情况,如患者由于精神障碍或残障等原因不能配合。

2. 相对禁忌证

(1)菌斑控制不佳,菌斑控制指数>20%。

(2)局部炎症和病因未消除。

(三)操作前准备

1. 患者准备　术前应进行完善的牙周基础治疗(包括龈上洁治、龈下刮治和根面平整等)且调整咬合消除咬合创伤,待牙周炎症已控制后2~6周,方可以考虑进行再生性手术。

若炎症未控制就进行手术,可导致手术时出血多、视野不清晰和术后牙龈退缩及膜暴露等问题。术前 1 天口服抗生素,漱口水含漱。

2. 物品(器械)准备

(1)常规器械:包括一次性器械盘、口杯、吸唾管等。

(2)手术器械:包括手术包、口内及口外消毒液、注射器、麻醉药、手术刀片各型号各一把、手术可吸收线及不可吸收线各一包、手术专用吸唾管等。

(3)特殊材料的准备:包括人工植入骨粉、可吸收性生物屏障膜或不可吸收性生物屏障膜、根面处理剂(EDTA 或四环素)。

3. 操作者准备　术前了解患者的全身健康状况,确认是否需要预防性用药,完善必要的实验室检查(如血常规、出血和凝血时间、某些传染病的筛查等)。还应详细检查和记录手术部位的牙周袋深度、附着水平、龈缘位置、附着龈宽度、牙齿松动度等临床指标。

向患者充分介绍手术方法、过程、费用明细,以及术中的注意事项等;告知患者手术效果受多因素的影响,如年龄、骨质破坏的类型和程度,以及宿主的免疫反应状态均可能影响 GTR 术后的愈合;应与患者充分沟通,使其了解手术效果及预后;对患者的提问予以耐心、充分的解答,以减轻患者的恐惧心理及担忧;嘱患者术前做好准备,注意口腔卫生、全身状况(如预防感冒、避免疲劳、避开生理期等)和心理状态;签署知情同意书。

(四)操作步骤

1. 麻醉、消毒　术前用 0.12% 氯己定漱口水含漱 1 分钟,口周常规消毒。局部浸润麻醉时建议选择骨下袋位点,不宜在牙龈缘及牙尖乳头过度麻醉,以减轻边缘组织的局部缺血,同时有利于术后组织修复。

2. 切口设计　切口设计应尽量保存颊、舌及牙间乳头处牙龈软组织,采用水平沟内切口。邻面建议采用保留龈乳头切口,以及改良或简化的保留牙龈乳头切口。若需要瓣的松弛和移动(如冠向复位瓣、侧向转移瓣),可行移行沟处的骨膜松弛切口。为了松弛瓣和暴露术区视野,有时也需要采用垂直松弛切口,切口应位于牙齿的颊侧轴角处,越过膜龈联合,龈瓣的基底部略大于龈缘。尽量避免在舌、腭侧做纵行切口,以免伤及血管、神经。

3. 翻瓣　翻起全厚瓣,充分暴露骨下袋和根分叉(牙槽嵴上 3mm)。

4. 清创和根面平整　采用超声工作尖或手用刮治器械,彻底清除术区肉芽组织和牙根表面的菌斑、牙石,平整根面。清除牙骨质内的毒素对于新附着的形成至关重要。用大量生理盐水冲洗,保证术区清洁后,轻触骨面,让血液充满骨下袋,确保血运丰富。

5. 植入材料的选择和放置　若同时进行植骨手术,需要在骨下袋中植入骨或骨的替代品,建议植入的骨材料与牙槽嵴平齐。根据骨缺损的形态选择合适形状的膜,可对膜进行适当修剪,膜放置时,建议屏障膜比骨缺损大 2~3mm,将骨缺损全部覆盖,但要小于切口至少 1.5mm,以保证牙龈瓣有良好的血供。

6. 瓣复位与缝合　瓣复位的基本原则是确保能严密覆盖植入材料,在无张力下缝合。根据上述原则,可采用原位复位和冠向复位瓣等。邻面骨缺损区(牙龈乳头)建议采用水平褥式缝合或改良水平褥式缝合,同时结合牙龈乳头间断缝合的双层缝合技术,这样有利于瓣的颊、舌侧对位和严密覆盖植入材料,还有利于组织再生空间的保存。根分叉区多需要采用悬吊的冠向复位缝合。

7. 术后护理和菌斑控制　使用牙周塞治剂,术后 10~14 天拆线。术后菌斑控制至关重要,建议使用 0.12% 氯己定漱口水含漱 2~3 周,每天 2 次,每次 1 分钟。术后可配合应用全身(如阿莫西林)和局部抗生素(如奥硝唑)1 周,以减少术后肿胀、不适及术后感染,增加手术可预测性。术后 8 周内每 1~2 周复查 1 次,简单洁治,清除菌斑。教会患者用软毛牙刷刷牙,术后 2~3 周后可恢复刷牙和牙间清洁措施(压线、间隙刷等)。定期复诊,进行常规的牙周维护。

(五) 并发症及处理

膜的暴露被认为是最主要的并发症,根据报道发生率可达 70%~80%,主要危险在于细菌的污染加重,阻碍了临床附着水平的增加。但应用改良龈乳头保存术后膜的暴露率已大幅降低。并发症的预防主要为对手术切口、龈瓣松弛度等几个方面仔细设计和操作。其他较少见的并发症还有充血、水肿、化脓、组织坏死、龈瓣穿孔、膜脱落、术后疼痛等,只要注意术后清洁护理、抗生素应用等,一般均能得到良好的控制。

(六) 影响疗效的因素

菌斑控制不佳、牙周维护阶段的依从性差、术后不按期复查和清除菌斑、吸烟都会影响 GTR 术后的疗效;另外,术中瓣的设计不能将膜完全覆盖、骨袋宽而浅、所使用的膜材料过早降解、膜与根面之间不能保持一定的间隙也会影响疗效。术后膜如果暴露,则易引起感染,一旦感染将使得再生不能形成。因此,在 GTR 术前、术中和术后应对上述各方面加以注意,避免不利因素,才能获得理想的治疗效果。

(七) 操作注意事项

1. 膜材料的选择和放置 膜材料应与缺损周围的骨质紧密贴合,避免折叠,还应注意防止膜向骨病损内塌陷,在膜的下方应保留一定的间隙,给具有形成新骨能力的组织提供生长空间,且需要通过悬吊缝合将膜固定在牙齿上,保证膜在龈瓣下的稳定。

2. 瓣的复位与缝合 根分叉区多需要采用悬吊的冠向复位缝合。缝合技巧十分重要,包括尽量应用倒三角的缝针、进针时针尖与瓣垂直、用力方向与针的方向一致、从活动瓣到固定瓣、线拉紧防"滑结"、打结后牙龈不能发白、线头留 2~3mm 等。可吸收线较不可吸收线更容易堆积菌斑。拆线前用 3% 双氧水冲洗或擦洗,尽量减少线再进入组织的机会。

(八) 相关知识

牙周植骨术或骨替代品的植入术是采用骨或骨的替代品等移植材料来修复因牙周炎造成的牙槽骨缺损的方法。曾有报道,有些植入材料能够在根方形成一定的再生性愈合,因此,此类手术归属于再生性牙周手术。这类手术的目的在于通过移植材料促进新骨形成,修复骨缺损,恢复牙槽骨的解剖形态,并期望获得理想的牙周组织再生。适用于二壁及三壁骨下袋,或Ⅱ度根分叉病变、牙龈瓣能覆盖骨面及根分叉区者。

牙周植骨术的手术方法及步骤基本与牙周引导性组织再生术相同,唯一区别在于不需要放置膜。植骨术如果与引导性组织再生术联合应用,可利用植骨术和引导性组织再生术的共同优势,进一步提高再生手术的效果。联合应用时,先行植骨或植入骨替代材料,之后放置屏障膜,该膜应将植入材料完全覆盖,并扩展至骨外缘 2~3mm,其余同引导性组织再生术。

另外,根面的生物相容性在新附着性愈合中也是一个重要因素,因而有学者提出,为了促进新附着,可进行根面处理,以提高根面的生物相容性,可在翻瓣手术中单独使用,也可与引导性组织再生术或植骨术联合应用。用于根面处理的有柠檬酸、四环素、纤维连接蛋白,以及各种生长因子,如血小板衍生生长因子、胰岛素样生长因子、骨形成蛋白、转化生长因子等。

(九) 牙周组织再生性手术治疗效果的评价

对牙周再生性手术治疗效果的评价,主要通过以下四种方法。

1. 组织学评价 只有从愈合区获得组织块进行组织学分析,才能确定附着的类型,提供明确的证据证明有牙周附着的再生。但此方法需要在治愈后再拔除牙齿并切除其周围的牙周组织,临床上不可能实施。

2. 牙周探诊 探查术前和术后的牙周袋深度、附着水平及骨高度。临床附着丧失是常用的指标,但探查到临床附着水平并不能精确反映结缔组织最冠方的水平,而且探诊所得的深度受牙龈炎症及受探诊位置、探诊深度、探诊力度等的影响,有一定误差。用压力探针能在一定程度上减少误差。

3. 放射学检查 若采用 X 线片评价骨的再生,需要标准投照技术才能进行术前、术后的比较,但仍有误差,因其常会低估术前骨吸收量及术后骨增加量。数字减影分析可提高准确性。

4. 再次手术翻开观察 能直接观察到术后骨的修复情况。缺点是患者难以接受,也不宜作为常规手段。肉眼只能观察到新骨的形成,但无法观察到是否有牙周膜结构。

在上述这些评价方法中,只有组织学评价能最准确地确定组织再生和新附着的形成,但无法用于临床;再次手术翻开观察能提供牙槽骨再生的证据,但患者往往不愿意接受再次手术。因此,在临床工作中主要依靠牙周探诊和 X 线检查的方法。医生对这些不同检查方法所获得的结果应有清醒的认识。

三、牙周再生性手术规范评价

牙周再生性手术规范核查、评估见表 2-4-1、表 2-4-2。

表 2-4-1 牙周再生性手术操作规范核查表

项目	内容	是	部分	否
手术前准备	核对患者信息:姓名、性别、年龄、主诉			
	询问患者既往有无高血压,有无心、肺、脑疾病等病史			
	有无药物过敏史			
	查看患者血常规、凝血功能及相关术前检查结果			
	查看术前是否进行了完善的牙周基础治疗(包括龈上洁治、龈下刮治和根面平整等),并且调𬌗消除咬合创伤			
	术前向患者充分介绍手术方法、过程、费用明细及术中的注意事项等			
	告知患者手术效果受多种因素的影响,如年龄、骨质破坏的类型和程度及宿主的免疫反应状态均可能影响 GTR 术后的愈合;与患者充分沟通,使其了解手术效果及预后			
	嘱患者术前做好准备,注意口腔卫生、全身状况(如预防感冒、避免疲劳、避开生理期等)和心理状态			

续表

项目	内容	是	部分	否
手术前准备	确定患者已签署手术知情同意书			
	物品(器械)准备:常规器械,包括一次性器械盘、口杯、吸唾管等;手术器械,包括手术包、口内及口外消毒液、注射器、麻醉药、手术刀片各型号1把、手术可吸收缝线及不可吸收缝线各1包、手术专用吸唾管等;特殊材料的准备,包括人工植入骨粉、可吸收性生物屏障膜或不可吸收性生物屏障膜、根面处理剂(EDTA或四环素)			
手术操作过程	术区消毒:口周常规消毒,患者用0.12%氯己定含漱1分钟			
	术区麻醉应注意龈缘及牙尖乳头处不要过度浸润麻醉			
	切口设计应尽量保存牙龈组织,选择内斜切口			
	翻起全厚瓣,充分暴露骨缺损区			
	清除牙周袋内所有肉芽组织、彻底刮除根面牙石等刺激物、根面平整			
	根据手术区需要在骨下袋中植入骨或骨的替代品。根据骨缺损的形态选择合适形状的膜。膜材料应与缺损周围的骨质紧密贴合,避免折叠,且需要通过悬吊缝将膜固定在牙齿上,保证膜在龈瓣下的稳定			
	瓣复位和缝合:瓣应将膜完全覆盖,勿使膜暴露,并避免瓣张力过大;缝合时在龈乳头处做褥式缝合,有利于瓣的颊、舌侧对位和严密覆盖植入材料			
	使用牙周塞治剂,术后10~14天拆线			
手术后护理	向患者交代术后注意事项,如饮食建议,口腔卫生宣教,选择软毛牙刷,术后2~3周可恢复刷牙和牙间清洁措施			
	术后1周内预防性使用全身抗生素			
	术后菌斑控制,使用0.12%氯己定口腔含漱2~3周,每天2次、每次1分钟			
	术后8周内每1~2周复查一次,简单洁治,清除菌斑			
	定期复诊,常规牙周维护			

表 2-4-2 牙周再生性手术操作规范评估表

项目	好(5分)	一般(3分)	差(1分)
手术操作过程流畅度			
手术操作检查完善度			
人文关怀			

注:评估标准如下。

好:手术操作过程清晰流畅,无卡顿,术前准备工作充分,术后护理和检查完善;人文关怀到位,有术前交流、术中安慰及术后饮食和注意事项的交代。

一般:手术操作过程能整体完成,卡顿次数<3次;人文关怀不足,但能有部分术前准备工作及术后护理和检查;人文关怀不足,但能有部分术前交流、术中安慰及术后饮食和注意事项的交代。

差:手术操作过程卡顿次数>6次,操作粗暴,无术前准备工作及术后护理和检查;无人文关怀。

四、常见操作错误及分析

1. 手术切口设计错误　对切口选择位置不明确,切口要尽量靠近龈缘处,邻间隙较宽时选用保留龈乳头切口,做纵切口和在根方做松弛切口。

2. 膜材料选择不正确　牙周膜细胞和成骨细胞在不同类型膜上迁移、附着、增殖与分化速度各不相同,因此要根据可降解性膜和生物不可降解性膜的优缺点合理选择。

3. 膜材料的边缘位置和固位不当　术中膜要超过骨缺损边缘 2~3mm,在釉牙骨质界水平与根面完全贴合。

4. 膜下空间的维持不够　植骨术时植入骨袋内的材料不要过多,平齐袋口即可。

5. 缝合方式不正确　对各类缝合方式的适应证掌握不牢固,未选择正确的缝合方式。缝合时若有必要应做龈瓣冠向复位,采取对位和悬吊缝合,邻间隙处采用水平交叉褥式缝合。

6. 术后护理如再次深刮手术区　未了解牙周组织新附着形成,术后 1 年内应避免探查或深部刮治术区。

五、常见训练方法及培训要点介绍

1. 模型训练　目前常利用猪上、下颌模型进行牙周手术模拟操作。该教学方式已被国内外多所院校推荐使用。也有基于羊下颌模型的牙周手术模拟操作,可为牙周手术教学提供更多、更有针对性的学习平台。另还有自制仿真模型,可为牙周引导性组织再生术提供模拟操作模型,能够满足牙周探诊,牙龈上、下刮治,根面平整,翻瓣缝合等手术操作需要,达到临床操作的模拟效果。

2. 虚拟训练　牙周虚拟仿真训练系统内置 3D 教学平台和口腔手术临床操作环境,能够逼真地模拟临床操作的全过程,为学生的训练提供新的途径。与传统的口腔教学相比,虚拟手术具有无损伤性、可重复性和可指定性等优点,可实现数字教学,可重复性和自主考核等特点。此外,基于虚拟现实技术搭建的口腔临床操作环境,可以为学生提供丰富的实践经验,具有可重复性和可进行操作反馈等优点,解决了培训费用和培训时间上的问题,弥补了仿头模等传统技能训练途径的不足。让学生在短时间内更快地掌握口腔牙周操作技能。

3. 其他训练　据文献报道,有一种牙周手术教学模型,包括模型底座、牙槽骨骨块、牙龈和人工牙齿。模型底座包括上颌底座和下颌底座,牙槽骨骨块包括上颌牙槽骨骨块、下颌右侧牙槽骨骨块和下颌左侧牙槽骨骨块。该模型采用具有牙周炎特征的牙槽骨和牙齿,结合仿真的牙龈,可使教学模型能最大限度地模拟牙周手术的实施过程,同时降低教学成本;牙龈以进口聚氨酯橡胶为原料,仿真效果好,且价格相对低廉,适合医学院和医疗机构使用;该模型能模拟临床牙周病变结构及牙周手术操作手感,层次感和实用性强;同时操作主体可替换,可反复多次重复基本功练习,便于推广和应用。

六、相关知识测试题(5 道选择题)

1. 牙周引导性组织再生术适用于
   A. 垂直性骨吸收形成的骨缺损

B. 根分叉病变

C. 种植牙手术中遇到的牙槽骨组织缺损

D. 重度牙周病患者的牙槽骨再生和骨增量手术

E. 以上都是

2. 引导性组织再生术效果最好的是

A. Ⅱ度根分叉病变

B. Ⅲ度根分叉病变

C. 一壁骨下袋

D. 二壁骨下袋

E. 三壁骨下袋

3. 关于引导性牙周组织再生术,下列叙述**不正确**的是

A. 目的是使因牙周炎而破坏的牙周组织再生,形成新附着

B. 采用生物相容性的屏障膜隔离牙龈瓣,以阻止长结合上皮形成

C. 提供新附着的空间

D. 保护血凝块,利于组织修复再生

E. 所有牙周炎患者均可采用该术

4. 引导性组织再生术的牙周支持组织修复细胞来源于

A. 骨髓细胞

B. 成纤维细胞

C. 牙周膜前体细胞

D. 牙龈上皮细胞

E. 结缔组织细胞

5. 引导性组织再生术的英文缩写是

A. GBR   B. GIR   C. TRG

D. GRT   E. GTR

参考答案:1. E   2. E   3. E   4. C   5. E

(刘斌杰)

推荐阅读

［1］陈发明,高丽娜,陈芳.牙周再生治疗现状和进展.口腔疾病防治,2019,27 (1): 9-16.

［2］孟焕新.牙周病学.5版.北京:人民卫生出版社,2020.

［3］徐莉,李熠.牙周再生性手术的临床诊疗策略.中国实用口腔科杂志,2013,6 (4): 201-205.

［4］许杰,杨俊,吴天明,等.羊下颌模型在牙周手术教学中的应用研究.牙体牙髓牙周病学杂志,2016, 26 (9): 574-579.

［5］严臻.引导性组织再生术在牙周病治疗中的应用.世界最新医学信息文摘,2017, 17 (38): 192-193.

第五节　牙周成形手术

一、概述

牙周成形手术是指防止或纠正因解剖、发育、创伤或疾病引起的牙龈、牙槽黏膜或骨组织缺损的手术治疗。符合以上定义的各种软、硬组织手术的治疗目的是牙龈增量、根面覆盖、种植体黏膜缺损的纠正、牙冠延长、异位萌出牙齿的牙龈保留、异常系带去除、预防拔牙后的牙槽嵴塌陷、缺牙区牙槽嵴的增量。

对于所有的牙周成形手术,都要尽可能建立一个令人满意的外观和形态。牙龈黏膜畸形的治疗要进行牙龈增量手术,以解决患者的功能和美观需要。

二、牙冠延长术

(一) 操作规范流程

1. 适应证

(1)高笑线的露龈笑、需要改善美观。

(2)存在大面积龋损、临床牙冠短、创伤或严重咀嚼功能紊乱者的牙齿,需恢复牙齿结构。

(3)因修复体距离牙槽嵴顶过近,侵犯了生物学宽度,需恢复牙龈健康。

2. 禁忌证

(1)牙根过短,冠根比例失调。

(2)牙齿折断达龈下过多,为暴露断端进行牙槽骨切除术后,剩余骨量不足。

(3)为暴露断端要切除的牙槽骨过多,导致与邻牙关系不协调或会明显损伤邻牙。

(4)全身情况不宜手术。

3. 操作前准备

(1)牙周基础治疗,控制牙周炎症,口腔卫生宣教。

(2)完善术前相关检查(口内照片、牙周专科检查表、研究模型、X 线片),制定术前计划,简化手术流程。

(3)告知患者手术风险,签署知情同意书。

(4)牙体预备。如有必要,在实施牙冠延长术前,应对患牙进行临时修复,去净龋损,明确冠边缘是否已经侵入到生物学宽度内部,以及牙冠延长术中是否需要去骨。还可以在诊断蜡型上制作手术导板,手术导板能够指导手术医生正确地去骨。如有必要,术前应对患牙进行彻底的牙髓治疗。

4. 操作步骤

(1)切口:根据术后龈缘的新位置而确定内斜切口的位置,即位于未来的龈缘处。若附着龈宽度不足,则需采用根向复位瓣术。

(2)翻瓣及刮治:沿切口翻开全厚瓣,除去残留的领圈牙龈组织,并刮除肉芽组织,暴露根面或牙根断面。

(3)观察骨嵴的位置:观察骨嵴顶的位置,测量骨嵴顶与牙断缘的距离,如为前牙美容手术,则测量骨嵴顶到釉牙骨质界的距离,以及中切牙、侧切牙、尖牙的协调关系。以判断是否需要进行骨切除。

(4)骨切除及骨修整:骨嵴顶需降至牙断缘根方至少3mm处,使骨嵴顶的位置满足术后生物学宽度的需要,在骨修整时,需要注意使骨嵴高度与其他部位及邻牙的骨嵴逐渐移行,这样才能在术后获得良好的牙龈外形。

(5)根面平整,去除残留的牙周膜纤维。

(6)修剪龈瓣外形及厚度。

(7)复位观察,缝合。一般采用牙间间断缝合,必要时可配合水平或垂直褥式缝合。如角化龈过窄,则可将龈瓣做根向复位,采用悬吊缝合。

(8)放置牙周塞治剂。

(9)术后护理:遵循防止出血、减轻组织水肿、控制菌斑、防止感染、促进组织愈合的原则。

5. 并发症及处理

(1)邻面牙槽骨磨除过多,龈乳头高度降低,出现黑三角:龈乳头较难重建,术前需认真评估去骨量的多少,术后若出现龈乳头高度降低,建议牙冠修复时将邻接触面向根方靠近。

(2)牙龈再附着时太靠近冠方:再次手术,仔细去除"V"形骨尖,以及进行彻底的根面平整,防止牙龈再附着时位置太靠向冠方。

6. 操作注意事项

(1)修复体设计决定龈缘位置:修复体设计决定需要暴露的牙体组织量,这与龈缘需要所处的位置有关,牙本质肩领高度应至少1.5mm,避免根折,增强固位。

(2)龈缘高点的确定:龈缘高点是指牙龈扇贝状外观的顶点,反映牙体长轴的方向。下前牙牙龈缘高点位于牙体长轴上;上颌中切牙及尖牙牙龈顶点位于牙体长轴偏远中处;上颌侧切牙牙龈顶点位于牙长轴上;上颌侧切牙的牙龈顶点比尖牙和中切牙更近切缘方向0.5~1.0mm;上中切牙与尖牙连线平行于上颌切端曲线和下唇曲线,且应与口角连线、瞳孔连线平行。

(3)龈缘弧度的确定:根据牙龈缘高点及前牙整体龈缘高度的关系来确定。

(4)牙槽骨外形及厚度:牙槽骨修整的量一般按照"3+牙本质肩领高度"原则进行。"3"表示修整后的牙槽嵴顶端距牙根断面的距离至少3mm,这个高度包括生物学宽度2.04mm和术后龈沟再生高度约1mm。同时要求全冠包绕的位于牙本质肩台以上的牙本质平行壁的高度至少为1mm。

(5)牙龈生物型

1)厚型牙龈生物型:伴有厚型牙槽骨,常可见到骨突及外生骨疣,应进行牙槽骨外形及牙龈厚度的修整,减少术后软组织再次朝冠向复位的风险。

2)薄型牙龈生物型:应格外小心操作。

(6)附着龈宽度、厚度:当角化龈的厚度<1mm时,翻瓣术后发生牙龈退缩的风险会显著增加;如果附着龈宽度>3mm,可采用顶点切龈法;如果附着龈宽度≤3mm,则需要采用根向复位瓣的设计。

(7)牙龈乳头形态:尽可能保存龈乳头的外形、防止形成黑三角。应在术中保证骨修整后的邻面牙槽嵴顶距离邻面接触点≤5mm。

(8)术后修复时机选择:术后1~2周行临时冠修复,术后6~8周行永久修复;对于前牙美学区,尤其是薄龈型,建议6个月后再行永久修复。

7. 相关知识 生物学宽度是指龈沟底到牙槽嵴顶的距离,约为2mm,包括结合上皮的长度(平均 0.97mm)和牙槽嵴顶冠方附着于牙龈结缔组织的宽度(平均 1.07mm)。

当生物学宽度受侵时,机体会以骨吸收的方式试图将其重建,这会导致慢性炎症和牙周炎。因此,不顾及生物学宽度的牙体修复可能会导致不良的牙周反应。

牙体组织缺损至龈下,若未做牙冠延长术或牙根牵引术,只做牙龈切除就行桩冠修复,由于牙槽骨高度未发生改变,在此状态下的生物学宽度就会保持不变,牙龈必然要恢复至原来的状态;此时龈沟内细菌及其产物刺激牙龈发炎,会导致结缔组织附着丧失,上皮附着的迁移,进一步造成骨的吸收,最终导致牙齿松动,脱落。

(二)牙冠延长术规范评价

牙冠延长术规范核查、评估见表 2-5-1、表 2-5-2。

表 2-5-1 牙冠延长术规范核查表

项目	内容	是	否
操作前准备	核对患者信息:姓名、性别、年龄、主诉		
	询问患者既往有无高血压,有无心、肺、脑疾病等病史		
	询问有无服用抗血小板药物、抗凝药物(如阿司匹林、氯吡格雷等)的情况及有无出凝血异常疾病史		
	询问有无麻醉药物过敏史		
	查看患者血常规、凝血功能、既往检查结果		
	明确患者有无牙冠延长术禁忌证		
	进行临床和影像学检查,评估需要延长的牙体组织量		
	确定患者已签署牙冠延长术知情同意书		
	物品(器械)准备:基础牙周外科手术包、牙冠延长专用车针、骨凿;相关影像学检查图片;手术导板(非必需)		
切口	术后龈缘新位置的确定(内斜切口\根向复位)		
翻瓣、刮治	翻开全厚瓣,清理牙根面		
去骨	测量骨嵴顶与牙断缘(釉牙骨质界)的距离,判断骨切除量		
	骨切除,骨嵴顶降至牙断面根方至少 3mm 处		
	骨修整,骨嵴高度与邻牙的骨嵴逐渐移行		
	根面平整		
龈瓣	修剪龈瓣外形及厚度		
复位缝合	将龈瓣固定缝合于术前拟定的新位置上		
塞治剂	放置牙周塞治剂保护创面		
操作后处置	向患者简要介绍手术情况		
	向患者交代术后注意事项,常规医嘱,进行口腔卫生宣教,邻近术区可放置冰袋,0.12% 氯己定漱口水含漱,服用抗生素。术后 7~10 天拆线		

表 2-5-2　牙冠延长术规范评估表

项目	5分	4分	3分	2分	1分
操作过程流畅度					
操作检查熟练度					
人文关怀					

注:评分说明如下。

5分:操作过程清晰流畅,无卡顿,检查熟练,切口位置及去骨方法正确,龈缘、牙槽嵴顶、牙断面相对位置明确;人文关怀到位,有术前交流、术中安慰及术后饮食和注意事项的交代。

4分:介于5分与3分之间。

3分:操作过程能整体完成,卡顿次数<3次,术中切口位置及去骨方法基本正确,龈缘、牙槽嵴顶、牙断面相对位置基本正确;人文关怀不足,但能有部分术前交流、术中安慰及术后饮食和注意事项的交代。

2分:介于3分与1分之间。

1分:操作过程卡顿次数>6次,操作粗暴,术中切口位置及去骨方法不正确,龈缘、牙槽嵴顶、牙断面相对位置不明确;无人文关怀。

(三) 常见操作错误及分析

1. 龈缘切口位置确定错误　对牙龈高点的位置判断不准确,对美学区正常牙龈形态缺乏充分的认识。

2. 骨量修正不足或过多　缺乏对牙槽骨修整量的正确判断,牙槽骨修整量一般按照"3+牙本质肩领高度"原则进行。

(四) 常见训练方法及培训要点介绍

一般均在离体动物模型(猪头)牙齿上进行手术操作训练,操作要点严格按照真实患者手术进行。术前需对拟手术牙设定延长的牙体组织量。离体猪头牙龈较人体牙龈脆性大,操作时需更加轻柔,避免牙龈撕裂。

(五) 相关知识测试题(5道选择题)

1. 以下**不适用**牙冠延长术的是

　　A. 龈下龋损或因大面积龋损而致临床牙冠过短

　　B. 牙折

　　C. 因解剖牙冠暴露不全而致牙冠短小

　　D. 为获得对称的牙龈外形,尤其在美学区

　　E. 邻面龋损深,手术对邻牙牙周支持组织构成损害

2. 牙冠延长术中修整后牙槽嵴顶距离牙面断端至少应大于

　　A. 1mm　　　　　　　　B. 2mm　　　　　　　　C. 3mm

　　D. 4mm　　　　　　　　E. 5mm

3. 患者,男,29岁,打羽毛球时被球拍击中下颌前部,患者要求尽量保留患牙。检查发现下颌前牙区牙龈组织厚而平,牙龈充血红肿,31、32、41、42牙冠折断,其中31、41牙冠断端低于牙龈,32、42牙冠断端位于龈上1~2mm。CBCT示:31、32、41、42未见根折,周围未见明显水平性牙槽骨吸收,硬骨板连续,根管内未见充填物影像;31、41牙冠断端高于牙槽嵴顶约1~2mm。建议治疗计划为

　　A. 拔除 31、41,31、32、41、42 烤瓷桥修复

B. 31、32、41、42 桩冠修复

C. 31、32、41、42 根管治疗后,行桩冠修复

D. 31、32、41、42 根管治疗后,31、41 牙冠延长术,31、32、41、42 桩冠修复

E. 31、41 牙冠延长术,31、32、41、42 桩冠修复

4. 行牙冠延长术,如果附着龈宽度 ≤ 3mm,则需要采用的设计为

　　A. 根向复位瓣　　　　　　B. 切龈翻瓣　　　　　　C. 移植牙龈

　　D. 避免去骨　　　　　　　E. 全厚瓣

5. 美学区牙冠延长术后,可行永久性修复治疗的时间为

　　A. 1 个月　　　　　　　　B. 3 个月　　　　　　　C. 6 个月

　　D. 4 周　　　　　　　　　E. 6 周

参考答案:1. E　2. C　3. D　4. A　5. C

三、游离龈移植术

(一) 操作规范流程

1. 适应证

(1) 角化组织增量(特别是附着龈)。

(2) 加深前庭沟。

(3) 增加无牙区的牙龈组织量(修复前准备)。

(4) 覆盖牙龈退缩的根面。

2. 禁忌证

(1) 目前吸烟:吸烟不利于术后牙周组织愈合,根面覆盖可能因此而失败。

(2) 存在牙周袋。

(3) 患者的期望目标不切实际。

(4) 供区无法提供足够的结缔组织。

(5) 严重的牙龈退缩:Miller Ⅳ 度。

(6) 患者自己造成的牙龈退缩(自残型牙龈退缩)。

(7) 系带高位附着,需要借助手术予以纠正。

(8) 全身疾病不适合手术,如硬皮病。

(9) 出 / 凝血功能异常疾病或使用抗凝药物导致出血不止。

(10) 影响到重要的解剖结构,如颏孔。

(11) 无法进入供瓣区或受瓣区,如张口受限。

3. 操作前准备　由于解决膜龈缺损的方法主要为手术,因此在术前保持软组织健康十分必要。尤其应确保手术区无菌斑沉积及探诊出血。

(1) 口腔卫生指导。

(2) 术区牙周袋内壁和袋底探诊没有菌斑及出血情况(如探诊出血)。

(3) 全口袋内壁(出血指数)和袋底(全口出血指数)探诊时呈现低的菌斑指数(O'Leary)及出血指数(<20%)。

(4) 必要时行超声龈上及龈下洁刮治疗。

(5) 使用橡皮杯及抛光膏进行牙面光洁。

(6)使用软毛牙刷行冠根向的旋转刷牙法。

(7)学会膨胀牙线的使用。

(8)唇系带高位附着会妨碍菌斑的有效控制,因此可在移植术前或术中实施系带切除术。手术的目的是切除系带在牙龈上的附着。通常情况下伤口能够正常愈合,但如果此手术能在移植术前完成,那么创面的愈合将更加彻底。

(9)实施任何膜龈手术之前都必须对根面进行机械预备,以便移植物与根面之间形成生物学附着。可使用超声或手工器械平整根面,并使用生理盐水进行冲洗。应保证受区无任何菌斑及牙石,根面平滑、光洁。

4. 操作步骤

(1)麻醉:可以使用传导阻滞麻醉或术区周边浸润麻醉。

(2)受区准备

1)切口:沿膜龈联合做水平切口,不要切透骨膜,以便于下一步的半厚瓣翻瓣。切口长度应根据所需治疗的牙位数决定。如果含牙位数少,可在两端做纵向松弛切口。

2)半厚瓣翻瓣及受区创面的形成:用锐性分离法,沿切口向根方将牙龈做半厚瓣,在骨面上保留骨膜和部分结缔组织。将半厚瓣推向根方,将瓣的边缘缝合固定于根方的骨膜上,形成一个受区的创面。测量受区创面的大小,或用消毒过的锡箔剪成受区的大小及形状,以便获取相应大小的游离组织。用浸有生理盐水的纱布覆盖创面,以暂时保护创面。

(3)从供区取游离龈组织:一般选择上颌前磨牙至第一磨牙腭侧的区域作为供区,从供区获取角化的牙龈组织。在距龈缘 2~3mm 处,用 15 号刀片做浅切口,切口的长短根据测量的创面大小而定,也可按照锡箔的形状做切口。沿切口用锐性分离法切取游离龈组织,切取的组织厚度以 1.0~1.5mm 为宜,包括角化上皮及其下方少许结缔组织。

(4)游离龈组织的移植与缝合:先清除受区的血凝块,形成新鲜创面,将游离龈组织移植至受区创面,使移植组织与受区的结缔组织紧贴,避免边缘卷曲,然后将游离龈组织缝合固定。将游离龈组织的两角缝合于受区冠方端的骨膜上,只缝 2 针,使其固位即可,在游离龈组织的根方不必缝合,使其呈"垂帘"状。尽量减少对移植组织的操作和损伤。用湿纱布轻压移植组织,排除组织下方的积血和空气,继续轻压 1~2 分钟,使组织紧贴。移植组织必须固位良好,才利于愈合。术区表面放置牙周塞治剂。

供区创面可放可吸收明胶海绵缝合固定。

(5)术后护理:告知患者在术后 3 天内应避免术区唇颊部的剧烈活动,以防移植组织的移位及影响愈合。术后用 0.12% 氯己定漱口水含漱,以控制菌斑。术后 10 天拆线,并指导患者保持良好的口腔卫生。

5. 并发症及处理

(1)供区出血

1)术中出血:进入出血部位并定位。如果腭动脉或其分支被切断,最好在腭部出血点附近做加压缝合,以减少或阻断出血。完成移植后,用可吸收凝胶海绵覆盖供区,并用交叉缝合的方式固定,也可采用灼烧止血的方式,如电刀或激光。

2)术后出血:可以让患者用湿纱布或茶叶包放在上腭部,加压 20~30 分钟。如果还是不能止血,建议患者到医院急诊就诊,也可以在术前做一腭护板,保护腭侧供区创面。

(2)受区水肿和挫伤:最初 24 小时可以采用冷敷,之后进行热敷,同时联合使用抗炎药物,可能会减轻这一并发症。

(3)移植瓣移位:在完全愈合后移植瓣移位通常是受区组织床制备不当所导致的。在骨膜上方遗留太多的松软组织或肌肉纤维可能会造成移植瓣松动。此时不必重新移植,可以再翻开带有移植瓣的半厚瓣,去除骨膜上方的松软组织,重新轻柔缝合,就可以解决这一问题。

(4)瘢痕、着色及多余的组织:伤口损伤会导致二级伤口愈合,而经常导致瘢痕的形成。即使做到经过精确设计的切口且顺利愈合,仍无法预期此类切口不留瘢痕。

1)水平瘢痕:通常无法达到可预期的改善。

2)垂直瘢痕:以深楔形切线去除垂直瘢痕组织,移动调整邻近的软组织并逐层缝合。

3)染色:以治疗垂直切口瘢痕的方式治疗小面积的染色。大面积的染色则需完全将其切除,让伤口保持开放,任其发生二级愈合。

4)软组织过多:以手术刀或粗钻石钻针去除。

(5)术后感染:任何手术之后,包括牙周手术,都有可能发生术后感染和不良的伤口愈合。

因感染所引发的术后伤口裂开,可造成手术部位的疼痛感和红肿加剧。需要对症局部治疗,0.1% 氯己定漱口水含漱,或局部涂抹 1% 的氯己定凝胶,可每天重复此治疗数天,直至该处有良好的愈合。若合并全身状况,则需全身应用抗生素治疗。若术后发生伤口裂开,通常情况下无法达到牙周整形手术所需要的理想美观效果;在许多情况下,必须在该手术区愈合后,重新再做一次手术。

(6)皮瓣和游离移植瓣坏死:坏死现象比较罕见,计划错误的手术切口或翻瓣技术不佳通常是伤口愈合的不利因素。应立即切除坏死组织,之后每天以 0.1% 氯己定溶液与 1% 氯己定凝胶来治疗手术区。若坏死严重,加用 7 天抗生素治疗(阿莫西林,500mg,3 次 /d)。直到完全愈合,才能考虑进行第二次修正手术。

6. 操作注意事项

(1)局部浸润麻醉时,勿将麻醉药注入即将接受移植组织的区域,否则会使组织结构外形变化,不利于精确进行手术;麻醉药内若含有肾上腺素会使局部血管收缩,导致局部血供缺乏,不利于移植组织的成活。

(2)移植物不能放于修复体的表面,因为这会导致移植物无法成活。移植术前,应去除龈距较小的修复体。

(3)用于覆盖裸露根面的移植物必须具有足够的尺寸和厚度。移植物太薄或因为太厚而导致无法完全再次血管化都可能增加组织坏死的概率。游离龈移植瓣的最佳厚度是1.0~1.5mm。

(4)手术后期,用缝线将龈瓣缝于受区表面有助于移植物的固位和稳定。宜使用细针和细线,以减少创伤。

7. 相关知识　牙龈退缩可造成个别牙或多个牙牙根裸露,影响美观,还可能伴有附着丧失、角化龈变窄。Miller 于 1995 年将牙龈退缩使牙根暴露的病损进行了分类。

(1)Ⅰ类:龈缘退缩未达到膜龈联合处,邻面无牙槽骨或软组织的丧失。

(2)Ⅱ类:龈缘退缩达到或超过膜龈联合,但邻面无牙槽骨或软组织的丧失。

(3)Ⅲ类:龈缘退缩达到或超过膜龈联合,邻面牙槽骨或软组织有丧失,位于釉牙骨质界的根方,但仍位于唇侧退缩龈缘的冠方。

(4)Ⅳ类:龈缘退缩超过膜龈联合。邻面骨丧失已达到唇侧牙龈退缩的水平。

对于Ⅰ类和Ⅱ类牙龈退缩,可采用 GTR 治疗、侧向转位瓣术或上皮下结缔组织移植术来治疗;对Ⅲ类牙龈退缩,根面可获得部分覆盖;Ⅳ类牙龈退缩则不属于牙周成形手术适应证。

与较宽的牙龈退缩相比,浅窄型牙龈退缩的治疗预后较好。移植物能否成活,很大程度上取决于其下方的血管床状态。根面暴露得越宽,作为受区的血供也就越差,这就意味着磨牙及位置较为突出的尖牙治疗成功率会较低。

熟悉受瓣区和腭部供瓣区的解剖结构,才能顺利完成手术。硬腭的大小和形态变异很大,在上颌前磨牙到磨牙区,神经血管束离釉牙骨质界的距离随腭穹窿高度的不同而不同:腭穹窿高拱,达 17mm;腭穹窿高度一般,达 12mm;腭穹窿低平,达 7mm。在第一磨牙腭根近中轴角至尖牙远中轴角的区域,可获得大量的移植组织。在磨牙腭侧,可能形成骨突,移植组织厚度受限。在尖牙远中轴角前方区域,因牵涉到腭皱襞,美学效果较差。

移植组织的厚度直接影响其愈合。移植组织越薄,收缩越明显,但移植于血管床时容易存活,根面覆盖效果较差;移植组织越厚,收缩量越小,但需要更大的血管床才能存活,根面覆盖效果较好。

(二) 游离龈移植术规范评价

游离龈移植术规范核查、评估见表 2-5-3、表 2-5-4。

表 2-5-3　游离龈移植术规范核查表

项目	内容	是	否
操作前准备	核对患者信息:姓名、性别、年龄、主诉		
	询问患者既往有无高血压,有无心、肺、脑疾病等病史		
	询问有无服用抗血小板药物、抗凝药物(如阿司匹林、氯吡格雷等)的情况及有无出凝血异常疾病史		
	询问有无麻醉药物过敏史		
	查看患者血常规、凝血功能、既往检查结果		
	明确患者有无游离龈移植术禁忌证		
	口腔卫生宣教,探诊术区牙周袋内壁和袋底无菌斑及出血,根面进行机械预备		
	确定患者已签署游离龈移植术知情同意书		
	物品(器械)准备:基础牙周外科手术包、可吸收明胶海绵		
麻醉	可以使用传导阻滞麻醉或术区周边浸润麻醉		
受区准备	切口:沿膜龈联合做水平切口,不切透骨膜		
	半厚瓣翻瓣及受区创面的形成:沿切口向根方将牙龈锐性分离做半厚瓣,保留骨膜和部分结缔组织在骨面上		
	测量受区创面的大小		
获取游离龈组织	选择上颌前磨牙至第一磨牙腭侧的区域获取角化的牙龈组织		
	距离龈缘 2.0~3.0mm		
	切取的组织厚度以 1.0~1.5mm 为宜		
	供区创面可放置可吸收明胶海绵缝合固定		

续表

项目	内容	是	否
游离龈组织的移植与缝合	清除受区的血凝块,形成新鲜创面		
	游离龈组织移植至受区创面,缝合固定		
	用湿纱布轻压移植组织,排除组织下方的积血和空气,继续轻压1~2分钟,使组织紧贴		
	术区表面放置牙周塞治剂		
术后处置	向患者简要介绍手术情况		
	向患者交代术后注意事项,术后3天内应避免术区唇颊部的剧烈活动,邻近术区可放置冰袋,0.12%氯己定漱口水含漱,服用抗生素。术后10天拆线。进行口腔卫生指导		

表 2-5-4　游离龈移植术规范评估表

项目	5分	4分	3分	2分	1分
操作过程流畅度					
操作检查熟练度					
人文关怀					

注:评分标准如下。

5分:操作过程清晰流畅,无卡顿,检查熟练,受区制备尽可能接近骨膜,锐性分离去除上皮、结缔组织和肌肉纤维,受区表面余留组织厚度均匀一致,供区移植瓣组织获取位置正确,无神经血管束损伤,尽量避开腭皱襞区;移植瓣光滑、平整、规则;移植瓣缝合稳固,与受区紧密贴合。人文关怀到位,有术前交流、术中安慰及术后饮食和注意事项的交代。

4分:介于5分与3分之间。

3分:操作过程能整体完成,卡顿次数<3次,受区制备接近骨膜,受区表面余留组织厚度大体均匀一致,未破坏骨膜;供区移植瓣组织获取位置大体正确;移植瓣大致平整;移植瓣缝合稳固,与受区良好贴合。人文关怀不足,但能有部分术前交流、术中安慰及术后饮食和注意事项的交代。

2分:介于3分与1分之间。

1分:操作过程卡顿次数>6次,操作粗暴,受区制备接近骨膜,受区表面余留组织厚度不均匀,破坏骨膜;供区移植瓣组织获取位置不正确;移植瓣不平整;移植瓣缝合不稳固,与受区无良好贴合。无人文关怀。

(三)常见操作错误及分析

1. 受区制备时,余留组织厚度不均匀　可能是由于术中出血视野不清导致;在锐性分离时,没有根据根面、骨面形态变换刀片角度,也可能会出现厚度不均匀现象;刀片抵住根面变钝后,也会造成余留组织不均匀。

2. 供区取牙龈组织厚薄不一　缺乏手术操作训练。

3. 供区出血量大　缺乏对供区血管组织结构的了解。

4. 移植组织与受区结缔组织不够贴合　没有清除受区血凝块,或受区出血未止,使移植物"漂浮"于受区创面。

(四)常见训练方法及培训要点介绍

一般在离体动物模型(猪头)牙齿上进行手术操作的训练,操作要点严格按照真实患者手术进行。术前需对拟手术牙设定牙龈增量范围。离体猪头牙龈较人体牙龈脆性大,操作时需更加轻柔,避免牙龈撕裂。

供区切取游离移植物,还可借助厚皮橙子或茄子进行模拟操作训练。

(五) 相关知识测试题(5 道选择题)

1. 游离龈移植术供区瓣多选择在

    A. 上颌磨牙区腭侧牙龈

    B. 下颌磨牙区颊侧牙龈

    C. 上颌前磨牙区腭侧牙龈

    D. 下颌前磨牙区颊侧牙龈

    E. 上颌前磨牙至第一磨牙腭侧牙龈

2. 关于游离龈移植术的说法,**错误**的是

    A. 从供瓣区获得覆盖角化上皮的结缔组织瓣

    B. 游离龈通常从腭部黏膜获取

    C. 游离龈瓣是去除上皮层的结缔组织

    D. 最初是用来增加附着龈宽度并增加前庭沟深度

    E. 后来被用于覆盖根面、位点保存或覆盖骨移植材料

3. Ⅱ度根分叉病变,龈组织高度能完全覆盖根分叉,可选择的手术为

    A. 游离龈移植术

    B. 冠延长术

    C. 引导性组织再生术

    D. 牙龈切除术

    E. 侧向转位瓣术

4. 游离龈移植术的术后护理**不正确**的是

    A. 术后即刻 0.12% 氯己定漱口水含漱 1 分钟

    B. 术后 2 小时间断冰敷

    C. 术后 12 小时之后可进食冷热食物

    D. 术后 7 天内进食避免硬物,且进食时佩戴腭护板

    E. 术区不刷牙,0.12% 氯己定漱口水含漱 2 周

5. 患者,女,45 岁,10 年前被诊断为慢性牙周炎,近来发现下前牙区牙齿较敏感,前来就诊。口内检查:31、32、41 颊侧牙龈退缩 1~2mm,PD 1~3mm,无明显齿松动,角化龈宽度 1~3mm,附着龈普遍不足,下唇系带附丽较高,下前牙区前庭沟较浅。应拟定的手术方案为

    A. 引导性组织再生术

    B. 结缔组织移植术

    C. 系带成形术

    D. 游离龈移植术

    E. 系带成形术 + 游离龈移植术

参考答案:1. E　2. C　3. C　4. C　5. E

四、上皮下结缔组织移植术

（一）操作规范流程

1. 适应证

（1）单个牙或多个牙的 Miller Ⅰ类和Ⅱ类牙龈退缩，尤其是上颌牙；对于Ⅲ类牙龈退缩，根面只能获得部分覆盖。牙龈有一定的厚度，能做半厚瓣，且具有充足的血供。

（2）美观欠佳，患者无法接受因牙龈退缩所致的容貌变化，尤其是影响美观的高唇线、过长的牙冠，以及不规则的龈缘。

（3）脱敏剂无法治疗的牙本质敏感症。

（4）龈缘的外形不良，不利于菌斑有效控制。

（5）进行性的牙龈退缩。

（6）因正畸需要而移动牙齿有可能导致牙槽骨开裂，增加覆盖在根面上的软组织厚度可以降低牙龈退缩的风险。

（7）为种植手术提供更好的软组织床。

2. 禁忌证

（1）目前吸烟：吸烟不利于术后牙周组织愈合，根面覆盖可能因此而失败。

（2）存在牙周袋。

（3）患者的期望目标不切实际。

（4）供区无法提供足够的结缔组织。

（5）严重的牙龈退缩：Miller Ⅳ度。

（6）患者自己造成的牙龈退缩（自残型牙龈退缩）。

（7）系带高位附着，需要借助手术予以纠正。

（8）全身疾病不适合手术，如硬皮病。

（9）出 / 凝血功能异常疾病或使用抗凝药物导致出血不止。

（10）影响到重要的解剖结构，如颏孔。

（11）无法进入供瓣区或受瓣区，如张口受限。

3. 操作前准备　由于解决膜龈缺损的方法主要为手术方法，因此在术前保持软组织健康十分必要，尤其应确保手术区域无菌斑沉积及探诊出血。

（1）口腔卫生指导。

（2）术区牙周袋内壁和袋底探诊无菌斑及出血情况（如探诊出血）。

（3）全口袋内壁（出血指数）和袋底（全口出血指数）探诊时呈低的菌斑指数（O'Leary）及出血指数（<20%）。

（4）必要时行超声龈上及龈下洁刮治。

（5）使用橡皮杯及抛光膏进行牙面光洁。

（6）使用软毛牙刷行冠根向的旋转刷牙法。

（7）学会膨胀牙线的使用。

（8）唇系带高位附着会妨碍菌斑的有效控制，因此可在移植术前或术中实施系带切除术。手术的目的是切除系带在牙龈上的附着。通常情况下伤口能够正常愈合，但如果此手术能在移植术前完成，那么创面的愈合将更加彻底。

(9)实施任何膜龈手术之前都必须对根面进行机械预备,以便移植物与根面之间形成生物学附着。可使用超声或手工器械平整根面,并使用生理盐水进行冲洗。应保证受区无任何菌斑及牙石,根面平滑、光洁。

4. 操作步骤

(1)麻醉:可以使用传导阻滞麻醉或术区周边浸润麻醉。

(2)露根面的处理:对牙龈退缩而裸露的根面进行根面平整,彻底刮净受区根面,并可适当降低根面的凸度,也可进行根面化学处理,如使用四环素等。

(3)受区处理

1)切口:在牙龈退缩对应牙近、远中的唇侧牙龈上做一水平切口,不包括牙间乳头,切口位置在治疗牙的唇侧釉牙骨质界水平,基本上位于距龈乳头顶部约2mm处,如为多个牙,则分别做水平切口,这些切口位于相同的水平上。测量全部水平切口的长度,以便采取相应大小的移植组织。在水平切口的近、远中末端做两个斜向纵切口,切口超过膜龈联合,以达到使龈瓣松弛的目的。

2)半厚瓣翻瓣:用锐性分离法翻开半厚瓣,即保留骨膜和薄层结缔组织于骨面上,只翻开部分厚度的牙龈组织。半厚瓣要超过膜龈联合,直至半厚瓣能无阻力地复位至釉牙骨质界处。半厚瓣翻开后,下方的创面即为受区,为结缔组织创面。

(4)供区获取游离结缔组织:从上颌前磨牙及磨牙的腭侧牙龈切取上皮下结缔组织。在距龈缘2~3mm处做一水平切口,长度根据受区的长度确定。在水平切口的两端做垂直切口,形成矩形的三个切口。先翻开薄层的半厚瓣,再从瓣下方切取一块大小合适的结缔组织,也可在其表面附带一窄条上皮,随结缔组织移植至受区。在获取结缔组织时,也可只做一个切口,不翻瓣,直接从该切口处切取深部的结缔组织。

(5)游离结缔组织的移植:适当修剪游离的结缔组织,清除其上的脂肪组织后,立即放在受区,覆盖根面及邻近的结缔组织创面。如为带有窄条上皮的结缔组织,则使上皮位于患牙的釉牙骨质界处或其冠方。用细针和细的可吸收线,将移植的组织缝合固定在骨膜和被保留的龈乳头处。

(6)半厚瓣的复位:在将移植的组织缝合固定后,随即将受区的半厚瓣复位,覆盖结缔组织,至少覆盖1/2~2/3。多数情况下结缔组织移植常与冠向复位瓣术联合使用,此时,需将半厚瓣进行冠向复位,尽量将移植的结缔组织完全覆盖。之后缝合固定。

(7)供区的处理:将供区翻起的半厚瓣复位、缝合。因创口小,可达一期愈合。

(8)保护剂的放置:术区可放置牙周塞治剂或不放。

(9)术后护理:告知患者在术后3天内应避免术区唇颊部的剧烈活动,以防移植组织的移位及影响愈合。术后用0.12%氯己定漱口水含漱,以控制菌斑。术后10天拆线,并指导患者保持良好的口腔卫生。

5. 并发症及处理 见"三、游离龈移植术"中"并发症及处理"。

6. 操作注意事项 见"三、游离龈移植术"中"操作注意事项"。

7. 相关知识 见"三、游离龈移植术"中"相关知识"。

(二)上皮下结缔组织移植术规范评价

上皮下结缔组织移植术规范核查、评估见表2-5-5、表2-5-6。

表 2-5-5 结缔组织移植术规范核查表

项目	内容	是	否
操作前准备	核对患者信息：姓名、性别、年龄、主诉		
	询问患者既往有无高血压，有无心、肺、脑疾病等病史		
	询问有无服用抗血小板药物、抗凝药物（如阿司匹林、氯吡格雷等）的情况及有无出凝血异常疾病史		
	询问有无麻醉药物过敏史		
	查看患者血常规、凝血功能、既往检测结果		
	明确患者有无结缔组织移植术禁忌证		
	口腔卫生宣教，探诊术区牙周袋内壁和袋底无菌斑及出血，根面进行机械预备		
	确定患者已签署结缔组织移植术知情同意书		
	物品（器械）准备：基础牙周外科手术包、可吸收明胶海绵		
麻醉	可以使用传导阻滞麻醉或术区周边浸润麻醉		
裸露根面的处理	对牙龈退缩而裸露的根面进行平整，彻底刮净受区根面，并可适当降低根面的凸度		
受区准备	切口：在龈退缩牙近、远中的唇侧牙龈上做一水平切口		
	半厚瓣翻瓣：用锐性分离法翻开半厚瓣，超过膜龈联合，直至半厚瓣能无阻力地复位至釉牙骨质界处		
获取游离结缔组织	在距龈缘 2~3mm 处做一水平切口，长度根据受区的长度确定。在水平切口的两端做垂直切口，形成矩形的三个切口		
	先翻开薄层的半厚瓣，再从瓣下方切取一块大小合适的结缔组织		
	将供区翻起的半厚瓣复位、缝合		
游离结缔组织的移植	清除受区的血凝块，形成新鲜创面		
	适当修剪游离的结缔组织		
	覆盖根面及邻近的结缔组织创面		
	用细针和细的可吸收线，将移植的组织缝合固定在骨膜和被保留的龈乳头处		
半厚瓣的复位	将受区的半厚瓣做冠向复位，尽量将移植的结缔组织完全覆盖		
	术区可放置牙周塞治剂或不放		
术后处置	向患者简要介绍检查情况		
	向患者交代术后注意事项，术后 3 天内应避免术区唇颊部的剧烈活动，邻近术区可放置冰袋，0.12% 氯己定漱口水含漱，服用抗生素。术后 10 天拆线。给予患者口腔卫生指导		

表 2-5-6　结缔组织移植术规范评估表

项目	5分	4分	3分	2分	1分
操作过程流畅度					
操作检查熟练度					
人文关怀					

注:评分标准如下。

5分:操作过程清晰流畅,无卡顿,检查熟练,受区制备尽可能接近骨膜,锐性分离去除上皮、结缔组织和肌肉纤维,受区表面余留组织厚度均匀一致,供区移植瓣组织获取位置正确,无神经血管束损伤,尽量避开腭皱襞区;移植瓣光滑、平整、规则;移植瓣缝合稳固,与受区紧密贴合。人文关怀到位,有术前交流、术中安慰及术后饮食和注意事项的交代。

4分:介于5分与3分之间。

3分:操作过程能整体完成,卡顿次数<3次,受区制备接近骨膜,受区表面余留组织厚度大体均匀一致,未破坏骨膜;供区移植瓣组织获取位置大体正确;移植瓣大致平整;移植瓣缝合稳固,与受区良好贴合。人文关怀不足,但能有部分术前交流、术中安慰及术后饮食和注意事项的交代。

2分:介于3分与1分之间。

1分:操作过程卡顿次数>6次,操作粗暴,受区制备接近骨膜,受区表面余留组织厚度不均匀,破坏骨膜;供区移植瓣组织获取位置不正确;移植瓣不平整;移植瓣缝合不稳固,与受区无良好贴合。无人文关怀。

(三)常见操作错误及分析

1. 受区制备时余留组织厚度不均匀　可能是由于术中出血视野不清导致;在锐性分离时,没有根据根面、骨面形态变换刀片角度,也可能会出现厚度不均匀现象;刀片抵住根面变钝后,也会造成余留组织不均匀。

2. 供区取牙龈组织厚薄不一　通常为缺乏手术操作训练导致。

3. 供区出血量大　操作者缺乏对供区血管组织结构的了解。

4. 移植组织与受区结缔组织不够贴合、稳固　没有清除受区血凝块,或受区出血未止,使移植物"漂浮"于受区创面;移植组织没有缝合固定在骨膜上。

5. 受区龈瓣缝合时张力过大,无法完全覆盖结缔组织　受区制备时,减张不足,未完全松解肌纤维张力。

(四)常见训练方法及培训要点介绍

一般在离体动物模型(猪头)牙齿上进行手术操作训练,操作要点严格按照真实患者手术进行。术前需对拟手术牙制备牙龈退缩病损。离体猪头牙龈较人体牙龈脆性大,操作时需更加轻柔,避免牙龈撕裂。

练习供区切取游离移植物时,还可借助厚皮橙子或茄子进行模拟操作训练。

(五)相关知识测试题(5道选择题)

1. 上皮下结缔组织移植术适应证**不包括**

　　A. 角化龈宽度<2mm,附着龈宽度<1mm

　　B. 进行性牙龈退缩

　　C. 修复体的齐龈或龈下边缘压迫龈缘

　　D. 拟行、正在进行或已完成正畸治疗(舌向移动牙齿)

　　E. 龈缘炎症、出血或菌斑沉积难以消除

2. 获取游离结缔组织的最佳厚度为

A. 0.5~1.0mm

B. 1.0~1.5mm

C. 1.5~2.0mm

D. 2.0~2.5mm

E. 2.5~3.0mm

3. 腭部获取游离结缔组织方法**不包括**

A. 活门法技术

B. 信封法技术

C. L 法技术

D. 切取上皮 - 结缔组织后去上皮法

E. 一字法

4. 患者,男,36 岁,自述发现右侧上颌牙牙龈进行性退缩。口内检查:13、14、15 牙龈退缩,伴附着龈宽度不足。建议的手术方法为

A. 引导性组织再生术

B. 游离龈移植术

C. 结缔组织移植术

D. 侧向转位瓣术

E. 系带修整术

5. 腭穹窿较浅时,切口深度仅能从釉牙骨质界处延伸( )mm,腭穹窿高时,可延伸( )mm,腭穹窿较高时,可延伸至( )mm

A. 6;11;15

B. 7;12;17

C. 7;11;15

D. 6;12;18

E. 7;10;14

参考答案:1. D　2. C　3. E　4. C　5. B

五、侧向转位瓣术

(一)操作规范流程

1. 适应证　个别牙的唇侧龈裂或牙龈退缩,部分牙根暴露但暴露面较窄,邻牙的牙周组织健康,附着龈较宽,牙槽骨有足够高度或厚度,前庭沟深度足够,可供给龈瓣,并能侧向转移以覆盖裸露的根面。

2. 禁忌证　除与游离龈移植术相同的禁忌证外,还包括以下 2 类。

(1)供瓣区组织较薄,术后易发生牙龈退缩,不建议进行该手术。

(2)供瓣区牙齿颊侧牙槽骨距釉牙骨质界>2mm,组织转瓣后也容易发生牙龈退缩。

3. 操作前准备　除与游离龈移植术同样的术前准备外,还应在术前使用骨探查术评估供瓣区牙的颊侧牙槽骨高度。如果牙槽嵴顶距釉牙骨质界>2mm,则供瓣区术后可能会发生牙龈退缩,将龈组织领圈保留于供瓣区可减少此风险。

4. 操作步骤

(1)麻醉:可以使用传导阻滞麻醉或术区周边浸润麻醉。

(2)受瓣区的准备:沿着牙龈缺损区的龈边缘 0.5~1.0mm 处做一"V"形或"U"形切口,将所暴露根面周围的不良龈组织切除。注意切口线一定要在健康组织上。刮除根面与骨之间的一部分牙周膜,开放牙周膜间隙,以利于细胞爬行附着根面。牙根面若较凸,可略磨平,以利于瓣的贴合。

（3）供瓣区的准备：测量受瓣区缺损的宽度，在患牙的近中或远中形成一个相当于受瓣区 1.5~2.0 倍宽的半厚瓣，若牙龈较薄也可为全厚瓣，高度与受瓣区相同。一般在距受瓣区创面 2 个牙龈乳头处，在健康牙龈上做垂直于骨面的纵行切口，翻起黏骨膜瓣，将此瓣侧向转至受瓣区覆盖根面。如瓣的张力较大，可在切口的基底远端处稍延长做松弛切口，以增加带蒂瓣的活动性，便于转移。

（4）清洗创口，修剪牙龈乳头使与受瓣区的舌侧龈乳头相对应，即可缝合。为防止瓣滑向根方，可用悬吊缝合。

（5）术后护理：告知患者在术后 3 天内应避免术区唇颊部的剧烈活动，以防移植组织的移位及影响愈合。术后用 0.12% 氯己定漱口水含漱，以控制菌斑。术后 10 天拆线，并指导患者保持良好的口腔卫生。

5. 并发症及处理

（1）供区发生轻微的牙龈退缩：多见于牙周组织薄，包括牙龈及下方的牙槽骨都很薄（薄龈生物型）的情况。

（2）组织瓣的坏死或松脱：多见于使用错误的技术或不充分的分离而导致的组织瓣太薄（易发生于半厚瓣）。如果分离不充分并且组织瓣缝合有张力，则组织瓣会松脱。

6. 操作注意事项 在下颌前磨牙区手术时，注意不要损伤颏神经。为避免损伤，术前拍摄该区的根尖片或 CBCT 有助于确定颏孔的位置，颏孔通常位于第一和第二前磨牙之间，牙槽嵴顶和下颌下缘之间的中点。创伤或切断颏神经可导致暂时性或永久性的唇和牙龈麻木。全厚瓣使用钝性分离，并且在分离的过程中可以看到神经血管束从颏孔穿出，因此采用全厚瓣时损伤颏神经的可能性最小。

7. 相关知识 见"三、游离龈移植术"中"相关知识"。

（二）侧向转位瓣术规范评价

侧向转位瓣术规范核查、评估见表 2-5-7、表 2-5-8。

表 2-5-7 侧向转位瓣术规范核查表

项目	内容	是	否
操作前准备	核对患者信息：姓名、性别、年龄、主诉		
	询问患者既往有无高血压，有无心、肺、脑疾病等病史		
	询问有无服用抗血小板药物、抗凝药物（如阿司匹林、氯吡格雷等）的情况及有无出凝血异常疾病史		
	询问有无麻醉药物过敏史		
	查看患者血常规、凝血功能、既往检查结果		
	明确患者有无结缔组织移植术禁忌证		
	口腔卫生宣教，术区牙周袋内壁和袋底探诊无菌斑及出血，根面进行机械预备。供区牙颊侧牙槽骨高度探查		
	确定患者已签署结缔组织移植术知情同意书		
	物品（器械）准备：基础牙周外科手术包、可吸收明胶海绵		

续表

项目	内容	是	否
麻醉	可以使用传导阻滞麻醉或术区周边浸润麻醉		
受区准备	沿着牙龈缺损区的龈边缘0.5~1.0mm处做一"V"形或"U"形切口,将所暴露根面周围的不良龈组织切除		
	刮除根面与骨之间的一部分牙周膜,开放牙周膜间隙,以利于细胞爬行附着根面		
供瓣区的准备	测量受瓣区缺损的宽度,在患牙的近中或远中形成一个相当于受瓣区1.5~2.0倍宽的半厚瓣		
	在健康牙龈上做垂直于骨面的纵行切口,翻起黏骨膜瓣,将此瓣侧向转至受瓣区覆盖根面		
	可在切口的基底远端处稍延长做松弛切口,便于转移		
侧向转位瓣转向缝合	清洗创口,修剪牙龈乳头使与受瓣区的舌侧龈乳头相对应,即可缝合		
	防止瓣滑向根方,可用悬吊缝合		
术后处置	向患者简要介绍检查情况		
	向患者交代术后注意事项,术后3天内应避免术区唇颊部的剧烈活动,邻近术区可放置冰袋,0.12%氯己定漱口水含漱,服用抗生素。术后10天拆线,并进行口腔卫生指导		

表2-5-8 侧向转位瓣术规范评估表

项目	5分	4分	3分	2分	1分
操作过程流畅度					
操作检查熟练度					
人文关怀					

注:评分标准如下。

5分:操作过程清晰流畅,无卡顿,检查熟练,除净暴露根面周围不良牙龈组织,供区转位瓣大小合适,覆盖受区,缝合无张力;人文关怀到位,有术前交流、术中安慰及术后饮食和注意事项的交代。

4分:介于5分与3分之间。

3分:操作过程能整体完成,卡顿次数<3次,暴露根面周围不良牙龈组织大致清除,供区转位瓣略大或稍小,覆盖受区,缝合略有张力;人文关怀不足,但能有部分术前交流、术中安慰及术后饮食和注意事项的交代。

2分:介于3分与1分之间。

1分:操作过程卡顿次数>6次,操作粗暴,暴露根面周围不良牙龈组织未清除,供区转位瓣过大或过小,覆盖受区,缝合有较大的张力;无人文关怀。

(三)常见操作错误及分析

1. 术前没有探查供瓣区牙颊侧骨高度、没有保留龈组织领圈、发生供瓣区牙龈退缩。

2. 锐性剥离供瓣区,在某些黏膜薄弱位点出现组织瓣穿孔。建议在薄弱位点行全厚瓣剥离。

3. 将瓣转向了侧方受瓣区,有较大张力。瓣的根方蒂部仍需进一步松解组织。

4. 牵拉嘴唇发现移植瓣移动,移植瓣缺乏稳定性,是因缝合时未将中厚瓣缝合至骨膜上固定。

(四)常见训练方法及培训要点介绍

一般均在离体动物模型(猪头)牙齿上进行手术操作训练,操作要点严格按照真实患者手术进行。术前需对拟手术牙制备牙龈退缩病损。离体猪头牙龈较人体牙龈脆性大,操作时需更加轻柔,避免牙龈撕裂。

(五)相关知识测试题(5道选择题)

1. 关于侧向转位瓣术切口设计,下列说法正确的是

　　A. 水平切口,在患牙非供瓣区侧釉牙骨质界冠方 1mm 处,近远中向 3mm

　　B. 与患牙非供瓣区侧龈缘平行的松弛切口不应超过膜龈联合

　　C. 沿着患牙供瓣区侧龈缘沟内切口并向根方超过膜龈联合,并包括两个龈乳头处做松弛切口

　　D. 在患牙供瓣区侧距离龈缘 PD 1mm 处做水平切口

　　E. 在患牙供瓣区侧距离患牙龈缘 6mm 处做松弛切口

2. 如果担心牙龈退缩,在供瓣区牙保留的龈组织领圈宽度应至少为

　　A. 0.5mm　　　　　　　B. 1.0mm　　　　　　　　C. 1.5mm

　　D. 2.0mm　　　　　　　E. 2.5mm

3. 侧向转位瓣术的适应证**不包括**

　　A. 牙龈退缩根方角化龈不足 / 缺如

　　B. 单个牙的牙龈退缩且邻牙有足够附着龈

　　C. 邻近牙区的牙龈退缩

　　D. 厚牙龈生物型

　　E. 前庭沟深

4. 患者,女,32 岁,下前牙敏感 1 周。口内检查:31 唇侧牙龈退缩 3mm,牙龈退缩处仅有少量角化龈。周围牙未见牙龈退缩,牙龈组织有一定厚度、宽度。拟选用手术应为

　　A. 引导性组织再生术

　　B. 游离龈移植术

　　C. 结缔组织移植术

　　D. 侧向转位瓣术

　　E. 系带修整术

5. 供瓣区牙的颊侧牙槽嵴顶距离釉牙骨质界若大于(　　　　　)mm,供瓣区术后可能会发生牙龈退缩

　　A. 1　　　　　　　　　　B. 2　　　　　　　　　　　C. 3

　　D. 4　　　　　　　　　　E. 5

　　参考答案: 1. D　2. B　3. C　4. D　5. B

(李　敏)

推荐阅读

［1］孟焕新.临床牙周病学.2版.北京：北京大学医学出版社,2014.

［2］塞尔日·迪巴尔特.实用牙周整形手术.2版.潘亚萍,译.北京：辽宁科学技术出版社,2017.

［3］拜特曼,萨哈,查普.牙周手术临床指南.闫福华,译.北京：人民军医出版社,2011.

［4］苏尔,马克.牙周与种植美学成形手术显微外科理念与技术.陈波,译.北京：人民军医出版社,2016.

第三章

黏膜专科技能培训

第一节　口腔潜在恶性疾患筛查技术

一、概述

口腔潜在恶性疾患(oral potential malignant disorders,OPMDs)是一类发生在口腔黏膜、具有恶变潜能的疾病总称,包括口腔白斑病、口腔红斑病、口腔扁平苔藓、口腔黏膜下纤维性变、慢性盘状红斑狼疮等常见的口腔黏膜疾病,若任这些疾病发展或不能及时治疗,最终可能转化为口腔鳞状细胞癌。因此,对 OPMDs 进行有效、早期筛查及评估,可为其早期干预治疗、阻断癌变提供契机。

目前,常见的 OPMDs 筛查技术包括传统的检查方法和无创 / 微创检查技术:常规的检测方法主要是活体组织切取或切除技术;无创 / 微创筛查技术常见的有甲苯胺蓝(toluidine blue,TB)染色技术、自体荧光检测技术、细胞刷活检技术等。

二、活体组织切取或切除技术

(一) 适应证

1. 用于高度怀疑 OPMDs 恶变的组织,不宜作为 OPMDs 的早期诊断和长期检测。

2. 病理检查中有重要诊断价值的口腔黏膜疾病。

(二) 禁忌证

1. 血常规、血糖及术前四项有明显异常。

2. 有严重的慢性全身性疾病。

3. 切取或切除部位感染明显。

(三) 操作前准备

1. 患者准备

(1)为避免交叉感染,制定合理的手术措施,在术前完善乙型肝炎表面抗原(hepatitis B surface antigen,HBsAg)、丙型肝炎病毒(hepatitis C virus,HCV)抗体(抗 HCV)、抗 HIV 等相关检查。

(2)术前应进食,避免空腹进行组织切取或切除术。

(3)有高血压、冠心病和糖尿病等全身系统性疾病的患者,术前应进行相关的检查;若发现禁忌证,应暂缓手术。

(4)签署活体组织切取或切除技术检查知情同意书。

(5)手术前应向患者做好解释工作,消除患者的恐惧感。

2. 物品(器械)的准备

(1)麻醉药和消毒药物准备。

(2)活体组织切取和切除手术包。

(3)监护设备、氧气及急救药品准备妥当。

3. 操作者的准备

(1)核对患者信息:姓名、性别、年龄、主诉。

(2)询问患者既往有无高血压,有无心、肺、脑疾病等病史,有无服用抗血小板药物、抗凝药物(如阿司匹林、氯吡格雷等)的情况及有无出凝血异常疾病史。

(3)麻醉时需询问患者有无麻醉药物过敏史;确认患者已进食或无饥饿不适。

(4)查看患者血常规、凝血功能及既往检查结果。

(5)明确患者有无活检手术禁忌证。

(6)确定患者已签署体组织切取或切除技术检查知情同意书。

4. 操作步骤

(1)操作者常规消毒铺巾。

(2)根据口腔黏膜病损切取或切除的部位行局部浸润或阻滞麻醉。

(3)在病损区做梭形切口,病损局限、面积较小者可行完整切除,病损较大时可在病损口腔黏膜与正常组织交界处切取,组织深度达黏膜下层。

(4)止血,间断缝合。

(5)将切取或切除的口腔黏膜组织放入固定液,固定液需浸没组织。

(6)做好病历记录,填写病理检查申请单,组织容器瓶表面贴上标签,标注患者姓名、性别、年龄和初步诊断。

(7)术后 7~10 天拆线;嘱术后注意事项。

5. 并发症及处理

(1)麻醉意外:麻醉过程中出现误吸、过敏反应、呼吸困难等,甚至出现意识障碍乃至死亡。活检手术前必须由医生确认患者是否有麻醉禁忌证,避免出现严重并发症。预防措施:操作轻柔,术前应询问病史,了解既往病史及药物使用情况,术前仔细询问药物过敏史,出现时应立即给予抗过敏处理。

(2)感染:操作时无菌观念不强,引起的口腔黏膜活检创口感染、一过性菌血症、医源性感染等。预防措施:操作轻柔,严格无菌操作。

(3)低血糖反应:因患者手术前未进食,出现心悸、乏力、出汗、饥饿感、面色苍白、震颤、恶心、呕吐等低血糖反应;较严重者还可出现意识模糊、精神失常、昏迷等。预防措施:告知患者术前需进食,术前仔细询问病史,出现时应立即进食、进饮,必要时给予高糖治疗。

6. 操作注意事项

(1)在活检手术前,需学习相关的理论,包括活体组织切取或切除技术的适应证、禁忌证。

(2)术前询问病史,进行血常规等检查,排除不能耐受手术的严重疾病。

（3）熟悉口腔黏膜及口腔颌面部解剖结构,掌握常见口腔黏膜疾病及相关疾病的临床表现及处理原则,轻柔操作,避免损伤血管、神经等重要解剖结构。

（4）操作过程中,须保持视野清晰。

（5）根据口腔疾病相关指南和共识意见进行活检,并注意向患者及其家属说明手术意义、手术风险,征得患者及其家属同意,签署活体组织切取或切除技术检查知情同意书。

（6）若为病损面积较大而不能一次性切除的病损,切忌勉强切除。

（7）恶性黑色素瘤、颈动脉体瘤等疾病需手术治疗,但活检对治疗这些疾病不利,应避免活检。

（8）术后 2 小时可以进食,一般建议进食温、凉、软的食物;术后 7~10 天拆线;术后预防性使用抗生素。

三、无创/微创筛查技术

(一) 甲苯胺蓝染色技术

1. 适应证

（1）用于 OPMDs 怀疑恶变的组织筛查,术中对切缘性质的判断、辅助活检部位选择及对口腔异常增生疗效的随访。

（2）口腔黏膜溃疡长期不愈合的良恶性初步鉴别诊断。

（3）口腔癌术后复查。

2. 禁忌证

（1）对甲苯胺蓝或冰醋酸过敏,超敏体质。

（2）婴幼儿。

3. 操作前准备

（1）患者准备

1）检查前应向患者做好解释工作,消除患者的恐惧感,嘱其平静呼吸、不要咽口水,避免不必要的恶心反应。

2）签署甲苯胺蓝染色技术检查知情同意书。

（2）物品(器械)准备

1）1% 甲苯胺蓝溶液。

2）1% 冰醋酸。

（3）操作者准备

1）核对患者信息:姓名、性别、年龄、主诉。

2）询问患者既往有无药物过敏史,是否对甲苯胺蓝染色拟用药物过敏。

3）确定患者已签署甲苯胺蓝染色技术检查知情同意书。

4. 操作步骤

（1）清水漱口,吐出过多的唾液。

（2）棉签擦干病损部位,蘸 1% 醋酸溶液涂于口腔黏膜病损处以溶解表面附着的黏液。

（3）棉签蘸 1% 甲苯胺蓝溶液涂于口腔黏膜病损处及周围黏膜,至少停留 1 分钟。

（4）清水漱口,棉签蘸 1% 醋酸液擦洗甲苯胺蓝染色部位,如染料未被擦除,即为着色阳性。

5. 并发症及处理 药物过敏反应:对 1% 甲苯胺蓝溶液和 1% 醋酸液过敏,引起口腔黏膜糜烂、溃疡等。预防措施:术前仔细询问药物过敏史,出现时应立即给予抗过敏处理,对证支持治疗。

6. 操作注意事项

(1)在甲苯胺蓝染色操作前,需学习有关甲苯胺蓝染色的相关理论,包括该技术的适应证、禁忌证,操作时应轻柔。

(2)甲苯胺蓝染色前仔细询问患者既往是否有药物过敏史,尤其是甲苯胺蓝染色拟用药物,尽量避免甲苯胺蓝染色出现的药物过敏反应。

(3)操作过程中,密切观察患者甲苯胺蓝染色过程中可能出现的潜在药物不良反应;若有不适,则需及时停止甲苯胺蓝染色。

7. 相关知识 甲苯胺蓝染色作为一种无创检查技术,已广泛应用于口腔疾病的检查。甲苯胺蓝是一种阳离子异染性染料,具有与核酸强亲和力的特性。与正常组织相比,OPMDs 组织的细胞排列较紊乱、连接疏松、胞核内核酸增多,因此,甲苯胺蓝对异常增生的上皮细胞会表现较强的亲和力,更易着色,染色呈蓝色。医生通过肉眼观察即可初步判断口腔黏膜病损中癌变风险较高或癌变的区域,且简单易行,重复性好。因此,该方法广泛用于口腔肿瘤的筛查、术中对手术切缘性质的判断、辅助活检部位选择,以及对口腔异常增生疗效的随访等方面。此外,在口内病损伴发炎症时可能出现假阳性结果,需密切结合临床实际,全面分析,综合诊断。

8. 常见操作错误及分析

(1)甲苯胺蓝染色前未用棉签擦干病损,或未用 1% 醋酸溶液涂于口腔黏膜病损处以溶解表面附着的黏液,干扰染色结果。

(2)甲苯胺蓝染色后未用 1% 醋酸溶液擦洗甲苯胺蓝染色部位,导致染色结果不精确。

(二)自体荧光检测技术

1. 适应证

(1)用于 OPMDs 怀疑恶变的组织筛查、术中对切缘性质的判断、辅助活检部位选择,以及对口腔异常增生疗效的随访。

(2)口腔黏膜溃疡长期不愈合的良恶性初步鉴别诊断。

(3)口腔癌术后复查。

2. 相对禁忌证 高度角化或假膜覆盖较厚的口腔黏膜病损。

3. 操作前准备

(1)患者准备

1)检查前应向患者做好解释工作,消除患者的恐惧感。

2)佩戴防护镜,防止仪器激光损伤患者眼睛。

3)签署自体荧光检测技术检查知情同意书。

(2)物品(器械)准备:Velscope 自体荧光成像仪,包括主机、底座、观察目镜、防护镜、配套数码相机、一次性滤镜及保护膜。

(3)操作者准备

1)核对患者信息:姓名、性别、年龄、主诉。

2）询问患者在黑暗环境中有无不适症状。

3）确定患者已签署自体荧光检测技术检查知情同意书。

4. 操作步骤

（1）拍摄口内黏膜病损普通白光照片。

（2）患者和医生佩戴护目镜,在暗室光线下用自体荧光装置（visually enhanced lesion scope,VELscope Vx）拍摄口内黏膜病损部位。

（3）分析图片结果,诊断标准:有荧光缺失现象为阳性,无荧光缺失现象则为阴性。若为阳性则需考虑口内 OPMDs 黏膜病损有上皮异常增生或癌变。

5. 并发症及处理　自体荧光检测不良反应:心理焦虑、紧张。预防措施:解释病情及该检查的方法,安抚患者情绪。

6. 操作注意事项

（1）在操作前,需学习有关自体荧光检测相关理论,包括该治疗的适应证、禁忌证,操作时应轻柔。

（2）操作前为保证仪器正常运行,应提前为电池充电。操作完成后,按照使用说明切断电源,仪器归位还原。

（3）荧光成像过程中,应关闭闪光灯、聚光灯等自然光外的外部光源,避免对成像过程产生影响。

（4）检测过程中,密切观察患者可能出现的身体不适;若有不适,则需及时停止检测。

7. 相关知识　自体荧光检测技术是一种基于组织光学特性的无创筛查技术,以无创、简单、安全、实时等特点成为检查 OPMDs 和早期癌变的新兴技术。正常的口腔黏膜含有丰富的内源性自体荧光基团,如弹性蛋白、胶原蛋白、黄素腺嘌呤二核苷酸和烟酰胺腺嘌呤二核苷酸等,它们在适当波长光源激发后,能够产生与其吸收光谱相对应的自体荧光辐射信号。目前,自体荧光装置（VELscope Vx）是基于荧光成像原理用于临床上筛查 OPMDs 及早期癌变的手持装置,VELscope Vx 发出的蓝色激发光（波长为 400~460nm）与这些内源性自体荧光基团接触时,正常口腔黏膜的荧光基团发出波长为 515nm 的淡绿色荧光,而在口腔上皮异常增生及口腔鳞癌组织中,荧光基团分布被部分或完全破坏,作为细胞荧光主要来源的黄素腺嘌呤二核苷酸在病变组织中的浓度降低,激发光照射后病损局部色彩暗淡,形成荧光缺失现象。

8. 常见操作错误及分析　操作前未戴护目镜,操作时未在暗室进行。预防措施:熟悉操作程序,严格按操作流程执行。

（三）细胞刷活检技术

1. 适应证

（1）疱疹性口炎。

（2）天疱疮。

（3）口腔白斑病。

（4）疑似癌变病损。

（5）大规模防口腔癌的普查和癌变高危人群的随访观察。

2. 相对禁忌证　血液系统疾病或其他疾病可致口腔黏膜易大量出血的情况。

3. 操作前准备

（1）患者准备

1）检查前应向患者做好解释工作,消除患者的恐惧感。

2）刷取前,患者用清水漱口 30 秒。

3）签署细胞刷活检技术检查知情同意书。

（2）物品（器械）准备

1）口腔刷、载玻片、液基细胞保存液。

2）巴氏染色试剂盒、Feulgen 染色试剂盒、全自动图像细胞分析仪、固绿染色试剂盒、显微镜。

（3）操作者准备

1）核对患者信息:姓名、性别、年龄、主诉。

2）询问患者有无血液系统疾病或其他疾病易导致大量出血的情况。

3）确定患者已签署自体荧光检测技术检查知情同意书。

4. 操作步骤

（1）操作前,患者用清水漱口 30 秒。

（2）口腔黏膜糜烂或溃疡病损先行表面麻醉或浸润麻醉。

（3）用口腔刷在口内病损部位,以中等力度沿同一方向刷拭 15 次,置于液基细胞保存液中,滴片、制片后,室温放置自然干燥;或采用竹制刮片稍用力刮取口内病损表面脱落细胞,均匀涂至干净的载玻片一端,室温干燥。

（4）玻片染色

1）脱落细胞形态学观察:使用以上制备的玻片进行巴氏染色,光学显微镜下观察脱落细胞形态。

2）脱落细胞 DNA 定量分析:将玻片固定于甲醇-甲醛-乙酸溶液（体积比:16:3:1）中 50 分钟,进行 Feulgen 染色,全自动细胞图像分析仪计算细胞核 DNA 指数,进行 DNA 定量分析及口腔白斑预后评估。

3）脱落细胞微核计数:将玻片进行 Feulgen 染色及固绿染色,在光学显微镜下进行细胞微核计数。

（5）观察内容

1）脱落细胞观察:细胞颜色;细胞形态和大小、核浆比例、细胞核数目;特殊形态的细胞,如癌细胞、天疱疮细胞、多核巨细胞等。

2）计算细胞核 DNA 指数及口腔白斑癌变风险指数。

3）计算脱落细胞微核。

5. 并发症及处理

（1）过敏反应:局部麻醉药过敏引起头晕、恶心、头痛、皮肤瘙痒等;严重者可出现呼吸困难、过敏性休克等。预防措施:术前仔细询问药物过敏史,出现时应立即停药并停止抗过敏治疗。

（2）紧张焦虑症状:操作前或操作中患者因紧张、恐惧等心理因素引起的心悸、乏力、头晕等反应。预防措施:术前解释治疗流程,安抚患者,缓解患者紧张情绪,操作过程中动作轻柔。

6. 操作注意事项

(1)在操作前,需学习有关的脱落细胞检查相关理论,包括该治疗的适应证、禁忌证,操作时应轻柔。

(2)细胞刷活检技术仅反映病损表层的变化,必要时应结合组织病理学检查综合判断。

7. 相关知识　细胞刷活检技术是通过采集口内黏膜的上皮细胞,经染色后用显微镜观察其形态,协助临床诊断疾病的一种手段,又称"脱落细胞学检查",该技术主要包括液基脱落细胞学技术、Oral CDx 细胞刷技术及 DNA 定量分析技术。该方法对设备要求较低、简单方便;安全性好,患者痛苦较少,可反复取材;诊断迅速,癌细胞检出率较高;但存在一定的误诊率,具体部位难以确定,必要时需行组织病理学检查全面评估患者病情,明确诊断分型。目前,这种技术多用于 OPMDs、癌症的早期筛查和癌症治疗后的随访监控。

8. 常见操作错误及分析　操作前未进行漱口,口内有大量食物残渣,干扰检查结果。预防措施:熟悉操作程序,严格按操作流程执行。

四、相关知识测试题(5 道选择题)

1. 活体组织切取和切除技术适应证**不包括**

　　A. 口腔白斑病　　　　　　　　　　B. 口腔红斑病

　　C. 长期不愈合溃疡　　　　　　　　D. 寻常型天疱疮

　　E. 恶性黑色素瘤

2. 患者,男,45 岁,因"口腔溃疡疼痛1月余"就诊,既往无溃疡病。专科检查发现左侧舌缘见绿豆大小不规则溃疡,有基底浸润,触痛明显。下列检查中,对明确诊断最重要的是

　　A. 组织活检技术　　　　　　　　　B. 脱落细胞学检查

　　C. 血液学检查　　　　　　　　　　D. DNA 分析技术

　　E. 抗酸染色

3. 脱落细胞学检查能观察到的细胞形态**不包括**

　　A. 细胞核大小　　　　　　　　　　B. 核浆比例

　　C. 核分裂象　　　　　　　　　　　D. 核仁大小

　　E. 结缔组织层细胞形态变化

4. 以下口腔潜在恶性疾患筛查技术中,**不属于**无创筛查的是

　　A. 细胞刷活检技术　　　　　　　　B. 活体组织切取或切除技术

　　C. 自体荧光检测技术　　　　　　　D. 脱落细胞学技术

　　E. DNA 分析技术

5. 以下手段中,通过采集口内黏膜的上皮细胞,经染色后用显微镜观察其形态,可协助临床诊断疾病的是

　　A. 雾化治疗　　　　　　　　　　　B. 细胞刷活检技术

　　C. 光动力治疗　　　　　　　　　　D. 组织活检技术

　　E. 自体荧光检测技术

参考答案:1. E　2. E　3. E　4. B　5. B

(冯　慧)

第二节 口腔黏膜超声雾化治疗技术

一、概述

口腔黏膜超声雾化治疗技术是用雾化的装置将药物分散成微小的雾滴微粒或雾滴,使其悬浮于气体中,并进入至口腔黏膜或咽部,在溃疡、糜烂等病损部位形成高浓度药物状态和足够的药物维持时间,达到局部治疗的效果。因该治疗技术具有用药量少、应用方便、全身不良反应少且起效快等优点,是治疗药敏性口炎、疱疹性龈口炎、大疱性疾病等常见口腔疾病的重要手段之一。

二、操作规范流程

(一) 适应证

1. 因药敏性口炎、疱疹性龈口炎、大疱性疾病、糜烂型口腔扁平苔藓等口腔黏膜疾病而出现的口内广泛糜烂或溃疡。

2. 口腔内手术后创口。

3. 全身麻醉术后经鼻腔插管引起的口腔黏膜后份或喉头水肿。

(二) 禁忌证

1. 绝对禁忌证

(1)超声雾化器的释雾量较大,但因药物容量大,药物微粒输出效能偏低,不适用于治疗哮喘等喘息性疾病。

(2)严重精神异常及意识明显障碍,完全不能配合雾化治疗的情况。

2. 相对禁忌证 精神异常及意识障碍,不能配合雾化治疗,需全程陪护。

(三) 操作前准备

1. 患者准备

(1)为避免交叉感染,需制定合理的消毒措施,根据消毒措施在治疗前完善血常规、血糖、抗 HIV 等相关检查。

(2)治疗前应禁食 ≥ 1 小时,清洁口腔分泌物及食物残渣,以防雾化过程中气流刺激引起的呕吐;洗脸、不抹油性面膏,以免雾化药物吸附在皮肤上。

(3)对于婴幼儿和儿童应在安静或睡眠状态下治疗,治疗前 30 分钟内不应进食。

(4)签署雾化治疗知情同意书。

2. 物品(器械)准备

(1)超声雾化器,口含嘴或面罩。

(2)雾化药物:抗生素、糖皮质激素、酶或稀释液等。

(3)监护设备、氧气及急救药品。

3. 操作者准备

(1)核对患者信息:姓名、性别、年龄、诊断。

(2)确认禁食时间。

(3)询问患者既往系统病史及用药过敏史。

(4)查看患者血常规、凝血功能及既往检查结果。

(5)明确患者有无雾化吸入的治疗禁忌证。

(6)确定患者已签署雾化吸入治疗知情同意书。

（四）操作步骤

1. 配制雾化液：雾化液可包括抗生素、糖皮质激素、酶、稀释剂等制剂。例如，口腔黏膜疾病常用的配方为：1 支磷酸庆大霉素注射液(8 万单位)＋1 支地塞米松磷酸钠注射液(5mg)混合，酌情加入 1 支维生素 C 注射液(0.5g)或维生素 B_{12} 注射液(0.5mg)。用药配方和剂量需根据患者病情和雾化器使用说明进行相应的调整。

2. 将蒸馏水加入雾化器的水槽，达到规定刻度；治疗前需检查水槽内水位，若水槽内水浅则应及时添加，以免影响治疗。

3. 将配制好的雾化液加入雾化罐，将后者嵌入水槽。

4. 连接螺纹管和面罩，将面罩贴近患者的口鼻处，喷嘴距患者口鼻 5~10cm。

5. 患者采用舒适的坐位或半坐卧位，用嘴深吸气、鼻呼气的方式呼气，将药液充分吸至病损部位。

6. 连通电源，预热 3 分钟后打开雾化开关，观察出雾情况，按需要调节雾量，吸入时间为 10~20 分钟；一旦出现雾化器冒出的烟雾不规则，则需停止用药。

7. 雾化完成后将面罩清洗消毒，擦干备用。

（五）并发症及处理

1. 支气管痉挛　气溶胶温度过低、密度过高、雾化液 pH 不当、低渗及高渗气溶胶可导致哮喘，以及患有其他呼吸系统疾病可导致支气管痉挛。预防措施：操作轻柔，注气不能过多，术前应询问病史，老年人或原有心、脑、肺疾病的患者术前应监测血压、完善心电图及肺功能检查。一旦出现意外，应立即中止检查，就地组织抢救。

2. 药物过敏反应　药物过敏可引起口腔黏膜糜烂、溃疡等。预防措施：术前仔细询问药物过敏史，出现时应立即给予抗过敏处理，对症支持治疗。

（六）操作注意事项

1. 在雾化吸入治疗操作前，需学习有关雾化治疗的相关理论，包括该治疗的适应证、禁忌证，操作时应轻柔。

2. 雾化前仔细询问患者是否有既往药物过敏史，尤其是雾化治疗拟用药物，尽量避免雾化治疗出现的药物过敏反应。

3. 操作过程中，密切观察患者雾化吸入治疗过程中可能出现的潜在药物不良反应；若有不适，须及时停止雾化治疗。

4. 按说明书操作超声雾化器，用完须擦净消毒，干燥存放，以免受到污染后成为感染源，影响后续治疗。

5. 雾化器械及管道需定期消毒，以免引起交叉感染。

6. 对神志不清或配合不佳但有雾化治疗必要的患者，治疗中需全程陪护。

（七）相关知识

目前临床应用的超声雾化与喷射雾化治疗的区别见表 3-2-1。

表 3-2-1　超声雾化与喷射雾化治疗的区别

内容	喷射雾化	超声雾化
动力	压缩气源或氧气	电源
原理	文丘里（Venturi）效应	超声波震动
每次雾化量	4~6ml	根据不同雾化器和超声震动决定
气溶胶直径	一般 2~4μm，与气源流量有关	每个仪器相对不变，范围在 3.7~10.5μm
气雾量	小，耗液 0.5ml/min	较大，耗液 1~2ml/min
气雾温度	持续雾化时，会因蒸发使温度下降	持续雾化时，温度不变或略升高
无效腔容积	约 2ml	0.5~1.0ml
对雾化药物影响	几乎无	可能有

三、口腔黏膜超声雾化治疗规范评价

口腔黏膜超声雾化治疗规范核查、评估见表 3-2-2、表 3-2-3。

表 3-2-2　口腔黏膜超声雾化治疗规范核查表

项目	内容	是	部分	否
操作前准备	核对患者信息：姓名、性别、年龄、主诉			
	确认禁食时间			
	询问患者有无药物过敏史			
	询问患者既往有无哮喘、高血压，有无心、肺、脑疾病等病史			
	查看患者血常规、凝血功能及既往检查结果			
	明确患者有无雾化吸入治疗的禁忌证			
	确定患者已签署雾化治疗知情同意书			
操作过程	配制雾化液			
	抗生素（如磷酸庆大霉素注射液）			
	糖皮质激素（如地塞米松注射液）			
	酶、稀释剂			
	维生素 C 注射液			
	维生素 B_{12} 注射液			
	将蒸馏水加入雾化器的水槽内，达到规定刻度			
	若水槽内水浅，及时添加			
	将配制好的雾化液加入雾化罐，将后者嵌入水槽			
	连接螺纹管和面罩，将面罩贴近患者的口鼻处，喷嘴距患者口鼻 5~10cm			

续表

项目	内容	是	部分	否
操作过程	患者采用舒适的坐位或半坐卧位,用嘴深吸气、鼻呼气的方式呼气,将药液充分吸至病损部位			
	连通电源,预热3分钟后打开雾化开关,观察出雾情况,按需要调节雾量,吸入时间为10~20分钟			
操作后处置	雾化完成后将面罩清洗消毒,擦干备用			
	向患者交代治疗后注意事项			

表 3-2-3 口腔黏膜超声雾化吸入治疗规范评估表

项目	好(5分)	一般(3分)	差(1分)
操作过程流畅度			
操作检查熟练度			
人文关怀			

注:评估标准如下。

好:操作过程清晰流畅,无卡顿,操作熟练,方法正确;人文关怀到位,有术前交流、术中安慰及术后饮食和注意事项的交代。

一般:操作过程能整体完成,卡顿次数<3次,操作方法基本正确;人文关怀不足,但能有部分术前交流、术中安慰及术后饮食和注意事项的交代。

差:操作过程卡顿次数>6次,操作粗暴;无人文关怀。

四、常见操作错误及分析

1. 嘴唇糜烂或溃疡病损未使用面罩,直接使用口含嘴。
2. 操作时雾化器放置不平稳。

五、相关知识测试题(5道选择题)

1. 使用超声雾化器时,水槽内的水温超过( )时,要及时换冷蒸馏水
   A. 70℃   B. 60℃   C. 80℃
   D. 45℃   E. 40℃
2. 超声雾化吸入后,**不需要**消毒的物品是
   A. 水槽   B. 雾化罐   C. 螺纹管
   D. 口含嘴   E. 面罩
3. 超声雾化器产生超声波声能的部件是
   A. 超声波发生器   B. 透声膜   C. 晶体环能器
   D. 雾化罐   E. 雾化器电子元件
4. 超声雾化吸入法的目的**不包括**
   A. 减轻咳嗽   B. 稀化痰液,帮助祛痰   C. 湿化呼吸道
   D. 解除支气管痉挛 E. 治疗肺癌

5. 雾化吸入的常用药物**不包括**

    A. 庆大霉素   B. 氨茶碱   C. α-糜蛋白酶

    D. 地塞米松   E. 洛贝林

参考答案: 1. B   2. B   3. C   4. E   5. E

(冯 慧)

第三节 局部封闭治疗技术

一、概述

局部封闭治疗是指将药物注射至病变组织或与病变有关的组织中,在局部形成较高的药物浓度,通过药物作用病变组织的病理状态进而调整、改善机体机能的方法,具有操作简单和见效快的优点。

在口腔疾病诊疗过程中,由于口服药物难以在口腔局部达到有效浓度,因此局部用药具有无法替代的优势。与口服药物相比,局部封闭可以在病灶局部达到较高的药物浓度,同时避免全身用药容易引起的不良反应,且具有吸收缓慢、维持时间长、能控制病情发展速度及患者就诊次数少等优点。在对一些口腔疾病的治疗过程中,局部封闭治疗可以快速地缓解症状,提高患者患病后的生存质量,是口腔科常用的一种局部用药手段。目前常用的封闭药物包括糖皮质激素、局部麻醉药及一些中药和维生素。

二、操作规范流程

(一) 适应证

1. 口腔黏膜下纤维化(oral submucous fibrosis,OSF)患者出现张口受限、黏膜灼痛、黏膜可扪及纤维条索症状时,可用曲安奈德联合丹参进行局部封闭治疗。

2. 顽固的糜烂型口腔扁平苔藓患者可以局部给予糖皮质激素封闭治疗。

3. 慢性盘状红斑狼疮患者如有唇红部及口内黏膜的糜烂病损,可以给予糖皮质激素注射液局部封闭治疗。

4. 轻型天疱疮患者,可在病损内注射强效糖皮质激素,如复方倍他米松注射液。

5. 黏膜类天疱疮病变区可用糖皮质激素局部注射。

6. 慢性唇炎糜烂严重者、腺性唇炎、肉芽肿性唇炎、浆细胞唇炎可局部注射糖皮质激素类药物。

7. 灼口综合征可采用维生素 B_{12} 加利多卡因对舌神经局部注射治疗。

8. 原发性三叉神经痛可采用无水酒精、维生素 B_{12} 等进行局部药物封闭治疗。

(二) 禁忌证

1. 有水痘、真菌感染、原因不明的感染或未得到有效抗生素控制的感染时,不可使用糖皮质激素进行局部封闭治疗。

2. 活动性胃、十二指肠溃疡不可使用糖皮质激素进行局部封闭治疗。

3. 有严重骨质疏松、糖尿病、高血压病史的患者不可使用糖皮质激素进行局部封闭治疗。

4. 对封闭药物过敏的患者不可进行局部封闭治疗。

5. 精神病。

（三）操作前准备

1. 患者准备

（1）签署封闭治疗知情同意书。

（2）常规检查：60 岁以上患者应术前测量血压；有高血压、冠心病和心律失常者，术前测量血压并进行心电图检查。若发现禁忌证，换用其他治疗方法。

（3）术前应向患者做好解释工作，消除患者的恐惧感和紧张感，嘱患者平静呼吸，注射期间保持张口，不能突然移动或偏转头部，避免刺伤，如有不适请先举左手示意。

2. 物品准备

（1）口腔一次性检查盘、络合碘、棉球。

（2）注射器抽取封闭药物，视情况可适当预弯针头。

3. 操作者准备

（1）核对患者信息：姓名、性别、年龄、主诉。

（2）询问患者既往有无高血压，有无心、肺、脑疾病等病史，有无药物过敏史，明确患者有无封闭治疗禁忌证。

（3）确认患者已签署封闭治疗知情同意书。

（四）操作步骤

1. 病变区域黏膜消毒。

2. 对于口腔黏膜病，需将抽有封闭药物的注射器从病变区边缘进针至黏膜下，在病变区黏膜下行针；对于神经性疾病，需进针至神经干所在部位，注药前必须回抽，确认针头不在血管中，边退边注药，将针尖退回至进针点的黏膜下，拔出注射器。

3. 棉球按压止血，嘱患者静坐，留观区观察 30 分钟，确认患者无不适症状后方可离开，并向患者交代下次封闭治疗时间。

4. 病历上需标明本次封闭治疗中的注射部位及注射药物名称。

（五）并发症及处理

1. 过敏反应　药物过敏引起头晕、恶心、头痛、手指麻木、皮肤瘙痒、片状皮疹等，甚至可出现呼吸困难、血压下降、过敏性休克等。预防措施：术前仔细询问药物过敏史，一旦出现过敏症状，应立即给予停药和抗过敏处理。

2. 软组织肿胀　由于进针位置错误或反复进针造成血管、软组织损伤。预防措施：进针前对病变区仔细检查，确认进针位置，避免反复进针，针头尽量一次到位。

3. 紧张焦虑症状　患者因恐惧心理产生的心悸、乏力、头晕等反应。预防措施：术前解释治疗流程，安抚患者，缓解患者紧张情绪，操作过程中动作轻柔，言语温和。

4. 感染　口内卫生情况较差造成封闭治疗后进针点感染、注射针头意外刺伤皮肤或口内黏膜、器械消毒不完全引起的感染等，可引起局部黏膜红肿、疼痛。预防措施：封闭治疗疗程开始后进行牙周基础治疗，并对患者进行系统的口腔卫生宣教，保持患者口腔清洁卫生；注射前嘱患者注射期间保持张口，不能突然移动或偏转头部，如有不适需先举左手示意；操作过程中动作轻柔；严格器械消毒。

5. 麻醉意外　封闭药物注射液中常含有麻醉药物，如操作过程中未回抽检查而导致药物进入血管，可造成中毒反应。预防措施：注射前必须回抽，确保针头不在血管内。

6. 颞下颌关节脱位　因操作时间过长或患者本身有颞下颌关节紊乱,造成注射期间或注射后颞下颌关节脱位。预防措施:动作轻柔敏捷,术前询问患者颞下颌关节疾病病史,如发生颞下颌关节脱位,则需行复位处理。

（六）操作注意事项

1. 在学习局部封闭治疗前,需学习封闭治疗适用疾病的相关理论知识,包括常见口腔黏膜病(如 OSF),以及常见神经症(如原发性三叉神经痛)的病因、临床表现、组织病理表现、鉴别诊断及防治手段,掌握口腔黏膜的基本组织结构,掌握口腔颌面部神经解剖知识,学习局部封闭所使用的药物的药理作用、适应证、禁忌证和不良反应。

2. 操作过程中,注意黏膜下行针时进针不可过深,推注药物前必须回抽,确认回抽无血后方可开始注射,保持在黏膜下注射药物,推注药物的速度应缓慢,进针前认真对病损部位进行视诊和触诊等检查,争取一次进针顺利到位,避免反复穿刺损伤血管、软组织。

3. 注射完成后须观察 30 分钟,患者无不适症状方可离开,并交代下次封闭治疗时间,注意每次封闭治疗后须在病历上写明注射部位及药物名称。

（七）相关知识

目前口腔科最常见的局部封闭治疗见于口腔黏膜下纤维化(OSF)。OSF 是一种慢性进行性、具有癌变倾向的口腔黏膜疾病,是一种癌前状态。在我国,OSF 主要见于湖南、海南、台湾等省份。该病好发于中年人,最常见于 20~50 岁。槟榔是 OSF 的主要致病因素,OSF 患者基本都有咀嚼槟榔的习惯,自 20 世纪 80 年代以后我国咀嚼槟榔的年轻人越来越多,地域分布也不再局限于几个槟榔主产区,因此必须普及并加强"咀嚼槟榔危害口腔健康"相关知识的卫生宣传和教育。

OSF 可发生于口腔、咽部及食管上 2/3 部位,口腔受累部位包括颊、软腭、唇、舌、翼下颌韧带、牙龈等处的黏膜。发生于颊部的病损常对称发生,表现为颊黏膜苍白,似云雾状,可扪及垂直走向的纤维条索。发生部位与咀嚼槟榔时的接触部位有关。发生于腭部者主要累及的是软腭,严重者会出现软腭缩短、悬雍垂缩小、组织弹性降低,以及腭舌弓、腭咽弓出现瘢痕条索。发生于舌背、舌腹时表现为黏膜苍白、舌乳头萎缩。唇部的 OSF 可沿口裂周围扪及环形纤维条索。萎缩的上皮会导致患者口腔黏膜敏感,患者自觉口腔黏膜灼痛,不能进食热、辣等刺激性食物;也可出现口干、味觉减退、唇舌麻木等自觉症状。部分患者进食过硬食物时软腭出现水疱、溃疡。OSF 是渐进性改变,随着病情进展,患者会逐渐感到口腔黏膜僵硬、进行性张口受限、舌体运动障碍,甚至牙关紧闭、吞咽困难。

糖皮质激素具有抑制炎症反应和促进炎症细胞凋亡的作用,可抑制成纤维细胞增殖和胶原沉积,发挥抗纤维化作用,曲安奈德因为效力、作用时间和极少的全身吸收率而被认为是较好的病变内注射的一种糖皮质激素。但糖皮质激素不能逆转纤维组织异常沉积和恢复口腔黏膜的弹性,因此可选择糖皮质激素联合丹参局部注射。

丹参具有扩张血管、改善局部缺血状态、诱导病变区毛细血管增生、抑制成纤维细胞增殖及胶原合成的作用,能促进成纤维细胞凋亡和胶原降解。

糖皮质激素联合丹参注射液黏膜下注射,每周 1 次,对于改善 OSF 患者开口度及黏膜敏感、灼痛症状有很好的效果。除丹参外,也可选择糖皮质激素联合透明质酸酶、胰凝乳蛋白酶进行局部注射,透明质酸酶可以通过降解透明质酸基质来溶解纤维团块、降低胶原形成、软化和减少纤维组织,从而减轻张口受限,改善疼痛和烧灼感,胰凝乳蛋白酶可以水解酯类和肽链,作为蛋白水解酶和抗炎制剂来治疗 OSF。

三、局部封闭治疗规范评价

局部封闭治疗规范核查、评估见表 3-3-1、表 3-3-2。

表 3-3-1　局部封闭治疗核查表

项目	内容	是	否
操作前准备	核对患者信息:姓名、性别、年龄、主诉		
	询问患者既往有无高血压,有无心、肺、脑疾病等病史		
	询问有无药物过敏史		
	明确患者有无局部封闭治疗禁忌证		
	向患者解释局部封闭治疗注意事项,并嘱患者放松		
	确定患者已签署局部封闭治疗知情同意书		
	物品(器械)准备:一次性检查盘、络合碘、棉球,注射器抽取封闭药物		
	监护设备、氧气及急救药品准备妥当		
操作过程	进针位置正确		
	进针深度到位		
	注药前回抽无血		
	边退针边注药		
	缓慢推注药物		
	拔出注射器后棉球按压止血		
操作后处置	嘱患者于留观区静坐留观 30 分钟		
	向患者交代下次封闭治疗时间,以及术后注意事项,如口腔卫生宣教、饮食建议等		

表 3-3-2　局部封闭治疗评估表

项目	5分	4分	3分	2分	1分
操作过程流畅度					
操作检查熟练度					
人文关怀					

注:评分标准如下。

5 分:操作过程清晰流畅,无卡顿,检查熟练,进针及行针方法正确,回抽无血后缓慢注药;人文关怀到位,有术前交流、术中安慰及术后饮食和注意事项的交代。

4 分:介于 5 分与 3 分之间。

3 分:操作过程能整体完成,卡顿次数<2 次;人文关怀不足,但能有部分术前交流、术中安慰及术后饮食和注意事项的交代。

2 分:介于 3 分与 1 分之间。

1 分:操作过程卡顿次数>4 次,操作粗暴,反复进针;无人文关怀。

四、常见操作错误及分析

1. 病史问诊不全面 尤其要注意患者的药物过敏史,封闭治疗开始前一定要明确患者已知情同意,对于患者在局部封闭治疗期间的反应要密切关注,如有异常,要立刻停止注药,并针对患者出现的异常症状进行对症处理。

2. 注药前未回抽 由于封闭药物多为糖皮质激素和局部麻醉药,直接注入血管可能引起毒性反应,造成患者血管痉挛,引起局部缺血坏死,或胸闷、四肢抽动等症状,不仅不能起到治疗疾病缓解患者痛苦的效果,反而会加重患者的身心负担。因此,注药前一定要回抽确认无血液。

3. 封闭治疗后观察随访工作不到位 需注意糖皮质激素亦可引起超敏反应,如患者在局部注射糖皮质激素后出现黏膜糜烂或皮损加重症状;还需考虑是否出现迟发型超敏反应,因此除了注射后留观 30 分钟,还需对患者进行密切随访。

五、相关知识测试题(5 道选择题)

1. 口腔黏膜下纤维化的主要病理特征是

    A. 黏膜上皮高度增生   B. 黏膜上皮萎缩

    C. 黏膜结缔组织发生钙化   D. 黏膜结缔组织发生纤维性变

    E. 黏膜结缔组织出血水肿

2. 应用激素可能造成的情况中,**不包括**

    A. 糖尿病   B. 消化道溃疡

    C. 念珠菌感染   D. 血钙降低

    E. 血压降低

3. 口腔扁平苔藓损害的主要特征是

    A. 珠光白色条纹   B. 丘疹   C. 斑块

    D. 水疱   E. 糜烂

4. 下列因素中,可能与口腔黏膜下纤维化有关的是

    A. 细菌、病毒感染

    B. 槟榔、辣椒、烟草等的长期刺激

    C. 药物过敏

    D. 胃、十二指肠溃疡

    E. 内分泌紊乱

5. 关于口腔黏膜下纤维化,下列说法中**错误**的是

    A. 为一种癌前状态

    B. 临床上不表现为疱或溃疡

    C. 主要变化为结缔组织发生纤维变性

    D. 可出现上皮萎缩

    E. 晚期病变内胶原纤维全部玻璃样变

参考答案:1. D 2. D 3. A 4. B 5. B

(潘 灏)

推荐阅读

［1］ 曾庆雯，彭思斯，白新娜，等．局部注射醋酸曲安奈德致迟发过敏反应1例．中南大学学报(医学版)，2020，45 (2)：216-220.

［2］ 陈谦明，曾昕．案析口腔黏膜病学．北京：人民卫生出版社，2014.

［3］ 冯慧，曾昕，陈谦明，等．糜烂型口腔扁平苔藓的中西医结合治疗．临床口腔医学杂志，2014，30 (2)：120-121.

［4］ 华红，刘宏伟．口腔黏膜病学．北京：北京大学医学出版社，2014.

［5］ 翦新春，郑廉，朱蓉，等．曲安奈德和丹参酮注射液治疗口腔黏膜下纤维化的效果评价．中华口腔医学杂志，2017，52 (1)：16-21.

［6］ 刘斌杰，陈珺，翦新春．丹参联合小剂量泼尼松龙对口腔黏膜下纤维性变相关miRNA表达的改变．中南大学学报(医学版)，2014，39 (5)：471-476.

［7］ GOPAL R J, RAGHUNATH C, KEYA C. Oral submucous fibrosis: a global challenge. Rising incidence, risk factors, management, and research priorities. Periodontol 2000, 2019, 80 (1): 200-212.

［8］ HISHAM K, LUCIEN A, IVAN U, et al. Mandibular nerve block for long-term pain relief in a case of refractory burning mouth syndrome. Pain Ther, 2020, 9 (1): 345-347.

第四节　激光治疗术

一、概述

激光治疗术是利用激光的光热效应，对生物组织进行凝固、汽化或切割来达到消除病变目的的一种方法。自1960年世界上第一台红宝石激光器面世以来，这一新型光源和随之产生的新型激光技术开始应用于医学领域。1967年，匈牙利的Mester研究发现He-Ne激光具有促进小鼠毛发生长和伤口愈合的能力。经过60年的发展，激光医学已初步发展成为一门体系较为完整且相对独立的新型交叉学科，在口腔医学领域中有重要作用，广泛应用于牙周炎、种植体周围炎、根管消毒、牙本质敏感、口腔黏膜病、口腔颌面部创伤、颞下颌关节紊乱症及正畸治疗。随着化学和生物学等相关学科及各种生物探针和靶向标记技术的快速发展，激光为医学诊断和治疗带来新的发展空间。

二、操作规范流程

(一) 适应证

1. 口腔内各种炎症，如根尖周炎、牙髓充血、根管治疗、软组织感染、冠周炎、溃疡等。

2. 口腔手术后伤口愈合。

3. 口腔外科手术，如切除肿瘤、牙龈瘤、各种赘生物等。

4. 进行彻底杀灭细菌，如窝洞消毒、根管消毒、牙周袋消毒等。

(二) 禁忌证

1. 绝对禁忌证

(1) 严重心、肺疾病，如严重心律失常、心肌梗死活动期、重度心力衰竭、哮喘、呼吸衰竭不能平卧。

(2) 严重高血压、精神异常及意识明显障碍,不能配合激光手术。

(3) 肺结核等传染性疾病。

(4) 已明确诊断的恶性病损。

2. 相对禁忌证

(1) 口腔黏膜白斑。

(2) 黏膜增殖性变化。

(3) 活检手术。

(三) 操作前准备

1. 患者准备

(1) 为避免交叉感染,术前完善 HbsAg、抗 HCV、抗 HIV、抗 TPHA 等相关检查并制定合理的消毒措施。

(2) 术前常规测量血压,完善术前检查,60 岁以上患者术前完善心电图检查。

(3) 有高血压、冠心病和心律失常者,术前测量血压并进行心电图检查;若发现禁忌证,应暂缓检查。

(4) 签署手术知情同意书。

(5) 检查前应向患者做好解释工作,消除患者的恐惧感,嘱平静呼吸、不要咽口水,避免不必要的恶心反应。

2. 物品(器械)准备

(1) 激光相关设备正常,包括正常开机及水、气正常。

(2) 确认牙科椅位操作正常。

(3) 确认监护设备、氧气及急救药品准备妥当。

3. 操作者准备

(1) 核对患者信息:姓名、性别、年龄、手术部位。

(2) 询问患者既往有无高血压,有无心、肺、脑疾病等病史,有无服用抗血小板药物、抗凝药物(如阿司匹林、氯吡格雷等)的情况及有无出凝血异常疾病史。

(3) 局部麻醉前询问有无麻醉药物过敏史。

(4) 查看患者血常规、凝血功能及既往检查结果。

(5) 明确患者有无激光手术禁忌证。

(6) 确定患者已签署激光手术知情同意书。

(四) 操作步骤

1. 按常规进行术前准备,根据需要清洁手术区、常规消毒,必要时还应予以局部麻醉和表面麻醉。麻醉剂的使用应遵循安全、规范的原则。

2. 根据对患者的诊断,选择合适的激光器和激光参数进行治疗。治疗时,工作人员应佩戴防护目镜以保护眼部。

3. 接上电源和脚踏开关插头,调节功率调节钮,调节水量大小。

4. 按下激光开关,待激光开关指示灯亮后,将激光头对准一硬纸(注意:切忌对人或任何可反射物体照射),踩下脚踏开关,此时应有激光束并达到最佳需要功率。

5. 调节到合适的功率后,按下同路光键,确认有同路指示光能指示激光工作部位,即可对病灶进行治疗。

6. 根据治疗的病灶不同,可更换不同的激光导头。

7. 在治疗过程中需要排烟雾时,可使用强吸设备。

8. 术后应避免感染,可外用和 / 或口服抗生素,治疗区应避免搔抓,避免剧烈运动。

9. 患者术后如有意外情况,应尽早与医生联系并复诊。

(五) 并发症及处理

1. 心脑血管意外 ①心脏意外:如心绞痛、心肌梗死、心律失常和心搏骤停;②肺部并发症:如低氧血症、呼吸困难及脑血管意外等,尤其是老年人或原有心、脑、肺疾病的患者容易出现;③由于操作时间过长,患者耐受度降低等可能引起血压升高等。预防措施:操作轻柔,术前应询问病史,老年人或原有心、脑、肺疾病的患者术前检查血压、完善心电图及肺功能检查;一旦出现心脑血管意外,应立即中止手术,就地组织抢救。

2. 麻醉意外 局部麻醉时出现晕厥、过敏反应、呼吸困难等,甚至出现意识障碍乃至死亡。预防措施:操作轻柔,询问患者是否空腹,术前应询问病史,了解既往病史及药物使用情况。

3. 术后出血 激光术后常会出现少量渗血、红、肿、轻度疼痛,部分不需要缝合的伤口会出现溃疡,多为正常的术后反应。预防措施:操作轻柔,术前应询问病史,有出血倾向或静脉曲张可疑者应尽量避免手术,必要时术前检查出凝血时间、血小板计数及凝血酶原时间;手术时一定要保持视野清晰,看清病灶,避开血管,血管性出血必要时可用金属止血夹止血。

4. 感染 操作时器械清洗消毒不规范引起的感染等。预防措施:操作轻柔,严格进行器械清洗消毒。

5. 药物副作用 药物过敏引起头晕、恶心、头痛、手指麻木,甚至呼吸困难、血压下降、过敏性休克等。预防措施:术前仔细询问药物过敏史,出现药物反应时应立即进行抗过敏处理。

6. 低血糖反应 因患者长时间禁食、禁饮,可出现心悸、乏力、出汗、饥饿感、面色苍白、震颤、恶心、呕吐等低血糖反应;较严重者还可出现意识模糊、精神失常、肢体瘫痪、大小便失禁、昏睡、昏迷等。预防措施:术前仔细询问病史,出现低血糖时应立即给予进食、进饮,必要时高糖治疗。

7. 其他 下颌关节脱臼、喉头痉挛、贲门撕裂综合征、腮腺肿大、支气管哮喘、虚脱、坠床、惊厥、癫痫发作等。预防措施:操作轻柔,术前仔细询问病史,根据情况给予酌情处理。

(六) 操作注意事项

1. 在学习激光操作前,需学习有关激光术的相关理论,包括激光术的适应证、禁忌证;熟悉口腔的解剖结构,掌握常见口腔疾病及相关疾病的临床表现及处理原则,轻柔操作。

2. 操作过程中,利用口镜的反光及调整灯光,保持视野清晰。

3. 为防止手术伤口出血及加强组织密贴性,术后咬纱布 30 分钟。非必要时应避免说话,以防止纱布移位,不要吸吮伤口,口水、血水务必吞下。

4. 术后 24 小时内建议冰敷,24 小时后观察伤口是否仍有红、肿、热、痛的急性期炎症反应,若仍存在上述症状则建议继续冰敷;确定无红、肿、热、痛现象后可热敷。冰 / 热敷间隔:建议敷 10~30 分钟后,休息等长时间,再进行下一轮冰 / 热敷。

5. 术后 1~2 小时,麻醉药的药效消退,伤口无出血后可进食。建议食用温凉的流质食物,避免硬、生、热及刺激性食物。不可用吸管进食,吸吮的力量容易造成伤口血块脱落,伤口再次出血。

6. 术后 2 周内不可抽烟、饮酒。

7. 术后 24 小时内,勿用力刷牙或漱口,可使用软毛牙刷或棉花棒移除手术区食物残渣(勿拨动线头)。术后第 3 天开始使用漱口水(每天 1 次,睡前,1:1 用清水稀释)。

8. 遵从医嘱,避免伤口疼痛或感染,建议多休息。

9. 术后轻微渗血为常见情况。勿用力吐口水或漱口,如大量流血则应立即复诊。

10. 术后肿胀为常见现象,肿胀程度依个人体质不同而异。通常术后 1~3 天达到高峰,可能伴随脸颊、颈部瘀青及吞咽困难现象,饮食上可食用较易吞咽的食物,避免吞咽东西时呛到。如肿胀并伴随异味或化脓、发热,务必及时预约复诊(少数患者会发生,糖尿病、身体虚弱患者发生率较高)。

11. 术后 1 周内避免运动,禁止游泳。

(七) 相关知识

口腔疾病治疗中常用的激光种类包括 Nd:YAG 激光(掺钕钇铝石榴石)、Er:YAG 激光(掺铒钇铝石榴石)、二氧化碳(CO_2)激光、二极管激光(又称半导体激光)、水激光(Er,Cr:YSGG)。

1. Nd:YAG 激光 可激发连续式激光或脉冲激光,发射光为红外线(波长 1.064μm)。目前,Nd:YAG 激光器参数灵活可调,预设的各种操作模式给临床医生带来一定的便捷,常用于根管消毒、牙本质脱敏、窝洞预备、酸蚀、口内软组织疾病治疗等。

2. Er:YAG 激光 是一种波长为 2.940μm 的固体脉冲激光,主要用于去除牙体硬组织,工作时产热少,对牙髓和牙体硬组织都不会产生热损伤。国外更多将此激光应用于口腔软组织疾病。

3. CO_2 激光 属于气体激光,具有水吸收性,通过气化组织完成切割,使用过程中会产生大量的热,使得组织迅速碳化,主要用于口腔软组织手术。

4. 半导体激光 可激发连续式激光或脉冲激光,应用广泛,主要用于软组织切开或消融、龈切除术、龈成形术、龈沟成形、系带切除术、治疗口腔溃疡等。

5. 水激光(Er,Cr:YSGG) 目前在牙体硬组织疾病、牙周病、根管治疗、口腔黏膜病等方面被广泛应用。

三、激光治疗术规范评价

激光治疗术规范核查、评估见表 3-4-1、表 3-4-2。

表 3-4-1　激光治疗术规范核查表

项目	内容	是	部分	否
操作前准备	核对患者信息:姓名、性别、年龄、主诉			
	询问禁食、禁饮情况			
	询问患者既往有无高血压,有无心、肺、脑疾病等病史			

续表

项目	内容	是	部分	否
操作前准备	询问有无服用抗血小板药物、抗凝药物（如阿司匹林、氯吡格雷等）的情况及有无出凝血异常疾病史			
	询问患者有无麻醉药物过敏史			
	查看患者血常规、凝血功能、心电图及既往检查结果			
	明确患者有无激光治疗术禁忌证			
	确定患者已签署激光治疗术知情同意书			
	物品（器械）准备：一次性检查口腔器械盒；选择合适的激光器和激光参数；监护设备、氧气及急救药品准备妥当			
操作过程	局部麻醉效果较好			
	手术能去除病灶			
	操作轻柔			
	术后压迫止血			
操作后处置	向患者简要介绍检查情况			
	向患者交代术后注意事项，如饮食建议等			

表 3-4-2　激光治疗术规范评估表

项目	好（5分）	一般（3分）	差（1分）
操作过程流畅度			
操作检查熟练度			
人文关怀			

注：评估标准如下。

好：操作过程流畅，无卡顿，检查熟练，椅位调节及激光使用方法正确；人文关怀到位，有术前交流、术中安慰及术后饮食和注意事项的交代。

一般：操作过程能整体完成，椅位调节及激光使用方法基本正确；人文关怀不足，但能有部分术前交流、术中安慰及术后饮食和注意事项的交代。

差：操作粗暴，椅位调节及激光使用方法不正确；无人文关怀。

四、常见操作错误及分析

1. 未能选择合适的治疗仪进行激光治疗，或治疗仪未调节至最佳参数。
2. 术中未能严格遵守无菌操作原则。
3. 由于操作者操作技术欠熟练或患者欠合作，或操作粗暴，在术中引起患者不适。

五、常见训练方法及培训要点介绍

（一）模型训练

实习操作系统（CLINSIM）及教师、学生兼用工作台。

1. 患者躯干模型基本以黄种人的平均肩宽为模型,外形逼真,坚实耐用。可置 3 个手机。

2. 内置式设计与传统的外挂式不同,将高、低速手机,三用枪设计到椅肩部,可避免患者因看到以上器具而产生的恐慌。配置为 TWIN POWER PAR-E-DI 型高速手机、电动型 TR-91 型低速手机、三用枪。

3. 脚控制开关可以控制高、低速手机和诊疗椅位的升降及背靠移动。

4. 照明系统为投射式冷光源,亮度 ≥ 15 000lx,电压 12V,可进行水平及垂直移动,亮度可调。

5. 配有人造石桌面、高密度防火板桌体、置物抽屉、观片、电源插座(三极单相)、电脑机箱格、电脑、键盘、电蜡刀格、电蜡刀架、技工用吸尘器口。

6. 教师、学生兼用座椅。

（二）评估系统

1. 配置　特殊电脑系统电脑主体、15 英寸(inch)(1inch=2.45cm)液晶显示屏、电脑专用桌、记忆装置、CD-ROM 配置、图像接收芯片、模拟图像接收配套设备、与影像记录有关的配件、系统设置(各种软件设置、连接影像设备等)。

2. 窝洞和支台形成的技能评价系统能以任意牙体为基准牙,在轴向、纵向的任意剖面与对照牙进行量化分析,得到两者差别的数据。窝洞及支台等数据的标准可以根据具体情况确定,学生可以根据扫描结果自我评价。三维牙体扫描仪精度 35μm,扫描时间 2 分钟。打印机采用彩色激光打印。

3. 可使用自动轨迹跟踪系统专用电荷耦合器件(charge coupled device,CCD)摄像机设备(CCD 摄像机、控制器等)、专用基板、专用软件、专用灯头、配置品(感光点、头带)来准确记录学生的操作运动轨迹并打分。及时纠正学生的操作姿势,使学生养成良好的操作习惯,减少职业病发生的可能。

4. 配有切削压评价专用软件、专用基板压力感受装置、显示部分、专用仿头模用咬合器、颌模型配制品(专用传感装置),若切削压力过小,操作时间长,则效率低;切削压力过大,则牙髓刺激大,手机易损坏。使学生养成正确的切削用力程度,有利于提高患者舒适度和提高工作效率。

5. 配有根管长度测试评价专用软件、专用基板、根管长度测试仪、配制品。可帮助学生正确、熟练地使用根管长度测试仪,从而提高工作效率。

（三）多媒体教学网络系统

1. 示教系统包括电脑系统 CCD 摄像机口腔内镜、学生用显示器、各种软件及配件。教师的示范操作和操作结果可以利用 CCD 摄像机、口腔内镜转换成 AV 信号传输的学生显示器。

2. 大屏幕投影系统可实现"语言教室 + 网络教室 + 多媒体教室"三合为一,使教师机与学生机进行多媒体交流、电子监控。

六、相关知识测试题(5 道选择题)

1. 对牙髓最具有破坏性的是

A. Nd 激光　　　　　　　　　B. CO_2 激光　　　　　　　　　C. 红激光

D. 光固化灯　　　　　　　　E. 牙髓活力电测定仪

2. 保存性功能性外科的定义为

　　A. 适当限制手术根治范围,以保持机体功能,保护劳动力,提高生活质量,称保存性功能性外科

　　B. 由于整复手段被充分应用,保证了肿瘤最大限度根治,并使患者获得一定的功能和外形的恢复,称保存性功能性外科

　　C. 用佩戴修复体或人工弥补物的方法,协助患者在术后能维持和恢复一定的功能和外貌,称保存性功能性外科

　　D. 对晚期恶性肿瘤先用化学药物治疗,使肿瘤缩小后再手术,以增加治愈的机会,称保存性功能性外科

　　E. 应用激光与血卟啉衍生物相结合治疗肿瘤的一种新方法

3. 被称为冷激光的是

　　A. CO_2 激光　　　　　B. Nd:YAG 激光　　　　　C. 准分子激光

　　D. 半导体激光　　　　　E. 氩离子激光

4. 通过光化作用打开分子键而起作用的激光是

　　A. CO_2 激光　　　　　B. Nd:YAG 激光　　　　　C. 氩离子激光

　　D. 准分子激光　　　　　E. 砷铝镓半导体激光

5. (多选题)可通过光导纤维传输的是

　　A. Nd:YAG 激光　　　　B. CO_2 激光　　　　　C. 准分子激光

　　D. 氩离子激光　　　　　E. 砷铝镓半导体激光

参考答案: 1. B　2. A　3. C　4. D　5. ACDE

（刘斌杰）

推荐阅读

[1] 潘央央,王晓飞,魏智渊,等. 激光治疗复发性口腔溃疡效果的 Meta 分析. 健康研究, 2016, 36 (4): 416-419.

[2] MOTAMEDI M H. A textbook of advanced oral & maxillofacial surgery. London: IntechOpen, 2013.

第五节　光动力治疗

一、概述

　　光动力治疗(photodynamic therapy, PDT)原称光辐射治疗(photoradiation therapy, PRT)、光化学治疗(photochemical therapy, PCT),是一种联合应用光敏剂及相应光源,通过光动力学反应选择性破坏病变组织的新技术,具有靶向性强、低毒微创、可重复操作等优点。PDT的机制是通过局部或全身给予光敏剂,光敏剂优先聚集于分裂生长较旺盛的细胞或组织,经过一段时间"孵育",光敏剂会选择性地富集于病变部位。使用特定波长(632.8nm 左右)的光源照射光敏剂,使其激发,引起一系列光学级联反应,产生大量活性氧从而导致靶细胞不可逆损伤。

第一代光敏剂,如血卟啉衍生物、二血卟啉醚等在体内滞留时间长,穿透的组织深度有限(5mm 以下),限制了光动力技术在医学上的应用。第二代光敏剂克服了第一代光敏剂的部分缺点,如 5- 氨基酮戊酸(艾拉)、苯并卟啉衍生物等作用波长较长,作用深度增加,且光敏期短,毒副作用小,更符合理想光敏剂的特点。目前,口腔治疗最常用的光敏剂为 5- 氨基酮戊酸。

光动力效应是否可用于疾病治疗有两个前提条件:①特定病变组织对光敏剂的摄取和存留量达标;②靶部位需容易受到光的照射。通常实体恶性肿瘤、癌前病变及一些良性病变可较多摄取和存留光敏剂,只要这些病灶处于激光光纤的照射范围内,光动力效应就能发挥其治疗功效。

PDT 最早被应用于 20 世纪 70 年代末,最初应用于肿瘤的治疗。由于口腔黏膜病位置表浅,光源设备容易进入,而且口腔黏膜潜在恶性疾病常伴有不同程度的上皮异常增生,近些年 PDT 被应用于治疗多种口腔黏膜疾病。

二、光动力疗法的特点

(一) 组织选择性好

良好的组织选择性是 PDT 最突出的优点。PDT 能在光照区域内较特异性地作用于靶组织、靶细胞,而对正常细胞影响很小,可最大限度地减少重要器官的功能丧失。例如,鲜红斑痣是一种真皮浅层毛细血管网扩张畸形,PDT 在去除病变毛细血管网时可以不损伤上面表皮层和下面真皮深层,因此不会遗留瘢痕;采用放疗和热疗方法治疗膀胱黏膜的多灶性肿瘤时,由于会导致肌层纤维化,经常发生膀胱容量和顺应性降低的并发症,但采用 PDT 治疗可以避免这种情况。因此,PDT 特别适用于重要器官的高精度治疗。

(二) 作用表浅

人体组织的光透射性较差。对大多数组织而言,PDT 的有效作用深度很难超过 10mm。因此,PDT 的主要临床适应证是一些靶组织为"薄层"结构的疾病,如皮肤和黏膜的浅表肿瘤、鲜红斑痣、视网膜黄斑变性、动脉粥样硬化和银屑病等。对于深部肿瘤或瘤体较大的肿瘤,必须通过特殊的照射方法加以解决。

(三) 对微血管组织的损伤作用强

血管内皮细胞直接接触血流,细胞表面积大,对光敏剂吸收迅速,在光动力反应中消耗的光敏剂和氧可以得到快速补充,血液中产生的单线态氧也可以直接损伤内皮细胞膜,所以 PDT 对微血管组织的选择性好、作用强。因此,PDT 特别适用于微血管疾病的治疗,如鲜红斑痣、视网膜黄斑变性、食管静脉曲张栓塞治疗后遗留的微血管等疾病;同时也适用于通过破坏微血管可以实现治疗目的的疾病,如肿瘤。

(四) 一种局部治疗方法

PDT 的治疗作用仅限于光照范围内,故只适用于病变范围局限的疾病。例如,PDT 具有抗病毒作用,但它只能用于局部病毒感染,如乳头状瘤。

(五) 全身副作用少

由于 PDT 是一种局部治疗方法,无明显的全身副作用,所以特别适用于一般情况差,不能耐受其他治疗方法的患者,并且可以多次重复使用。

三、操作规范流程

(一) 适应证

1. 口腔黏膜疾病,包括口腔白斑病、口腔疣状增生、口腔扁平苔藓、口腔念珠菌病、口腔尖锐湿疣等。

2. 主要针对光纤所能到达部位的口腔恶性肿瘤,可以在术后进行 PDT 巩固疗效,或在术前进行 PDT,缩小肿瘤范围后再进行手术切除。

3. 可以在相关口腔牙体治疗(包括龋病防治、牙周病、种植体周围炎等)中起灭菌作用。

(二) 禁忌证

1. 对波长范围为 632.8nm 的光过敏。

2. 卟啉病或已知对卟啉过敏。

3. 已知的对局部用盐酸氨酮戊酸溶液中任何成分过敏。

4. 孕妇及哺乳期妇女。

5. 服用光敏性药物。

6. 光敏性疾病,如系统性红斑狼疮、慢性光敏性皮炎等。

(三) 操作前准备 [以 5- 氨基酮戊酸(艾拉)为例]

1. 患者准备

(1)为避免交叉感染,术前完善 HbsAg、抗 HCV、抗 HIV、梅毒等相关检查。

(2)详细了解患者既往史及过敏史。

(3)排除禁忌证后,签署 PDT 知情同意书。

(4)治疗前向患者做好解释工作,消除患者的恐惧感,嘱其平静呼吸、不要咽口水,避免不必要的恶心反应。

(5)嘱患者平卧于治疗椅上,如有活动性假牙应取出;嘱患者保持张口状态,可用咬合垫辅助维持张口。

(6)配合使用"艾拉临床用量标尺"测量出病灶位置、范围,根据病灶部位和面积,以及指南推荐的用药剂量($38mg/cm^2$),确定用药剂量(TU 数)。

2. 物品(器械)准备

(1)浆米纸、保鲜膜、剪刀、镊子、棉签、纱布、消毒液、胶带、温敏凝胶或注射用水、配药器皿、脱脂棉片或棉球、常用注射器(1ml 或 2ml)等。

(2)外用盐酸氨酮戊酸散:每支外用盐酸氨酮戊酸散(118mg)最多只能溶于 0.5ml 注射用水或温敏凝胶,配制成浓度不低于 20% 的溶液待用(考虑唾液会稀释药物浓度,建议浓度配制高一点,一支药可溶于 0.2~0.3ml 注射用水或温敏凝胶)。注意:溶液必须新鲜配制,且应现配现用,并在 1 小时内使用。一支外用盐酸氨酮戊酸散配制的溶液仅可用于直径为 2cm 圆形(敷药)面积的治疗,敷药面积应扩大至病灶边缘 1cm,如果病灶较大,需根据面积同比增加用药剂量。

(3)检查设备运转状态,保证患者敷药后设备可正常照光。

(4)确认监护设备、氧气及急救药品准备妥当。

(5)准备吸引器械,吸引口腔流出的唾液或呕出物。

3. 操作者准备

(1)核对患者信息:姓名、性别、年龄、主诉。

(2)询问患者既往病史。

(3)询问患者过敏史。

(4)查看患者术前检查结果。

(5)明确患者有无 PDT 禁忌证。

(6)确定患者已签署 PDT 知情同意书。

(7)照射前 1 小时嘱患者口服止痛药,也可给予利多卡因行局部麻醉。

(四) 操作步骤

1. 步骤一:配药　治疗前用 1ml 无菌注射器抽取 0.2~0.5ml 注射用水或温敏凝胶注入西林瓶(每瓶含盐酸氨酮戊酸 118mg),配制成溶液待用。溶液必须新鲜配制,且每次配制的溶液保存时间不得超过 1 小时。

2. 步骤二:患处的清洁与处理　用 75% 酒精进行局部消毒,应以病灶为中心,由外向内逐渐消毒至病灶中央。若患处表面有渗出、角质增厚、结痂等情况,依具体情况进行处理,并在不引起患处出血的情况下暴露病变区域。如有渗出,用生理盐水轻轻擦拭,以完全清除渗出物为佳。如有角质增厚或结痂,用生理盐水浸湿医用纱布湿敷患处(约 10 分钟,湿敷时间可依据角质软化程度进行适当调整),待角质层或痂皮软化后轻轻揭去或擦去痂皮。

3. 步骤三:患处湿敷药物　将棉片制备成与病损大小一致,并用配备好的光敏剂溶液将棉片打湿。隔湿,吹干病损区,将湿棉片平铺于病损区黏膜上。用米浆纸轻轻覆盖于湿棉片上,展平。最后将保鲜膜覆盖于米浆纸上,边缘密封好。每次敷药需持续 3 小时左右,期间患者保持微张口或大张口状态,而且需不断抽吸唾液,尽量保持病损区不被唾液干扰。

4. 步骤四:光照

(1)患者准备:敷完药后,调整椅位及体位,医患均戴上护目镜。

(2)设备选择及参数设置

1)选择光源:点状光纤能直接照射的部位采用半导体激光点状光纤照射。点状光纤无法直接照射的部位使用柱状光纤照射。

2)照光剂量:最终能量要达到 60~100J/cm^2。

(3)设备照光方案

1)半导体激光器点状光纤:指引红光垂直照射患处,治疗光斑直径 2cm。

2)半导体激光器柱状光纤:将柱状光纤套上一次性套管后插入口腔,靠近病灶部位。因长时间张开口腔,患者可能无法坚持,可分段进行治疗。

(4)如在照射过程中患者感到疼痛,可采用如下方法。

1)渐进性适应,可先将光纤远离患区至患者疼痛可忍受处,再缓慢移近光纤,最后至最佳光斑大小(直径 2cm)以确保治疗效果。

2)暂停,待患者疼痛缓解后再行治疗。

3)利多卡因进行局部麻醉。

4)疼痛属患者自身感受且个体差异大,必要时操作人员需进行一定的心理安抚,消除患者恐惧感。

5. 步骤五：光照后处理及治疗后患者注意事项

(1)照光后可视情况进行局部间断性冷敷 5~10 分钟,治疗后 1~3 天患者根据自身情况自行冷敷。

(2)嘱患者治疗后注意饮食,避免进食辛辣刺激性食物。

(3)治疗后 1~2 天局部可能会出现红肿,一般无须特别处理,如出现糜烂、渗液等特殊情况,应及时就医。

(4)治疗后 1 周复诊,每次治疗间隔不超过 2 周。

(5)戒烟、戒酒、戒槟榔,注意休息,如有不适,及时就医。

(6)由于治疗可致暂时的光毒性,应告知患者避光 12~24 小时,1 周内避强光。

(五) 并发症及处理

1. 光敏药物过敏　防治措施:给药前常规进行光敏剂皮试,但这并不能完全排除皮试结果阴性患者发生过敏的可能,特别是有药物过敏史的患者。一旦出现光敏药物过敏,应及时进行脱敏治疗,即口服或局部外用糖皮质激素,并给予抗生素防治感染。

2. 皮肤光毒性反应　皮肤光毒性反应是 PDT 最常见的并发症之一。光敏剂在 PDT 治疗后会在体内滞留一段时间,当光敏剂没有完全排出体外时,若患者暴露在强光下,会引起光敏反应,表现为局部皮肤红疹或水疱,局部色素沉着。患者在 PDT 治疗后要避光一段时间,避光时间的长短与光敏剂在体内的代谢有关。常规需告知患者至少避光 12~24 小时,且 1 周内应避免室内强光或日光暴晒。

3. 其他副作用　在 PDT 治疗过程中,病灶及邻近组织可能出现疼痛或烧灼痛、红斑、红肿、糜烂、出血、溃疡等,尤其是在照射黏膜、皮肤部位时。治疗后,这些不良反应会持续数天。特殊情况下,有些患者可能会出现发热、胸背或腹部疼痛,支气管癌患者发生呼吸困难,食管癌患者发生吞咽困难,膀胱癌患者发生尿频、血尿等,以及其他一些副作用(如便秘等),一般因具体的病变部位和病情严重程度而异。对于局部黏膜、皮肤反应,可适当给予利多卡因凝胶缓解疼痛,并注意局部卫生状况,给予清洗或漱口水,避免感染。

(六) 操作注意事项

1. 光照部位需与敷药位置一致,尽量拍摄照片并标记病灶部位的解剖位置关系。

2. 清除隐性病灶时,应尽可能扩大敷药面积。

3. 治疗面积应扩大至距病损边缘 1~2cm。

4. 进行 PDT 时,照光范围不小于敷药范围。

5. 增大光斑直径时,可同比延长照光时间。

(七) 护理

1. 治疗前准备　治疗室需避光,需关窗拉帘,关闭室内照明光源,包括牙椅的照明灯,以保证治疗效果,减少不良反应的出现。

2. 心理护理　由于很多患者是癌前病变,无任何自觉症状,对治疗效果心存疑虑,甚至认为 PDT 可加快增生病变的发展。为了让患者对治疗有信心、减轻或消除患者的心理压力,医护人员应主动向患者介绍治疗的目的、方法和注意事项,使其了解到 PDT 是先进的微创治疗手段,痛苦小、恢复快、疗效好,让患者消除顾虑,主动配合治疗。

3. 基础护理　嘱患者术后应用漱口水,保持口腔清洁,避免感染。嘱患者预备局部镇痛药物,如利多卡因凝胶、苯佐卡因凝胶等,局部应用以减轻患者术后疼痛,避免影响日常生活。

(八) 相关知识

目前,手术、放疗、化疗和PDT是临床医学领域最重要的四种疗法,各有所长。在临床应用中,医生为了更好地治疗疾病,常联用两种以上疗法实现互补,起到的效果不仅是单独使用的疗法疗效的简单加和,而是这些疗法疗效的互相增强。

1. PDT与手术联用 通过术前给药,术中利用光敏剂的荧光特性辅助定位病变边界,术后通过光照实施PDT,不仅有利于避免手术感染,而且还可能根除潜在的残留微小病灶,降低肿瘤的复发率。手术给患者带来的创伤非常大,而且为了彻底清除肿瘤细胞,医生在手术时会在肉眼或仪器确定的肿瘤边缘处切除一小部分正常组织;若在手术后施行PDT,可以避免对正常功能组织的切除,医生首先手术切除大部分肿瘤组织,然后以PDT清除剩余的肿瘤细胞。

2. PDT与放疗联用 对肿瘤进行放疗会产生一些副作用,而且放疗的效果与放疗时射线的剂量有很强的相关性。如果多次使用放疗,肿瘤会逐渐产生抗放疗性。对前列腺癌细胞的研究发现,随着放疗次数增加,肿瘤细胞的凋亡数会逐渐减少,而联合PDT后能克服这一缺点,且在较低的辐射剂量下仍然能够取得显著疗效且减少放疗副作用。

3. PDT与化疗联用 将化疗与PDT联合用于肿瘤治疗,使两种疗法协同发挥疗效,为肿瘤的治疗提供了一个全新的选择。PDT是一种创伤小的局部治疗方法,PDT后可以引起机体系统免疫反应,能够抑制原位瘤和转移瘤,与化疗联用后可以增强化疗疗效。化疗与PDT联合治疗肿瘤已经进入初期临床试验阶段。

PDT近年来发展迅速,在多个领域的应用都表现出无可替代的优势,但其在口腔领域的应用时间较短,目前处于初级阶段。光敏剂的剂型、光源、光学参数及适应证的选择等都需进一步研究探索。验证PDT治疗口腔疾病的有效性及安全性也需加大样本量、延长随访周期,以得到更科学的结论。

四、相关知识测试题(5道选择题)

1. 下列关于光动力操作注意事项**错误**的是
   A. 光照部位须与敷药位置一致,尽量拍摄照片并标记病灶部位的解剖位置关系
   B. 清除隐性病灶时,应尽可能扩大敷药面积
   C. 治疗面积应扩大至距病损边缘 2~3cm
   D. 进行 PDT 时,照光范围不小于敷药范围
   E. 增大光斑直径时,可同比延长照光时间

2. 在光动力的治疗过程中,照光剂量最终要达到
   A. 60~100J/cm^2 B. 50~70J/cm^2
   C. 70~100J/cm^2 D. 50~70J/cm^2

3. 患处湿敷药物**错误**的是
   A. 将棉片制备成与病损大小一致,并用配备好的光敏剂溶液将棉片打湿
   B. 隔湿,吹干病损区,将湿棉片平铺于病损区黏膜上
   C. 每次敷药需持续 1 小时左右
   D. 期间患者保持微张口或大张口状态,而且需不断抽吸唾液,尽量保持病损区不被唾液干扰

4. 下列**不属于**口腔光动力治疗适应证的是

A. 白斑 　　　　　　　B. 疣状增生 　　　　　　C. 扁平苔藓

D. 念珠菌病 　　　　　E. 系统性红斑狼疮

5. 下列不属于光动力疗法的特点的是

A. 组织选择性良好 　　　　　　　　B. 作用表浅

C. 对微血管的损伤作用小 　　　　　D. 全身副作用小

E. 是一种局部治疗方法

参考答案：1. C　2. A　3. C　4. E　5. C

（谢小燕　高义军）

推荐阅读

［1］李审绥，吴沉洲，李龙江. 光动力疗法治疗口腔疾病的研究进展. 华西口腔医学杂志, 2021, 39 (2): 215-220.

［2］史恩宇，李志远，潘伟，等. 光动力治疗口腔黏膜白斑的研究进展. 中国激光医学杂志, 2020, 29 (6): 355-361.

［3］KWIATKOWSKI S, KNAP B, PRZYSTUPSKI D, et al. Photodynamic therapy—mechanisms, photosensitizers and combinations. Biomed Pharmacother, 2018, 106 (1): 1098-1107.

［4］OZOG D M, RKEIN A M, FABI S G, et al. Photodynamic therapy: a clinical consensus guide. Dermatol Surg, 2016, 42 (7): 804-827.

第四章

口腔颌面外科专科技能培训

第一节　阻生牙拔除术

一、概述

阻生牙可发生在上下颌骨的各个部位,如下颌第三磨牙、上颌尖牙、腭部多生牙等,其中以下颌第三磨牙最为常见。随着科学技术的进步和拔牙技术的发展,阻生牙拔牙器械除有传统的牙挺、拔牙钳、骨凿等外,又涌现出了一批微创拔牙器械,如高速仰角涡轮手机、超声骨刀、外科专用切割钻等,阻生牙的拔除过程也逐渐向微创、舒适化的方向发展。

二、操作规范流程

(一) 适应证

1. 引起冠周炎的阻生牙。
2. 阻生牙龋坏及导致邻牙龋坏。
3. 阻生牙引起食物嵌塞。
4. 阻生牙压迫导致邻牙牙根吸收。
5. 阻生牙导致邻牙牙周组织破坏。
6. 阻生牙导致牙源性囊肿或肿瘤。
7. 因正畸治疗需要拔除的阻生牙。
8. 可能为颞下颌关节紊乱为诱因的阻生牙。
9. 因完全骨埋伏阻生而被怀疑为原因不明的神经痛或病灶牙。
10. 正颌手术需要。

(二) 禁忌证

心脏病、高血压、造血系统疾病、糖尿病、甲状腺功能亢进、肾脏疾病、肝炎、妊娠、月经期、感染急性期、恶性肿瘤、长期抗凝药物治疗、长期肾上腺皮质激素治疗、神经和精神疾病等。

(三) 操作前准备

1. 术前检查

(1)术前应进行详细的病史询问,以及全面的体格检查、实验室检查和口腔检查。

(2)询问患者的年龄,有无系统性疾病病史、手术史、药物使用及过敏史。

(3)检查患者面型、面色、表情、颊部皮肤有无红肿或瘘管,颈部淋巴结是否肿大,有无压痛,关节区有无弹响、压痛,下唇感觉有无异常,张口度、张口型有无异常等。对有全身疾病的患者还需进行生命体征检查。

(4)实验室检查:对有全身疾病的患者,需根据情况进行心电图、血常规、肝肾功能、血糖、凝血功能、甲状腺功能等检查。

(5)口腔检查:阻生牙在颌骨的位置、方向、与邻牙的关系,远中龈瓣的韧性,覆盖牙冠的范围,有无红肿、压痛或糜烂,盲袋内是否有脓性分泌物,牙冠有无龋坏,邻牙的松动度、牙周状况,有无龋坏、折裂、充填体或修复体等。检查结果要详细记录在病历上并告知患者。

(6)影像学检查:不同的阻生牙在拔除时难易程度不同,术前应根据阻生牙分类标准和拔除难度标准进行分类,预测手术难度及术中、术后可能发生的并发症。现行主要的分类系统和难度评估都是基于对影像学分析所得,因此拔除阻生牙前需要进行全面的影像学检查。传统的影像学检查主要是根尖 X 线片和全口牙位曲面体层 X 线片:①根尖 X 线片分辨率较高,所需辐射剂量小,但投射范围局限;②曲面体层 X 线片操作简便,一次扫描可以同时观察全口牙列牙冠、牙根的情况及颌骨大致解剖结构形态,可提供颌面部大部分信息,避免了拍摄局部根尖片导致漏诊的可能。但是上述两种检查都有因投射角度造成的影像重叠及失真,因此 CBCT 相对有明显的优势。术前应根据 CBCT 来判断阻生牙与周边重要结构如下牙槽神经管、上颌窦等的位置关系,以选择合适的手术方式。

2. 物品(器械)的准备

(1)传统拔牙器械:15 号刀片及刀柄、骨膜剥离器、颊拉钩、刮匙、牙挺、持针器、线剪、缝合针及线。

(2)动力系统:外科专用气动式仰角手机(带光源或不带光源),外科专用切割钻(裂钻及球钻)。

3. 操作者准备

(1)核对患者信息:姓名、性别、年龄、主诉。

(2)确认牙位。

(3)询问患者既往有无高血压,有无心、肺、脑疾病等病史,有无服用抗血小板药物、抗凝药物(如阿司匹林、氯吡格雷等)的情况及有无出凝血异常疾病史。

(4)必要时行血常规、凝血功能、心电图等检查。

(5)必要时使用心电监护。

(6)明确患者有无拔牙禁忌证。

(7)确定患者已签署拔牙术知情同意书。

(四) 操作步骤

1. 局部麻醉　根据阻生牙位置的不同选择合适的麻醉方法。

(1)下牙槽神经阻滞麻醉

1)患者大张口,下颌平面与地面平行。

2)将注射器放在对侧口角,即第一、二前磨牙之间,与中线成45°。

3)注射针应高于下颌平面 1cm 并与之平行。

4)于翼下颌韧带中点与颊脂垫尖交点或翼下颌皱襞外侧 3~4mm 处进针,推进 2.5cm 左右,抵达骨面,回抽无血后,注入麻醉药 1.0~1.5ml。

5)麻醉区域:麻醉同侧下颌骨、下颌牙、牙周膜、前磨牙至中切牙唇(颊)侧牙龈、黏骨膜及下唇。

(2)上牙槽后神经阻滞麻醉

1)患者取坐位,头微后仰,上颌牙抬面与地面成 45°,半张口,术者用口镜将口颊向后上方牵开,以暴露针刺点。以上颌第二磨牙远中颊侧根部前庭沟作进针点,注射针与上颌平面约成 45°,向上、后、内方向刺入,针尖沿着上颌结节的弧形表面滑动,深约 2cm,回抽无血后,注入局部麻醉药 1.5~2.0ml。

2)麻醉区域:同侧上颌磨牙、牙槽突及其颊侧的牙周膜、骨膜、龈黏膜(上颌第 1 磨牙的颊侧近中根除外)。

(3)腭前神经阻滞麻醉

1)患者头后仰,大张口,上颌平面与地面成 60°。注射针在腭大孔的表面标志稍前刺入腭黏膜,向上后方推进至腭大孔,注入局部麻醉药 0.3~0.5ml。

2)麻醉区域及效果:麻醉区域为同侧磨牙、前磨牙腭侧的黏骨膜,牙龈及牙槽骨。注意行腭大孔注射时,注射麻醉药不可过多,注射点不可偏后,以免同时麻醉腭中神经、腭后神经,引起软腭、悬雍垂麻痹而致恶心或呕吐。

(4)鼻腭神经阻滞麻醉

1)患者头部尽量后仰,大张口。切牙孔位于上颌中切牙腭侧,腭中缝与左、右单尖牙连线的交点上,表面有梭形的腭侧乳突覆盖,以此作为注射标记;上颌前牙缺失时,以唇系带为准,向后越过牙槽嵴约 0.5cm 作为刺入点。将注射器摆在左侧上颌单尖牙处,使针尖斜面朝向骨面,从腭乳突侧缘刺入黏膜。然后将注射器移至中线,使注射针的方向与中切牙的长轴平行,向上、后进入切牙孔,深 5~7mm,回抽无血后,注入局部麻醉药 0.3~0.5ml。

2)麻醉区域:麻醉区域为两侧尖牙连线前方腭侧的牙龈、黏骨膜;尖牙远中腭侧与腭前神经吻合,因此在尖牙远中腭侧的组织未被麻醉。

(5)浸润麻醉:软组织浸润麻醉的方法是先注射少量麻醉药,于皮肤或黏膜内形成一个小皮丘,再从此处沿手术切口线,由浅入深,分层注射到术区组织,局部麻醉药扩散、渗透,产生良好的麻醉效果的同时,借注射时在组织内产生的张力,使术区毛细血管的渗血量明显减少,进而使手术视野清晰,易于组织分离。

在牙及牙槽外科手术中,一般多在上颌牙槽突或下颌前牙区的牙槽突应用浸润麻醉,因为这些部位的牙槽骨骨质比较薄,并且疏松多孔,局部麻醉药容易渗透入众多小孔,进入颌骨,麻醉牙神经丛。常用的浸润麻醉方法可分为骨膜上和黏膜下浸润麻醉:①骨膜上浸润麻醉,是将麻醉药注射到牙根尖部位的骨膜外面;②黏膜下浸润麻醉,是将麻醉药注射到黏膜下组织,而并不要求到达骨膜下。

2. 消毒铺单

(1)嘱患者使用氯己定漱口水漱口消毒。

(2)使用络合碘进行口周消毒,铺孔巾。

3. 设计切口　根据患牙的位置设计不同的切口。如下颌阻生第三磨牙位于口腔最后部而导致操作视野有限,通常需切开、翻瓣,以提供清晰的视野。高位阻生牙一般不需切开,或仅在远中切开、分离牙龈即可。下颌阻生第三磨牙的远中磨牙后垫区舌侧有一下颌血管分支经过,该分支通常不越过中线,舌神经位于阻生牙舌侧黏膜下,如果远中切口偏舌侧,可能会切断该血管而导致术中出血多,影响手术视野,还可能损伤舌神经,因而远中手术切口一定要偏颊侧,基本上是第二磨牙颊侧牙龈沟切口的延伸。

切开前,要仔细触诊磨牙后垫区以确定切口位置,对局部存在感染的病例,应彻底冲洗盲袋,切开后还需对术区进一步冲洗。

中低位阻生牙最好选用袋形瓣切口,也可选用三角瓣切口。袋形瓣切口从阻生牙颊侧外斜嵴开始,向前切开至第二磨牙远中偏颊处,再沿第二磨牙颊侧牙龈沟向前切开至第二磨牙近中(短袋形切口)或继续沿牙龈沟向前扩展至第一磨牙近中(长袋形切口),牙龈乳头保留在组织瓣上,切开时刀刃应直达骨面,全层切开黏骨膜。

如果阻生牙埋藏很深,也可选用三角瓣切口,该切口是在袋形切口的基础上,在第二磨牙近中或远中颊面轴角处附加一个向前、下斜行与龈缘约成45°的减张切口,附加切口与牙龈沟内切口必须保持成钝角,以保证基部足够宽(提供足够的血供),长度不能超过前庭沟底。

4. 翻瓣　将骨膜剥离器刃缘朝向骨面插入骨膜与牙槽骨之间,从切口前端开始,先旋转分离牙龈乳头,再沿牙槽嵴表面向后推进,要确保组织瓣全层分离,如因未完全切开组织瓣而导致分离困难,应再次彻底切开,避免因强行剥离引起组织撕裂。分离翻瓣的范围原则上暴露术区即可,颊侧不要超过外斜嵴,舌侧不要越过牙槽嵴,以免术后严重肿胀,组织瓣翻开后将颊拉钩置于组织瓣与术区之间,使组织瓣得以受到保护并可充分暴露术区。翻瓣时要注意需将与患牙粘连的软组织完全分离,避免在牙脱位的同时导致软组织撕裂。

由于颞肌肌腱和翼内肌前缘的附着大多止于磨牙后垫区,因而第三磨牙远中的剥离较困难,翻瓣时应小心,以免引起软组织撕裂或激惹颞肌肌腱和翼内肌造成术后张口受限。由于舌侧组织疏松,受损后易引起局部肿胀而导致吞咽困难和疼痛,因此舌侧尽量不翻瓣,仅将黏骨膜瓣与患牙牙面和舌侧牙面分离即可,不要越过舌侧牙槽嵴顶部,可用缝线辅助牵开组织瓣。

5. 去骨　翻瓣后应根据X线片和临床实际的骨质覆盖状况决定去骨的部位和量,选用外科专用仰角手机和切割钻去骨。去骨的一般原则:暴露牙冠的最大周径;尽量保持颊侧骨皮质高度;根据患牙拔除难度及切割牙冠方式确定去骨量。

去骨的目的是暴露牙冠,包括去除全部𬌗面和部分颊侧、远中的牙槽骨,为保持牙槽骨高度,去除颊侧及远中牙槽骨时可仅磨除贴近患牙的部分牙槽骨,这样既暴露了牙冠,又达到了增隙的目的。

舌侧及近中牙槽骨原则上不能去除,因为这样可能会伤及舌神经、第二磨牙及第二磨牙牙周骨质。由于舌神经位于舌侧软组织内,可能平行于牙槽嵴顶走行,为避免损伤神经,在远中去骨时不要超过中线,将分离器置于远中骨板周围进行保护,确保切割钻不伤及软组织。

6. 分切患牙　包括截冠和分根,目的是解除邻牙阻力、减小根部骨阻力;优点是创伤小、操作时间短、并发症少。最常用的方法是用切割钻从患牙牙冠颊侧正中向舌侧进行纵向切割,深度达根分叉以下,将牙分成近中和远中两部分。由于有的患牙舌侧面非常接近舌侧骨板,而且舌侧骨板较薄,为避免损伤舌侧软组织及舌神经,通常切割至余留患牙舌侧少部分牙体组织即可,不可将整个患牙的颊舌向贯穿磨透,然后直挺插入沟槽底部并旋转将患牙折裂成理想比例的近中、远中两部分。

7. 拔出患牙 当完全解除邻牙阻力,基本解除骨阻力后,根据临床具体情况,选择合适的牙挺,分别将患牙或分切后的各个部分挺松或挺出,挺松的部分用牙钳将其拔除,以减少牙挺滑脱和牙体被误吸、误吞的可能。

8. 处理拔牙窝 用生理盐水对拔牙窝进行清洗和/或用强吸的方法彻底清理拔牙时产生的碎片或碎屑,对粘连在软组织上的碎片可用刮匙刮除,但不能过度搔刮牙槽窝,以免损伤残留在牙槽骨壁上的牙周膜而影响伤口愈合。

在垂直阻生牙的远中部分、水平阻生或近中阻生牙冠部的下方,常存在肉芽组织,X线显示为三角形的低密度区,如探查为脆弱松软、易出血的炎性肉芽组织,应予以刮除;如探查为韧性、致密的纤维结缔组织,则对愈合有利,不必刮除。低位阻生的牙冠常有牙囊包绕,多与牙龈相连,应将其去除,以免形成残余囊肿。

9. 缝合 缝合的目的是将组织瓣复位以利于愈合、防止术后出血、缩小拔牙创伤、避免食物进入、保护血凝块。缝合不宜过于严密,通常第二磨牙远中处可以不缝,这样既可达到缝合目的,又可使伤口内的出血和反应性产物得以引流,从而减轻术后肿胀和血肿的形成。

缝合切口时,要先缝合组织瓣的解剖标志点,如切口的切角和牙龈乳头,因为拔牙后有些解剖结构发生了变化,这样做可以避免缝合时组织瓣移位。缝合完成后用消毒棉卷覆盖拔牙创口并嘱患者咬紧加压止血。

(五)并发症及处理

1. 软组织损伤 及时进行缝合清创,术后48小时内应给予冰袋间断压迫冷敷。

2. 骨组织损伤 牙槽骨骨折应尽量保留骨质,避免牙槽骨缺损,对于游离骨片应予以取出。若出现颌骨骨折应立即行影像学检查,确定骨折部位和性质,充分止血后转移至口腔颌面外科进一步诊治。

3. 牙折断 根据情况判断是否需取出断根,若断根<3mm,没有局部感染性炎症,且邻近重要解剖结构的断根,可予以留置观察。

4. 邻牙、对颌牙损伤 若出现牙折裂或缺损,应及时请相关科室会诊处理。若出现牙松动或脱位,应予以复位后松牙固定。

5. 牙或牙根移位 应立即停止盲目操作,及时行影像学检查,确定移位牙或牙根的位置,在局部麻醉或全身麻醉下取出。

6. 神经损伤 对于感觉麻痹或异常较为明显的患者,可予以B族维生素、甲钴胺、地塞米松等药物治疗,或予以高压氧治疗、局部理疗、中医疗法等。

7. 口腔上颌窦穿孔及上颌窦瘘 根据穿孔的大小及上颌窦是否存在慢性炎症,予以对位缝合或局部转移瓣封闭瘘口。

8. 出血 对于有明显出血点者,可采用钳夹、缝扎止血;较大血管出血时,可解剖暴露血管再结扎;有电凝设备的也可电凝止血。术后可用碘仿纱条填塞止血或棉球压迫止血等。

9. 颞下颌关节脱位或损伤 应立即复位,并使用绷带限制下颌运动2周。

10. 牙及异物进入呼吸道或消化道 若未能咳出或吐出,应及时通过影像学方法确定异物位置,转入专科内镜取出。

11. 术后疼痛 予以镇痛药物对症治疗;若为感染引起的疼痛应及时清创。

12. 干槽症 综合病史和临床检查结果,注意鉴别排除残留牙根、邻牙疼痛等情况,诊断明确后,以镇痛处理为重点,必要时可在局部麻醉后,冲洗牙槽窝,敷塞专用制剂,配合口服镇痛药物,定期复诊和重复换药。

13. 肿胀　根据情况拆除缝线建立引流通道,予以药物治疗。

14. 术后感染　药物控制感染,局部及时切开引流。

(六) 操作注意事项

1. 在学习阻生牙拔除术操作前,需学习有关口腔解剖、口腔麻醉及一般牙拔除术的相关理论,包括拔牙操作的适应证、禁忌证;熟悉颌骨及周围组织的解剖结构,掌握常见的拔牙并发症处理原则,轻柔操作,避免暴力。

2. 操作过程中需进行四手操作,助手负责暴露视野及抽吸唾液,保持视野清晰。

3. 合理设计手术切口,避免视野暴露不佳或术后牙龈坏死。

4. 拔牙后 24 小时内一般不要漱口,更不能刷牙。不要用舌头舔伤口或用力吸吮伤口,防止伤口损伤引起感染。拔牙后 2 小时可以进食,但应注意使用流质饮食,不可喝热开水或进食过烫、过硬的食物。术后可立即进行冰敷以减轻肿胀,72 小时后可进行热敷促进消肿。24 小时内唾液带血丝属于正常现象,若有大量鲜血流出则需及时到医院就诊。

(七) 相关知识

1. 牙钻及冲击式气动手机和外科专用切割钻　目前,冲击式气动手机和外科专用切割钻是广泛用于去骨分牙的首选微创动力系统,特点如下。

(1)冲击式气动手机

1)手机头部呈 45° 仰角,更加适合在口腔深部的操作,即便是在位置较深的下颌阻生第三磨牙拔除中,也可很容易达到手术部位。

2)手机头部较小,可减少对术者视线的阻挡,使操作更加准确、安全。

3)冲击式气动手机的目的是对牙体进行破坏性分割,其冷却水呈柱状直接喷在车针头部,仅对切割部位冷却,这样既避免了切割产生高温灼伤邻近组织,也可避免雾状喷洒(涡轮机)降温导致的手术视野不清晰的问题。

4)涡轮机需要有头部的高速气体将冷却水形成雾状喷洒在牙体上,而冲击式气动手机的气体是向四周分散,顶端没有气体,避免了气体直接喷入伤口,减少了将污物推入伤口深部引发伤口感染的概率和发生皮下气肿的风险。

5)手机与普通综合治疗椅上的手机接口相匹配,因而极大地方便了操作,降低了购置费用,适合临床治疗的需要。

(2)外科专用切割钻:较一般的裂钻更长,便于对深部牙的切割;钻针的纹理设计更符合切割牙体的需要,切割能力更强,可缩短手术时间,减少手术创伤。

2. 超声骨刀　是利用高强度聚焦超声技术,通过特殊转换装置将电能转化为机械能,经高频超声震荡,使所接触的组织细胞内的水汽化、蛋白氢键断裂,从而将需要切割的骨组织彻底破坏。超声骨刀工作频率为 24.0~29.5kHz,刀头的摆动幅度为水平方向 60~200μm,垂直方向 20~60μm,是肉眼无法观察出变化的微幅振动,而且刀头与骨组织接触面积均匀,精确稳定,可有效地避免不必要的骨损伤,减少了机械振动对患者的心理影响;超声骨刀工作频率低于 29.0kHz,有很强的硬组织识别能力,不适宜切割软组织,因而可最大限度地避免损伤黏膜及神经血管组织;超声震荡造成的空化作用,可减少术区血液渗出,使视野保持清晰;超声骨刀产热少,结合冷却水降温措施,可始终保持创口温度低于 38℃,保证细胞活性,有利于伤口愈合,减少术后反应。

由于超声骨刀的上述优势,使其常用于与下颌神经毗邻关系密切的阻生牙的拔除及贴邻上颌窦位置的外科临床治疗中。因此,超声骨刀为降低拔牙手术风险的良好工具,尤其在拔除与下颌神经关系密切的患牙时可优先选用。

三、阻生牙拔除术规范评价

阻生牙拔除术规范核查、评估见表 4-1-1、表 4-1-2。

表 4-1-1　阻生牙拔除术规范核查表

项目	内容	是	部分	否
操作前准备	核对患者信息:姓名、性别、年龄、主诉			
	询问是否进食及饱腹情况			
	询问患者既往有无高血压,有无心、肺、脑疾病等病史			
	询问有无服用抗血小板药物、抗凝药物(如阿司匹林、氯吡格雷等)的情况及有无出凝血异常疾病史			
	若有必要,须查看患者血常规、凝血功能、心电图及既往检查结果			
	明确患者有无阻生牙拔除禁忌证			
	确定患者已签署阻生牙拔除知情同意书			
	体位、物品(器械)准备:调整患者至合适体位;确定拔牙相关器械正常,包括气压、冷却水、吸引器			
操作过程	选用适当的麻醉方法			
	消毒			
	铺单			
	根据需要设计手术切口			
	翻瓣			
	去骨			
	增隙			
	分切患牙			
	拔出患牙			
	处理拔牙窝			
	缝合伤口			
操作后处置	向患者简要介绍拔牙情况			
	向患者交代拔牙后注意事项,如饮食建议,观察是否有出血、肿胀、疼痛等情况			

表 4-1-2 阻生牙拔除术规范评估表

项目	好(5分)	一般(3分)	差(1分)
操作过程流畅度			
操作检查熟练度			
人文关怀			

注:评估标准如下。

好:操作过程清晰流畅,手术切口设计合理,去骨量适当,手术操作熟练,分牙方法正确;人文关怀到位,有术前交流、术中安慰及术后饮食和注意事项的交代。

一般:操作过程能整体完成,卡顿次数<3次,切口及分牙方式基本正确;人文关怀不足,但能有部分术前交流、术中安慰及术后饮食和注意事项的交代。

差:操作过程中卡顿次数>6次,操作粗暴,手术切口及分牙方式不规范;无人文关怀。

四、常见操作错误及分析

1. 手术切口设计不合理 如阻生下颌第三磨牙拔除时,手术切口偏舌侧,患者术中出血量大,甚至伤及神经。

2. 分切患牙不合理 分切患牙设计不合理或未完全将患牙分开,导致患牙不松动,难以分块拔出。

3. 暴力拔牙 拔牙时遇到阻力,不分析阻力来源及周围解剖结构,使用暴力劈牙或楔入间隙,导致出现牙或牙根移位,甚至骨折。

4. 缝合 针距、间距过宽或过窄,创缘内卷或外翻,深部打结手法错误,打结为滑结等。

五、常见训练方法及培训要点介绍

目前拔牙常使用模型训练,常用的训练模型为可更换骨块的拔牙模型,包括底座、牙槽骨、牙龈和牙列。底座上有与活动骨块配合的插槽。牙槽骨分为固定骨块和可替换的活动骨块,固定骨块固定在底座上。牙龈覆盖固定骨块和活动骨块。活动骨块、牙龈和牙列均为可替换件;活动骨块的数量至少1个,活动骨块上设有模拟牙槽窝的凹槽,牙齿模型粘接固定于凹槽内,可利用离体牙进行分牙训练。

六、相关知识测试题(5 道选择题)

1. 牙折断是拔牙术中常发生的并发症,其原因可能为
   A. 钳喙安放时位置不正确而夹住牙冠
   B. 拔牙钳选择不当,钳喙不能紧贴于牙面
   C. 牙冠有广泛龋坏,牙的脆性增加
   D. 周围骨质过度致密,或与牙根固连
   E. 以上都是

2. 下列有关干槽症的治疗方法中,**错误**的是
   A. 清创
   B. 隔离外界刺激
   C. 促进肉芽组织生长
   D. 局部止血药物
   E. 抗炎、镇痛

3. 下列有关拔牙前的准备叙述中,**不正确**的是

　　A. 术前应进行必要的解释工作,以取得患者的主动配合

　　B. 简要询问病史,特别注意有无拔牙禁忌证

　　C. 必要时应作各种相关的补充检查

　　D. 高血压患者近期血压稳定,则不必再测量血压

　　E. 术前应对术中可能出现的问题进行预测并制定对策

4. **不属于**牙拔除术术中并发症的一项是

　　A. 干槽症　　　　　　　　　　　B. 牙折断

　　C. 软组织损伤　　　　　　　　　D. 牙槽突骨折

　　E. 邻近软组织损伤

5. 以下关于牙挺的叙述中,正确的一项是

　　A. 用于牙钳无效时使用　　　　　B. 拔残根时不宜使用牙挺

　　C. 可代替牙钳且更加有效　　　　D. 可代替骨凿用于增隙

　　E. 若保护不当,易造成邻近组织损伤

参考答案:1. E　2. E　3. D　4. A　5. E

（王柏胜）

第二节　颌面部间隙感染脓肿切开引流术

一、概述

　　口腔颌面及颈部深处的知名解剖结构均有致密的筋膜包绕。在这些解剖结构的筋膜之间有数量不等而又彼此连续的疏松结缔组织或脂肪组织填充。由于感染常沿这些阻力薄弱的结构扩散,故将其视为感染发生和扩散的潜在间隙。根据口腔颌面颈部各个间隙解剖部分的相互关系,临床上可以将这些间隙分为4组:①皮下间隙,包括眶下间隙和颊间隙;②下颌骨周围间隙,包括颏下间隙、舌下间隙、下颌下间隙;③咀嚼肌间隙,包括咬肌间隙、翼颌间隙、颞下间隙;④颈深间隙,包括咽旁间隙、咽后间隙及气管前间隙。

　　口腔颌面部间隙感染是口腔颌面外科的常见疾病,均为继发性感染,常由牙源性或腺源性感染扩散所致,损伤性、医源性、血源性感染较少见,严重感染的扩散可威胁患者生命。在注重全身治疗的同时,及时准确地进行脓肿切开引流是控制感染的主要手段。不同间隙感染因其解剖结构不同,临床特点和引流方式也各有区别。

二、操作规范流程

(一) 适应证

1. 局部肿胀、疼痛加重,疼痛呈搏动性跳痛。

2. 触压呈凹陷性水肿,有波动感、超声报告或穿刺有脓液。

3. 急性化脓性炎症,抗生素治疗3天无明显效果,并有全身中毒症状。

4. 广泛性口底蜂窝织炎(包括腐败坏死性)时,因肿胀范围广泛,已出现呼吸困难。

5. 深部感染,抗感染治疗无效。

（二）禁忌证

1. 结核性冷脓肿,无混合性感染。

2. 严重的凝血功能异常。

（三）操作前准备

1. 患者准备

（1）为避免交叉感染,应制定合理的消毒措施,根据消毒措施在检查前完善 HbsAg、抗 HCV、抗 HIV 等相关检查。

（2）签署脓肿切开引流术检查知情同意书。

（3）手术前应向患者做好解释工作,消除患者的恐惧感。

2. 物品（器械）准备

（1）手术相关器械和物品齐全、正常。

（2）监护设备、氧气及急救药品准备妥当。

3. 操作者准备

（1）核对患者信息:姓名、性别、年龄、主诉。

（2）询问患者既往有无高血压,有无心、肺、脑疾病等病史,有无服用抗血小板药物、抗凝药物及有无出凝血异常疾病史。

（3）麻醉前需询问有无麻醉药物过敏史。

（4）查看患者血常规、凝血功能、心电图及既往检查结果。

（5）确定患者已签署手术知情同意书。

4. 麻醉和体位选择　一般在局部麻醉下进行,多间隙感染或脓腔范围广、位置深在者,可酌情在全身麻醉下进行;根据脓肿位置不同而调整体位。

（四）操作步骤

下文将具体介绍几类重点间隙感染切开引流术。

1. 眶下间隙脓肿切开引流术　眶下间隙位于眼眶下方、上颌骨前壁与面部表情肌之间。其上界为眶下缘,下界为上颌骨牙槽突,内界为鼻侧缘,外界为颧骨。间隙中有从眶下孔穿出的眶下神经和血管、内眦动脉等。感染多来源于上颌尖牙、第一前磨牙或上颌切牙根尖周炎的扩散;也可源于上唇前庭感染;或由颊间隙感染扩散而来。感染程度一般较轻,但须提防眶下间隙感染坏死物质通过面静脉进入海绵窦,形成海绵窦血栓性静脉炎的可能。

操作要点及注意事项:眶下间隙感染形成的脓肿位置低且表浅,通常位于上颌尖牙至双尖牙根尖上方前庭沟底处,故在此处切开即可。选脓肿最低点顺前庭沟走行切开。切口长度不超过脓肿最大径,呈一定角度向鼓面方向切,而不要径直向上唇方向,以免出血。选小弯血管钳自切口内向上钝性分离,穿过口角提肌即到达眶下间隙。分离要仔细,动作要轻柔,分离不宜过深,一是要避免损伤眶下血管神经束及其分支;二是当眶下间隙感染波及眶周引起眼睑周围组织肿胀时,过深分离还有损伤眼球的可能。上唇明显肿胀时,还要注意潜行分离范围不宜过大,防止炎症物质沿危险三角区扩散至颅内。

唇部黏膜光滑,易于活动,橡皮引流条易脱落。应将橡皮条修剪合适,不要卷曲放置,留在切口外的部分要剪掉倒刺或用线固定,以防滑脱。

2. 颊间隙脓肿切开引流术　颊间隙有广义和狭义之分,广义的颊间隙是指位于颊部皮肤与颊黏膜之间颊肌周围的间隙;狭义的颊间隙是指咬肌与颊肌之间存在的一个狭小筋膜间隙。颊间隙感染常来源于上、下颌磨牙的根尖脓肿或牙槽脓肿,感染可穿破骨膜,侵入颊间隙;也可因颊部皮肤损伤、颊黏膜溃疡激发感染,或颊、颌上淋巴结的炎症扩散所致。

颊间隙内主要有颊脂体、颌外动脉、面前静脉、面横动静脉、腮腺导管、面神经颊支、颊长神经等穿行。

颊间隙感染通过交通可扩散至翼下颌间隙和咬肌间隙;波及颊脂体的感染还可扩散到颞浅间隙或颞下间隙;而波及面横静脉和翼静脉丛的感染可进入静脉窦,形成颅内海绵窦血栓性静脉炎;颊间隙感染还能通过皮下组织扩散到颞下间隙及下颌下间隙的浅面形成脓肿。

操作要点及注意事项:口内入路选上、下颌前庭沟切口,在脓肿最低处平行于前庭沟切开,注意避开腮腺导管口位置。用尖刀挑开黏膜层,沿上颌骨向上或沿下颌骨向下钝性分离,通过颊肌分离进入颊间隙。沿上颌分离时要注意避免损伤腮腺导管。口内切开的不足之处在于难以保证体位引流。

颊间隙感染形成皮下脓肿时,范围局限者可采用局部皮肤切口,在脓肿最低处沿皮纹方向切开,长度视波动范围而定。范围广泛者采用下颌下缘入路,在下颌下缘下 1.5cm 处做平行于下颌下缘切口,切开皮肤、皮下组织后,用弯血管钳向外上方向钝性分离进入颊间隙。切开和分离时需注意避免损伤面神经下颌缘支、颌外动脉和面前静脉。

3. 咬肌间隙脓肿切开引流术　咬肌间隙位于咬肌与下颌支外侧骨壁之间。前界为咬肌前缘,后界为下颌支后缘,上界为颧弓下缘,下界咬肌在下颌支附着处。感染主要来源于下颌智齿冠周炎和冠周脓肿,也可以是其他间隙感染扩散所致。

操作要点及注意事项:口内切口适用于张口受限较轻者,操作时首先应确定好切口的位置,要在翼下颌皱襞外侧做纵行切口。若因肿胀不好确定,可将手指伸入到下颌体及升支前缘处辅助定位。切开方向以下颌骨升支前缘外侧面为准,深达黏骨膜。切口不能过于偏外,以免损伤颊长神经,若在翼下颌韧带内侧切开,可能会伤及邻近的舌神经。用弯血管钳沿下颌升支前缘进入咬肌间隙,钝性分离排脓。口内切口的缺点在于适用范围有限,体位引流不畅,持续流脓还会影响呼吸道通畅。

为避免损伤面神经下颌缘支及遵循切口隐蔽的原则,口外切口通常在下颌角下方1.5~2.0cm 处,做与下颌角平行的弧形切口。皮肤肿胀使下颌角轮廓不清难以定位时,可参照对侧下颌角勾画出相对位置来辅助定位。切入方向垂直于皮肤或稍偏向下方,切开皮肤、皮下组织后,钝性分离颈阔肌,到达下颌下缘后再切开咬肌附丽和骨膜,这样可以避免面神经下颌缘支的损伤。以下颌角为中心,沿下颌升支外侧面前后伸延分离进入咬肌间隙,扩腔排脓。分离前界不超过咬肌前缘,后界止于升支后缘,以免损伤颌外动脉、面前静脉、颌下腺和腮腺。分离时需探查骨面是否粗糙或被破坏,根据脓液量多少选择放置橡皮条或橡皮管。

4. 翼下颌间隙脓肿切开引流术　翼下颌间隙位于下颌支内侧骨壁与翼内肌外侧面之间。翼下颌间隙感染主要是下颌智齿冠周炎所致,其他还包括下颌磨牙根尖周炎,下牙槽神经阻滞麻醉注射感染或由邻近间隙感染扩散而来。翼下颌间隙内穿行有三叉神经下颌支、舌神经,以及下牙槽动、静脉等。

操作要点及注意事项:口内切口适用于张口受限较轻者,与"咬肌间隙脓肿切开引流术"口内切口相同。选择翼下颌皱襞外侧纵行切口黏膜,角度及深度以切开下颌骨升支前缘外侧面到达黏骨膜为准,偏外或偏内会损伤颊长神经或舌神经。用弯血管钳钝性分离颊肌,贴下颌升支内侧进入翼下颌间隙,扩腔排脓。口外切口选择下颌下切口,同"咬肌间隙脓肿切开引流术"。

切开皮肤、皮下组织、颈阔肌,钝性分离暴露下颌角下缘后,将其内侧的翼内肌附丽及骨膜切开,用弯血管钳沿下颌骨内侧进入翼下颌间隙。分离的关键是要紧贴下颌升支内侧面,以避免损伤下牙槽血管神经、舌神经等,分离过深还可能伤及下颌骨深面的颈外动脉和颈内动、静脉。

5. 下颌下间隙脓肿切开引流术　下颌下间隙位于下颌下三角内,其边界与下颌下三角相同。感染多源于下颌磨牙根尖周炎,也可因下颌下腺感染所致,下颌下腺与舌下间隙的毗邻关系,使感染容易相互波及。下颌下间隙内含下颌下腺、下颌下淋巴结,并有颌外动脉、面前静脉、舌神经、舌下神经等通过。

操作要点及注意事项:下颌下间隙感染切口位置应在下颌骨下缘以下 1.5~2.0cm 处,做平行于下颌下缘的弧形切口。当肿胀明显,判断切口位置有困难时,可依据对侧下颌下缘位置来比对出相应的位置,也可用舌骨大角作为参照,在其水平做后上方向平行于下颌下缘切口。切开皮肤、皮下组织及颈阔肌,在颈阔肌深面钝性分离,以防损伤面神经下颌缘支,到达下颌下间隙后,沿各方向探查扩腔时还要注意避免损伤下颌下腺、颌外动脉和舌神经。

6. 口底多间隙脓肿切开引流术　口底多间隙由包含于口底黏膜、口底肌肉和皮肤之间的下颌下间隙、舌下间隙和颏下间隙组成,特点是各间隙之间彼此相互交通,任何一个间隙感染都很容易扩散到其他间隙,从而形成多间隙感染。同时累及双侧下颌下间隙、舌下间隙和颏下间隙的感染统称口底蜂窝织炎,绝大多数病例是由牙源性感染所致。当出现化脓性或腐败坏死性(脓性颌下炎,又称路德维希咽峡炎)口底蜂窝织炎表现时,在大剂量有效抗生素的支持下,及早进行切开引流是病程能否转归的重要因素之一。

操作要点及注意事项:根据肿胀的范围和部位,确定口外切口位置,选择局部有波动感的部位切开,而对局部弥漫性肿胀或有副性水肿者,应先行穿刺确定位置,再切开。选择下颌下、颏下和舌下切口时,要遵循各自间隙感染切开引流的操作要点和注意事项,避免损伤其内重要的组织结构。对波及范围广泛的肿胀或副性水肿,应行双下颌下、颏下平行于下颌骨的"衣领形"或"倒 T 形"切口。切开颈阔肌、舌骨上筋膜和下颌下腺鞘膜,充分分离口底肌肉,并分开下颌舌骨肌进入到舌下间隙,以此保证各间隙内的脓液得以充分引流。若腐败坏死性口底蜂窝织炎波及颈部及胸前区,出现皮下捻发音,应在局部按皮纹方向多处切开,充分引流。对腐败坏死性口底蜂窝织炎应用 3% 过氧化氢溶液冲洗脓腔,并采用橡皮管行贯通式引流。对"衣领形"或"倒 T 形"切口的设计也值得商榷,过长的穿通切口并非必要,也不美观,可用两侧下颌下切口,分别贯通至颏下形成三段式引流来达到效果。

(五) 并发症及处理

重点是保持通畅的引流及促进组织修复和愈合。正确的换药技术对保持引流通畅至关重要,在换药时,应选择合适的引流条,一般不用凡士林纱条做引流条。引流条应放入脓腔的低位,对较大的脓腔可放入多根引流条,建立多方向的引流,以使引流彻底、充分。换药时,引流条的放置应根据创口的愈合情况逐渐由深变浅。当脓液变少后,还应注意不要让引流口过早封闭,以免脓液再次蓄积。应根据脓液的引流量来决定换药的间隔时间,脓液较少时,可每天或隔天换药 1 次;脓液较多时,可每天换药 2 次。慢性感染性病灶的换药则是一件长期而细致的工作,应认真对待。对有较多不健康肉芽的病灶,要予以刮治。对愈合生长缓慢的病灶,可放入碘仿纱条以促进肉芽组织生长。对通口腔的病灶,应尽量先使通口腔的通道关闭,以隔绝唾液的浸透(可采用组织胶粘合或生物膜封闭的方法)。

对引流不畅的深部脓肿,可采用持续滴注冲洗的方法处理。对急性感染的病例,在切开引流术后仍应继续使用有效的抗生素若干天,直至病情好转。对慢性感染的病例则主要靠换药来促进痊愈,一般不主张全身应用过多的抗生素。

(六) 腐败坏死性感染的处理

因肿胀压迫而出现呼吸困难的趋势时,不能等待脓肿形成,应及时在颌下做包括整个肿胀范围的横形长切口,并分离至肿胀的口底部,引流要充分。伤口用氧化剂每天冲洗 2~3 次。如已有呼吸困难或出现窒息表现,要及时采取措施维持呼吸道通畅,如气管插管、放置鼻咽通气导管或做气管切开。此时气管切开较难,且有使感染扩散的危险,既要慎重,又要积极。

(七) 相关知识

颌面部诸间隙脓肿切开引流的操作方法大致相同,在遵循切口设计、切开、组织分离、建立引流等操作规程一般原则的基础上,因各间隙解剖特点不同而导致操作上的差异,应分别处理。口腔颌面部脓肿切开引流术一般原则如下。

1. 选择在健康皮肤或黏膜组织上切开,而非在波动感最明显处。因为波动感明显的组织易有坏死或即将破溃,切开后会形成褶皱,瘢痕不美观。

2. 切口部位应选择在隐蔽且患者可以接受的位置,如下颌下、颏下、发际内等部位,或皮纹皱褶处,同时还要兼顾考虑是否在脓肿最低处,尽可能靠重力引流。

3. 掌握血管钳正确的分离操作方法,插入组织时血管钳尖应闭合,而后再打开钳尖各方向分离,充分扩腔。

4. 依脓腔大小或引流物多少来修剪合适的引流条(管),平展置于腔内,并予以固定。多间隙合并感染时应考虑贯通引流。

5. 橡胶类引流装置的放置时间不宜过长,若引流物较少,应及时取出。此类物质也会导致组织渗出,还可成为细菌二次进入的通道。

6. 引流初期要保证在无菌状态下每天换药,并用生理盐水冲洗脓腔。深部间隙还应使用过氧化氢溶液和生理盐水交替冲洗,根据引流量的多少来调整换药时间,及时清除脓液。

7. CT 引导下经皮穿刺导管引流也是一种切开引流的方法。该方法定位准确、免去广泛的分离、创伤面小、瘢痕小,可用于一些特殊部位引流。

三、颌面部间隙感染脓肿切开引流术规范评价

颌面部间隙感染脓肿切开引流术规范核查、评估见表 4-2-1、表 4-2-2。

表 4-2-1 颌面部间隙感染脓肿切开引流术核查表

项目	内容	是	部分	否
操作前准备	核对患者信息:姓名、性别、年龄、主诉			
	询问患者既往有无高血压,有无心、肺、脑疾病等病史			
	询问有无服用抗血小板药物、抗凝物及有无出凝血异常疾病史			
	查看患者血常规、凝血功能、心电图及既往检查结果			
	确定患者已签署手术知情同意书			
	物品(器械)准备:确定手术物品和器械齐全,监护设备、氧气及急救药品准备妥当			

续表

项目	内容	是	部分	否
操作过程	切口深度			
	切口位置正确			
	切口深度适当			
	分离、扩大脓腔			
	充分分离脓腔,顺利引流出脓液			
	保护重要结构			
	放置引流			
	放置引流,充分引流脓液			
操作后处置	向患者简要介绍手术情况			
	向患者交代术后注意事项,如饮食建议			

表 4-2-2　颌面部间隙感染切开引流术规范评估表

项目	好(5分)	一般(3分)	差(1分)
操作过程流畅度			
操作检查熟练度			
人文关怀			

注:评估标准如下。

好:操作过程清晰流畅,无卡顿,检查熟练,手术方法正确,重要解剖的保护和止血完善;人文关怀到位,有术前交流、术中安慰及术后饮食和注意事项的交代。

一般:操作过程能整体完成,手术操作方法基本正确,注意保护重要解剖结构及止血;人文关怀不足,但能有部分术前交流、术中安慰及术后饮食和注意事项的交代。

差:操作过程不熟练,不注意保护重要解剖结构,止血不完善,操作粗暴;无人文关怀。

四、常见操作错误及分析

1. 引流不通畅　未能充分分离脓腔、切口位置过高、引流条或引流管放置不合理。

2. 损伤重要结构　间隙感染后,间隙内组织结构炎症反应严重,组织水肿较为明显,结构层次欠清晰,部分重要血管、神经被推移位,未在常规的解剖位置;术中分离脓腔时,易损伤重要解剖结构。

五、相关知识测试题(5 道选择题)

1. 下颌智齿冠周炎沿下颌支外侧向后可形成

　　A. 翼颌间隙感染　　　　　B. 咽旁间隙感染　　　　　C. 颌下间隙感染

　　D. 口底蜂窝织炎　　　　　E. 咬肌间隙感染

2. 不易导致张口困难的间隙感染是

　　A. 咬肌间隙感染　　　　　B. 颞间隙感染　　　　　C. 舌下间隙感染

　　D. 翼下颌间隙感染　　　　E. 颊间隙感染

3. 切开引流的绝对指征是

    A. 感染早期即应切开引流术

    B. 局部肿胀、疼痛

    C. 有凹陷性水肿,波动感或穿刺有脓液

    D. 脓肿已穿破

    E. 牙源性感染 1 周以后

4. 路德维希咽峡炎是指

    A. 腐败坏死性龈口炎   B. 化脓性咽峡炎

    C. 腐败坏死性口底蜂窝织炎   D. 化脓性扁桃体炎

    E. 粒细胞缺乏症

5. 下列间隙感染首先表现为张口困难的是

    A. 翼下颌间隙   B. 眶下间隙   C. 口底蜂窝织炎

    D. 下颌下间隙   E. 舌下间隙

参考答案: 1. E   2. E   3. C   4. C   5. A

(邓智元)

第三节 颌面部清创缝合术

一、概述

口腔颌面部位于人体的暴露部位,对称性强,大部分创伤都会对面部外形和功能有不同程度的影响。因此,在处理颌面部软组织创伤时,要尽一切努力恢复面部的外形和功能,减少畸形,使其接近正常。

口腔颌面部损伤具有以下四个特点。

1. 口腔颌面部的血运十分丰富,一方面能够大大提高其抗感染及再生的能力,加速愈合;另一方面,损伤后容易形成血肿,特别是口底及颌下损伤后水肿、血肿影响呼吸道的通畅,甚至可导致窒息。

2. 颌面部损伤时常伴有牙齿损伤及脱落,口腔内细菌可通过创口进入深部组织,导致软硬组织感染,影响骨折愈合。另外,骨折移位又可引起牙齿移位及咬合错乱,这是诊断及治疗颌骨骨折的主要体征。

3. 口腔颌面部上接颅底,下连呼吸道及颈部,损伤时可伴有颅脑损伤(脑震荡、颅底骨折、脑出血等)、呼吸道堵塞、颈椎骨折等并发症。因此,在诊治颌面部外伤的患者时,需要评估颅脑及呼吸道等情况,防止出现因这些并发症导致的生命危险。

4. 口腔颌面部位置较突出,容易发生损伤,造成不同程度的畸形,加重患者心理压力;损伤重要解剖结构的时候易出现相应的并发症,如面神经损伤可出现面瘫症状,腮腺及导管的损伤会出现涎瘘,颏神经损伤则会出现下唇麻木等;同时,口腔颌面部存在大量腔窦(鼻腔、鼻窦、眼眶等),损伤后易出现感染等症状,故应尽早关闭与这些腔窦相通的创口。

二、操作规范流程

(一) 适应证

在全身情况允许的条件下,口腔颌面部软组织挫裂伤应尽早进行清创缝合,一般在受伤后6~8小时内可进行严密缝合。受伤后24~48小时内,若无明显感染征象,也可根据情况进行严密缝合。如果创口有分泌物或明显的感染迹象,则不宜彻底清创,应将异物或坏死物清除,然后采取局部湿敷,待感染控制后再处理。

(二) 禁忌证

在口腔颌面部创伤患者清创之前,如出现以下情况,则需要采取紧急救治:阻塞性窒息、吸入性窒息、颅脑损伤、出血、休克等。

(三) 操作前准备

1. 术前检查

(1)详细询问病史,全面进行专科体格检查及实验室检查。

(2)询问患者的年龄,有无系统性疾病病史、手术史、药物使用及过敏史。

(3)对患者进行全面检查,如有休克,应先抢救,待休克好转后再进行清创,必要时输血。

(4)实验室检查:对有全身疾病的患者,需根据情况进行心电图、血常规、肝肾功能、血糖、凝血功能等检查。

(5)影像学检查:排除颌面部骨折等。

(6)应用镇痛药。

(7)注射破伤风抗毒素。

(8)签署手术知情同意书

2. 物品(器械)准备

(1)清创包:消毒巾、巾钳、弯盘、持针器、镊子、刀柄、刀片、血管钳、线剪、注射器、纱布、绷带、胶带、止血带、缝针及缝线等。

(2)肥皂水、双氧水、络合碘、生理盐水、利多卡因、阿替卡因。

(3)监护设备、氧气及急救药品准备妥当。

3. 操作者准备

(1)核对患者信息:姓名、性别、年龄、主诉。

(2)确认禁食、禁饮时间。

(3)询问患者既往有无高血压,有无心、肺、脑疾病等病史,有无服用抗血小板药物、抗凝药物(如阿司匹林、氯吡格雷等)的情况及有无出凝血异常疾病史。

(4)询问有无麻醉药物过敏史。

(5)查看患者血常规、凝血功能、心电图及既往检查结果。

(6)明确患者有无禁忌证。

(7)确定患者或其家属已签署清创知情同意书。

(四) 操作步骤

1. 创口清洗

(1)目的:清除创口表面及周围的异物及微生物,降低感染风险,促进创口愈合。

(2)方法和步骤:①敷料覆盖创口,用生理盐水洗净创口周围皮肤,减少再次污染创口的机会;②0.1%~0.5%碘伏消毒,对创口周围及深面进行局部浸润麻醉;③消毒铺单后,用3%双氧水冲洗或擦拭创口;④再次用大量生理盐水及碘伏冲洗创面,同时轻拭创面污染物及异物。

2. 创口清理

(1)目的:清除创口内异物及游离组织,以免继发感染,妨碍创口的正常愈合。

(2)方法和步骤:①取出异物。异物包括弹片、碎牙片、碎骨片、衣物碎片或爆炸射入的土石块等;清创时只能清除肉眼所见、用手或器械可触及的较表浅的异物,部位较深的异物需要进一步定位,重要解剖结构(神经、血管、颅底、颈椎)附近的异物不在清创时取出,以免引起大出血或其他创伤,造成严重后果。②修整创缘。口腔颌面部软组织属于外露部位,对称性极强,清除过多组织会导致畸形,且该部分血液循环丰富,抵抗感染及愈合能力也极强;鉴于上述必要性和可能性,清创时应尽量保存组织,即只需修整创缘明显失去活力的组织1~2mm,见到出血面时,即可做初期缝合,创口整齐清洁亦可不做修整。

3. 创口缝合 创口缝合前应先将若干解剖标志做定位缝合,如皮肤唇红缘、鼻翼、眼睑、耳郭等。并注意组织层次的辨识和解剖,以使组织(皮肤、皮下、肌肉等)原位缝合,恢复较好的形态和功能。

口内外穿通伤应力争闭合口内创口及暴露骨面,必要时可在创口附近做软组织瓣以修补穿通瘘口及覆盖骨面,以减少术后骨及软组织的继发感染。

缝合中要尽量减轻创伤,使用小针细线,减少术后瘢痕。

缝合时要注意张力,要使皮肤在无张力情况下缝合,以达到有效减少瘢痕的目的。颌面部创口缝合后一般不需要敷料覆盖,以暴露为好,尤其以口腔、鼻、眼周更应如此,个别部位需要引流加压者除外。创口裂开感染明显者,可进行延期缝合,即减张定向拉拢缝合,通常有粗线钮扣、金属丝钮扣等形式,其方法是用粗线或金属丝于距创缘1.0~1.5cm处穿入,经皮下及深层组织至对侧相对应位置穿出,丝线或金属线穿过钮扣后拉紧使创缘靠拢,起到减张定位的作用。

(五)并发症及处理

1. 面神经损伤 术中必须注意层次及面神经走向,操作轻柔,保持视野清晰,防止损伤面神经。对于因术中牵拉导致的面神经瘫痪症状,术后可给予B族维生素、甲钴胺、地塞米松等药物治疗,或给予高压氧治疗、局部理疗、中医疗法等。

2. 出血 在清创过程中,对于有明显出血点的部位,可采用钳夹、缝扎止血,较大血管出血时,可解剖暴露血管再结扎;有电凝设备的也可电凝止血。

3. 术后感染 术中尽量清理干净,药物控制感染。

4. 涎漏 术中误伤腮腺导管或损伤腮腺组织,易导致涎漏,因此在清创缝合时,需要明确定位导管及腮腺的位置,并在术中尽量避开,如已出现腮腺导管及腺体损伤,则需要行导管吻合术及腮腺腺体缝扎。

5. 异物或自体组织存留 清创时需明确损伤当时的情况,术前需要行CBCT检查,明确有无异物及其位置,条件允许的情况下可以术中导航定位异物,需要完整清理出异物及自体牙碎片或骨碎片。

(六)操作注意事项

1. 术中注意事项

(1)创口清洗是清创术的重要步骤,必须反复用大量生理盐水冲洗,务必使创口清洁后再做清创术。选用局部麻醉者,只能在清洗创口后麻醉。

(2)清创时既要彻底切除已失去活力的组织,又要尽量维护和保留存活的组织,这样才能避免创口感染,促进愈合,保存功能。

(3)组织缝合要避免张力太大,以免造成缺血或坏死。

2. 术后注意事项

(1)根据全身情况决定是否要输液或输血,重症者需入 ICU 监护。

(2)合理应用抗生素,防止创口感染,促使炎症消退。

(3)注意创口包扎松紧是否合适、创口有无出血等。

(4)创口引流条一般应根据引流情况,在术后 24~48 小时内抽除。

(5)若创口出血或发生感染,应即拆除全部或部分缝线,检查原因,进行处理。

(七) 相关知识

1. 常见缝合方法

(1)间断缝合:操作简单,应用最多,每缝一针单独打结,多用在皮肤、皮下组织、肌肉、腱膜的缝合,尤其适用于有感染的创口缝合。

(2)连续缝合法:在第一针缝合后打结,继而用该缝线缝合整个创口,结束前的一针,将重线尾拉出留在对侧,形成双线与重线尾打结。

(3)连续锁边缝合法:操作省时,止血效果好,缝合过程中每次将线交错,多用于胃肠道断端的关闭、皮肤移植时的缝合。

(4)"8"字缝合:由两个间断缝合组成,缝扎牢固省时,常用于筋膜的缝合。

(5)贯穿缝合法:也称缝扎法或缝合止血法,此法多用于钳夹的组织,以及单纯结扎有困难或线结容易脱落时。

2. 口腔颌面部创伤清创时机　口腔颌面部创伤患者只要全身情况允许,或经过急救好转,条件具备,即应尽早对局部创口行清创术。一般原则是伤后越早进行越好,总的原则是手术应在伤后 6~8 小时内进行。由于口腔颌面部血运丰富,组织再生力强,在伤后 24~48 小时之内,均可在清创后行严密缝合;若超过 48 小时,只要创口无明显化脓感染或组织坏死,在充分清创后,仍可行严密缝合。对预计有可能发生感染者,可在创口内放置引流物;已发生明显感染的创口不应行初期缝合,可采用局部湿敷,待感染控制后,再进行处理。

三、颌面部清创缝合术规范评价

颌面部清创缝合术核查、评估见表 4-3-1、表 4-3-2。

表 4-3-1　颌面部清创缝合术规范核查表

项目	内容	是	部分	否
操作前准备	核对患者信息:姓名、性别、年龄、主诉			
	询问是否进食			
	询问患者既往有无高血压,有无心、肺、脑疾病等病史			
	是否伴随全身症状、骨折等并发症			
	若有必要查看患者血常规、凝血功能、心电图及既往检查结果			

续表

项目	内容	是	部分	否
操作前 准备	明确患者有无清创禁忌证			
	确定患者已签署知情同意书			
	体位、物品(器械)准备是否到位			
操作 过程	清创过程			
	选用适当的麻醉方法			
	消毒			
	铺单			
	清创			
	缝合伤口			
	包扎			
操作后 处置	术后处置			

表 4-3-2 颌面部清创缝合术规范评估表

项目	好(5分)	一般(3分)	差(1分)
操作过程流畅度			
操作检查熟练度			
人文关怀			

注:评估标准如下。

好:操作过程清晰流畅,手术操作熟练,方法步骤正确;人文关怀到位,有术前交流、术中安慰及术后饮食和注意事项的交代。

一般:操作过程能整体完成,缺少 1~2 个步骤,清创及缝合方式基本正确;人文关怀不足,但能有部分术前交流、术中安慰及术后饮食和注意事项的交代。

差:操作流程缺少 2~3 个,操作粗暴,操作不规范;无人文关怀。

四、常见操作错误及分析

1. 清创方法不合理 如未选择合适的清创方法。

2. 术中损伤邻近组织 创口距离重要的组织结构较近,术者对于解剖认识不深刻,术中可能损伤眼、鼻、面神经、血管等结构。

3. 术后感染 术中清理不到位,遗留异物及消毒不彻底。

4. 术后创口愈合不佳 术中缝合对位较差,遗留无效腔,未解剖复位等。

五、常见训练方法及培训要点介绍

目前清创常用橡胶皮肤缝合设备进行缝合训练。

六、相关知识测试题（5道选择题）

1. 颌面部清创缝合正确的处理方法是

　　A. 犬咬伤后应注射狂犬疫苗

　　B. 清创时应彻底清除异物及游离组织

　　C. 如有面神经断离要立即行面神经吻合术

　　D. 腮腺导管切断后要结扎导管

　　E. 清创时应修整创缘,清除坏死组织

2. 颌面部创口初期清创缝合最长的时间是

　　A. 6小时

　　B. 12小时

　　C. 24小时

　　D. 48小时

　　E. 只要没有明显的化脓创口,72小时以上,在清创后,仍可做初期缝合

3. 患者,男,33岁,因"车祸致头、颌面部外伤1小时"就诊。接诊时患者昏迷,呼吸30次/min,血压100/60mmHg,颌面部肿胀明显,左侧上下唇、颊部皮肤挫裂伤,伤口渗血明显,左侧上颌骨向后下移位,左侧下颌骨两尖牙之间可触的骨异常活动,左侧后牙早接触,口底肿胀明显,舌体被挤压抬高。接诊该患者后,最紧急的处理措施是

　　A. 包扎止血

　　B. 清除口内异物,经口腔插入通气导管

　　C. 气管切开,呼吸机辅助呼吸

　　D. 输血

　　E. 吸氧

4. 颌面部外伤患者,体格检查发现左侧鼻腔血样液体流出,应高度怀疑

　　A. 鼻骨骨折　　　　　　　　B. 前颅底骨折　　　　　　　　C. 中颅底骨折

　　D. 眶周骨折　　　　　　　　E. 脑挫伤

5. 颌面部创伤患者,在呼吸、循环维持稳定的同时,进一步的检查是

　　A. 头部CT　　　　　　　　B. 颌面部三维CT　　　　　　　　C. 胸部X线片

　　D. 腹部超声　　　　　　　　E. 心电图

参考答案: 1. C　2. C　3. B　4. B　5. A

（李　昆）

第四节　颌骨坚固内固定术

一、概述

坚固内固定术(rigid internal fixation,RIF)是近30年来发展起来的颌骨骨折内固定技术。该方法通过创口或手术切口,暴露骨折线两端的骨面,然后采用接骨板、加压板、拉力螺丝、修复性重建板等器材和方法行骨折固定,固定后能使骨折片保持在复位后的正常位置,

不会再移位,并避免骨折断端受到不良应力干扰。

颌骨骨折在愈合过程中需要稳定的环境,固定物要能抵消影响愈合的各种不良反应,并能将骨折维持在正确的位置直至愈合,因而被称为"坚强"或"坚固"内固定。颌骨没有颌间牵引固定带来的诸多不足,如口腔卫生不良、继发龋齿、进食及语言障碍、影响社交活动等。目前,该方法在多数情况下已成为颌骨骨折治疗的首选。

二、操作规范流程

(一) 适应证

手术开放复位坚固内固定颌骨骨折的适应证。

1. 多发性或粉碎性上、下颌骨骨折。

2. 全面部骨折。

3. 有骨缺损骨折。

4. 大的开放性骨折。

5. 明显移位的上、下颌骨骨折。

6. 无牙颌及牙槽突萎缩的下颌骨骨折。

7. 感染的下颌骨骨折。感染和肿胀不应成为拒绝或推迟采用坚固内固定的原因;相反,固定的稳定性被认为是对抗感染的有效因素。

(二) 禁忌证

开放复位坚固内固定颌骨骨折没有绝对禁忌证。因此当手术发生并发症和失败的可能性超过成功的可能性时,就建议采用非手术治疗(保守治疗)。

1. 颌骨骨质疏松、骨质太脆弱而不能承受内固定或外固定。

2. 由于瘢痕、烧伤、活动性感染或皮炎导致骨折或计划手术部位的软组织覆盖过差,此时若行手术内固定将破坏软组织覆盖或使感染恶化,这种情况选择外固定比较合适(颌间牵引)。

3. 不能成功进行重建的粉碎性骨折。

4. 如果患者的全身情况不能耐受全身麻醉,那么骨折的手术治疗也是禁忌证。

5. 无移位骨折或稳定的嵌入骨折,骨位置可以接受时不需做手术探查或复位。

(三) 操作前准备

1. 患者准备

(1)嘱患者积极完善术前检查:血常规、心电图、胸部 X 线、凝血功能、输血前四项等常规检查。

(2)心理护理:做好手术流程的解释,对同种类型疾病的知识进行介绍,消除患者的顾虑使其配合治疗和护理。

(3)有糖尿病、高血压、冠心病和心律失常者,术前注意血糖检测、饮食调控、测血压及心电图检查;若发现手术禁忌证,应暂缓手术。

(4)遵医嘱执行手术,常规术区准备、备皮并进行药敏试验,记录结果。

(5)常规告知:术前 6 小时禁食,4 小时禁水,术前谈话及签署麻醉知情同意书。

2. 物品(器械)准备

(1)常用手术器械包。

（2）特殊器械：动力系统（主机、手柄微型马达、电缆、脚踏开关、手机等配件）、微型钛板、小型钛板（L 型、直型）、重建板、钛钉、改锥和丝锥、内固定材料、拉钩、骨凿。

（3）其他：各种检测装置的检查、静脉输液物品、大单、电动吸引器、电刀、物品清单、外来器械跟进单、内置物登记表、刀片、双氧水、碘伏消毒液、注射器等。

3. 操作者准备

（1）病史询问：询问受伤原因、致伤物、致伤方式、致伤部位，以便判断骨折部位、创伤程度和伴发损伤；询问受伤时间、伤后症状、伤后处理，以便确定治疗计划，手术方案，并预测治疗效果；询问骨折是自伤还是他伤，以便判断伤者治疗心理。

（2）临床检查：观察面部肿胀中心及对称性，判断骨及软组织畸形因素；触诊是否疼痛，是否有骨台阶、骨异常动度，确定骨折部位；检查开闭口运动范围和方式，分析下颌运动受限的程度和性质；检查是否有下唇和眶下区麻木、复视和眼球移动受限；口腔检查是否有牙龈撕裂、牙龈出血，记录咬合关系，分析骨折块移位。

（3）术前准备：进行血常规、尿常规、肝肾功能、电解质、血糖、血型等术前检查，明确患者有无手术禁忌证。

（4）向患者解释手术的必要性、预期效果、风险和可能的并发症，以获得患者及家属对手术的理解和同意。

（5）手术计划：在确定无手术禁忌证的基础上，进行手术切开复位内固定术，根据术前测量了解缺损范围。如果缺损不大，不超过 1.5cm，可不进行植骨，术中拉开的骨缺损可自行愈合；如缺损较大，应采用植骨或牵张成骨等方式修复骨缺损。

（6）术后计划：采用抗生素预防感染，进行对症支持治疗及其他治疗。

（7）功能锻炼：术后 1 周开始进行张口训练。

（四）操作步骤

1. 上颌骨骨折　上颌骨骨折传统的分类方法主要为 Le Fort 分类系统，辅以骨折的名称和部位。

（1）骨折分类

1）Le Fort Ⅰ型：骨折部分包括上颌牙槽骨、梨状孔边缘、腭骨、鼻中隔下 1/3 及翼突下份。

2）Le Fort Ⅱ型：骨折线沿鼻额缝穿越眶内壁至颧颌缝，最后至翼突，骨折部分呈锥形。

3）Le Fort Ⅲ型：骨折线从鼻额缝沿眶内侧、眶上裂、眶外侧、眶下裂至颧额缝、颧颞缝，最后至翼突，常导致颅面分离。

（2）临床特点：上颌骨骨折除了有一般损伤的特点外，还可能出现骨折块移位、面中部塌陷、变长，周围骨骼和软组织损伤，口鼻出血，脑脊液鼻漏、耳漏，眶周淤血，咬合关系紊乱，眶下神经麻木等症状。

（3）辅助检查

1）X 线片：华氏位摄片初步定位上颌骨骨折位置。

2）CBCT 及螺旋 CT：明确复杂骨折部位及移位情况。

（4）治疗要点

1）切口：①睑缘切口，能经此切口进行眶周骨折复位；②口内切口，于上颌前庭沟切开黏膜做切口可复位眶下缘骨折；③局部切口，适用于畸形区域皮肤有明显瘢痕的病例，可直接切除和修整瘢痕，并由此入路进行手术；④对于上颌骨 Le Fort Ⅱ型、Ⅲ型骨折合并颧骨、鼻骨骨折者,需采用冠状切口并辅以眼睑下切口或结膜内切口,以及口内前庭沟切口。

2)固定部位:应根据骨折的范围及外形选择与之相适应的夹板。对于移位不明显的骨折部位可选择微型夹板,移位明显的骨折部位应选择小型夹板;螺钉长度常选用5~7mm,应固定在面骨增厚的部位,而且要进行多点固定,至少达到三维固定,方能获得良好的稳定性。螺钉常置于面部支撑柱部位,如眶下缘、颧牙槽嵴、鼻前嵴下及梨状孔两侧。

2. 颧骨、颧弓骨折 在暴力作用下,易发生颧骨周围骨缝的折裂,如颧颌缝、颧额缝、颧颞缝骨折,导致颧骨与上颌骨分离,眶外侧壁骨折和颧弓骨折、颧骨移位。

(1)骨折分类:常用 Knight 和 North 六型分类法(1962)。

1)无移位骨折。

2)单纯颧弓骨折。

3)颧骨体骨折向后下移位,不伴转位。

4)向内转位颧骨体骨折,左侧逆时针,右侧顺时针或向中线旋转(X 线片表现为眶下缘向下,颧额突向内侧移位)。

5)向外转位颧骨体骨折,左侧顺时针,右侧逆时针或远离中线旋转(X 线片表现为眶下缘向上,颧额突向外侧移位)。

6)复杂性骨折。

(2)临床特点:绝大多数颧骨、颧弓骨折都有较明显的移位,常导致面部塌陷畸形和张口受限、复视等外形改变和功能障碍。表现为突起的颧部外形消失、面侧颧区扁平、颧弓骨折后常在颧弓中部凹陷。

1)移位的骨折片极易压迫颞肌,并阻挡下颌升支喙突的运动,造成不同程度的张口受限。

2)骨折片的移位造成邻近肌肉的挫伤、肌张力改变。

3)疼痛刺激等因素可使颞肌、咀嚼肌反射性痉挛,造成功能性张口受限。

4)颧骨骨折并发复视者占 10%~14%,是继面部畸形和张口受限后较常见的并发症。

(3)辅助检查

1)X 线片:颧弓位片了解颧骨、颧弓骨折凹陷情况。

2)CBCT 及螺旋 CT:明确骨折部位及移位情况。

(4)治疗要点:手术治疗以解剖复位为原则,主要恢复颧骨的外形(突度)及颧弓的连续性,从而恢复面部的宽度和深度,并解决因颧骨、颧弓塌陷引起的张口受限。此类骨折应尽早切开复位,手术可经口内入路,并根据需要附加睑缘切口、颞区小切口,必要时可附加头皮冠状切口。可选用小钛板或微型钛板固定,颧颞缝一般选用微型钛板固定。骨折固定至少需三点对位固定,当颧牙槽嵴骨缺损>5mm 时应予以植骨。

3. 下颌骨骨折 下颌骨位于面下 1/3,位置突出,易于受伤。下颌骨骨折是颌面部损伤中最常见的骨损伤,根据骨折部位可分为颏正中部位、颏孔区、下颌骨体、下颌角、下颌升支、髁状突、冠突及牙槽突。

(1)临床特点

1)由于下颌骨的特殊形态及力学特点,容易造成下颌骨各个部位的同时骨折。

2)下颌髁突颈是下颌骨最薄弱的部位。髁突颈骨折多因间接暴力所致,多合并下颌骨其他部位的骨折。

3）下颌骨骨折时直接损伤与间接损伤并存,呈多发性骨折,容易漏诊。

4）肌肉的附着部位及收缩方向是影响下颌骨骨折移位的主要因素。一个完整的下颌骨,就像一根杠杆,一旦杠杆折断,力的平衡被打破,骨折片移位将不可避免。

5）下颌骨体部的牙,在骨折后绝大多数均随骨折段移位而致程度不同的咬合紊乱。

(2)辅助检查

1）X线片:全景片、后前位片了解下颌骨骨折情况。

2）CBCT及螺旋CT三维重建图像:明确骨折部位及移位情况。

(3)治疗要点

1）下颌角骨折:下颌角骨折多为线性骨折,分为有利型和不利型骨折,多采用两个夹板固定。有利型骨折复位固定后稳定性高,用两个小型板即可坚固内固定;不利型骨折由于骨折处张力较大,多采用微型板或小型板加重建板坚固内固定。

2）颏部骨折:颏部位置特殊,由于肌肉附着,骨折后常伴后缩而导致整个下颌弓增大,且该处扭力较大,后缩不明显者多采用两个小夹板平行固定,后缩严重者则需用小型板加重建板坚固内固定;对于粉碎性颏部骨折,则需使用钛网加微型板或小型板固定,必要时可加入重建板。

3）下颌骨体部骨折:由于活动时产生下颌下缘的压力,下颌骨体部的骨折需在近下颌骨上缘与牙槽突处并列安置小夹板,小夹板起到张力带的作用。无错位或有较小的错位并较易复位的下颌骨体部骨折均适用小夹板的固定;如果骨折错位严重或为粉碎性骨折,此时应用接骨板或钛网可增加骨折复位稳定性,可早期获得功能活动。

4）无牙颌骨折:因牙缺失及牙槽突的吸收,下颌骨往往变得纤细;加之老年骨质硬化且经常伴有骨质疏松,无法行颌间固定,故接骨板的强度应更大,跨度应更长。最好使用重建板以便承载不良应力。无牙颌骨折要求恢复颌位即可,骨折愈合后用义齿修复。

5）儿童颌骨骨折:儿童颌骨骨折较少见。儿童处于生长发育期,骨质柔而富于弹性,即使骨折,移位一般也不大。由于儿童期正值乳牙和恒牙交替期,恒牙萌出后,其咬合关系还可以自行调整,因此,对复位和咬合关系恢复的要求不如成人高。手术复位固定,采用可吸收板或微型板固定时应远离牙胚;最好选用单皮质钉,以防止损伤牙胚。

6）髁突骨折:①保守治疗,对于高位、低位或骨折移位不明显的髁突骨折,可采取保守治疗,只需行颌间牵引,固定在正中咬合位上;通常行垂直向颌间牵引,下颌升支会很快下降到正常位置,一般牵引2~3周后,拆除牵引,嘱患者进行张口训练,并定期复查。②手术治疗,通过使用坚固内固定,按张力、压力原则固定骨折断端;髁突颈复位时,耳前切口适用于高位髁突颈骨折及髁突严重向内移位的患者,低位髁突颈骨折可采用颌后切口,有些病例需合并耳前及颌下切口。骨折线上、下各安置2个螺钉,以防止骨折片绕单一螺钉转动。

(五) 并发症及处理

1. **感染**　是导致坚固内固定失败的主要原因,主要与骨折损伤程度重及固定稳定性差有关。面中部骨折很少发生感染,即使螺钉穿入上颌窦,一般也不会引起感染;但下颌骨感染较多。下颌角是坚固内固定术后感染高发的部位之一,下颌角区应力集中、可支撑骨断面小、复位同期拔牙是引起感染的三个主要原因。颏部也容易发生感染,原因是此区承受的弯曲力大,固定常不易稳定。此外,粉碎性骨折和骨折骨缺损者的感染率较高,主要与受伤严重、血运破坏严重、固定稳定性不足有关。因固定不良所致的感染一般表现为皮瘘、螺钉松动、植入体外露、局部疼痛、反复肿胀等慢性临床过程。处理方式：二次手术取出松动的钛板、钛钉，对感染的骨面进行刮治，对松动的骨折端进行牢固地再次固定。

2. 下牙槽神经损伤 临床上 60% 的骨折会波及下牙槽管，因骨折移位造成神经压迫、牵拉，引起神经水肿和轴突断裂，伤后可能出现下唇麻木或感觉异常。下牙槽神经损伤与骨折严重程度有关。坚固内固定造成下牙槽神经损伤的主要原因是手术复位时牵拉神经，真正因固定造成神经损伤的情况很少，但以下几种情况需要提醒注意：①在颏孔周围固定时，要求接骨板边缘离颏神经至少 2~3mm，如接骨板放置离神经太近或产生压迫，势必引起神经变性；②在颏孔周围钻孔固定时，如保护不当，钻针可能损伤神经；③采用双层骨皮质螺钉固定，螺钉偶然误入下牙槽管会造成神经损伤。处理方式：大多数骨折会造成下牙槽神经管压迫、牵拉的损伤多数在经过保守治疗 3~6 个月后可自行恢复。

3. 骨不愈合和延迟愈合 是骨愈合过程的完全性和不完全性停滞，在临床上主要表现为骨异常动度和咀嚼效率降低。导致这种情况常见的原因是感染、骨缺损和固定不稳定。严重创伤造成骨膜广泛性撕脱和血运中断也是影响骨愈合的重要因素。处理方式：骨不愈合通常在颊舌向有动度，有时可能伴有局部疼痛和肿胀，治疗时需通过手术切除硬化的骨断端，然后植入松质骨，并建立稳定的固定。延迟愈合 X 线片上可见断端吸收，但仍有成骨活动，治疗无须切骨，只要建立稳定的固定和制动即可完成骨愈合。

4. 牙根的损伤 钻孔和旋入螺钉时损伤牙根的可能性不可忽视。为了防止牙根损伤，术前必须仔细阅读 X 线片，了解牙根的长度和形状，并预计接骨板将要放置的部位。

5. 错𬌗、𬌗干扰 常见于骨折复位不良，也见于固定不佳的术后出现骨折再移位。𬌗干扰多因接骨板弯制不贴合所致；斜断面骨折错误使用加压固定，以及 DCP 固定时，钻孔偏心，加压滑行偏离轴向轨道也可造成𬌗干扰。

（六）操作注意事项

1. 整体与局部的关系 颌骨骨折后应尽早进行内固定术治疗。但如果患者并发窒息、大出血、休克/颅脑损伤、重要内脏损伤等急症，应首先处理这些急症，待全身情况稳定和好转后才能进行颌骨骨折的治疗。

2. 合并软组织伤的处理 骨折如伴有软组织伤，应先缝合口腔侧创口，后处理骨折片，然后再缝合外部创口。如骨折复杂，不能在清创时进行复位内固定，应先进行软组织清创缝合术，骨折留待以后再行处理。

3. 骨折线上牙齿的处理 颌骨骨折时，恢复咬合关系是治疗的主要目的，因此，首先应尽量保留骨折线上的牙，但如果牙已松动或已感染，则应予以拔除。

4. 骨折的正确复位和可靠的固定 为了避免发生错位愈合，应选取最佳复位和固定方法尽早进行骨折段的复位和固定。颌骨骨折的复位标准是恢复患者原有的咬合关系。复位后的固定应可靠，能避免骨折愈合过程中的不良应力干扰。

5. 促进骨折愈合的局部与全身治疗 全身应用抗生素预防感染，颌骨骨折患者进食受限，应进行必要的营养支持治疗，必要时可采用内服外敷中药来促进血肿消散，促进骨折愈合。

6. 功能锻炼 内固定术后在不影响骨折愈合的前提下，应尽早进行功能锻炼，如张口训练等。功能锻炼不但能避免颞下颌关节强直、颌骨骨质疏松等并发症，还能为骨折断端提供一定的生理应力，促进骨折愈合和改建过程的进行。

（七）相关知识

1. 坚固内固定接骨材料 用于颌骨骨折坚固内固定的材料主要有纯钛、钛合金和可吸收高分子材料。

（1）纯钛材料：由于具有优良的生物相容性和耐腐蚀性，在临床上被广泛采用，绝大多数接骨材料为纯钛制品，尤其适宜在复杂骨折中大量使用，术后可长期留在体内，但价格昂贵。

（2）钛合金材料：医用历史近 40 年，最显著的优势是具有良好的生物相容性和耐腐蚀性。钛的弹性模量较低，低温韧性好，易弯制成形，适用于不规则骨骼固定。虽然钛强度较低，但也足以抵抗颅面组织诸骨的各种应力负载。钛植入材料可以作为颅颌面部永久性滞留植入材料。近几年出现的铌钛合金材料价格便宜，力学性能优于纯钛制品。

（3）可吸收高分子材料：具有接近微型钛接骨板的强度，在骨折愈合后固定物吸收而没有异物存留，特别适用于儿童骨折，不影响骨折愈合后颌骨的发育。

2. 坚固内固定相关手术入口

（1）口内入口：适用于下颌骨水平支各部位和涉及上颌骨颧牙槽嵴、梨状孔等部位的手术复位及固定。切口位于唇颊侧移行沟上 0.5cm 接近颌骨侧黏膜上，切开黏膜后，不要继续垂直切开肌肉，应将刀刃偏向牙龈侧沿黏膜切开，直达骨面。固定下颌角骨折时，需要借助穿颊拉钩和导向器操作，这样可避免口外切口。

（2）颌下或颌后切口：适用于下颌骨髁突颈骨折、升支骨折、升支垂直截骨和下颌角骨折。颌下或颌后切口长度均为 4cm 左右，走行与颈部皮纹平行。经颌下入路的层次在颌下腺包膜的浅层至下颌骨下缘。颌后切口环下颌角从颌后至颌下，沿升支后缘后方和下颌下缘下方 1.5~2.0cm 处或沿颈部皮纹依次切开皮肤、皮下、颈阔肌，剥离至咬肌表面，离断咬肌附着，上推咬肌暴露下颌角和升支。在下颌角处，面神经下颌缘支通常位于下缘水平，斜向前下，随颈阔肌翻起，一般不会导致损伤。离断咬肌附着时，应沿下缘锐性离断肌腱。如果钝性离断咬肌纤维的位置偏高，容易造成术后张口受限。行髁颈骨折复位固定时，为了充分暴露骨折，扩展手术视野，可以游离腮腺下极，并上推，同时切开升支后缘的腮腺鞘深筋膜，以增加升支表面软组织的可提拉程度。

（3）头皮冠状切口：适用于颧骨、颧弓粉碎性骨折和陈旧性骨折。头皮冠状切口沿耳前皱襞向上，于颞部沿颞浅动脉额支后方 0.5cm 向顶部，在发际线或发际线后方 2~3cm 与对侧切口延续。切开头皮后，顶部沿骨膜表面，颞部沿颞深筋膜（即颞肌筋膜）表面，向前翻转皮瓣。顶部瓣解剖至额部时，切开骨膜在骨膜下走行，颞部瓣解剖至颧弓上 1.5cm 水平时，切开颞深筋膜浅层，在筋膜下间隙脂肪组织内走行。先暴露颧弓根部和颧额缝，然后在同一层次内沿颧骨额蝶突后缘和颧弓上缘连接切口，直至暴露颧弓、颧骨体上 1/2 和颧骨额蝶突，并分离、暴露颧颞面肌肉及软组织附着。

（4）耳屏前切口：适用于髁颈上段骨折复位和髁状突摘除术。一般取弧形或手杖形切口，切口垂直部分的下缘不超过耳垂，上缘止于耳屏前方，切口的弧形或斜行部分斜向前上，走行于发际内，最好位于颞浅动脉额支后方。沿颞深筋膜浅层翻瓣，面神经颞支位于颞浅筋膜和腮腺咬肌筋膜融合的结缔组织层内，其体表投影位于耳垂至眉弓外端及最高额纹的两条连线之间，向前进入额肌，面神经颧支的体表投影是从耳屏至眼外角连线中 1/3 向前走行，进入眼轮匝肌深面，手术过程中应避免损伤神经。深入髁状突时，从腮腺后极和外耳道软骨之间直达髁颈后缘，此间有颞浅动脉和面横动脉分支及伸入外耳道软骨裂隙的腮腺鞘纤维束穿行，应提前处理。沿关节囊表层剥离时,还应处理自髁颈深面穿出进入腮腺实质的面横动脉。之后,弧形向后切开关节囊,并向下顺延切开髁颈后缘,暴露骨折及骨折的髁状突。

三、颌骨坚固内固定术规范评价

1. 骨折解剖复位 骨折复位有两种概念,一是解剖复位,二是功能复位。

(1)解剖复位:是稳定固定的基础,是相对功能复位而言的。解剖复位采用的是"功能与形态"双标准,要求骨折断端精确对位,恢复骨的正常形态、结构和连续性,在这种状态下所实施的固定是比较稳定的。当骨折发生在牙齿承托区时,由于牙齿与骨段的一体性,解剖复位便意味着重建颌骨骨折后的咬合关系。

(2)功能复位:采用的是"单功能"标准,即咬合关系标准,不要求骨折断端精确对位,如粉碎性骨折、骨折骨缺损、骨折错位愈合、骨折感染断端吸收等,不可能实行解剖复位,只能依据咬合关系或上下颌骨关系达到临床功能要求的复位,在这种状态下所进行的固定不易取得稳定效果,必须通过接骨板的刚度加强固定。

2. 功能性稳定固定 骨折早期,固定的稳定性对骨折愈合至关重要。大量实践证明,骨折后骨炎、骨髓炎和骨不连接的发生在很大程度上与骨折早期不稳定性有关,稳定固定可以有效地防止和治疗骨折感染和骨不连接。在不稳定固定状态下,任何形式的植入体都将变成异物,引起骨吸收和感染。稳定固定可以产生直接骨愈合,从治疗的终期结果看,骨折采取何种愈合形式并不重要,关键在于愈合过程中可能发生什么样的临床问题。

直接骨折愈合速度快、质量高、并发症少,正颌截骨如以直接骨愈合固位,术后复发率也会大大降低。相比而言,钢丝、牙弓夹板等半坚固固定所产生的间接骨愈合,经历纤维和软骨骨痂中介,很容易发生骨折感染和骨愈合延迟,相应并发症也较多;若正颌截骨以间接愈合固位,由于骨结合强度不足,难以抵抗功能负载所产生的移位力,术后复发率较高。

颌骨坚固内固定术规范核查、评估见表 4-4-1、表 4-4-2。

表 4-4-1 颌骨坚固内固定术规范核查表

项目	内容	是	部分	否
操作前准备	核对患者信息:姓名、性别、年龄、主诉			
	术前询问禁食、禁饮情况			
	询问患者既往有无高血压,有无心、肺、脑疾病等病史			
	询问有无服用抗血小板药物、抗凝药物(如阿司匹林、氯吡格雷等)的情况及有无出凝血异常疾病史			
	询问患者有无麻醉药物过敏史			
	查看患者血常规、凝血功能、心电图及既往检查结果			
	明确患者有无手术禁忌证			
	确定患者已签署麻醉和手术知情同意书			
	物品(器械)准备:常用手术器械包,动力系统(主机、手柄微型马达、电缆、脚踏开关、手机等配件)、微型钛板、小型钛板(L 型、直型)、重建板、钛钉、改锥和丝锥、内固定材料、拉钩、骨凿			

续表

项目	内容	是	部分	否
操作过程	手术切口			
	口内切口			
	颌下或颌后切口			
	头皮冠状切口			
	耳屏前切口			
	眶下等其他小切口			
	手术操作			
	拔牙			
	植骨			
	皮瓣修复			
	植入钛板钛钉			
	颌间结扎			
并发症	牙体损伤			
	咬合紊乱			
	下牙槽神经损伤			
	感染			
操作后处置	向患者简要介绍检查情况			
	向患者交代术后注意事项,如饮食建议,勿咬硬物,观察是否有感染等情况			

表 4-4-2　颌骨坚固内固定术规范评估表

项目	好(5分)	一般(3分)	差(1分)
操作过程流畅度			
操作检查熟练度			
人文关怀			

注:评估标准如下。

好:手术操作过程清晰流畅,熟练,术中颌骨固位效果坚固,术后恢复患者咬合关系且无明显并发症;人文关怀到位,有术前交流、术中安慰及术后注意事项的交代。

一般:手术操作过程能整体完成,术中颌骨固位效果佳,术后患者咬骀关系恢复不精准;人文关怀不足。

差:手术操作过程不流畅,术中操作粗暴,颌骨固位不稳定,骨折断端松动;术后患者出现明显咬合紊乱,伤口出现感染,骨断端长期不愈合,钛板、钛钉折断等严重并发症;无人文关怀。

四、常见操作错误及分析

(一) 固定稳定性不足

重建接骨板植入后出现固定稳定性问题,主要有两方面原因。

1. 手术操作不当 例如,用电钻预备骨孔时温度过高造成孔表骨坏死,或固位螺钉长度不够未能把持在双侧骨皮质上等。

2. 固定装置的固位稳定性存在结构差异 固位稳定性差可以直接影响骨-钉融合。这种情况下术后不能即刻承受功能负载,否则将引起钉周骨吸收,最终导致接骨板松动。

(二) 不适当的应力集中

当咀嚼及下颌运动时,横跨骨缺损的接骨板需要替代缺损骨段承受和传递功能负载,功能负载中包含了弯曲力、扭曲力、剪切力、压力、拉力,这些作用力通过固定结构转移到接骨端,在骨内产生复合应力,这种复合应力是非生理性的,而且主要集中在固位螺钉周围的骨组织上。当应力超过骨耐受限度时,便会造成钉周骨吸收,继而使固位螺钉松动。接骨板的折角区和弯曲段(如下颌角和颏部)也是应力集中部位,长期反复的应力积累可以造成这些部位器材的机械疲劳,最终导致接骨板断裂。

(三) 覆盖软组织薄和张力大

早期重建时在接骨板使用过程中对软组织问题认识不足,术后接骨板暴露率高达60%~80%。接骨板的口腔面必须有黏膜和黏膜下双层组织覆盖,皮肤面必须有包括肌层在内的多层软组织覆盖,关闭伤口时应在无张力条件下缝合。否则,接骨板对软组织的磨损刺激将会造成皮肤、黏膜破溃和伤口裂开。

五、相关知识测试题(5 道选择题)

1. 颌骨骨折的主要治疗目的是

    A. 使骨折早期愈合　　　　　　　　　　B. 防止继发感染

    C. 恢复正常咬合功能　　　　　　　　　　D. 使面容有最小的畸形

    E. 减少患者痛苦

2. 颅颌牵引主要用于的骨折是

    A. 额骨骨折　　　　　　B. 上颌骨骨折　　　　　　C. 颧骨骨折

    D. 下颌骨骨折　　　　　　E. 鼻骨骨折

3. 下述单颌固定方法中,固定力**最差**的是

    A. 单颌牙弓夹板固定法

    B. 骨钉加金属支架外固定法

    C. 骨钉加自凝塑胶外固定法

    D. 克氏针骨内固定法

    E. 骨皮质螺钉固定法

4. 下述内固定方法中,固定力**最差**的是

    A. 金属丝骨间结扎法　　　　　　　　　　B. 小型接骨板单皮质固定法

    C. 动力加压板法　　　　　　　　　　　　D. 拉力螺钉技术

    E. 修复重建板

5. 动力加压板用于下颌骨骨折时,应置放在

　　A. 牙槽骨上,但螺钉固定位置应注意避开牙根

　　B. 下颌骨中分,但螺钉固定位置应注意避开下牙槽神经管

　　C. 下颌骨下缘

　　D. 牙槽骨和下颌骨下缘同时放置,以克服下颌骨上缘的牵张力

　　E. 下颌骨上任何部位,但应注意避开牙根和下牙槽神经管

参考答案: 1. C　2. C　3. A　4. A　5. C

(谢长青)

第五节　唇裂修复术

一、概述

外科手术是修复唇裂最有效的手段。手术效果的优劣受多种因素的影响,故需对唇及唇裂的解剖学特点有充分的认识,并根据畸形特点,采用多学科序列治疗的原则,制定周密的治疗计划并妥善实施,这样才能取得满意的治疗效果。

唇裂修复需满足以下要求:①修复正常上唇唇弓外形及丰满度,以人中低点和两侧红唇高点相互对称为标准;②恢复正常上唇高度(从鼻底到红唇高点的距离);③恢复红唇及唇珠的外形及丰满度;④手术方案设计和手术操作中,应尽量减少对组织的创伤,防止过多切除组织,并恢复肌肉的连续性,以利于恢复其生理功能。

二、操作规范流程

(一) 适应证

1. 年龄一般在 3 个月以上。

2. 体重应在 6kg 以上。

3. 血、尿常规及其他实验室检查结果在正常范围。

4. 无发热、上呼吸道感染,以及腹泻等症状。

5. 胸部 X 线片无异常,胸腺大小在正常范围。

6. 无其他脏器的先天性异常,如先天性心脏病、心血管系统等疾病。

7. 口、鼻唇区皮肤、黏膜无糜烂和皮疹。

(二) 禁忌证

全身情况不能耐受手术。

(三) 操作前准备

1. 患者准备

(1) 全面进行身体检查,包括全身各系统脏器,重点为颌面颈部检查及专科检查。其他的辅助检查有血、尿、粪便三大常规,以及血型鉴定、凝血常规、肝肾功能、胸部 X 线、心电图(5 岁以上)及中耳功能检查。

(2) 为避免交叉感染,制定合理的消毒措施,根据消毒措施完善 HbsAg、抗 HCV、抗 HIV 等相关检查。

（3）进行局部麻醉药过敏试验及抗生素药敏试验，必要时配血做好输血准备。

（4）术前备皮，进行口、鼻的清洗和消毒，可用肥皂水清洁上、下唇及鼻部，并用生理盐水擦拭口腔。

（5）术前 6 小时禁食，手术时间较晚的患儿，可在术前 4 小时口服 10% 葡萄糖溶液100ml 左右。

（6）术前 3 天开始并坚持练习用汤匙喂流质食物或母乳，以便术后能完全适应这种进食方式，避免术后因饥饿引起患儿哭闹，造成手术区张力增高。

2. 物品（器械）准备

（1）手术相关设备正常。

（2）手术常用器械：血管钳、长无齿镊、长有齿镊、持针钳、张口器、压舌板、铁锤、吸引器、长柄尖头刀、长柄圆头刀、扁桃体剪刀，以及扁桃体、中隔、黏骨膜剥离器等。

（3）配备足量的全血。

3. 操作者准备

核对患者信息：姓名、性别、年龄、主诉检测及诊断等。

（1）确认禁食、禁饮时间。

（2）排除儿科禁忌证，明确是否顺产、足月。

（3）询问有无麻醉药物过敏史。

（4）查看患者血常规、凝血功能、心电图及既往检查结果。

（5）明确患者有无手术禁忌证。

（6）确定患者已签署手术知情同意书。

（四）操作步骤

1. 旋转推进法：是单侧唇裂修复的经典方法之一（图 4-5-1）。优点是手术原理易懂，切除组织较少，鼻底封闭性较好，不易裂开，鼻小柱外形畸形可获得较好的矫正，患者唇中下部的瘢痕线与人中嵴相似；缺点是定点灵活性较大，初学者不易掌握。

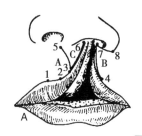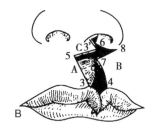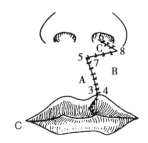

图 4-5-1 旋转推进法修复单侧唇裂

A. 定点距离："2-1" = "2-3"，"3-5" = "4-7"；B. 切开距离："3-3'" = "4-8"，"5-3'" = "7-8"；C. 缝合。

（1）定点：在红唇缘定 4 个点，即非裂隙侧唇峰定点"1"，人中切迹定点"2"，非裂隙侧裂隙唇缘上定点"3"，应使点"2-1"的距离等于点"2-3"的距离。在裂隙侧裂隙唇缘红唇最厚处，即相当于唇峰处定点"4"。

在鼻底处也定 4 个点，即非裂隙侧鼻小柱基部定点"5"，若需向外侧延伸，也不宜超过非裂隙侧人中嵴。裂隙侧鼻底裂隙两旁的红唇与皮肤交界处定点"6"和"7"。点"6"至鼻小柱基部的距离与点"7"至裂隙侧鼻翼基部的距离相加等于非裂隙侧鼻底的宽度。在相当于鼻底水平线的稍外下方处定点"8"。

定点完成后，从点"5"横过鼻小柱基部下方向点"3"画一条弧线，此线下段约与非裂隙侧人中嵴平行。再从点"3"沿皮肤黏膜交界线向上至点"6"连线，如此在沿上述连线切开后，非裂隙侧唇部可形成"A""C"两个唇瓣。从点"7"向点"4"、点"8"各画一条线，待切开后可在裂隙侧形成一个单独的唇瓣"B"。

（2）切开：先在非裂隙侧沿点"3-6"的线和点"3-5"的线分别或全层切开上唇。此时非裂隙侧裂隙唇峰点即可随非裂隙侧上唇 A 瓣被旋转下降至非裂隙侧唇峰水平，如此时仍下降不足时，可以在鼻小柱基部向非裂隙侧越过点"5"予以延长切开，但不宜越过非裂隙侧人中嵴，这样非裂隙侧裂隙唇峰一般可下降至正常位置。再于裂隙侧沿点"8-7-4"连线分别或全层切开，此时如裂隙两侧的红唇组织得以下降，B 瓣亦可向下旋转并向非裂隙侧推进。

（3）缝合：将 C 瓣向上旋转并推进插入到点"7-8"的连线切开后所形成的三角形间隙内，将 B 瓣向下旋转并推进至点"5-3"切开后所形成的三角形间隙内。先缝合鼻底后，再缝合黏膜层、肌层；皮肤层缝合应从裂隙两侧唇峰点开始，由下而上逆行缝合，最后修整红唇。

2. 唇弓重建修复法　由四川大学华西口腔医院提出，强调修复双侧唇裂的唇弓的形态（图 4-5-2）。

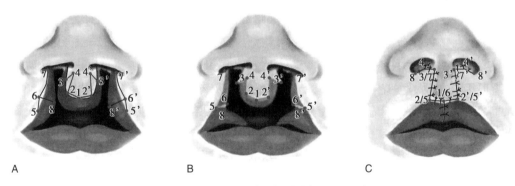

图 4-5-2　唇弓重建修复法修复双侧唇裂
A. 定点；B. 切开；C. 缝合。

（1）前唇的手术设计：一般情况下将前唇缘宽度设计在 4~5mm，在前唇的最下端红唇皮肤交界处定点"1"，"1-2"="1-2'"，"1-2"+"1-2'"=4~5mm；"2-3"="2-3'"，"3-3'"的宽度略小于"2-2'"的距离，切口开在点"3"和"3'"的外侧，前唇皮肤和红唇的交界处分别定点"4"和"4'"；沿"2-1-2'""3-2""3'-2'""3-4""3'-4'"的连线切开；人中瓣切口可以略有些弧度。

（2）侧唇的手术设计：重建的唇峰点选择在侧唇的红唇较厚处，再在此点上方 2~3mm 处确定人中切迹点，即点"5"与"5'"，以及点"6"与"6'"，但需使点"5"与"5'"分别至同侧口角的距离和两侧鼻翼脚的距离相等。点"5-6"="5'-6'"=2~3mm。将点"5"与点"6"定在唇弓缘红白唇交界线上,还是唇弓缘处 1~2mm 处,取决于前唇的长度,若前唇长度明显小于正常同龄患儿的唇高,则将点"5"与点"6"、点"5'"与"6'"定在唇弓缘处的白唇嵴上,距唇弓缘 1~2mm,最好使点"6"与唇弓缘的距离略大于点"5"与唇弓缘的距离。反之则沿唇弓缘定点。

点"6"与点"6'"的位置确定后,通过点"6"与点"6'"在侧唇唇红和黏膜的游离缘上定点"9"与点"9'"。点"7"与点"7'"始终限定在鼻翼基部的内侧。点"8"与"8'"暂限定在鼻翼基脚的外侧,此点的设计以能将鼻翼基部完全从上颌骨表面游离分解,牵引至中线为度,而不以增加侧唇高度为目的。连接点"7-8"、点"7-6-5"、点"6-9"和点"7'-8'"、点"7'-6'-5'"、点"6'-9'"形成侧唇的手术切口线。

(3)侧唇瓣的解剖:在手术区域皮下、黏膜下注射 1.0~1.5ml 的 1:100 000 肾上腺素生理盐水,用 15 号圆刀片,沿"7-6-5""7'-6'-5'"和"7-8""7'-8'"作皮肤切口,沿"6-9"和"6'-9'"作唇红黏膜的切口,用小圆刀或小剪刀沿"5-7"和"7-8",以及"5'-7'"和"7'-8'"连线切口向口腔侧做黏膜组织的分离,直至分离出口轮匝肌纤维。在口轮匝肌与皮肤之间,以及口轮匝肌与黏膜之间进行锐性分离解剖(即脱套式解剖),应尽可能解剖保留鼻唇动脉分支。再在鼻翼基脚内侧,切开鼻翼基部在上颌骨浅面的附着,并切断异位口轮匝肌在鼻翼旁的附着,使口轮匝肌与皮肤和口腔黏膜完全脱套,并保证两侧口轮匝肌肌束可自如地牵拉至中线。

(4)前唇瓣的形成:用 15 号圆刀片沿"2-3-4"和"2'-3'-4'"连线全层切开皮肤,沿"2-4"和"2'-4'"切开皮肤,去除"2-3-4"和"2'-3'-4'"之间的皮肤。用单钩提起点"1"深面皮下组织,在红唇黏膜浅面解剖,直至鼻小柱基部,形成以鼻小柱为蒂的前唇皮瓣。

(5)缝合:将两侧口轮匝肌瓣在前颌骨表面由上至下相对缝合,恢复口轮匝肌的连续性,口轮匝肌最上端应同时与鼻中隔软骨下端相缝合。在点"5"和"5'"的上方,用 11 号尖刀片由点"5"和"5'"皮肤侧刺入,穿透口腔侧黏膜,逆行沿"5-6"和"5'-6'"连续向上,切开侧唇组织并于"6-9"和"6'-9'"处切断侧唇唇红末端。完成点"6"与点"6'"相对缝合,点"5"与点"2"、点"5'"与点"2'"、点"1"与点"6"及点"6'"的相对缝合。最后在两侧唇红组织瓣上,各做一个三角形红唇瓣,相互交叉缝合形成唇珠。

(五)并发症及处理

1. 伤口感染,预后不良　表现为上唇伤口在术后 3 天仍然较为红肿,并有分泌物从伤口或缝线周围溢出。处理方法为每天用生理盐水清洗伤口至少 1 次,也可用 10% 生理盐水纱条局部湿敷,以助引流出分泌物。视患者全身情况,可酌情口服抗生素。

2. 伤口裂开　多为缝合时张力过大所致,患者不慎跌伤也可导致(少见)。表现为伤口从皮肤,甚至肌肉层暴露并裂开。一旦发生伤口裂开,一般不建议即刻再次缝合,可湿敷伤口,加强换药,待伤口愈合后按二期整复原则处理。

3. 上唇形态不佳　包括白唇、红唇,以及红白唇均涉及的继发畸形。无论何种畸形,均需二次修复。

(六)操作注意事项

1. 术中注意要点

(1)术中随时要吸净流入口腔内的血液,保持呼吸道通畅。

(2)要随时更换已被血液浸湿的塞入鼻腔内的棉球。

（3）刀片要锋利,皮肤切口要整齐,切忌碎刀切割。切至三角瓣基部的皮肤时,刀片要直立,不能多切。三角瓣的厚度应保持在一个层次,注意切开时不能前厚而基薄,否则会导致皮瓣尖端坏死。

（4）缝合唇红缘时,要对准定点,防止错位,造成术后红白唇相错。

（5）唇红镶嵌缝合非常重要,为术后外形成败的关键之一,应"Z"字交叉缝合。应在薄唇侧先做斜切口,形成用以接纳的一个三角形缺口,而后根据实际所需,斜切一个三角形瓣以嵌入对侧三角形内,使红唇部丰满无缺。

（6）最后切勿遗忘在两侧松弛切口内填入的生理盐水纱布,包括可能遗留的长纱布线丝,这是术后伤口感染的来源之一。

2. 术后处理

（1）唇裂手术完毕后要检查患者呼吸道是否通畅,必要时吸痰、吸血、清理呼吸道。认真检查唇部创口或口内松弛切口的止血情况,做到彻底止血。只有在患者已经清醒而且无危险症状时,才可送回病房或苏醒室,采用屈膝侧卧位、头偏向一侧,以使口内分泌物或血液自然流出。室温保持在 20~25℃,预防术后感冒,否则一旦感冒流涕,则可致伤口糜烂、感染、甚至裂开。

（2）患者清醒前应在肘关节周围捆绑上预备的夹板绷带,限制关节弯曲,以免患者用手搔抓唇部伤口。完全清醒后可给予少量葡萄糖溶液。

（3）唇部伤口应暴露,不用敷料覆盖。如有流涕、血痂或食物附着,可用消毒棉签蘸取双氧水擦拭,再涂以乙醇溶液或硼酸酒精。

（4）术后继续用抗生素直至伤口拆线。

（5）术后 5~7 天拆除缝线,有感染的线头应及早拆除;伤口张力较大者,可先间断拆线,次日再拆除剩余缝线。红唇和黏膜的缝线可晚些拆除或任其自行脱落。

（6）如使用唇弓减张,至少应于术后 10 天才能拆除。术后 2~3 周内应嘱家长管好患儿,勿使唇部受碰撞,以免伤口裂开。

（7）术后如发现唇部或鼻部有缺陷,应嘱家长在患儿 12 岁以后施行二期修复手术。

（七）相关知识

唇裂的临床表现如下。

1. 根据裂隙部位分类

（1）单侧唇裂:不完全裂、完全裂。

（2）双侧唇裂:不完全裂、完全裂、混合型裂。

2. 根据裂隙程度分类

（1）Ⅰ度唇裂:仅局限红唇部的裂开。

（2）Ⅱ度唇裂:上唇部分裂开,但未裂至鼻底。

（3）Ⅲ度唇裂:上唇至鼻底完全裂开。

三、唇裂修复术规范评价

唇裂修复术规范核查、评估见表 4-5-1、表 4-5-2。

表 4-5-1 唇裂修复术规范核查表

项目	内容	是	部分	否
操作前准备	核对患者信息:姓名、性别、年龄、主诉			
	询问禁食、禁饮情况			
	询问患者有无麻醉药过敏等病史			
	查看患者血常规、凝血功能、心电图等全身检查结果			
	明确患者有无手术禁忌证			
	确定患者已签署手术知情同意书			
	物品(器械)准备:确定手术相关设备正常,手术常用器械及足量的全血			
操作过程	裂隙侧手术定点			
	非裂隙侧手术定点			
	切口设计			
	裂隙侧切口			
	非裂隙侧切口			
	缝合的效果			
操作后处置	向家属简要介绍手术情况			
	患者清醒后才能拔管			
	注意术后出血			
	抗生素的使用			
	向患者交代术后注意事项,如饮食建议;观察是否有并发症			

表 4-5-2 唇裂修复术规范评估表

项目	好(5分)	一般(3分)	差(1分)
操作过程流畅度			
手术定点			
切口			
缝合效果			

注:评估标准如下。

好:操作过程清晰流畅,无卡顿,定点正确;切口设计正确;缝合效果好;人文关怀到位,有术前交流及术后注意事项的交代。

一般:操作过程能整体完成,卡顿次数<3次,定点大部分正确;切口设计较正确;缝合效果较好;人文关怀不足,但能有部分术前交流及术后注意事项的交代。

差:操作过程卡顿次数>6次,操作粗暴,定点及切口设计错误较多;缝合效果不理想;无人文关怀。

四、常见操作错误及分析

1. 将裂隙侧唇峰点定点与鼻底方向(为保持唇峰口角距相等时)过近,致使术后裂隙侧上唇唇高不足。预防措施:在设计时尽可能保持两侧鼻翼唇峰相等。

2. 将非裂隙侧上唇的旋转切口末端点,即鼻小柱基部点设计在鼻小柱内,致使术后鼻小柱基部呈凹陷状。预防措施:应尽可能将鼻小柱基部点设计在鼻小柱与上唇交界处,即位于鼻小柱水平宽度的近裂隙处 1/3 与近非裂隙处 2/3 交界处。

3. 裂隙侧上唇突度不足,人中峰、人中沟的形态不明显。预防措施:在操作中应将裂隙侧口轮匝肌上端与前鼻嵴或中隔骨下端牢固缝合,并将非裂隙侧口轮匝肌主动向下牵引后,完成裂隙侧口轮匝肌的端与非裂隙侧口轮匝肌的侧边相对缝合。

4. 红唇下缘不平整或出现口哨畸形。预防措施:应尽可能设计用裂隙侧红唇干性黏膜瓣插入非裂隙侧红唇干性黏膜下方。操作中,尽可能制作小而连续的两侧红唇黏膜瓣来交叉修复红唇下缘,而不是采取在一侧制作较大黏膜瓣修复的方法。

五、常见训练方法及培训要点介绍

1. 模型训练　用橡皮手套作材料,尺寸:长约 5mm,宽 5~10cm,用大头针将橡皮膜固定在木板上,用标记油性笔画出左侧不完全性唇裂、鼻小柱、鼻孔、口角和下唇的位置,并在裂隙缘标出红唇部分和红白唇交界线,形成唇裂模型。用美术笔描绘出单侧唇裂的外形。

2. 日常训练　通过专科病房学习手术过程。

六、相关知识测试题(4 道选择题)

1. 单侧唇裂修复术较合适的年龄为
   A. 1~2 月龄　　　　　　　　B. 3~6 月龄　　　　　　　　C. 1~2 岁
   D. 3~6 岁　　　　　　　　　E. 6~8 岁

2. 单侧唇裂形成的胚胎基础为
   A. 一侧上颌突和球状突未融合
   B. 两侧内侧鼻突未融合
   C. 上颌突和下颌突未融合
   D. 上颌突与外侧鼻突未融合
   E. 内侧鼻突与外侧鼻突未融合

3. 以下关于唇裂、腭裂的叙述中,**错误**的是
   A. 外科手术整复是主要的治疗方法
   B. 应采用综合序列治疗来达到功能与外形的恢复
   C. 单纯唇裂患者无法形成"腭咽闭合"
   D. 腭裂患者术后应进行语音训练
   E. 颌骨继发畸形的治疗常在 16 岁以后进行

4. 婴儿唇裂术后的饮食方法为
   A. 小汤匙喂饲流质食物　　　　　　　B. 吮吸母乳
   C. 普通奶瓶喂流质食物　　　　　　　D. 半流质食物
   E. 术后 24 小时禁食

参考答案:1. B　2. B　3. C　4. A

(全宏志)

第六节 腭裂修复术

一、概述

腭裂修复术是综合序列治疗中的关键部分,主要目的是:①恢复腭部的解剖形态;②改善腭部的生理功能;③重建良好的腭咽闭合功能,为患者正常的吸吮、吞咽、语音和听力等生理功能恢复创造必要的条件。

二、操作规范流程

(一)适应证

1. 10 月龄以上的患儿,血红蛋白>10g/L,白细胞计数<120×10⁹/L,血常规、胸部 X 线等检查结果都正常。

2. 无严重其他脏器的先天性异常。

3. 无上呼吸道感染、腹泻及其他异常。

4. 口腔内无溃疡及黏膜糜烂。

5. 无胸腺及扁桃体肥大。

(二)禁忌证

患者全身情况不能耐受手术。

(三)操作前准备

1. 患者准备

(1)全面的身体检查,包括全身各系统脏器,重点为颌面颈部检查及专科检查。其他的辅助检查有血、尿、粪便三大常规,以及血型鉴定、凝血常规、肝肾功能、胸部 X 线、心电图(5 岁以上)及中耳功能检查。

(2)为避免交叉感染,应制定合理的消毒措施,根据消毒措施完善 HbsAg、抗 HCV、抗 HIV 等相关检查。

(3)局部麻醉药过敏试验及抗生素药敏试验。

(4)术前备皮和口、鼻腔的清洗和消毒,可用肥皂水清洁上下唇及鼻部,并用生理盐水擦拭口腔。

(5)手术单日晨间禁食,手术时间较晚的患者,可在术前 4 小时服用 200ml 左右葡萄糖溶液。

(6)术前 2 天开始用 0.25% 氯霉素滴鼻,4 次/d。

(7)签署手术知情同意书。

(8)提前制作腭护板。

2. 物品(器械)准备

(1)确认手术相关设备正常。

(2)手术常用器械:扁桃体止血钳、血管钳、长无齿镊、长有齿镊、持针钳、张口器、压舌板、铁锤、吸引器、长柄尖头刀、长柄圆头刀、扁桃体剪刀、圆凿、平凿,以及扁桃体、中隔、黏骨膜剥离器。

(3)配备足量的全血。

3. 操作者准备

(1)核对患者信息：姓名、性别、年龄、主诉检测及诊断等。

(2)确认禁食、禁饮时间。

(3)询问患者既往有无高血压,有无心、肺、脑疾病等病史,有无服用抗血小板药物、抗凝药物(如阿司匹林、氯吡格雷等)的情况及有无出凝血异常疾病史。

(4)询问有无麻醉药物过敏史。

(5)查看患者血常规、凝血功能、心电图及既往检查结果。

(6)明确患者有无手术禁忌证。

(7)确定患者已签署手术知情同意书。

(四)操作步骤

腭裂修复的基本术式见图4-6-1。

1. 切口设计及切开　在两侧腭侧,离齿槽嵴1~2m处,前起尖牙的腭侧,后及上颌结节,并弯向后外方到达腭舌弓的外侧,用15号刀片先做一侧纵行切口,深达骨面。改用弯形腭裂剥离器,插入松弛切口的骨面上,自前向后剥离至裂隙边缘,使黏骨膜从骨面上完全掀起。出血时可用含肾上腺素的小纱条填塞压迫止血。

2. 凿断翼钩　继续剥离腭后孔周围的软组织,切勿损伤其前方的腭大动脉。在翼内板附近扪及突起的翼钩,改用骨凿或施加压力即可将翼钩折断,目的是使滑行在翼钩上面的腭帆张肌失去紧张软腭的能力。从而可减少两侧软腭相对缝合后的张力,避免在此处裂开穿孔。

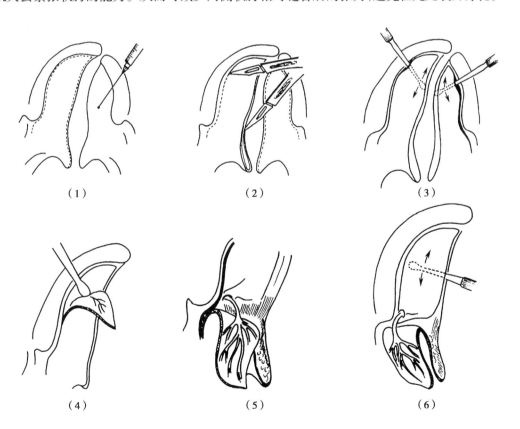

（1）　　　　　　　（2）　　　　　　　（3）

（4）　　　　　　　（5）　　　　　　　（6）

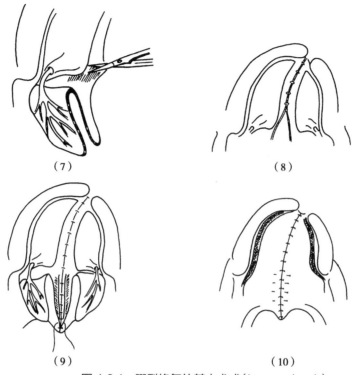

（7） （8）

（9） （10）

图 4-6-1 腭裂修复的基本术式（Langenbeck）

3. 剖开裂隙边缘剪断腭腱膜 用 11 号尖刀片,沿硬腭裂隙边缘剖开并向后剖开软腭,直达悬雍垂顶端。刀片宜锋利,刺入软腭 2~3mm 剖开肌肉为宜。注意不能撕裂悬雍垂,否则易导致悬雍垂短小或缺损而影响术后语音效果。

在硬软腭交界处用小钩将黏骨膜瓣向外侧牵拉,沿腭骨后缘用弯剥离器进行剥离,暴露附丽在腭骨后缘上的腭腱膜,改用弯头剪刀将腭腱膜及鼻黏膜一并切断,应注意不要损伤腭大动脉。此时,软腭组织完全没有张力而松弛下垂,两侧易向中缝处靠拢。

4. 缝合 用 1 号丝线先缝合硬软腭交界处的腭腱膜部的鼻黏膜,用反针缝合,线头朝向鼻腔黏膜。缝合第一针后,以此线作为牵引,继续缝合鼻腔黏膜,直至缝合至悬雍垂顶端。同法缝合软腭的肌层,可用丝线或肠线缝合,肌层对位要确切,不能前后错位扭曲,不宜缝合过多。悬雍垂更应精确对位,避免因错位缝合而缩短。缝线线头应埋入深肌层。最后用 1 号丝线缝合软腭的口腔黏膜,缝合要深及软腭的肌层,以加强两侧组织的密合。间断缝合硬腭部的黏骨膜,其间尚可辅以 2~3 针横褥式缝合。必要时尚可在硬软腭交界处,辅以 1 针褥式减张缝合(4 号线),但应注意不要勒住腭大动脉而导致黏骨膜瓣部分坏死。

（五）并发症及处理

1. 出血 可因损伤腭大动脉、鼻腭动脉和周围小血管而引起出血,血液不断从填塞的松弛伤口边缘渗出。应填塞肾上腺素纱条并加压止血,还可自鼻腔内滴入含肾上腺素的抗生素溶液。加用止血剂,必要时打开伤口,结扎止血。

2. 呼吸困难 常因插管损伤引起喉头水肿,可用激素和雾化吸入治疗。少数情况下气管内黏膜严重水肿致呼吸困难逐渐加重者,应行气管造口术。

3. 伤口部分裂开穿孔 由于黏骨膜瓣缝合后仍有一定张力,易在硬软交界处裂开穿孔。可任其自愈,半年后再进行修复。

4. 黏骨膜瓣部分坏死 由于切断了一侧的腭大动脉,或在行褥式减张缝合中阻断了腭大动脉的血供,致黏骨膜瓣尖端部分坏死。需要每天更换敷料,剪除坏死的组织,待愈合后半年再进行修复。

(六) 操作注意事项

1. 术中注意要点

(1)用骨膜剥离器插入松弛切口后,应循骨面向前后侧方滑动推进,切忌暴力操作致使黏骨膜瓣撕裂。

(2)遇到血运丰富处,出血较猛时,应在切口内塞入浸有肾上腺素的小纱条,用手指紧压腭大孔附近部位止血,1~2分钟后即可达到止血目的。不应不停地用吸引器吸血,否则会造成过多的失血。

(3)在分离至上颌第2磨牙腭侧后缘时,此处正好是腭大孔的部位,要注意自两侧分离,切勿损伤腭大动脉。

(4)对于腭裂较宽的患者,可不做腭侧松弛切口,可循腭侧牙龈乳头进行剥离,这样每侧会节约2mm,可增宽两侧的黏骨膜瓣,有利于减轻中缝部张力,避免术后裂开。

(5)在剥开裂隙的硬腭边缘时,只修剪边缘黏骨膜,不宜切除过多的组织。改用新锐利的11号尖刀片,刺入软腭肌层2~3mm,略偏鼻侧,用单钩钩住悬雍垂鼻侧肌层固定,而后整齐地剖开。这样能保证悬雍垂完整,鼻侧缝合后组织略挤向腭侧,使外侧缝合后显出悬雍垂丰满。

(6)术中要注意插管或套管接头处有无滑脱现象,应及时纠正。在剖开裂隙边缘时,勿切破气管插管,避免血液流入气管。应经常吸尽咽部的血性分泌物,以防影响呼吸。

(7)手术应有步骤地分侧进行,最后同时剖开两侧的裂隙进行缝合。在进行另一侧手术时,对侧的松弛切口内要充分用纱布条填塞,防止任何渗血现象。

2. 术后注意事项

(1)在两侧松弛切口中,填塞碘仿纱布条,而后在创面上覆盖1~2层碘仿纱布,戴入腭护板。

(2)吸净口腔内分泌物,伴有呛咳和吞咽反射,清醒后拔管,按全身麻醉后常规护理。

(3)常规注射抗生素直至拆线后3天。

(4)注射氢化可的松或地塞米松,以减轻局部因创伤所致的水肿。注射止血药物以预防出血。

(5)雾化吸入以减轻喉咽部疼痛和保持口腔湿润。

(6)0.25%氯霉素溶液滴鼻以预防腭黏膜瓣鼻侧感染。

(7)术后第1天禁食,以后全流质饮食1周,每天适当进行少量静脉输液。1周后可改用半流质饮食,直至拆线后1周。

(8)术后第5天首次更换口腔内的敷料,先洗净腭护板周围口腔软组织,然后取出护板,揭下覆盖的碘仿纱布。观察黏骨膜瓣生长情况,检查局部有无炎症现象。用1∶1000的高锰酸钾溶液或生理盐水冲洗骨黏膜瓣及整个口腔,然后在其表面再覆盖1~2层碘仿纱布,戴入腭护板,以后应每天或隔天更换敷料1次。

(9) 术后 8~10 天间断拆除缝线,14 天拆除减张缝线。第 10 天开始每天抽除口内松弛的碘仿纱布,2 周后全部抽完,去除腭护板。

(七) 相关知识

腭裂的分类及畸形特点如下。

腭部的形成始于胚胎第 47 天,两侧腭突从前向后发生融合约在胚胎 54 天完成。所以,腭裂的表现形式轻者仅有悬雍垂裂和软腭裂,重者则软硬腭均有裂开。悬雍垂裂与软腭裂被称为不完全性腭裂,因多表现为两侧腭突未能在鼻中隔后方融合,故一般无左右之分。在硬腭部分,以鼻中隔作为中线标志,左侧突未与鼻中相融合者,称为左侧完全性裂;反之,称为右侧完全性腭裂;发生在鼻中隔两侧者称双侧腭裂。临床还有一类腭裂,称为黏膜下裂。

正常硬腭的上方与鼻中隔软骨的前分和犁骨的后分相融合,后外侧方与蝶骨的翼内板、翼钩紧密相连。

腭裂患者的骨和软组织都较正常人发育不足,原因:①可能在腭突形成融合的过程中,由于腭突间充质组织发育不足,使腭突瘦小;②两侧腭突未能在中线融合,缺乏正常的腭中缝结构,影响到两侧腭突生物作用力的相互传导和刺激,造成牙弓内外侧生物作用的不平衡,使牙弓发生塌陷或移位。

附着腭部的肌肉主要有发音和吞咽两种功能。腭帆提肌是进行腭咽闭合中最主要的肌肉,同时咽上缩肌的上分和咽肌也有一定的辅助作用。

腭帆提肌发育不全,甚至仅为正常人 1/2 的厚度时,其后份肌纤维混入腭咽肌、硬腭后缘和悬雍垂基部,中份肌纤维呈扇形分布于裂隙,前腹肌纤维呈三角形肌腱附着于后鼻嵴和硬腭的后缘,或直接混入腭帆张肌腱内。肌肉走行方向由横向排列变为前后向排列,失去了正常情况下两侧肌肉连续形成的环状吊带样结构和功能。突入硬腭骨性裂隙内的肌肉与腭咽肌和舌肌中突入裂隙的肌纤维共同形成了腭裂患者特有的所谓“裂隙肌”。腭裂的严重程度与腭帆提肌的发育情况直接相关。有时,尽管是隐性腭裂,也可以伴有腭帆提肌的分布异常及腭的前后向发育不足和腭咽闭合不全。

综上所述,因腭裂而发生的软硬组织改变可以直接导致营养摄入不良、咬合错乱、上颌骨生长发育不全、咽鼓管功能紊乱和语音异常等。简而言之,可影响面部除视力外所有器官的功能。

三、腭裂修复术规范评价

腭裂修复术规范核查、评估见表 4-6-1、表 4-6-2。

表 4-6-1　腭裂修复术核查表

项目	内容	是	部分	否
操作前准备	核对患者信息:姓名、性别、年龄、主诉			
	询问禁食、禁饮情况			
	询问患者有无麻醉药过敏等病史			
	查看患者血常规、凝血功能、心电图等全身检查结果			

续表

项目	内容	是	部分	否
操作前准备	明确患者有无手术禁忌证			
	确定患者已签署手术知情同意书			
	物品(器械)准备:确定手术相关设备正常,手术常用器械及足量的全血			
操作过程	切口设计及切开			
	剥离			
	解剖与分离			
	凿断翼钩			
	腭前神经、腭降血管的处理			
	剪断腭腱膜			
	分离鼻腔侧黏膜			
	缝合			
	填塞创口			
操作后处置	向患者家属简要介绍手术情况			
	患儿清醒后才能拔管			
	注意术后出血			
	使用抗生素			
	向患者交代术后注意事项,如饮食建议;观察是否有并发症			

表 4-6-2　腭裂修复术评估表

项目	好(5分)	一般(3分)	差(1分)
操作过程流畅度			
腭部解剖形态			
腭咽闭合			
人文关怀			

注:评估标准如下。

好:操作过程清晰流畅,无卡顿,腭部的解剖形态及生理功能恢复良好;重建了良好的腭咽闭合功能;人文关怀到位,有术前交流及术后注意事项的交代。

一般:操作过程能整体完成,卡顿次数<3 次,腭部的解剖形态及生理功能恢复较好;重建了较好的腭咽闭合功能;人文关怀不足,但能有部分术前交流及术后注意事项的交代。

差:操作过程卡顿次数>6 次,操作粗暴,腭部的解剖形态及生理功能恢复不好;腭咽闭合功能重建效果不好;无人文关怀。

四、常见操作错误及分析

1. 出血　术后早期出血(原发性出血)多因术中止血不全所致,出血部位可来自断裂的腭降血管、鼻腭动脉、黏骨膜瓣的创缘,以及鼻腔侧暴露的剖面。术后继发性出血多由创口感染和患儿大声哭闹使创口裂开所致。

2. 感染　常见于创缘缝合过密或缝线过粗,影响创缘血供及线头反应发生创口部分或全层裂开而穿孔。术后护理不良造成感染、糜烂、穿孔。患儿营养较差抵抗力弱,手术操作粗暴、对组织损伤大等。

3. 瘘孔及复裂　患者局部及全身条件差,裂隙过宽;术后剖面暴露于鼻腔和口腔易导致感染;患者疼痛拒食、术中失血、营养低下等导致伤口愈合困难;患者哭闹、过早食用粗硬食物等。

五、常见训练方法及培训要点介绍

1. 通过模型图及大体标本熟悉掌握口腔颌面颈部重要的解剖结构。
2. 通过专科病房学习手术过程。
3. 模型训练。在仿真人体模型上设有方便更换的仿真人体器官及病变,使每个医学生都能像在真实患者身上"动手术",如进行切开剥离、结扎切除缝合等,从而培养医学生的手术技能训练。

六、相关知识测试题(5道选择题)

1. 腭裂术后的饮食要求为

　A. 术后半流质饮食

　B. 术后流质饮食,1周后改半流质饮食

　C. 术后流质饮食,半个月后改半流质饮食

　D. 术后2周可进普通饮食

　E. 术后1周禁食,静脉补给能量

2. 腭裂术后穿孔或部分裂开,术后至少多长时间可行二期手术

　A. 1~2个月　　　　　　　B. 3~4个月　　　　　　　C. 5~7个月

　D. 8~12个月　　　　　　E. 以上都不对

3. 腭裂术后发生创口穿孔(腭瘘)的最主要原因是

　A. 饮食　　　　　　　　B. 张力过大　　　　　　　C. 出血

　D. 感染　　　　　　　　E. 患儿哭闹

4. 患儿,4岁半,腭裂修复术后,如腭咽闭合良好,可开始语音训练的时间为术后

　A. 2周　　　　　　　　　B. 3周　　　　　　　　　C. 1个月

　D. 3个月　　　　　　　　E. 6个月

5. 腭裂手术时在腭部黏骨膜下注射含肾上腺素的麻醉药或生理盐水的主要目的是

　A. 减少疼痛　　　　　　　　　　B. 减少出血、便于剥离

　C. 减少肿胀　　　　　　　　　　D. 防止血管损伤

　E. 以上都不是

参考答案:1. C 2. C 3. B 4. C 5. B

(全宏志)

第七节 舌下腺切除术

一、概述

舌下腺是三大唾液腺之一,是以黏液腺为主的混合腺体,发生在舌下腺的疾病常见的有舌下腺囊肿及发生于舌下腺内的良恶性肿瘤(如多形性腺瘤、黏液表皮样癌及腺样囊性癌等)。其中,舌下腺囊肿是最常见的舌下腺疾病,也是舌下腺切除术的主要适应证。

二、操作规范流程

(一) 适应证

1. 各种类型的舌下腺囊肿。

2. 局限于舌下腺内的良性肿瘤(如多形性腺瘤)及高分化的黏液表皮样癌。

(二) 禁忌证

1. 有继发感染,炎症尚未完全控制。

2. 患者全身情况较差,不能耐受手术。

(三) 操作前准备

1. 患者准备

(1)签署舌下腺切除手术知情同意书。

(2)术前应向患者做好解释工作,消除其恐惧感。

(3)口周备皮,保持口腔清洁(用含漱剂漱口)。

(4)局部有炎症者,应给予抗生素治疗,待急性炎症消退后再行手术。

2. 物品(器械)准备

(1)手术相关器械和物品齐全、正常。

(2)监护设备、氧气及急救药品准备妥当。

3. 操作者准备

(1)核对患者信息:姓名、性别、年龄、主诉。

(2)确认禁食、禁饮时间。

(3)询问患者既往有无高血压,有无心、肺、脑疾病等病史,有无服用抗血小板药物、抗凝药物(如阿司匹林、氯吡格雷等)的情况及有无出凝血异常疾病史。

(4)麻醉前需询问有无麻醉药过敏史。

(5)查看患者血常规、凝血功能、心电图及既往检查结果。

(6)明确患者有无舌下腺切除禁忌证。

(7)确定患者已签署手术知情同意书。

4. 麻醉和体位选择 患者取仰卧位。成人用局部麻醉(舌神经阻滞麻醉或局部浸润麻醉)或全身麻醉;儿童用全身麻醉,经鼻腔或口腔插管。

(四)操作步骤

1. 切口 用开口器维持张口状态,用口镜或压舌板将舌压向健侧,暴露患侧口底,确认下颌下腺导管开口及舌下皱襞位置,在舌下皱襞外侧做与下颌牙龈缘平行的弧形切口,前方自舌下肉阜远中 0.5cm 处开始,后方达第二磨牙近中,牙龈侧黏膜应留有 0.7cm 以上,以便创口缝合。切开黏膜,如为舌下腺囊肿,注意勿切过深,暴露舌下腺及囊肿。

2. 分离及切除腺体 用蚊式血管钳或精细剥离器在黏膜下仔细钝性分离。舌下腺前份有小分泌管通向黏膜表面及下颌下腺导管,用眼科剪剪断。自舌下腺表面分离周围组织,提起舌下腺前端继续分离舌下腺的深面及内侧面。同时分离靠近腺体的舌下腺囊肿的囊壁,分离切断后继续分离舌下腺后部,注意保护下颌下腺导管及深面的舌神经,并仔细结扎切断舌深动、静脉。将舌下腺剥离直达下颌舌骨肌后缘,在与下颌下腺前内相接处将其全部游离,如连接紧密不易分离,可以用弯血管钳夹住舌下腺后端,剪断腺体,遗留的残端予以结扎。

舌下腺的外侧面贴近下颌骨内侧面的舌下腺窝处,其间仅有一层疏松纤维结缔组织相连,无重要神经和血管。提起舌下腺后,用血管钳钝性分离此间隙,可顺利地将舌下腺外侧面游离。

分离舌下腺内侧时,应注意颌下腺导管及舌神经。舌神经由后向前先位于舌下腺与颌下腺导管之间,绕过颌下腺导管深面后再走行其内侧,之后进入舌体。舌神经呈银白色,颌下腺导管较灰暗,无光泽,两者可以区别。分离腺体过程中,可先将颌下腺导管分离出来加以保护。如不慎将颌下腺导管剪断,应将导管近端游离并做好标记,手术结束时将导管断端侧壁缝合于黏膜两侧的切缘,形成新的开口,以免导管阻塞。

在摘除舌下腺囊肿患者舌下腺的过程中,应尽量切除囊壁,吸尽囊液,若囊壁与周围组织粘连紧密不易切净,也可以残存,通常不致复发。

3. 创面处理 用生理盐水冲洗创腔,仔细检查创口内有无出血点,局部麻醉患者可咳嗽以检查出血点。彻底止血后间断缝合口底黏膜,不必缝合过密过紧,3~5 针即可,勿将颌下腺导管缝扎。为预防血肿,创口内放置橡皮引流条,缝线固定,以免进入创口内。

4. 术后处理 术后 1~2 天抽取引流条,7 天拆线。术中如误将颌下腺导管结扎或缝扎,唾液排除受阻,术后数小时即可发生急性颌下腺肿胀,应将可疑缝线拆除,松解被结扎的导管。

(五)术后并发症

1. 局部感染 多为口腔卫生不良引起,可给予抗生素,同时给予漱口水含漱。

2. 出血 多因术中止血不彻底所致,特别是分离舌下腺后内方深面时,舌下动、静脉的分支处理不当而引起出血。因此术中止血应十分仔细,缝合切口时宜松,以利引流。

3. 颌下腺导管阻塞 术中误将颌下腺导管结扎或缝扎,唾液排出受阻,术后可发生急性颌下腺肿胀。此时应将可疑缝线拆除,松解被结扎的导管。术中如不慎将颌下腺导管剪断,应将两断端游离,并行导管端端吻合,或将导管近端侧壁缝于黏膜一侧的切缘,形成新的开口。

4. 舌神经损伤 由于对术区解剖结构不熟悉,因而误将舌神经损伤或切断,因此术中应熟悉解剖结构,仔细分离,彻底止血使视野清晰,一般不会损伤。

5. 舌下腺囊肿复发 手术不彻底,未完全将舌下腺切除而导致术后囊肿复发。因此不论何种类型的舌下腺囊肿,都要谨记将舌下腺完整切除。

(六) 操作注意事项

1. 手术时必须要有良好的照明和吸引条件。

2. 口底黏膜的切口应在舌下皱襞外侧,但距下颌骨内侧应有一定的距离,才能保证切口的两侧均有足够的黏膜,以利于术后缝合。

3. 必须熟悉舌下腺周围的解剖关系,剥离时应仔细,尽量避免损伤舌神经、舌下动脉等重要结构。

4. 颌下腺导管由颌下腺的上部穿出,行走于下颌舌骨肌和舌骨舌肌之间,先位于舌下腺的下方,继续前行至舌系带旁的舌下肉阜处,开口于口腔。术中必须熟悉该解剖结构,注意保护颌下腺导管,以防误伤及误扎。

5. 舌下腺囊肿口外形易误诊为颌下腺囊肿,单纯切除囊肿极易导致术后复发,因此术前应诊断明确,若确为舌下腺囊肿,还应将舌下腺切除,才能保证不复发。

(七) 相关知识

1. 颌下腺导管与舌神经的关系　舌神经从翼内肌与下颌支之间向前下走行,颌下腺导管从下颌舌骨肌后缘向前上走行,此时前者位于后者的上方。当二者越过舌骨舌肌前缘附近,相当于下颌第三磨牙处后,舌神经从导管的上方经导管的外侧,绕过导管的下方至其内侧,舌神经在离开颌下腺导管后即向内侧走行,沿颏舌肌外侧并与舌深动脉伴行至舌尖;颌下腺导管在离开舌神经后,继续向前达舌下肉阜。在前端颌下腺导管位于舌下腺内侧面,二者之间有结缔组织间隙。

2. 舌下腺囊肿病因及分型　舌下腺囊肿是由于舌下腺导管炎症、涎石,以及腺体损伤等原因,使涎液无法经正常途径排入口腔而滞留或外渗到周围组织所形成的。囊肿可以在口内形成,也可在颌下区形成。舌下腺所分泌的黏液可经过两个途径进入颌下区:①从下颌舌骨肌肌纤维之间垂直向下进入颌下间隙;②经下颌舌骨肌的后缘进入颌下区。因此,术前应进行超声和穿刺检查确定颌下区的囊肿来自舌下腺而非其他囊性病变。

舌下腺囊肿最常见于青少年,临床上可分为以下 3 种类型。

(1) 单纯型:为典型的舌下腺囊肿表现,占舌下腺囊肿的大多数。囊肿位于下颌舌骨肌以上的舌下区,由于囊壁菲薄并紧贴口底黏膜,囊肿呈浅蓝色,扪之柔软有波动感。囊肿常位于口底的一侧,有时可扩展至对侧,较大的囊肿可将舌抬起,状似"重舌"。囊肿因创伤而破裂后,流出黏稠而略带黄色或蛋清样的液体,囊肿暂时消失。数日后创口愈合,囊肿又增大如前。囊肿很大时,可引起吞咽、语言及呼吸困难。

(2) 口外型:又称潜突型。囊肿主要表现为颌下区肿物,而口底囊肿表现不明显。触诊柔软,与皮肤无粘连,不可压缩,低头时因重力关系,肿物稍有增大。穿刺可抽出蛋清样黏稠液体。

(3) 哑铃型:为上述两种类型的混合,即在口内舌下区及口外颌下区均可见囊性肿物。

三、舌下腺切除术规范评价

舌下腺切除术规范核查、评估见表 4-7-1、表 4-7-2。

表 4-7-1 舌下腺切除术核查表

项目	内容	是	部分	否
操作前准备	核对患者信息：姓名、性别、年龄、主诉			
	询问禁食、禁饮情况			
	询问患者既往有无高血压、有无心、肺、脑疾病等病史			
	询问有无服用抗血小板药物、抗凝药物（如阿司匹林、氯吡格雷等）的情况及有无出凝血异常疾病史			
	查看患者血常规、凝血功能、心电图及既往检查结果			
	明确患者有无舌下腺切除术禁忌证			
	确定患者已签署手术知情同意书			
	物品（器械）准备：确定手术物品和器械齐全，监护设备、氧气及急救药品准备妥当			
操作过程	切开及暴露			
	切口长度和位置正确			
	切口深度适当			
	暴露舌下腺及囊肿			
	分离及切除腺体			
	将舌下腺从舌下间隙顺利分离			
	保护颌下腺导管无损伤			
	保护舌神经不受损伤			
	吸尽囊液			
	尽量切除舌下腺囊壁			
	创面处理			
	仔细检查出血点，结扎重要血管，仔细止血			
	缝合口底黏膜（不宜过紧）			
	创口内放置引流条，缝合固定引流条			
操作后处置	向患者简要介绍手术情况			
	向患者交代术后注意事项，如饮食建议			

表 4-7-2 舌下腺切除术评估表

项目	好（5分）	一般（3分）	差（1分）
操作过程流畅度			
操作检查熟练度			
人文关怀			

注：评估标准如下。

好：操作过程清晰流畅，无卡顿，检查熟练，手术方法正确，重要解剖的保护和止血完善；人文关怀到位，有术前交流、术中安慰及术后饮食和注意事项的交代。

一般：操作过程能整体完成，手术操作方法基本正确，注意保护重要解剖结构及止血；人文关怀不足，但能有部分术前交流、术中安慰及术后饮食和注意事项的交代。

差：操作过程不熟练，不注意保护重要解剖结构，止血不完善，操作粗暴；无人文关怀。

四、常见操作错误及分析

1. 损伤舌神经、颌下腺导管等重要解剖结构 对于舌下间隙各解剖结构位置及关系不清楚。

2. 舌下腺囊肿复发 术中应切除舌下腺,尽量将舌下腺囊壁切除干净。

3. 术后口底出血 术中对血管结扎不到位,未仔细检查出血点和出血情况。

4. 术后颌下区肿胀 术中损伤颌下腺导管,颌下腺导管被不小心缝扎或结扎。

五、相关知识测试题(5 道选择题)

1. 舌下腺腺泡由(　　　)构成
   A. 浆液性腺泡为主　　　　B. 单纯浆液性腺泡　　　　C. 黏液性腺泡为主
   D. 单纯黏液性腺泡　　　　E. 混合性腺泡

2. 舌神经在口底与颌下腺导管的关系是
   A. 平行　　　　　　　　　B. 横过导管走向外侧　　　C. 内下方
   D. 外下方　　　　　　　　E. 横过导管下方,走向内侧

3. 最容易发生囊肿的唾液腺是
   A. 腮腺　　　　　　　　　B. 颌下腺　　　　　　　　C. 舌下腺
   D. 唇腺　　　　　　　　　E. 腭腺

4. 舌下腺囊肿的内容物性质是
   A. 白色凝乳状物质　　　　　　　　B. 灰白色角化物质
   C. 无色透明黏稠液体　　　　　　　D. 豆腐渣样物质
   E. 淡黄色含胆固醇结晶液体

5. 舌下腺囊肿的处理目前常用
   A. 袋形缝合　　　　　　　B. 尽可能切除囊肿　　　　C. 完整切除囊肿
   D. 切除舌下腺　　　　　　E. 引流囊液

参考答案:1. C　2. C　3. D　4. C　5. D

（张 誉）

第八节　腮腺全切术

一、概述

腮腺肿瘤是口腔颌面部常见病变之一,为避免肿瘤种植,一般不采用活检而直接行手术治疗,术中将肿瘤送快速病理明确诊断。腮腺全切术是在腮腺浅叶摘除的基础上,将面神经主干及其分支从腮腺实质中完全分离出来并加以保护,将腮腺深叶一并切除。

二、操作规范流程

(一) 适应证

1. 位于腮腺深叶的肿瘤。

2. 腮腺区中低度恶性肿瘤 若肿瘤与面神经无粘连,应保留面神经;若肿瘤与面神经有轻度粘连但可以分离,也应该尽量保留,术后配合放疗。

(二) 禁忌证

1. 有严重心、脑、血管及呼吸系统疾病,如严重心律失常、心肌梗死活动期、严重高血压且血压控制不佳、呼吸衰竭不能耐受全身麻醉插管。

2. 有严重出血倾向,血红蛋白<50g/L 或 PT 延长 1.5 秒以上。

3. 腮腺恶性肿瘤伴有全身脏器转移。

(三) 术前准备

1. 患者准备

(1)行常规检查及腮腺区超声和磁共振成像(magnetic resonance imaging,MRI)检查;术前备皮耳前及耳后三指。

(2)术前禁食 ≥6 小时,禁饮>6 小时。

(3)签署手术知情同意书。

(4)嘱患者松开衣领及裤带,如有活动性假牙应取出。

2. 物品(器械)的准备

(1)气管插管所需要的器材。

(2)颈部手术包。

(3)监护设备、氧气及急救药品准备妥当。

3. 操作者的准备

(1)核对患者信息:姓名、性别、年龄、主诉。

(2)确认禁食、禁饮时间。

(3)询问患者既往有无高血压,有无心、肺、脑疾病等病史。

(4)有无服用抗血小板药物、抗凝药物(如阿司匹林、氯吡格雷等)的情况及有无出凝血异常疾病史。

(5)查看患者血常规、凝血功能、心电图及既往检查结果。

(6)明确患者有无青光眼等疾病,避免使用阿托品。

(7)确定患者已签署手术知情同意书。

(四) 操作步骤

1. 切口 通常采用"S"形切口,即自耳屏前方直向下行,绕耳垂下方至颞乳突尖,再转向下经颌后区,在下颌角下方 1.5~2.0cm 处转向前行,止于舌骨平面,切开皮肤、皮下组织和颈阔肌。

2. 翻起皮瓣 在腮腺筋膜的浅面,将皮肤及皮下组织瓣向前翻起,直至暴露腮腺的上、前、下缘为止。

3. 暴露面神经 解剖分离面神经的手术途径有 2 种:①先暴露面神经分支再解剖面神经主干;②先暴露面神经主干,然后再解剖各分支。

(1)从面神经分支向主干解剖法:用弯蚊式止血钳从腮腺浅叶前缘钝性分离脂肪组织,在咬肌浅面易于找到面神经分支,先暴露腮腺导管,找到面神经颊支,再解剖各分支而达面神经主干的方法较为可靠、稳妥。在腮腺浅叶前上缘暴露面神经各分支后,顺神经支走行的方向,用止血钳逐一解剖面神经各分支,同时翻起腮腺浅叶。暴露面神经分支的方法如下。

1）颊支：面神经颊支常有一主支平行于腮腺导管上方前行或斜向上前方越过导管。一般在颧弓下方 1~3cm 处，相当于耳垂至鼻翼根部与口角连线中点的连线上，用钝性分离法寻找腮腺导管，尽可能向前解剖导管至咬肌前缘转入颊部处，双重结扎后剪断导管。向后上方提起已切断的腮腺导管近心端，循已暴露的面神经颊支向后分离，并仔细解剖面神经其余的分支，逐步将腮腺浅叶向后翻起。

2）颧支：可在颧弓下方约 1.5cm 处寻找与颧弓下缘平行的颧支。

3）下颌缘支：可在暴露面神经颊支与颧支至面神经上、下两大支汇合处，再沿下支向前下方暴露下颌缘支；也可在下颌角上方，咬肌浅面腮腺前缘寻找下颌缘支；也可在下颌角后方约 2cm 处，于颈阔肌深面暴露面后静脉，即可找到横越该静脉浅面或深面的面神经下颌缘支。

（2）神经主干向分支解剖法：在颞骨乳突与外耳道软骨下缘之间分离腮腺，并暴露胸锁乳突肌，将肌肉向后牵引。此时即可清楚显示二腹肌后腹的止端。在二腹肌后腹与外耳道软骨所成交角的分角线上，寻找面神经主干，然后用钝性分离法循主干仔细向前外下方向分离进入腮腺的面神经各分支，同时翻起腮腺。

4. 切除腮腺浅叶　在分离面神经的同时，逐步将腮腺浅叶翻起至完全分离后，在分离腮腺与解剖面神经的过程中，常有断裂的小血管出血。此时应用蚊式止血钳止血，但应小心勿夹伤神经。在分离腮腺浅叶后缘的深面时，注意勿损伤穿行其间的面后静脉、颈外动脉及其分支。

5. 切除腮腺深叶　切除腮腺深叶及肿瘤时，应继续用弯蚊式止血钳小心地从腮腺实质中分离出面神经主干及其分支。术中可用神经钩轻轻牵引神经，以便于分离，但勿牵拉过重，以免损伤神经。为了保护颌后凹深面的血管，手术宜仔细，可以将腮腺深叶分段取出，直至腮腺组织完全切除为止。

6. 创口的处理　冲洗创口、彻底止血、将皮瓣复位后，分层缝合皮下组织及皮肤，创口内置橡皮引流条；用纱布或弹性绷带将皮肤压在切除腮腺的颌后凹内，加压包扎，消除无效腔。也可不进行加压包扎而采用负压引流，2~3 天拔除引流管。

（五）并发症及处理

1. 涎液皮下潴留或涎漏　残留的腺组织继续分泌可致涎液潴留，自发破溃则形成涎漏。术中结扎或缝扎残余腺体及术后扎实的加压包扎是最好的预防方法，一旦发生涎液皮下积存，可抽吸后继续加压包扎，一般 2~3 周后即可缓解。同时可口服小剂量阿托品，以抑制唾液腺分泌。如加压包扎无效而有涎漏形成，可考虑放射线治疗，一般给予 10~15Gy，但对年轻人要慎用。

2. 面神经功能减弱或麻痹　轻柔操作可避免。但有些情况难免会造成神经创伤，如肿瘤紧贴面神经或肿瘤位于腮腺深层组织时，神经若未切断，一般在 3~6 个月内均能恢复正常功能，少数损伤严重者时间会稍长。为促进神经功能恢复，可给予维生素 B_1 或维生素 B_{12}，辅以红外线理疗等。

3. 耳垂麻木　常见，是耳大神经被切断所致。有时耳大神经虽在术中保留，但耳垂仍有麻木感，是因支配耳垂的耳大神经末梢支被切断所致。

4. 味觉性出汗综合征　较常见，其发生率各医疗机构报道不一，有的报道发生率为 100%，但大多数报道在 70% 左右。临床表现为在进食时术区某一部分有潮红、出汗现象。

其发生的原因是支配分泌的节后副交感神经纤维长入到被切断的支配汗腺的节后交感神经纤维,于是当有味觉刺激或咀嚼活动时,副交感神经兴奋,就出现了术区皮肤出汗和潮红现象。对此综合征目前主要以预防为主。

(六) 操作注意事项

1. 面神经主干的位置恒定,解剖标志清楚,外耳道与腮腺之间的组织疏松,易于寻找。循面神经主干的上下支可以完整分离面神经。但是面神经主干往往距皮肤的位置较深,可达 3~4cm。在颌后凹内,腮腺后缘随着颌后间隙凹凸不平,手术区很窄,操作有一定困难,必需仔细分离,切勿误伤或切断面神经主干。

2. 腮腺浅叶前缘较薄,面神经周围支位于腮腺与咬肌之间,位置表浅,手术区宽大,易于解剖分离。但周围支距面神经主干及上下支较远,单纯从某一支深面分离,寻找面神经主干仍有困难,因此应同时分离周围支直达主干。在面神经周围支中,以颧支的位置最恒定,且比较粗大,易于发现且不易损伤。颊支由上下支合成多数分支,与腮腺导管关系密切,也可以依靠腮腺导管的解剖位置寻找颊支。即使损伤颊支中 1~2 小支,对颜面表情肌也无明显影响,较分离面神经其他支更为安全。下颌缘支虽也有一定的解剖特点,但较其他各支的位置变异较大,且神经纤细,在腮腺实质中走行的距离较长,分离追踪至面神经主干时,容易切断。

3. 全腮腺切除术中,在切断分离腺组织时,应使用止血钳夹住腺组织予以缝合结扎,以免术后在创口内继续分泌唾液,造成积液或涎漏,甚至继发感染。

4. 切除深入颌后区并与周围组织粘连的肿瘤时,应特别注意避免损伤深面的颈内动脉和静脉,以及舌咽神经、迷走神经、舌下神经和副神经。

(七) 相关知识

1. 面神经与腮腺的关系　1970 年,通过研究腮腺和面神经早期胚胎的发育,发现在胚胎长 22mm 时,腮腺胚芽为实质性而无分支,位于颞面干上颊支的深面,颈面干下颊支及下颌缘支的浅面。随着胚胎发育,腮腺围绕面神经各分支由前向后生长,腺体各部均有联系,而未明显分成两部分,亦无互相连接的峡部。面神经在腺小叶间穿行,只有通过锐性分离才能将其与腺体分开,而无平面存在,故应将腮腺视为单叶结构。但是,以面神经为界,将腮腺分为深、浅两部,有重要的临床意义。不同部位的肿瘤,其临床表现、诊断,特别是手术治疗,均有明显区别。沿用传统的命名,将其称为"浅叶"和"深叶",亦无不可。

2. 腮腺间隙及"腮腺床"　腮腺位于略呈三角形的腮腺间隙内,该间隙前界由浅入深分别为咬肌、下颌升支及翼内肌后缘;后界为胸锁乳突肌、乳突及二腹肌后腹的前缘;上界为外耳道及颞下颌关节;下方伸延至下颌角之下,进入颈动脉三角。腮腺间隙的后内侧与茎突诸肌(茎突舌肌、茎突舌骨肌及茎突咽肌)及围绕蜂窝组织的深部血管、神经(颈内动、静脉及舌咽神经、迷走神经、副神经)相毗邻,上述结构称为"腮腺床",腮腺深叶肿瘤手术时,必须熟悉这些结构的解剖关系。在腮腺间隙及其周围有 3 个重要的解剖标志。

(1) 寰椎横突:位于乳突尖端与下颌角连线的上、中 1/3 交界处,颈内动、静脉和舌咽神经、迷走神经、副神经位于其前方。

(2) 茎突:根部深面是颈静脉凹及颈动脉管,顺其而下为颈鞘。茎突后外部分为茎乳孔,面神经主干由此孔而出。颈内动、静脉及舌咽神经、迷走神经、副神经均位于茎突深面,故在其浅面手术较安全。

(3) 二腹肌后腹:起自乳突二腹肌切迹,前下行附着于舌骨。颈内动、静脉位于二腹肌后腹深面。腮腺深叶肿瘤手术结扎切断颈外动脉时,可在二腹肌后腹上缘进行。

三、腮腺全切术规范评价

腮腺全切术规范核查、评估见表 4-8-1、表 4-8-2。

表 4-8-1　腮腺全切术规范核查表

项目	内容	是	部分	否
操作前准备	核对患者信息:姓名、性别、年龄、主诉			
	询问禁食、禁饮情况			
	询问患者既往有无高血压,有无心、肺、脑疾病等病史			
	询问有无服用抗血小板药物、抗凝药物(如阿司匹林、氯吡格雷等)的情况及有无出凝血异常疾病史			
	询问有无麻醉药物过敏史			
	查看患者血常规、凝血功能、心电图及既往检查结果			
	明确患者有无青光眼			
	确定患者已签署手术知情同意书			
	物品(器械)准备:确定腮腺全身麻醉手术麻醉相关设备正常,包括吸引器正常;监护设备、氧气及急救药品准备妥当			
操作过程	手术过程			
	"S"形切口,腮腺筋膜下翻瓣			
	按顺序寻找颊支			
	按顺序寻找下颌缘支			
	按顺序寻找颧支			
	切除腮腺浅叶			
	切除腮腺深叶			
	冲洗伤口			
	缝合			
	观察并能准确描述病变情况			
	部位			
	大小			
	形状			
	质地			
	与面神经粘连情况			
	可能诊断			
	鉴别诊断			
	将病变组织送快速病理			
操作后处置	向患者及其家属简要介绍检查情况			
	向患者交代术后注意事项,如饮食建议等			

表 4-8-2　腮腺规范评估表

项目	好(5分)	一般(3分)	差(1分)
操作过程流畅度			
操作检查熟练度			
人文关怀			

注:评估标准如下。

好:操作过程清晰流畅,无卡顿,翻瓣解剖层次分明,解剖面神经方法正确;人文关怀到位,有术前交流及术后饮食和注意事项的交代。

一般:操作过程能整体完成,卡顿次数<3次,翻瓣解剖层次及解剖面神经方法基本正确;人文关怀不足,但能有部分术前交流及术后饮食和注意事项的交代。

差:操作过程中卡顿次数>6次,操作粗暴,翻瓣解剖层次错误及伤及面神经(次数≥3次);无人文关怀。

四、常见操作错误及分析

1. 腮腺筋膜翻瓣皮肤穿孔　在操作过程对腮腺筋膜解剖不熟悉,不能及时检查出层次异常。

2. 损伤面神经　操作时动作过于粗暴,以及对面神经的解剖不熟悉。

3. 术后出血　摘除腮腺深叶时,过于急躁,撕扯腺体,导致面后静脉的小分支断裂,未结扎;手术结束后未常规止血并检查创面。

4. 戳破瘤体　分离面神经时,动作过于粗暴或过于急躁,周边松解不够,可能戳破瘤体;肿瘤较大位于浅表时,翻瓣时过深,可能打开肿瘤包膜。

五、常见训练方法及培训要点介绍

目前腮腺手术只能在尸体上训练,步骤操作见图 4-8-1~ 图 4-8-6。

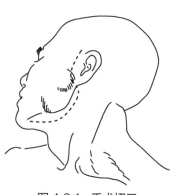

图 4-8-1　手术切口

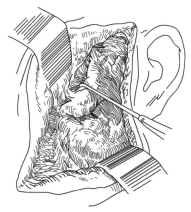

图 4-8-2　翻起皮瓣、暴露腮腺

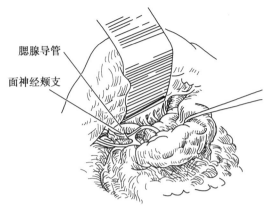

腮腺导管

面神经颊支

图 4-8-3 分离腮腺浅叶前缘暴露
腮腺导管及面神经颊支

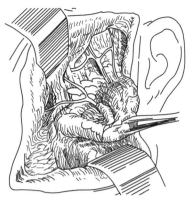

图 4-8-4 结扎剪断导管继续分离
腮腺腺浅叶暴露面神经支

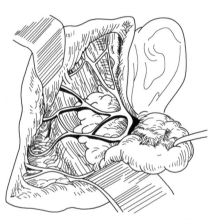

图 4-8-5 沿面神经继续分离腮腺浅叶
暴露面神经主干

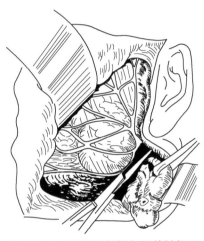

图 4-8-6 切除腮腺浅叶,再将神经下
方深叶切除

六、相关知识测试题(5 道选择题)

1. 治疗腮腺深叶混合瘤最适合的方案是
   A. 化疗
   B. 放疗
   C. 肿瘤切除术
   D. 肿瘤及腮腺浅叶切除术
   E. 肿瘤及腮腺全叶切除术

2. 味觉出汗综合征是
   A. 舌下腺术后并发症
   B. 颌下腺术后并发症
   C. 小唾液腺术后并发症
   D. 腮腺术后并发症
   E. 与唾液腺手术无关

3. 腮腺手术中不慎切断面神经,其修复方法应为
   A. 舌下神经转移吻合术
   B. 腓肠神经移植术
   C. 神经端端吻合术
   D. 耳大神经转移吻合

E. 颞肌瓣转移

4. 腮腺浅叶前缘,由上向下排列的解剖结构依次为

    A. 面神经颧支、面横动脉、上颊支、腮腺导管、下颊支、下颌缘支

    B. 面横动脉、面神经颧支、上颊支、腮腺导管、下颊支、下颌缘支

    C. 面神经颧支、上颊支、面横动脉、腮腺导管、下颊支、下颌缘支

    D. 面神经颧支、上颊支、腮腺导管、面横动脉、下颊支、下颌缘支

    E. 面横动脉、面神经颧支、腮腺导管、上颊支、下颊支、下颌缘支

5. 面神经主干与乳突前缘的关系较为恒定,一般在

    A. 乳突尖平面处,距皮肤 2~3cm

    B. 距乳突尖平面上方约 1cm 处,距皮肤 3~4cm

    C. 距乳突尖平面下方约 1cm 处,距皮肤 2~3cm

    D. 距乳突尖平面上方约 1cm 处,距皮肤 2~3cm

    E. 距乳突尖平面下方约 1cm 处,距皮肤 3~4cm

参考答案:1. E 2. E 3. C 4. B 5. D

(方小丹 唐瞻贵)

第九节 颌骨囊肿摘除术

一、概述

颌骨囊肿在颌骨肿瘤和类肿瘤疾病中最常见,分牙源性囊肿和非牙源性囊肿两类,临床上以前者多见,表现为颌骨的膨胀性破坏,周围被颌骨骨质包绕,内衬纤维结缔组织囊壁和衬里上皮。通常颌骨囊肿局限在颌骨内,边界清晰,或突破皮质达到骨膜下并与骨膜粘连,可引起骨板膨胀及牙齿松动、移位等。

颌骨囊肿的手术治疗主要包括囊肿摘除术和囊肿开窗术,颌骨切除术很少应用。目前囊肿摘除术是最为常见的治疗方法。囊肿摘除术能根除病变,而且创伤小、功能恢复快,但是可能造成邻牙损伤或活力丧失、神经损伤,以及多个牙缺失等。手术可以从口内也可以从口外进行,口内入路更符合美观和功能要求。囊肿开窗术的损伤更小,可保护邻近结构,尤其适用于处在发育期的含牙囊肿,对大型颌骨囊肿也可先行开窗术,待病变显著变小后再行摘除术,以减少手术创伤,但是治疗周期比较长。颌骨切除术在颌骨囊肿中很少应用,应严格掌握适应证。根据囊肿病变的部位、范围,以及患者的年龄和身体状况等,对颌骨囊肿应采用不同的手术方法。

二、操作规范流程

(一) 适应证

1. 下颌骨中小型囊肿和上颌骨各种类型、大小的囊肿,特别适合术中需同时拔除患牙的病例。累及下颌骨体部后分或升支的大型囊肿,在有较好手术器械的条件下,也可经口内入路摘除。

2. 大型下颌骨囊肿,特别是位于下颌角、下颌支的囊肿,或已穿破骨壁达皮下,甚至皮

肤已有瘘管的囊肿。

3. 无急性感染。

（二）禁忌证

伴发急性感染的情况。

（三）术前准备

1. 术前 CBCT 检查，以明确囊肿的范围及与邻近组织的关系（如囊肿与牙根、上颌窦、下颌管等的关系）。

2. 术前应排除颌骨中心性血管瘤可能。

3. 手术应在无急性炎症时进行。

4. 决定手术入路，考虑是否需同时行上颌窦根治术或植骨术，对于已有病理骨折或在术后有发生骨折可能者，应事先做好坚固内固定或颌间结扎准备。

5. 多次手术后复发的下颌骨囊肿（尤其是角化囊肿），或骨质破坏过多者，可做下颌骨切除术并立即植骨。

6. 对囊肿内可保留的牙，应于术前先进行根管治疗，术中再行根尖切除。

7. 根据情况选用局部麻醉或全身麻醉。

（四）手术步骤

根据手术入路的不同分为口内法和口外法。

1. 口内法

（1）切口：切口设计应以充分暴露手术视野，便于彻底清除囊壁为原则。一般小型囊肿可做弧形切口，但大、中型囊肿，特别是术中需同时拔除患牙者，应采用梯形切口。不论采用哪种切口，均应将蒂部设计在口腔前庭黏膜移行皱襞处，同时黏骨膜瓣的基底部应较瓣的游离缘宽，以保证有充分的血液供应。此外，切口还应设计在囊肿范围以外的正常骨质处，一般应距囊肿边缘 0.5cm 以上。做弧形切口时，切口的中点应距龈缘 0.5cm，切口的两端靠近口腔前庭黏膜皱襞。如果上颌骨囊肿位于腭侧或腭侧骨板破坏较多，也可在腭侧做切口，腭侧切口应沿龈缘走行；不做腭部黏骨膜切口，因腭部黏骨膜伸展性小，切口处缺乏骨壁支持，容易导致伤口裂开。

（2）翻瓣：按切口设计切开黏膜骨膜后，用小骨膜剥离器剥离，翻转黏骨膜瓣。

（3）开窗：如囊肿表面的骨壁较厚，需先用小骨凿（或使用动力系统用小裂钻或球钻）开一小窗，再用咬骨钳（或使用动力系统）扩大开口；如骨壁极薄或已穿破，则可直接用咬骨钳咬除囊肿表面骨壁，以暴露囊肿。关于囊肿表面骨壁去除的范围，以能暴露囊肿、便于摘除囊肿为度。

（4）剥离囊肿：在囊壁与骨壁之间，用小骨膜剥离器仔细分离囊壁。剥离时要尽量避免穿破囊壁，并要尽可能完整地剥出。囊肿较大者，可用注射器抽吸部分囊液，减少张力以利于囊肿剥离。同时要避免损伤其邻近解剖结构（如鼻腭神经血管束、下牙槽神经血管束等），还要防止穿通鼻腔、上颌窦等。

（5）牙齿处理：含牙囊肿内的牙齿应与囊肿一并摘除；与发育性囊肿有关的埋伏牙或囊内牙应一同拔除；对于根尖囊肿，若牙根暴露在囊腔内而牙齿又可保留，应术前先行根管治疗，术中行根尖切除术，即用骨凿凿除（或使用动力系统磨除）2~3mm 根尖。

（6）创口处理：修整不整齐的骨腔壁边缘，清除骨残渣，冲洗骨腔和止血。对可能有囊壁残留的区域，如突入骨腔的牙根周围、下牙槽神经血管束或骨壁穿通处的软组织，可涂卡诺氏（Carnoy）液或 20% 三氯醋酸溶液，以减少复发。骨腔内填塞碘仿纱条（也可填自体骨松质或人工骨粉等，有利于新骨形成），然后严密缝合口内创口。

2. 口外法

（1）切口：沿耳垂下方下颌支后方向下绕过下颌角后，再沿下颌骨下缘 2cm 处，做平行于下颌骨下缘的手术切口，向前可达颏部。

（2）翻瓣：沿设计的切口，切开皮肤、皮下组织、颈阔肌和颈深筋膜，沿此平面向上分离，结扎颌外动脉和面前静脉，暴露下颌骨下缘，再沿下颌骨下缘切开咀嚼肌附丽与骨膜，用骨膜剥离器在骨膜下剥离并将组织瓣翻转向上，即可暴露下颌角和下颌支骨面。

（3）开窗：用骨凿或咬骨钳去除囊肿表面骨质，操作方法和注意事项可参考口内法。

（五）手术要点

1. 根据囊肿大小、部位及年龄等情况选用局部麻醉或全身麻醉。成人小型囊肿，位置在磨牙前可采用局部麻醉；儿童大型囊肿，位于磨牙区及下颌支的囊肿宜用全身麻醉。

2. 切口以能充分暴露手术视野、便于彻底清除囊壁为原则。接近牙槽突的下颌囊肿及上颌囊肿可在口内做切口，切口在牙列的唇颊侧；囊肿位于下颌骨体、下颌角及下颌支者，除可采用口内入路手术外，也可在口外下颌骨下缘下 1.5~2.0cm 处做切口。

3. 切开黏膜，翻瓣，暴露囊肿所在骨面。口外下颌下入路按常规进行，暴露下颌骨下缘后，在骨面上翻瓣暴露囊肿区。翻瓣时要注意囊肿表面有无骨质覆盖，若骨质吸收、囊壁与黏骨膜瓣粘连，则应在囊壁外仔细进行锐性分离，以防囊壁残留而导致术后复发。

4. 在骨壁上开窗时，应从骨壁最薄处着手，先开一小窗，然后扩大，注意要尽量保留牙槽突骨质。去骨时应避免损伤需要保留的牙齿，同时应避免戳破囊壁。

5. 彻底刮净囊壁。在分离囊壁时，如囊肿未累及牙根端及下颌管内的血管神经束，应注意保护。囊腔内如有埋伏牙应一并拔除。暴露在囊腔内的牙根，如该牙无明显松动可行根尖切除术，一般在术前完成根管治疗，也可术后行根管治疗。

若囊肿较大，剥离囊壁时，可先用注射器抽吸出部分囊液，减少张力，以减小剥破囊壁的概率。若囊肿已破坏上颌窦后壁，剥离囊壁时更应特别小心，切勿超出后壁，以免损伤颞下窝内的重要解剖结构（如上颌动脉、翼静脉丛等）而导致严重出血。当有腭部骨质破坏时，则需防止穿通腭黏膜。若囊肿已穿破上颌窦上壁，还需防止穿通眶底。囊肿剥出后，要仔细检查有无囊壁残留，特别是根尖的背面、囊壁与骨壁粘连部位、囊腔深部、术中囊壁剥破部位，以及囊腔表面骨壁开窗部的四周等，均要仔细检查，除净残留囊壁。

6. 上颌骨囊肿如范围较大，手术时与上颌窦相通，如上颌窦有慢性炎症，应同时行上颌窦根治术，填塞碘仿纱条引流，并在下鼻道开窗；若术中与上颌窦相通而上颌窦无炎症，则仅将囊肿与上颌窦底黏膜一并剥除，而不需要行上颌窦根治术。

7. 生理盐水冲洗囊腔。对小型囊腔，可初期缝合不必引流。口内入路的较大囊腔用碘仿纱条填塞，由口内引流。对于下颌骨大型囊肿，尤其是突破舌侧骨皮质者，可行颌下小切口引流，预防血肿向口底或咽内侧发展，影响吞咽和呼吸。口外入路的囊腔，可将囊腔倒凹去除，制成口大底浅的碟形，置橡皮片由口外引流。对角化囊肿或囊肿合并成釉细胞瘤者，应以苯酚（石炭酸）烧灼囊腔、乙醇中和以消灭子囊，或冷冻处理创腔。

8. 如遗留骨腔较大，则应放入抗生素粉，亦可放入髂骨骨松质和骨粉材料。如拔牙后口内创口较大,不能严密缝合,可去除部分牙槽骨,再行缛式缝合加间断缝合。

9. 口内入路者应复位龈瓣,缝合切口,确保切口的下方有骨壁支持,这一点在手术设计切口时就应注意。口外入路者下颌下切口常规分层缝合。

(六) 术后处理

1. 术后给予抗生素。

2. 口内或下鼻道引流的碘仿纱条可于3~5天后一次或逐次抽除。

3. 术后7~10天拆线。

4. 术后注意口腔卫生,防止食物残渣附着或残留在创口内。

5. 对于口内创口不能一期缝合,被迫开放填塞者,应注意密切观察创口,直至骨腔壁上有肉芽生长、上皮覆盖为止。

(七) 常见并发症

1. 术后感染、伤口裂开　常与患者体质弱、术前囊肿伴感染、术区引流不畅、积液存留有关。术后感染应注意:①正确处理与囊肿有关的牙齿;②合理设计切口,并应严密缝合口内创口,以防伤口裂开、瘘管形成;③骨腔内可放入抗生素粉;④术后选用适当抗生素。此外,一般认为较小的囊肿剥除后可让血液充满骨腔,放入抗生素粉,再严密缝合创口;但对于较大的囊肿,不宜采用本法,而应彻底清除血凝块。

2. 出血　由血液系统疾病或术中止血不彻底所致。对于出血和水肿,碘仿纱条填塞是一种有效的止血方法。局部加压包扎、冷敷,以及应用激素也可减轻水肿。

3. 病理性骨折　囊肿范围大、余留骨壁薄弱,以及不恰当的咀嚼方式等是主要原因。

4. 术后复发　囊壁未彻底刮净,有角化囊肿或囊肿合并成釉细胞瘤等子囊存在。

(八) 相关知识

1. 应用解剖　上颌骨囊肿主要位于上颌牙槽突区及其附近骨组织。除鼻唇囊肿外,其他上颌骨囊肿均直接与颌骨相关。随着囊肿的生长,会引起牙齿改变及颌骨的膨胀性变化。上颌窦位于磨牙及前磨牙根尖上方,鼻腔位于切牙根尖骨后上方。切牙管位于上中切牙牙根之间。下颌管位于下颌体内,从下颌孔至颏孔逐渐向前延伸,颏孔位于下颌前磨牙根尖之间。下牙槽神经及伴行血管经过下颌管。

下颌骨囊肿在位于下颌体时,要求牙槽突区或下颌下缘有一定的厚度,能满足囊肿切除后下颌骨具有较好的完整性和连续性。囊肿虽然涉及牙根,但截除根尖后仍能保留患牙。囊肿四周具有一定量的骨质,尽管颊舌向骨壁较薄,但去除后不会造成下颌骨骨折。面神经下颌缘支位于颈阔肌深面,紧贴下颌下缘或稍下。面前静脉及面动脉在咬肌附着稍前斜行向上。

2. 病史询问要点

(1)发生时间及进展情况。

(2)有无龋齿及拔牙病史,有无牙齿损伤史。

(3)乳牙未脱落前有无炎症病史。

(4)儿童期有无口腔炎症病史。

(5)有无液体流出,性质如何,有无继发感染病史。

3. 检查要点

(1)囊肿部位、大小及面部畸形情况。

（2）牙齿有无缺失,第三磨牙是否萌出,有无死体牙,有无牙移位。

（3）有无瘘管,观察溢出液性质和色泽。

（4）注意触诊。

（5）必要时应穿刺,穿刺液应进行胆固醇结晶检查。

（6）影像学检查。

4. 诊断要点

（1）慢性无痛性颌骨膨大,早期无自觉症状。

（2）大者可致面部畸形。

（3）触诊有时可有"乒乓球"感或"羊皮纸样"脆裂声。

（4）在相应部位可有病灶牙或缺牙。

（5）穿刺有草黄色液体,可含有胆固醇结晶。

（6）X线片可见圆形或卵圆形透明区。如为上颌骨囊肿,须注意与正常上颌窦相鉴别。

三、颌骨囊肿摘除术规范评价

颌骨囊肿摘除术规范核查、评估见表 4-9-1、表 4-9-2。

表 4-9-1　颌骨囊肿摘除术核查表

项目	内容	是	部分	否
操作前准备	核对患者信息:姓名、性别、年龄、主诉			
	询问禁食、禁饮情况			
	询问患者既往有无高血压,有无心、肺、脑疾病等病史			
	询问有无服用抗血小板药物、抗凝药物（如阿司匹林、氯吡格雷等）的情况及有无出凝血异常疾病史			
	询问有无麻醉药物过敏史			
	查看患者血常规、凝血功能、心电图等全身检查结果			
	明确患者有无手术禁忌证			
	确定患者已签署手术知情同意书			
	物品（器械）准备:确定手术相关设备正常,确认手术器械			
操作过程	切口的设计合理			
	翻瓣位置正确			
	开窗位置及方法正确			
	剥离囊肿手法正确,完整摘除囊肿			
	对暴露在囊腔内的牙进行处理			
	修整骨腔壁边缘			
	选择合适的填塞材料			
	填塞碘仿纱条时开窗位置的选择			
	严密缝合口内创口			

续表

项目	内容	是	部分	否
操作后处置	向患者及其家属简要介绍手术情况			
	创口加压包扎			
	引流通畅			
	保持呼吸道通畅			
	防止创口感染			
	术后体位			
	向患者交代术后注意事项,如饮食建议;观察是否有并发症			

表 4-9-2　颌骨囊肿摘除术评估表

项目	好(5分)	一般(3分)	差(1分)
操作过程流畅度			
操作过程安全性			
完整摘除囊肿			
人文关怀			

注:评估标准如下。

好:操作过程清晰流畅,无卡顿,手术安全性高,切口位置设计合理,翻瓣暴露视野清晰,彻底摘除囊肿;摘除后的骨腔进行了相应处理,防止复发,对骨腔创缘进行修整,严密缝合创口;人文关怀到位,有术前交流及术后注意事项的交代。

一般:操作过程能整体完成,卡顿次数<3次,手术安全性较高,翻瓣暴露大部分视野,摘除囊肿较彻底;人文关怀不足,但能有部分术前交流及术后注意事项的交代。

差:操作过程卡顿次数>6次,操作粗暴,手术过程中出错或不能正确暴露囊肿(卡顿次数 ≥3次);无人文关怀。

四、常见操作错误及分析

1. 不能正确暴露囊肿　设计合适的翻瓣范围,骨面上翻瓣暴露囊肿区。翻瓣时要注意囊肿表面有无骨质覆盖,若骨质吸收、囊壁与黏骨膜瓣粘连,则应在囊壁外仔细进行锐性分离。

2. 去骨时损伤需要保留的牙齿　在骨壁上开窗时,应从骨壁最薄处着手,先开一小窗,然后扩大,注意要尽量保留牙槽突骨质。

3. 不能完整剥离囊壁　若囊肿较大,剥离囊壁时,可先用注射器抽吸出部分囊液,减少张力,以减少剥破囊壁的概率。囊肿剥出后,要仔细检查有无囊壁残留,特别是根尖的背面、囊壁与骨壁粘连部位、囊腔深部、术中囊壁剥破部位,以及囊腔表面骨壁开窗部的四周等,以利于除净残留囊壁。

4. 穿通腭黏膜　囊肿侵犯腭侧,导致腭侧骨质破坏,摘除时未分清囊壁与腭黏膜,将腭黏膜看作囊壁组织而切除导致腭黏膜穿孔。

5. 术后形成瘘管　填塞碘仿纱条时,碘仿纱条开窗引流口设计不正确,导致黏膜下瘘管形成,上颌骨囊肿如范围较大,手术时与上颌窦相通,在上颌窦有慢性炎症时,应同时行上颌窦根治术,填塞碘仿纱条引流,并在下鼻道开窗。创口若未严密缝合,会导致瘘管形成。

五、常见训练方法及培训要点介绍

1. 通过模型图及大体标本掌握口腔颌面颈部重要的解剖结构。

2. 通过专科病房学习手术过程。

3. 模型训练,如切开剥离、结扎切除缝合等,进行手术技能训练。

六、相关知识测试题(5道选择题)

1. 颌骨囊肿的主要临床表现**不包括**

　　A. 颌骨的膨胀性破坏

　　B. 通常局限在颌骨内,边界清晰

　　C. 触诊常有"乒乓球"感

　　D. 可引起牙齿松动、移位

　　E. 囊腔内牙根常呈截根状吸收

2. (多选题)颌骨囊肿术后出现病理性骨折的原因有

　　A. 囊肿范围大

　　B. 余留骨壁薄弱

　　C. 不恰当的咀嚼方式

　　D. 囊腔内未填塞骨粉材料

　　E. 术区切口设计不正确

3. (多选题)颌骨囊肿摘除后消灭无效腔的方法有

　　A. 骨粉充填　　　　　B. 填塞碘仿纱条　　　　　C. 碟形手术

　　D. 开窗减压术　　　　E. 软组织填塞

4. 颌骨囊肿摘除术中大出血的可能原因是

　　A. 摘除上颌骨囊肿剥离囊壁时超出上颌窦后壁

　　B. 摘除上颌骨囊肿剥离囊壁时超出上颌窦内侧壁

　　C. 摘除上颌骨囊肿剥离囊壁时超出上颌窦外侧壁

　　D. 摘除上颌骨囊肿剥离囊壁时超出上颌窦前壁

　　E. 摘除上颌骨囊肿剥离囊壁时超出上颌窦上壁

5. (多选题)预防颌骨囊肿术后复发的手段有

　　A 尽量不剥破囊壁

　　B. 电刀烧灼囊肿摘除后的骨腔表面

　　C. 苯酚(石炭酸)烧灼囊腔,乙醇中和

　　D. 冷冻处理囊肿摘除后的骨腔创面

　　E. 填塞骨粉

参考答案:1. E　2. ABC　3. ABCD　4. A　5. ABCD

(付镇地　郭新程)

第十节 根治性颈淋巴清扫术

一、概述

口腔颌面部的恶性肿瘤,多经颈部淋巴系统转移。此种淋巴结转移灶对放射线和化学药物均不敏感,治疗效果往往不够理想,而根治性颈淋巴清扫术常可以达到根治的目的。根治性颈淋巴清扫术的术式是在 Polya 等对头颈部淋巴管解剖研究的基础上,由 Crile 于 1906年首先提出的,其目的是将与头颈部淋巴引流相关的淋巴管及淋巴结一并切除。由于淋巴结遍布颈区,且淋巴管细小呈网状,不可能将其单独切除,常需将该区域内被淋巴组织穿越并与之紧密相邻的脂肪结缔组织、肌肉,以及对维持人体正常功能无重要影响的神经、血管一并整块切除。根治性颈淋巴清扫术又称"全颈淋巴结清扫术"。

二、操作规范流程

(一) 适应证

根治性颈淋巴清扫术适用于口腔颌面部及头颈部恶性肿瘤在临床上已经确诊(常需病理证实),原发灶已被控制或有可能控制,同侧颈部已有淋巴转移的病例,在应遵循下列原则。

1. 口腔颌面部的恶性肿瘤,临床出现下颌、颈部淋巴结肿大,检查触之较硬,认为转移阳性,并可彻底切除。

2. 口腔颌面部恶性程度高(如腺癌、未分化癌等)、发展速度快、易于发生转移(如舌癌、口底癌等)的恶性肿瘤,临床虽未发现颈部有可疑转移的淋巴结,但仍应考虑此手术。

3. 某些颈部转移癌虽经病理证实,但未找到原发灶,仍可先行颈淋巴清扫术,术后继续查找、继续治疗原发灶。

4. 依据世界抗癌联盟 1984 年的 TNM 分类分期方案,对于口腔颌面部常见的唇癌和口腔癌(颊癌、龈癌、腭癌、舌癌、口底癌),其临床分期在 Ⅰ～Ⅲ 期($T_1N_0M_0$、$T_2N_0M_0$、$T_3N_0M_0$、$T_1N_1M_0$、$T_2N_1M_0$ 和 $T_3N_1M_0$)原则上应视为颈淋巴清扫术的适应证,临床Ⅳ期无远隔脏器转移($T_4N_0M_0$、$T_4N_1M_0$ 和 $T_{1-4}N_{2a}M_0$、$T_{1-4}N_{3a}M_0$)也可根据患者的局部和全身情况进行选择。

5. 对上述符合颈淋巴清扫术手术指征,原发灶又能完全切除的病例应及早进行联合根治手术,对口腔颌面部的其他恶性肿瘤,如皮肤癌、上颌窦癌、颌骨癌、纤维肉瘤、骨肉瘤、黑色素瘤等,也可按上述原则在原发灶清除的同时或已控制后进行颈淋巴清扫术,以提高治疗效果。

6. 对上述符合颈淋巴清扫术手术指征,原发灶又能完全切除的病例应及早进行联合根治手术。

(二) 禁忌证

1. 颈部、面、口腔和喉外癌(咽下部癌)的肿瘤已属晚期。

2. 口腔肿瘤,有颈部皮下淋巴结转移,表明颈深淋巴结的转移扩散到颈部皮下淋巴结,全颈淋巴组织清扫术的疗效不佳。

3. 鼻咽部的肿瘤,有两侧颈部广泛转移,由于恶性程度高,手术切除颈部淋巴组织达不到控制的目的,故适宜放疗。

4. 肿瘤已侵入颅底或已有固定于颈筋膜深层的倾向时,手术已不能彻底切除。

5. 发生远处转移,如锁骨下和纵隔内淋巴结转移。

6. 舌下神经麻痹属晚期征象,应慎重考虑手术的效果,宜行非手术治疗。

7. 对于颈部转移癌而未能发现原发灶,如有转移淋巴结侵及副神经和近颅底处,颈部病变直径超过 5cm,与颈深部组织有粘连,术中不易解剖分离或分离时易发生意外,均不宜施行颈淋巴结清扫术。

8. 原发灶不能手术切除干净,也不能以其他治疗方法控制。

9. 已查明有远隔脏器转移。

10. 全身衰竭、恶病质或全身情况尚可,但心、肺、肝、肾等主要脏器功能很差,不能耐受此手术。

(三) 操作前准备

1. 患者准备

(1)全面身体检查,包括全身各系统脏器,重点为颌面颈部及专科检查部分。其他辅助检查有血、尿、粪便三大常规,以及血型鉴定、凝血常规、肝肾功能、电解质、空腹血糖、心电图、胸部 X 线检查等。特别应高度重视高龄患者的心血管系统和肺功能,必要时应给予治疗。同时还需排除肺部等远处转移。

(2)为避免交叉感染,应制定合理的消毒措施,根据消毒措施检查前完善 HbsAg、抗 HCV、抗 HIV 等相关检查

(3)局部麻醉药及抗生素药敏试验。

(4)心理准备:应与患者进行充分沟通,消除患者的恐惧感,调动患者的主观能动性,使患者能够在充满自信的情况下接受手术,并能很好地配合。

(5)术前备皮及口鼻腔的清洗和消毒;颌面外科手术涉及口鼻腔的气管插管、手术操作等;且由于口鼻腔属于有菌环境,因此术前必须做好口鼻腔的清洗和消毒,如修剪鼻毛、牙齿洁治,以及残根残冠的处理等,同时要求患者戒烟、戒酒。

(6)预防感染:不与有感染的患者接触;杜绝有上呼吸道感染的人员进入手术室;预防性使用抗生素。

(7)胃肠道准备:术前 12 小时禁食,术前 6 小时禁水,以防止麻醉或术中呕吐。

(8)签署手术知情同意书。

2. 物品(器械)准备

(1)手术相关设备正常。

(2)手术常用器械,如手术刀、高频电刀、单双极点镊、直角钳、深部小拉钩、一套测脑压用物、三根负压引流管、电灼器、气管切开包、导尿包。

(3)配备足量的全血。

3. 操作者准备

(1)核对患者信息:姓名、性别、年龄、主诉检测及诊断等。

(2)确认禁食、禁饮时间。

(3)询问患者既往有无高血压,有无心、肺、脑疾病等病史,有无服用抗血小板药物、抗凝药物(如阿司匹林、氯吡格雷等)的情况及有无出凝血异常疾病史。

（4）询问患者有无麻醉药物过敏史。

（5）查看患者血常规、凝血功能、心电图及既往检查结果。

（6）明确患者有无手术禁忌证。

（7）确定患者已签署手术知情同意书。

（8）局部准备同手术常规，特别应注意颈部淋巴结的数量、大小、部位、活动度及其与重要神经血管有无粘连。

（9）对联合切除术中需用颈、胸或背部带蒂组织瓣修复缺损者，在设计切口时应考虑好组织瓣的切取和转移问题；对采用游离组织瓣修复者，应选择好供吻合用的动、静脉，并在术中予以保护。

（10）治疗和控制术区的炎症。

（11）给予必要的支持疗法。

（四）操作步骤

经典根治性颈淋巴清扫术

1. 切口　颈淋巴清扫术的切口多种多样，选择的原则：①保证皮瓣有良好的血运，交角不宜过锐，避免术后皮瓣坏死；②切口简单隐蔽且能避开颈动脉，手术视野暴露好，术后瘢痕畸形及挛缩小；③避免或减少皮瓣的交叉缝合、便于原发灶切除和及时整复等，综合考虑。临床上常用的有"T"形切口、矩形切口和平行切口。

（1）"T"形切口：自颏下中点至乳突做一大弧形切口，其中部最低点在下颌骨下缘下2.0~2.5cm。再从此中点向下做垂直近似"S"形的纵切口，其下端经胸锁乳突肌锁骨头外侧达锁骨下约1cm处。

（2）矩形切口：先做颏下中点至乳突的颌下弧形切口，在乳突处沿斜方肌前缘向下，至该肌前缘中、下1/3交界处向下至距锁骨上3~4cm处向下向前，过锁骨中点至锁骨下1~2cm处。

（3）平行切口：即颏下中点至乳突的颌下弧形切口（可稍低一些），以及与之平行，距锁骨上3~4cm的相当于胸锁关节至斜方肌前缘的近弧形切口。

（4）此外还可选用"Z"形切口。

2. 翻瓣　切开皮肤、皮下组织和颈阔肌。无论采用何种切口，翻瓣时均应以锐性和钝性分离的方法进行，沿切口将皮肤连同颈阔肌与深层组织分离（癌及肿瘤侵及颈浅筋膜时，则不应保留颈阔肌，而应在颈阔肌平面上翻瓣分离），其范围上至下颌骨下缘，下至锁骨下，前至颈前正中线，后至斜方肌前缘。因颈阔肌向后逐渐变薄或缺如，故在向后上分离时应以锐性方法在皮下层进行并保持皮瓣具有相等的厚度。在颌下区分离、翻瓣时，可以抵达下颌骨下缘以上，但必须注意保护面神经下颌缘支。

3. 切断胸锁乳突肌下端　在锁骨上方1~2cm处，用高频电刀或超声刀离断胸锁乳突肌锁骨头和胸骨头，小心保护该肌下端深面的颈内静脉与其深层的颈总动脉、迷走神经，小血管需钳夹，并切断、结扎。

4. 结扎、切断颈内静脉近心端　向上翻起切断胸锁乳突肌下端后，可见斜行于颈血管鞘浅层的肩胛舌骨肌（该肌为颈血管鞘定位的标志），切断其肩胛端并顺其方向游离。细心地分层切开颈血管鞘，暴露颈内静脉、颈总动脉和迷走神经。小心分离颈内静脉，保护其内后侧的迷走神经和颈总动脉，分别用7号、4号丝线结扎颈内静脉，然后切断，再用1号丝线缝扎其近心断端并将其固定在胸锁乳突肌的残端深面以进行保护。切断颈内静脉的平面不应过低,以在锁骨上 2cm 左右为宜,以备在结扎线松脱时,便于钳夹、止血。左颈下部的胸导管和右颈下部的颈淋巴干均与颈内静脉接近,应注意防止损伤,如已损伤,应及时仔细缝扎,以免发生乳糜瘘。同时注意切勿伤及胸膜顶。

5. 清扫肩锁三角区　从颈内静脉近心端断端平面向斜方肌前缘做横行切口,切开颈深筋膜和脂肪,切断锁骨上皮神经分支,结扎、切断颈外静脉近心端、肩胛舌骨肌下腹,在脂肪组织内暴露颈横动脉和静脉(有的肩胛横血管也在附近),切断其分支后予以保留,也可结扎、切断。

继续向下解剖分离至斜角肌浅面,暴露在前斜角肌表面、椎前筋膜下的由外上方向内下方越过的膈神经和斜角肌外侧的臂丛神经,均应予以妥善保护。此平面即为手术区的底界。最后再横断斜角肌前缘的脂肪和蜂窝组织。至此,整个手术区的下界已全部被解剖游离。

6. 清扫枕三角区　沿斜方肌前缘及臂丛、提肩胛肌、斜角肌浅面向上解剖游离蜂窝组织和淋巴组织。沿斜方肌前缘由下向上解剖。此处组织厚韧,层次也常不很清楚,多需锐性剥离,切断并缝扎斜方肌前缘的脂肪、结缔组织及颈横动脉和静脉、肩胛横动脉和静脉的分支。约在斜方肌前缘的中、下 1/3 交界处剪断副神经,继续向上清扫,直至胸锁乳突肌后缘。在此过程中,必须切断由椎前筋膜穿出的颈丛神经各支,但需保留膈神经,防止损伤。

7. 清扫颈动脉三角区　将已解剖游离的胸锁乳突肌、颈内静脉、肩胛舌骨肌及脂肪结缔组织在椎前筋膜、颈动脉和迷走神经浅面向上分离,直至颈动脉分支部。

8. 清扫颈前三角区　沿胸骨舌骨肌内侧切开颈深筋膜浅层,由前向后解剖游离胸骨舌骨肌浅面组织,并在肩胛舌骨肌的舌骨附丽处剪断该肌。

9. 切断胸锁乳突肌上端　继续向上解剖分离胸锁乳突肌直至其上端,在乳突尖下约 1cm 处切断胸锁乳突肌上端的附丽。

将游离组织上提,暴露颈动脉分支,应注意保护舌下神经,其解剖位置常比较恒定,横行于颈动脉分叉上方约 1.5cm 的颈内、颈外动脉浅面,经二腹肌后腹深面向前上走行,比较容易识别。

10. 清扫颏下三角区　沿两侧二腹肌前腹间的下颌舌骨肌浅面由对侧向患侧的颌下方清扫颏下三角区的蜂窝组织和淋巴结。

11. 清扫颌下三角区　自二腹肌前腹至乳突切开颈深筋膜浅层,在下颌角平面切断腮腺尾叶下极,缝扎残端于二腹肌后腹上,以免术后形成涎漏。在处理腮腺尾叶下极时应注意牢靠结扎面后静脉及颈外静脉上端,同时根据手术计划保留或切除舌下神经和面神经下颌缘支。双重结扎后切断颌外动脉和面前静脉,分离颌下腺并向后下牵拉,将下颌舌骨肌向前上方牵拉,即可暴露颌下腺、与颌下腺相连的舌神经鼓索支和舌神经。剪断鼓索支,保护舌神经。切断并结扎颌下腺导管,将颌下腺及颌下三角区的蜂窝组织、淋巴结解剖分离,在颌下腺外侧、二腹肌后腹上缘处双重结扎后切断颌外动脉近心端。切断二腹肌后腹和茎突舌骨肌在舌骨上的附丽,清扫整个颌下三角区。

12. 结扎、切断颈内静脉远心端　将已解剖游离的各区组织继续向上游离至茎突,最大限度地仔细分离颈内静脉上段,结扎其分支,最后双重结扎颈内静脉远心端(相当于第 1 颈椎平面),并缝扎固定其残端,以防结扎线松脱出血。在此过程中,应注意清除二腹肌深面近颅底处的颈深上淋巴结,并避免损伤迷走神经和舌下神经。至此,一侧颈淋巴清扫全部完毕,整块组织即可完整取下。

13. 创面处理　冲洗创口,彻底止血后,将颈部皮瓣复位、缝合。在手术视野中低位放置橡皮引流管,以备术后负压引流。

(五) 并发症及处理

1. 皮瓣坏死　与切口设计不当、创口感染和术前放疗致血运不良有关。一旦发生创口感染、坏死,若处理不及时或处理不当,常致创口裂开、组织脱落,严重者可有颈动脉裸露,甚至破裂大出血等严重后果。所以避免该情况的关键在于早预防和早处理。

(1)早预防:设计切口力求合理,防止血运不良,预防感染方法同前。

(2)早处理:一旦发现皮肤感染、坏死,应立即加强换药、控制感染、通畅引流,待坏死组织脱落、创面清洁后,以植皮或皮瓣修复的方法消灭创面。对于颈动脉裸露者,需湿敷换药,待肉芽组织生长并清洁后再以上述方法处理。

2. 迷走神经损伤　常因未充分游离颈血管鞘就切断颈内静脉而误伤。此时应立即给予吻合。

3. 胸导管损伤　左侧颈淋巴清扫术中,在解剖锁骨上三角的内下角时,易损伤胸导管,故应特别仔细。如发现带有细小脂粒的乳糜液溢出,应仔细寻找破口,确切地予以缝扎。若术后发现引流液中有乳糜液,应立即停止负压吸引,禁食,给予静脉输液,局部加压包扎,瘘口可望愈合;若无效,则应果断打开创口探查,找出瘘口进行荷包缝合。

4. 血管损伤

(1)颈内静脉损伤:多在处理锁骨上三角区下端时发生,也可在处理其颈上段时发生。前者危险性较大,如静脉破裂或结扎线松脱,近心端血管产生负压,可将空气吸入;如空气进入量大,可使右心输出量骤减,形成空气栓塞。患者会出现面色苍白、血压下降,以及呼吸、循环障碍,甚至死亡。后者则出血量很大,如不能及时处理,也会发生危险。

故在静脉破裂或结扎线松脱时,应立即压迫破口出血处,仔细分离静脉下/上端,钳夹后妥善结扎。预防这种严重情况发生的关键在于严格遵守操作规程,一定要先双重结扎静脉近/远心端后,再切断,并补加1针贯穿缝合。无论是处理颈内静脉下端还是上端,其结扎切断的平面不宜太低/高,这样一旦静脉破裂也便于处理。同时,静脉残端部分不要游离,这样即使静脉结扎线松脱,其残端也不至于因回缩而难以寻找。对术后颈内静脉断端出血的处理大多非常棘手,在不能钳夹止血时,可用碘仿纱条填塞止血,15~20天后可期望静脉封闭并止血。

(2)颈动脉破裂:比较少见,多发生在术后伤口感染,可导致皮瓣坏死脱落、创口裂开、颈动脉裸露;如不能控制感染而继续发展,则会导致颈动脉破裂、大出血,继而出现低血压、出血性休克,若此时结扎,死亡率很高,必须在补足血容量的情况下再行结扎。结扎颈总动脉或颈内动脉,均会造成脑组织缺氧、偏瘫、失语,甚至患者死亡,是非常严重的并发症。

(3)术后创口内小血管出血:多因止血不彻底引起,表现为术后引流量过大,如24小时引流量超过500ml,则应打开创口,重新止血。

5. 颅内血液回流障碍　由于颈内静脉切除所引起的急性颅面部血液回流障碍,可导致颅内压过高、面颈部水肿,是根治性颈淋巴清扫术的严重并发症之一。患者的主要临床表现为头痛、呕吐和视乳头水肿;颈部,尤其是喉头水肿可致窒息;严重者可表现出精神症状,甚至可形成脑疝而致患者死亡。

6. 肩综合征　常表现为肩部疼痛、肩下垂、肩关节及手臂活动受限等。其病因主要是颈淋巴结清扫术中切除了斜方肌的主要支配神经——副神经,引起斜方肌瘫痪、萎缩,并压迫其深部的提肩胛肌、菱形肌等。

7. 颈部畸形 胸锁乳突肌被切除后,除对头颈运动的影响外,主要的后遗症是造成术侧颈部丰满度不足,使颈部两侧明显不对称。

(六) 操作注意事项

1. 在清扫锁骨上三角时,应高度注意和警惕胸导管、胸膜囊顶、颈内静脉和锁骨下静脉的撕裂损伤,以免发生乳糜瘘、气胸、不易控制的大出血和空气栓塞。要注意检查创面,如发现异常,则应及时处理。

2. 应特别注意保护迷走神经、膈神经、臂丛神经、副神经、舌下神经、舌神经和面神经。术中需剪断颈丛神经,才能游离清扫的组织,其原则是明确膈神经及臂丛神经后再剪断颈丛神经。

3. 对重要血管的处理要稳定、牢靠,颈内静脉的近心端、远心端,颌外动脉的近心端,颈外静脉的近心端、远心端均应双重结扎。

4. 长时间暴露颈总、颈内动脉和手术操作刺激颈动脉窦,常会致血压下降和颈动脉窦综合征。术中将 2% 利多卡因浸洒于血管周围,并采用 2% 利多卡因进行颈动脉窦外膜下封闭,即可避免此种情况发生。

5. 整个手术应抓住两个重点,即保证安全和力争清扫彻底。特别应注意的是:由于颈部解剖结构复杂,稍一疏忽就会造成意外损伤,所以手术开始时术者都比较慎重,清扫也较彻底。而当手术进行到颌下和颏下区时,术者常感到疲劳,加之术者对此区解剖比较熟悉,手术进行的节奏会加快,思想上容易放松,忽视了清扫的彻底性,所以术后在此区易出现复发。

6. 位于颏下区颈深筋膜浅层与下颌舌骨肌之间的颏下淋巴结群、下颌骨下缘深面和颌下腺浅面的颌下淋巴结群(特别是位于颌外动脉在下颌骨下缘向上走行处的淋巴结)、与颈外静脉两侧伴随的颈浅淋巴结群及沿颈内静脉(特别是位于颈动脉分支部平面、肩胛舌骨肌中央腱平面和面总静脉汇入颈内静脉处的淋巴结)和副神经两侧分布的颈深淋巴结群,均应作为颈淋巴清扫术的重点,以保证颈淋巴清扫术的效果和质量。对此,术者应有明确的概念和认识。

7. 术后处理

(1) 负压引流:颈淋巴清扫术后,目前大多采用负压引流,效果较为理想。此法引流比较彻底,负压环境可促使皮瓣紧贴创面,利于愈合,同时还可减少感染机会;由于不须加压包扎,患者感觉较为舒适,也便于观察颈部出血情况。

(2) 体位:术后取平卧位,头偏向患侧(全身麻醉者应注意呕吐物污染创口)。患者清醒后,如无血压下降,可采用低坡卧位,更有利于呼吸和创口引流。

(3) 保持呼吸道通畅:这对加压包扎创口的患者非常重要。对接受该手术的患者,均要随时清除口、鼻、咽腔的分泌物,吸出黏稠的痰液,并密切观察病情,检查有无舌后坠或血肿压迫呼吸道并及时妥善处理,必要时应做气管造口(切开)。

(4) 保持引流通畅:应随时检查负压引流管是否通畅,能否保持持续吸引。在正常情况下,无论负压引流还是烟卷式引流或半管引流,在术后 2~3 天均可拔除引流管。对加压包扎者,应注意创口出血。

(5) 防止创口感染:除在术中应严格遵循无菌操作外,术后还应使用抗生素。在口腔内有创口的联合根治术后,应进行定时口腔清洁护理。一旦出现感染迹象,应及时调整和增加抗生素的种类和剂量,并保证创口引流通畅。术后常规给予镇痛药。

(6)饮食:术后应注意加强营养,调整饮食。口腔癌联合根治术后,应行鼻饲。注意水、电解质平衡。

(7)术后第 7 天拆除缝线,定期复查。

(8)术中未保留副神经者,应嘱其加强肩、臂部功能锻炼,以免肌肉萎缩。

(七)相关知识

为了解决传统经典根治性颈淋巴结清扫术的缺陷,自 1906 年 Crile 提出根治性颈淋巴结清扫术以来,各国学者对其进行了大量的改良尝试,根据不同肿瘤和患者的具体情况,提出了不同的术式,如功能性颈淋巴结清扫术、选择性颈淋巴结清扫术等。

功能性颈淋巴结清扫术是 Bocca 于 1967 年首先提出的,其与传统经典的颈淋巴结清扫术的区别在于术中保留了颈内静脉、副神经和胸锁乳突肌等功能结构,使得术中、术后严重并发症大幅度减少,术后功能障碍和畸形明显减轻,因此功能性颈淋巴结清扫术得以迅速推广。但颈深淋巴结群主要循颈内静脉分布,副神经颈上段与颈深上淋巴结关系密切,保留颈内静脉和副神经必将影响手术的根治效果。所以对于口腔癌已有明显颈部转移症状者,应持谨慎态度。此外,对于有多发性颈部转移灶或转移灶已有粘连者,该术式并不适用。

选择性颈淋巴结清扫术是术者在术中根据原发灶的部位和常见转移途径,选择性地清扫颈部特定解剖区域的淋巴组织,常见的有舌骨上、肩胛舌骨上、外侧、后外侧、前间隙颈淋巴结清扫术等。这类手术缩小了手术范围,减小了手术创伤,在一定程度上保证了患者的术后生活质量,适用于头颈部其他部位的肿瘤,如皮肤鳞癌、甲状腺癌等。但口腔癌,尤其舌癌和口底癌因常出现跳跃式转移,转移灶的部位具有一定程度的不可预测性,故对于口腔癌 cN_0 患者,若需颈淋巴结清扫术,可进行肩胛舌骨上的择区颈淋巴结清扫术。

三、根治性颈淋巴结清扫术规范评价

根治性颈淋巴结清扫术规范核查、评估见表 4-10-1、表 4-10-2。

表 4-10-1　根治性颈淋巴结清扫术核查表

项目	内容	是	部分	否
操作前准备	核对患者信息:姓名、性别、年龄、主诉			
	询问禁食、禁饮情况			
	询问患者既往有无高血压,有无心、肺、脑疾病等病史			
	询问有无服用抗血小板药物、抗凝药物(如阿司匹林、氯吡格雷等)的情况及有无出凝血异常疾病史			
	需询问有无麻醉药物过敏史			
	查看患者血常规、凝血功能、心电图等全身检查结果			
	明确患者有无手术禁忌证			
	确定患者已签署手术知情同意书			
	物品(器械)准备:确定手术相关设备正常,手术常用器械及足量的全血准备齐全			

续表

项目	内容	是	部分	否
操作过程	切口的设计合理			
	翻瓣范围层次正确			
	切断胸锁乳突肌下端			
	结扎、切断颈内静脉近心端			
	清扫肩锁三角区			
	清扫枕三角区			
	清扫颈动脉三角区			
	清扫颈前三角区			
	切断胸锁乳突肌上端			
	清扫颏下三角区			
	清扫颌下三角区			
	结扎、切断颈内静脉远心端			
	留置引流，分层缝合			
操作后处置	向患者及家属简要介绍说明手术情况			
	淋巴结按区分拣			
	引流通畅			
	保持呼吸道通畅			
	防止伤口感染			
	术后体位			
	向患者交代术后注意事项，如饮食建议，观察是否有并发症			

表 4-10-2　根治性颈淋巴结清扫术评估表

项目	好(5分)	一般(3分)	差(1分)
操作过程流畅度			
操作过程安全性			
清扫的彻底性			
人文关怀			

注：评估标准如下。

好：操作过程清晰流畅，无卡顿，手术安全性高，清扫彻底；人文关怀到位，有术前交流及术后注意事项的交代。

一般：操作过程能整体完成，卡顿次数<3 次，手术安全性较高，清扫较彻底；人文关怀不足，但能有部分术前交流及术后注意事项的交代。

差：操作过程卡顿次数>6 次，操作粗暴，手术过程中出错或找不到相应的解剖结构(次数 ≥ 3 次)；无人文关怀。

四、常见操作错误及分析

1. 神经损伤 术中损伤迷走神经、膈神经、臂丛神经、舌下神经、舌神经和面神经等结构。在手术过程中需剪断颈丛神经,清扫的组织才能游离,其原则是明确膈神经及臂丛神经后再剪断颈丛神经。

2. 胸导管损伤 左侧颈淋巴清扫术中,在解剖锁骨上三角的内下角时,易损伤胸导管,故应特别仔细。如发现带有细小脂粒的乳糜液溢出,应仔细寻找破口,确切地予以缝扎。若术后发现引流液中有乳糜液,应立即停止负压吸引,禁食,给予静脉输液,局部加压包扎,瘘口可望愈合;若无效,则应立即打开伤口探查,找出瘘口进行荷包缝合。

五、常见训练方法及培训要点介绍

1. 通过模型图及大体标本掌握口腔、颌面、颈部重要的解剖结构。

2. 通过专科病房学习手术过程。

3. 模型训练。在仿真人体模型上设有方便更换的仿真人体器官及病变模型,使每个学生都能像为真实患者"动手术"。如切开剥离、结扎切除缝合等,从而可训练学生的手术技能。

六、相关知识测试题(4 道选择题)

1. 经典的根治性颈淋巴结清扫术,**除**清扫颈部淋巴结外还应包括
   A. 颈内静脉、副神经、颌下腺、胸锁乳突肌、迷走神经
   B. 颈内静脉、副神经、颌下腺、肩胛舌骨肌、膈神经
   C. 颈内静脉、副神经、颌下腺、胸锁乳突肌、颈内动脉
   D. 颈内静脉、副神经、颌下腺、胸锁肩乳突肌、肩胛舌骨肌
   E. 颈内静脉、副神经、颌下腺、胸锁乳突肌、舌下神经

2. (多选题)下列解剖结构属于颈部淋巴结清扫术重要标志的有
   A. 颈阔肌　　　　　　　B. 肩胛舌骨肌　　　　　　C. 颈横动脉
   D. 椎前筋膜　　　　　　E. 翼突钩

3. (多选题)全颈淋巴结清扫术包括
   A. 功能性颈清扫术　　　　　　　　B. 根治性颈清扫术
   C. 侧颈清扫术　　　　　　　　　　D. 颈前区清扫术
   E. 舌骨上淋巴清扫术

4. (多选题)功能性颈淋巴清扫术的清扫范围中保留了
   A. 颈内静脉　　　　　　B. 颈总动脉　　　　　　C. 副神经
   D. 胸锁乳突肌　　　　　E. 颈丛神经

参考答案:1. D　2. ABCD　3. AB　4. ABCD

（胡延佳　卢若煌　邵春生）

第十一节　皮瓣制备术

一、概述

皮瓣是由具有血液供应的皮肤全厚层及其附着的皮下脂肪组织所形成的复合组织。皮瓣常用于口腔、颌面、头颈部的先天或后天畸形及缺损修复。皮瓣由供区制备后转移至受区,一般有与机体皮肤相连的蒂,也有部分需进行血管吻合,血液循环重建后供给皮瓣血液和营养,才能保证移植皮瓣的成活。前者称为带蒂皮瓣移植,包括胸大肌皮瓣、颏部岛状皮瓣等;后者称为游离皮瓣移植或血液循环重建血管化游离皮瓣移植,包括股前外侧游离皮瓣、前臂桡侧游离皮瓣、上臂外侧游离皮瓣、腹壁下动脉游离皮瓣等。

二、操作规范流程

(一) 适应证

皮瓣因带有丰富的皮下脂肪组织,其用途不仅可整复浅表创面或缺损,还可应用于整复较深层或洞穿性的组织缺损,对保护大血管、脑组织等重要组织也有较好的效果。

皮瓣在口腔、颌面、头颈部的适应证基本如下。

1. 整复面、颊、颏等头颈部的软组织缺损,包括肿瘤手术后缺损的立即整复。

2. 某些颌面部器官的再造,如舌、腭、鼻、眼睑、耳郭等的缺损。

3. 封闭或覆盖深部组织(如肌腱、肌肉、神经、大血管、骨等)或有暴露的创面。

4. 整复颊部、鼻部等洞穿性缺损。

5. 其他,如矫治颈部瘢痕挛缩等。

对于皮瓣类型的选择,应根据组织畸形和缺损的大小、部位、预期效果,以及患者的要求和医疗技术条件等因素综合决定。基本原则为"就简不就繁,就快不就慢";带蒂皮瓣可以解决的则不建议用游离皮瓣;游离皮瓣可以解决的则不建议选择管状皮瓣。

(二) 禁忌证

1. 绝对禁忌证

(1)严重心、肺疾病,如严重心律失常、心肌梗死活动期、重度心力衰竭、呼吸衰竭不能平卧,无法耐受全身麻醉手术。

(2)患活动性肺结核等传染病,无法进行全身麻醉手术。

(3)皮瓣供区解剖变异,切取皮瓣血管蒂后,供区无主要供血血管(包括动脉和静脉),可能导致供区坏死。

(4)对于游离皮瓣,若受区无适宜的动脉及静脉用于血管吻合,则不适合进行游离皮瓣移植。

2. 相对禁忌证

(1)切取皮瓣后,受区无法正常关闭,或植皮后仍然无法覆盖创面。

(2)对于带蒂皮瓣,若制备皮瓣后,皮瓣的血管蒂长度难以使皮瓣正常就位,缺损区无法完全覆盖。

(3)皮瓣制备区域有外伤史,局部血管受损。

(4)皮瓣制备区域有皮肤疾病,影响皮瓣的存活或外观。

(5)对于陈旧性开放性伤口,进行皮瓣移植前应充分考虑移植的成功率。

(三) 操作前准备

1. 患者准备

(1)签署手术及麻醉知情同意书。

(2)术前常规禁饮、禁食4~6小时,术前1天皮瓣制备区域、主手术区、会阴部备皮,以减少皮肤细菌数量,降低伤口感染的风险。

(3)术前进行抗生素皮试,皮试阴性者术中进行预防性抗感染治疗。

(4)对患者的全身状况及基础疾病进行评估,控制好基础疾病,调整水、电解质和酸碱平衡,完善血、尿、粪便三大常规及凝血功能、肝肾功能、输血前四项等检查,严格把握皮瓣制备术的适应证及禁忌证。

(5)术前心理护理,做好充分的解释工作,使患者了解手术方案,认识手术的优点及可能出现的并发症。向患者说明术后姿势固定所引起的不适,并指导其模拟术后姿势,以提高适应能力和调整在床上的生活习惯,减轻术后的痛苦和情绪波动。

(6)术前可以使用彩色超声或手持多普勒设备对皮瓣的血管蒂及穿支血管进行定位并做好标识。进行特殊皮瓣制备时,为防止解剖变异,可进行CT血管造影及CT静脉造影检查观察深部血管走行,并明确是否有主干血管缺如。

(7)口腔内皮瓣移植患者建议术前进行口腔洁治,戒烟、酒及槟榔,清淡饮食。

(8)麻醉后,制备皮瓣前将皮瓣供区摆至合适的位置并进行固定以供操作。

2. 物品(器械)准备

(1)全身麻醉手术相关的监护设备、麻醉机等。

(2)制备皮瓣所需的手术刀、血管钳、组织剪及线剪、精细解剖剪、电刀、钢尺、结扎线、拉钩、亚甲蓝,有条件的可以准备双极电凝止血电极、超声刀用于组织的分离及止血。

(3)对于穿支皮瓣制备,可以准备头戴式放大镜,便于术中对穿支血管进行辨别、增加手术的精度,以及减少对穿支血管的损伤。

(4)显微血管吻合时,可以准备显微镜或头戴式放大镜,便于吻合视野的放大,可以清晰地观察缝合时吻合端的状态,避免吻合时缝合到对侧血管壁,减少吻合失败的风险。患者同意后可准备微血管吻合器用于微静脉的吻合,以缩短吻合时间并提高吻合成功率。

(5)对于部分皮瓣,可准备止血带及驱血带,用于术中暂时性阻断局部血流,减少制备时手术视野中的出血量,增加视野的清晰度。

3. 操作者准备

(1)核对患者的基本信息:姓名、性别、年龄、主诉及手术部位等。

(2)查看患者的检查及检验结果,确认无手术禁忌证方可进行手术。

(3)熟悉并掌握皮瓣制备区域及受区的解剖结构,熟悉皮瓣制备的基本流程及操作步骤。

(4)进行游离皮瓣移植时,操作者需要掌握微血管吻合技术。

(四) 操作步骤

1. 带蒂皮瓣(以胸大肌皮瓣为例)

(1)麻醉后摆好平卧体位,常规消毒铺单。

(2)胸肩峰动脉及胸肌支体表投影的确定

1)直线相交法:垂直锁骨中点划线,肩峰至剑突连线,两线交点定点,胸肩峰动脉体表投影为沿锁骨中点垂线至两线交点,交点向下沿肩峰剑突连线。

2)圆弧法:以胸骨柄中点为圆心,以此点至锁骨中点为半径,体表投影在此弧线上。

(3)皮瓣设计:按照缺损区域部位、形态及大小在胸骨外侧绘出皮瓣边界,一般皮瓣设计在乳晕内下方,锁骨下缘下 2cm 至皮瓣上界的距离略大于锁骨下缘至口腔颌面部缺损下缘长度,皮瓣的下界以超越胸大肌下缘 4cm 以内较为安全。

(4)皮瓣制备

1)根据设计皮瓣的范围切开皮肤及皮下组织,并沿切缘向四周分离皮下组织,暴露至胸大肌筋膜表面,在胸大肌筋膜表面将皮肤及皮下组织向切口外侧翻起,暴露胸大肌。

2)于皮岛外侧周围 1cm 切断胸大肌内侧、下侧及外侧,直至肋骨骨膜及肋间肌表面,再于其表面向上剥离胸大肌皮瓣,直至胸小肌表面,逐步将皮瓣向上翻起,注意保护肋骨骨膜及肋间肌。

3)使用灯光透射皮瓣蒂部确定胸肩峰动脉走行,再于血管蒂两侧 2~3cm 处切断胸大肌,直至锁骨,形成胸大肌皮瓣的血管蒂。分离过程中注意保护胸肩峰动脉及其分支。

4)皮下隧道的设计与处理:一般胸大肌皮瓣可以从锁骨上或锁骨下转移至口腔颌面部,锁骨下转移则需要设计隧道。于锁骨下方分离软组织,打通隧道,使皮瓣可以从锁骨下方通过。若皮瓣过大,则有时需要将锁骨截断,以便于皮瓣就位。

(5)胸大肌断端缝扎止血,创面充分止血、冲洗后,放置引流管,将皮下脂肪及皮肤对位缝合。

2. 游离皮瓣(以股前外侧皮瓣为例)

(1)麻醉后摆好平卧体位,常规消毒铺单。

(2)血管蒂体表定位:自髂前上棘至髌骨外上缘做连线(髂-髌线),确定股前外侧肌间隙的体表投影。取此连线中点,再由腹股沟韧带中点向此点做一连线,此连线下 2/3 段即为旋股外侧动脉降支的体表投影。同时,术前可以通过彩色超声或手持多普勒设备探查穿支血管的穿皮点。

(3)切口设计:于髂-髌线中分内侧 1~2cm 做长约 10cm 的切口,作为皮瓣内侧缘。

(4)皮瓣制备

1)切开皮肤、皮下组织,直至阔筋膜表面。缓慢分离皮下组织,将皮瓣向外侧掀起,逐步寻找皮穿支。

2)找到皮穿支后,于穿支内侧 0.5~1.0cm 处切开阔筋膜,观察穿支走行是否来源于旋股外侧动脉降支,若不来源于此血管,则继续寻找其他穿支。继续打开股前外侧肌间隙,向上寻找旋股外侧动脉降支主干,观察穿支走行是否为此来源。

3) 确定走行后,根据缺损区大小设计梭形皮瓣外缘,皮瓣内缘为上述切口。沿外缘切开,直至阔筋膜表面,逐步由阔筋膜表面分离皮瓣,直至穿支点周围 0.5~1.0cm。

4) 于阔筋膜穿支点周围剪下部分阔筋膜,并于阔筋膜下分离穿支,逆行向主干解剖,先解剖穿支的一个面确定其走行,直至汇入总干,结扎旋股外侧动脉降支远心端。若需携带肌肉,则于远心端血管携带。再解剖出穿支血管的其他面,直至主干,将皮瓣及穿支血管掀起,分离血管蒂至合适长度。

5) 待颈部受区血管制备完毕,双重结扎皮瓣血管蒂。

(5) 充分止血,冲洗创面,放置引流管,皮下组织及皮肤对位缝合。

(五) 并发症及处理

1. 皮瓣坏死　皮瓣切取或移植后因血供不足或障碍(血管危象)而引起的皮瓣部分或全部坏死。

处理措施:首先应检查皮瓣坏死的原因,若动脉痉挛可以通过保温、镇静、镇痛、补充血容量,应用扩容及疏通微循环、扩张血管药物;静脉回流障碍时,可采用体位引流,按摩皮瓣,还可拆除部分缝线,应用肝素、利多卡因生理盐水溶液浸湿创缘,或剪开已结扎的边缘小静脉,使积血流出,待 3~5 天循环重新建立;必要时,还应及时进行血管危象探查,清除血管内血栓,重新进行血管吻合,若无法再次建立血液灌注,则需进行其他皮瓣移植。

2. 伤口裂开　因皮瓣缝合张力较大而发生伤口裂开,造成创面外露。

处理措施:若皮瓣较大,可考虑再次进行伤口缝合;若皮瓣无法满足缝合张力,可考虑局部填塞碘仿纱条,覆盖创面,避免伤口感染,若裂开后创面较大,则考虑再次手术,进行皮瓣移植覆盖创面。

3. 皮瓣下血肿　因止血不彻底导致皮瓣下形成血肿,影响皮瓣愈合。

处理措施:观察患者呼吸状况,若患者呼吸困难,则紧急行气管切开术。快速打开创口,释放皮瓣下的血肿,减小局部压力,减轻血肿对气管的压迫;压迫出血区域,并逐步寻找出血点,彻底止血;同时快速进行静脉通路补液,避免失血性休克;条件允许时,应到手术室进行彻底止血。

4. 创面感染　因清创不彻底,皮瓣转移或移植后伤口感染,创面不愈合或延迟愈合。

处理措施:对感染部位进行彻底清创,用稀释络合碘、双氧水、生理盐水交替冲洗,放置引流管,伤口暂时开放或间断缝合,局部绷带加压。升级抗生素,待感染控制后拔除引流管,缝合伤口,继续加压包扎。

5. 筋膜间隙综合征　皮瓣切取后,供区创面处理不当,过紧拉拢缝合创面,导致供区肢体筋膜间隙综合征,造成供区肌肉广泛坏死,甚至神经功能障碍。

处理措施:①若肢体明显肿胀、压痛、皮肤有张力性水疱、肌肉有被动牵拉痛,经 Whiteside 法穿刺测筋膜间隙压力不高于 30mmHg,则采用保守治疗,进行制动,抬高患肢,严密观察,经 7~10 天,肿胀消退,症状消失,可完全治愈而不留任何后遗症。②若肢体有明显肿胀和疼痛,该筋膜间隙张力大、压痛,该组肌肉被动牵拉疼痛,有或无神经功能障碍体征,筋膜间隙测压在 30mmHg 以上,则应立即切开筋膜减压。对可疑是否切开减压者,均应给予切开。

6. 供区麻木　因皮瓣制备过程中部分皮神经被切断导致术后供区麻木。

处理措施：局部按摩及功能锻炼，口服营养神经药物。

（六）操作注意事项

1. 带蒂皮瓣

（1）术前考虑皮瓣及缺损部位的血液循环状况、部位、大小、长短、转移次数、方法，以及转移后是否可能发生扭曲现象等。

（2）切取皮瓣之前，必须用亚甲蓝在皮肤上按需要画出外形，一般应比缺损处稍大，以防皮瓣转移后发生收缩。

（3）切取皮瓣时，应按需要厚度始终保持在同一水平切取，不可高低不平，操作要轻巧，避免任何不必要的损伤组织的操作；在颌面部切取皮瓣时，不可损伤面神经。

（4）皮瓣缝合前要充分止血；缝毕后要用生理盐水将血块冲干净，以免引起血肿；缝合后还要适当加压包扎，但不能压迫蒂部。

（5）皮瓣转移后，应直接缝合供皮区创面或用中厚断层游离皮片移植（颌面部最好作全厚皮片移植），不要有创面暴露引起感染。

（6）需断蒂者，如唇缺损交叉唇瓣（Abbe 瓣）修复，一般在术后 14~21 天进行。

2. 游离皮瓣

（1）严格把握适应证，如为颌面部恶性肿瘤术后缺损，需立即整复，还应考虑患者全身耐受情况。

（2）操作者必须熟练地掌握小血管吻合技术。

（3）选择供区时除考虑色泽、质地、厚度与受区近似外，还要考虑尽量避免造成供区的继发畸形或功能障碍。

（4）供区的血管口径和受区的血管口径应尽可能相近，以保证手术成功。

（5）应尽量缩短组织瓣的缺血时间，一般在受区条件准备好后，再行组织瓣断蒂，血管吻合应尽量一次成功。

（6）应有足够长的血管蒂。由于移植到口腔颌面部的组织瓣与血管蒂多不在一个平面上，因此血管蒂的长度应足够，至少应在 5cm，有时甚至更长，才能保证吻合后无张力。

（7）若皮瓣制备时进行暂时性血流阻断，上肢一般不超过 60 分钟，下肢一般不超过 90 分钟。

（七）相关知识

1. 微血管吻合术　是进行游离皮瓣移植所必需的显微外科手术技能。

（1）基本要求

1）吻合口的血管内膜应紧密接触。

2）无外膜植入吻合口。

3）吻合口不产生狭窄。

4）吻合后的血管应无张力。

（2）缝合方法

1）断端吻合：是当前显微血管吻合最常用的方法。通常采用两定点缝合法，即 180° 等距两定点牵引线缝合法。一般第 1 针缝合助手侧壁（9 点），第 2 针缝合术者侧壁（3 点），或第

1 针缝合上壁(12 点),第 2 针缝合下壁(6 点),然后加针缝合完前壁,翻转血管 160°~180° 再缝合对侧壁。

2)端侧吻合:在血管一端不宜切断或两断端口径相差过大的情况下采用。具体方法:在选定的开口处,适当修剪血管外膜,小圆针刺入血管壁挑起后用弯剪剪除,形成椭圆形口;口径应大于与之相吻合的断端口径。缝合的针序应根据血管游离段的长短而定。血管游离段长时,第 1 针缝合侧壁口的左手侧角,第 2 针缝合右手侧角;将血管翻向一边,第 3 针缝合壁中间,然后放回暴露前壁;第 4 针缝合血管前壁中间,再加针缝合血管周壁。当血管游离段较短时,应先缝合血管后壁,不翻转血管,最后缝合前壁。

(3)吻合后评估:除应检查动脉搏动外,还应行静脉通畅试验检查。

2. 皮瓣监测　目前最常用的方法仍是临床观察,具体观察以下项目。

(1)颜色:皮瓣颜色应与供区皮肤颜色一致,有些病例术后 1~2 天内皮瓣处颜色稍显苍白,多属正常现象,应结合其他征象加以判断。如皮瓣颜色变暗、发绀,则说明静脉淤血;如为灰白色,则为动脉缺血,应及时探查。

(2)温度:皮瓣移植后多有温度下降的现象,尤其在寒冷的冬季,但一般不应低于皮肤温度 6℃。此时可对皮瓣加以保温处理,可于表面覆盖棉垫,并以白炽灯距 30cm 以外行照射加温,以保持正常的血液循环。如温度过低加上有皮肤颜色的变化(暗紫或灰白),则应探查、抢救。

(3)皮纹:皮瓣表面应有正常的皮纹皱褶,如果发生血管危象,则皮纹消失,可见皮瓣肿胀。

(4)质地:皮瓣移植后仅有轻度肿胀,往往比周围组织程度轻,但如果出现皮瓣区域的明显肿胀、质地变硬,则可判断有血管危象发生,应予以抢救。

(5)毛细血管充盈试验:在皮瓣血管危象发生早期或程度较轻时,可表现为轻度的充血或淤血现象;以手指轻压,放开后可见变白的区域再度泛红(暗红);泛红的过程越快说明微循环的状况越好,如果该过程太长(超过 5 秒),多提示微循环功能很差,抢救成功的可能性较小。

(6)针刺出血试验:对一些皮瓣颜色苍白,无法马上判断是否为动脉堵塞所致时,可采用此法。要求在无菌状态下进行,以 7 号针头刺入皮瓣深达 0.5cm,并适当捻动针头,拔起后轻挤周围组织,如见鲜红色血液流出,提示动脉血供良好,否则提示动脉危象。

三、皮瓣制备术规范评价

皮瓣制备术规范核查、评估见表 4-11-1、表 4-11-2。

表 4-11-1　皮瓣制备术规范核查表

项目	内容	是	部分	否
操作前准备	核对患者信息:姓名、性别、年龄、主诉、手术部位等			
	查看患者的检查及检验结果,确认无手术禁忌证			
	物品准备:制备皮瓣所需的手术刀、血管钳、组织剪及线剪、精细解剖剪、电刀、钢尺、结扎线、拉钩、亚甲蓝			

续表

项目	内容	是	部分	否
操作过程	摆体位,消毒铺单			
	确定供血血管的体表投影			
	按照原则设计皮瓣			
	按顺序做切口			
	分离皮瓣时保护供区组织			
	寻找血管蒂			
	完整分离皮瓣			
	术区止血冲洗,放置引流管			
	关闭创面			
操作后处置	皮瓣观测			
	颜色			
	温度			
	皮纹			
	质地			
	毛细血管充盈试验			
	针刺出血试验			

表 4-11-2　皮瓣制备术评估表

项目	好(5分)	一般(3分)	差(1分)
操作过程流畅度			
动作轻柔程度			
出血量			
皮瓣状态			
术后并发症			

注:评估标准如下。

好:操作过程清晰流畅,无卡顿,皮瓣制备在 1.5 小时以内,创面出血量少于 50ml,操作轻柔,供区组织保护较好,皮瓣颜色、形态、质地、皮温等正常,无术后并发症;人文关怀到位。

一般:操作过程能整体完成,皮瓣制备在 2.5 小时以内,创面出血量少于 100ml,操作较轻柔,供区组织保护一般,皮瓣颜色、形态、质地、皮温等正常,有少量术后并发症;人文关怀不足。

差:需要在老师指导下才能完成操作,皮瓣制备在 4.0 小时以上,操作粗暴,破坏供区大量正常组织,皮瓣颜色、形态、质地、皮温等发生异常,出现皮瓣危象,有较多的术后并发症;无人文关怀。

四、常见操作错误及分析

1. 游离皮瓣制备时未寻找到穿支血管　部分患者可能存在解剖变异,在常规区域无明显的皮肤穿支;也可能是切口过于靠股外侧,使穿支位于切口内侧,导致难以找到穿支血管。

2. 皮瓣制备过程中皮瓣缺血坏死 术中若分离穿支血管时动作粗暴,可能使血管痉挛,甚至血管破裂及被切断,导致皮瓣缺血;结扎穿支血管的分支时,若不注意,则可能结扎到主干血管导致皮瓣缺血;术中使用电刀,电流传导至穿支血管,亦可能导致血管痉挛。

3. 供区血管结扎不紧导致血肿 一般供区的血管主干口径相对较粗,需要进行双重结扎,将血管断端严密结扎,如果为了节省时间或节省步骤,结扎不紧密,则可能出现供区血肿。

五、常见训练方法及培训要点介绍

1. 模型训练 暂无合适的模型训练。
2. 虚拟训练 暂无合适的虚拟训练。
3. 其他训练 使用动物组织,如猪肉、牛肉、鸡肉等,训练显微器械的使用,并对上述动物组织中的血管进行解剖;熟悉常用皮瓣的相关解剖结构及制备过程。

六、相关知识测试题(5道选择题)

1. 以下选项中,**不属于**皮瓣移植适应证的是
   A. 整复面、颊、颏等头颈部的软组织缺损,包括肿瘤手术后缺损的立即整复
   B. 某些颌面部器官的再造,如舌、腭、鼻、眼睑、耳郭等的缺损
   C. 封闭或覆盖深部组织(如肌腱、肌肉、神经、大血管、骨等)或有暴露的创面
   D. 严重心、肺疾病,如严重心律失常、心肌梗死活动期、重度心力衰竭、呼吸衰竭不能平卧
   E. 严重的局部感染

2. 以下关于胸大肌皮瓣制备的说法中,**错误**的是
   A. 皮瓣的下界可以超越胸大肌下缘 6cm
   B. 皮瓣设计在胸骨外侧
   C. 一般皮瓣设计在乳晕内下方
   D. 锁骨下缘下 2cm 至瓣上界的距离略大于锁骨下缘至口腔颌面部缺损下缘长度
   E. 以胸骨柄中心为圆心

3. 以下选项中,**不属于**皮瓣制备并发症的是
   A. 皮瓣坏死
   B. 口底颌下漏
   C. 伤口裂开
   D. 皮瓣下血肿
   E. 口腔创面感染

4. 下列微血管吻合的基本要求中,**不正确**的是
   A. 吻合口的血管内膜应紧密接触
   B. 需要外膜植入吻合口
   C. 吻合口不产生狭窄
   D. 吻合后的血管应无张力
   E. 吻合后应行通畅试验检查

5. 观察皮瓣时**不需要**观察的项目为
　　A. 皮瓣温度　　　　　　　　B. 皮纹　　　　　　　　C. 皮瓣大小
　　D. 质地　　　　　　　　　　E. 颜色

参考答案:1. D　2. D　3. B　4. B　5. C

（吴建军）

第五章

口腔颌面影像专科技能培训

第一节　根尖片分角线拍摄技术

一、概述

1895 年伦琴宣布发现 X 线。根尖片是目前针对口腔疾病及牙列的一种常规诊断方法，主要是为了临床上更直观地了解牙体情况。

二、X 线成像基本原理

X 线具有穿透性、荧光效应、摄影效应、电离效应相关的特性。密度和厚度的差别是 X 线成像的基本条件。

三、操作规范及流程

1. 核对患者信息：姓名、性别、年龄。
2. 询问患者是否怀孕或在备孕。
3. 核对患者需拍摄牙位。
4. 拍摄牙位区域是否有活动义齿。

四、根尖片(X 线)拍摄方法

1. 体位　患者正坐位枕部靠紧头托处，矢状面与地面垂直。
2. 上颌时　听鼻线与地面平行。用患者对侧的大拇指压住片子。
3. 下颌时　听口线与地面平行。用示指固定片子并压在片子的中央部分，其余四指握拳。
4. 拍摄时　X 线要垂直于牙根部。
（1）投照上下颌牙齿时 X 线倾斜角度（垂直角度）参考见表 5-1-1。
（2）行上颌骨左侧的 X 线摄片时，咬合面平面须保持水平。
（3）21 拍摄时的中心点对准鼻尖，向足侧倾斜约 42°（图 5-1-1）。

表 5-1-1 投照上下颌牙齿时 X 线倾斜平均角度(垂直角度)

拍摄牙位	拍摄角度	拍摄牙位	拍摄角度
上颌切牙	+42°	下颌切牙	−15°
上颌尖牙	+45°	下颌尖牙	−18°~20°
上颌双尖牙第一磨牙	+30°	下颌双尖牙第一磨牙	−10°
上颌第二、三磨牙	+28°	下颌第二、三磨牙	−5°

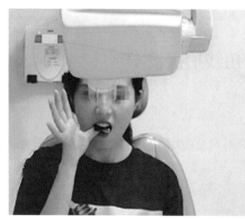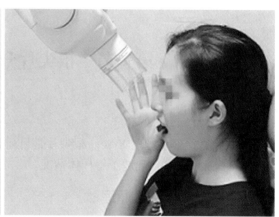

图 5-1-1 21 拍摄

(4)22 拍摄时的中心点在鼻尖和侧鼻翼的中间位置,向足侧倾斜约 42°。

(5)23 拍摄时的中心点在侧鼻翼处,向足侧倾斜约 45°(图 5-1-2)。

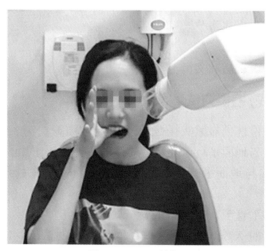

图 5-1-2 23 拍摄

（6）24-25-26 拍摄时的中心点对准颧骨前方，向足侧倾斜约 30°。

（7）27-28 拍摄时的中心点对准颧骨的下缘部位，向足侧倾斜约 28°。拍摄前牙时牙片竖着放，拍摄后牙时牙片横着放。用对侧大拇指压住片子（投照右侧上颌牙时角度位置相同）。

（8）下颌牙拍摄时要对准牙片，牙片竖着放贴在牙槽嵴，边缘要露出颌面 5~10mm，拍摄第三磨牙时找到下颌角，选择好角度，然后让球管对准拍摄。下颌牙片的放置一般是 31-32 一张，33 单独一张，34-35-36 一张，47-48 一张。上颌及另一侧同样放置。

五、根尖片拍摄评价标准

评价一张牙片的标准包括清晰度、分辨率、摆放位置、坐姿体位、拍摄角度及曝光条件，一张好的根尖片是由技术员和患者共同配合完成的。

根尖片拍摄规范核查、评估见表 5-1-2、表 5-1-3。

表 5-1-2　根尖片拍摄规范核查表

项目	内容	是	部分	否
操作前准备	核对患者信息：姓名、性别、年龄、主诉			
	确认检查牙位			
	询问患者有无怀孕或在备孕，既往有无高血压，心、脑疾病，严重颈椎病、传染性疾病等病史			
	询问无食物药物过敏史			
	患者穿戴防辐射服			
	确定禁忌证，明确患者有无 X 线检查禁忌证，签署 X 线检查知情同意书			
	牙科治疗椅、X 线影像检查设备正常；影像工作站及网络系统操作正常			
	一次性手套是否已放于操作台上			
操作过程	患者配合技术员坐好			
	牙片顺利置入患者需拍摄牙位并能准确固定			
	球管对准牙片及调准角度			
成像质量	牙体显示清晰			
	牙体周围显影充分			
操作后处置	向患者交代相关事项			

表 5-1-3　根尖片拍摄规范评估表

项目	好(5分)	一般(3分)	差(1分)
操作过程流畅度			
操作检查熟练度			
人文关怀			

注：评估标准如下。

好：操作过程清晰流畅，无卡顿，检查熟练，摆放牙位及投照角度准确，X线片影像显示清晰；人文关怀到位，有拍摄前交流及X线检查后注意事项的交代。

一般：操作过程能整体完成，卡顿次数<3次，摆放牙位及投照角度基本准确，X线片影像显示清晰；有部分拍摄前交流及拍摄后注意事项的交代。

差：操作过程卡顿次数>3次，操作粗暴，摆放牙位及投照角度不正确，X线片显影模糊；无人文关怀。

六、常见操作错误

选择牙体部位时左右、上下不分，投照角度正反不分。

七、相关知识测试题(5道选择题)

1. X线片显示牙槽骨吸收方式和程度的最大**缺陷**是
   A. 不能显示牙齿近远中的骨质破坏
   B. 不能显示牙槽骨的水平吸收
   C. 不能显示牙槽骨的垂直或角形吸收
   D. 不能显示牙齿颊舌侧骨板的吸收
   E. 不能显示牙槽骨的早期骨质破坏

2. 临床常用的、较为可靠的显示牙槽骨吸收方式和程度的方法是
   A. 全口曲面断层片　　　　　　　　B. 根尖片
   C. X线数字减影技术　　　　　　　　D. 牙周探诊
   E. 下颌横断𬌗片

3. (多选题)下列选项中适合用根尖片检查的是
   A. 根尖周病　　　　　B. 根折　　　　　C. 内吸收
   D. 邻面隐匿龋坏　　　E. 髁突骨折

4. 当拍摄 A6.7 时需选择的中心点及角度正确的是
   A. 中心点对准鼻尖,向足侧倾斜约 47°
   B. 中心点对准颧骨前方,向足侧倾斜约 33°
   C. 中心点对准颧骨的下缘部位,向头侧倾斜 33°
   D. 中心点对准颧骨的下缘部位,向足侧倾斜 33°
   E. 中心点对准鼻尖,向头侧倾斜约 47°

5. (多选题)牙片拍摄最重要的因素在于
   A. 头位是否摆放正确
   B. X线接收器是否摆放正确

C. 球管投照的水平角度及垂直角度是否正确

D. X 线曝光时间及控制

E. 口内胶片/影像板放置是否正确

参考答案:1. D　2. B　3. ABC　4. D　5. ABCD

（闵安杰　王彬竹）

推荐阅读

张祖燕. 口腔颌面医学影像诊断学. 7 版. 北京：人民卫生出版社, 2020.

第二节　曲面体层片及头影测量片检查

一、曲面体层片

(一) 概述

曲面体层摄影是一种结合体层摄影和狭缝摄影原理,应用于曲面物体的体层摄影技术(图 5-2-1)。

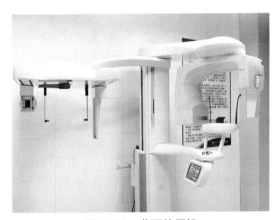

图 5-2-1　曲面体层机

曲面体层摄影一次曝光即可显示全口牙齿、颌骨、鼻腔、上颌窦及颞下颌关节等解剖结构,显示范围广。它操作简单,患者痛苦度小,在口腔颌面部影像学检查中已得到广泛应用。曲面体层摄影可分为上颌、下颌及全口牙位三种,以全口牙位曲面体层摄影(全景片)最为常用。

(二) 操作规范流程

1. 适应证　主要用于颌骨多发病变、范围较大的颌骨病变、双侧颌骨的对比及对原因不明症状的筛查。可观察牙体、牙周组织病变,颌骨肿瘤、创伤、先/后天畸形、炎症等病变及其与周围组织的关系和牙萌出情况等,现广泛应用于口腔颌面部疾病的影像学诊断。

2. 禁忌证　存在危及生命的体征或其他因素不能配合的患者,妊娠妇女如非必要禁止拍摄。

3. 操作前准备

(1)核对患者信息：姓名、性别、年龄、确认拍片项目。

(2)嘱患者摘掉帽子、眼镜、发夹、耳环、项链、助听器、活动义齿等金属物品，佩戴适当的防护用具(铅围脖、铅衣等)；如处于冬季，还需去除过厚外套。

(3)确认机器运行正常。

4. 操作步骤

(1)调节机器到适当高度。

(2)患者体位：患者取站立位或坐位，双手握住扶手，双肩自然下垂，腰板挺直站于头颅固定装置中间，颈椎呈垂直状态或稍向前倾斜，下颌颏部置于颏托正中，前牙对刃咬或切缘咬在咬合杆槽内，嘱患者做吞咽动作，舌体贴紧腭穹窿，头正中矢状面与地面垂直。

投照全口牙列曲面体层片时听眶线与听鼻线的分角线与地面平行，用颞夹固定头部，层面选择在颏托标尺零位(图5-2-2、图5-2-3)。

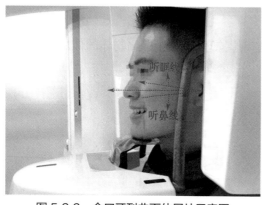

图 5-2-2　全口牙列曲面体层片示意图

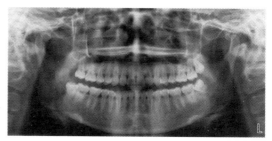

图 5-2-3　全口牙列曲面体层片

投照下颌骨位曲面体层片时，听鼻线与地面平行，层面选择在颏托标尺向前 10mm 处。

投照上颌骨位曲面体层片时，听眶线与地面平行，层面选择在颏托标尺向前10~15mm 处。

(3)模式选择：为使操作更智能化，目前常用的曲面体层机一般设有多种模式，如儿童、成人、部分颌骨、上颌窦及颞下颌关节等模式，不同模式预设有不同的曝光条件、运动轨迹及体层域等参数，可根据不同拍摄需求进行选择。

(4)嘱患者保持体位稳定，进行曝光。

(5)再次核对患者信息，进行图像后处理。

5. 操作注意事项

(1)嘱患者在拍片曝光过程中保持体位，勿动。

(2)给予患者合适的放射防护。

(3)拍摄时无关人员离室，必须紧闭门窗。

(4)曝光过程中密切关注患者，如有突发状况须立即停止曝光。

6. 相关知识　曲面体层片中可清晰显示的受检体范围称为体层域，在曲面体层机的发展历史上，为了使层域形态与受检者牙弓形态基本一致，根据 X 线源和胶片间旋转中心的数目和位置不同,先后出现了单轴旋转式、双轴旋转式和三轴旋转式,目前的曲面体层机已发展成为多轴连续移动式,即 X 线的水平入射角连续改变,对牙弓进行体层扫描。

多轴连续移动式曲面体层机的射线首先以位于一侧的旋转轴为中心旋转曝光,使对侧颌骨成像,扫描到前牙区时,旋转中心转移至中线位置,使前牙区成像,然后旋转中心再次转移至对侧,使另一侧颌骨成像,从而得到整个颌骨的曲面体层图像。目前采用的旋转轴连续移动方式是使旋转中心沿上述设定路径连续移动,完成整个颌骨的扫描。

(三)曲面体层摄影规范评价

曲面体层摄影规范核查、评估见表 5-2-1、表 5-2-2。

表 5-2-1　曲面体层摄影规范核查表

项目	内容		是	部分	否
操作前准备	机器是否正常运行				
	核对患者信息:姓名、性别、年龄、拍片项目				
	询问患者有无禁忌证				
	嘱患者摘掉眼镜、帽子、活动义齿等金属物品				
	患者佩戴适当的防护用具				
操作过程	调整机器至合适高度				
	调整患者体位	颈椎位置与形态			
		前牙对刃咬/切缘咬在咬合杆槽内			
		正中矢状面位置			
		听鼻线/听眦线/分角线与地面平行			
		层面选择			
	体层域选择				
	曝光剂量与模式选择				
操作后处置	调整影像				
	再次核对患者信息				

表 5-2-2　曲面体层摄影规范评估表

项目	好(5分)	一般(3分)	差(1分)
操作过程流畅度			
操作检查熟练度			
人文关怀			

(四)常见操作错误及分析

1. 颈椎过度前伸,含气量大,前牙未对刃而导致牙列显示不清。

2. 选层过深或过浅导致牙列缩小或放大(图 5-2-4)。

3. 排除患者自身因素,正中矢状面不正导致图像左右不对称。

4. 颏部未紧贴颏拖而导致髁突影像丢失。

5. 下颌与颈椎过度贴合导致颈椎与下颌升支重叠。

6. 低头或仰头过度导致颌骨影像变形(图 5-2-5)。

7. 金属异物未除尽导致影像产生伪影(图 5-2-6)。

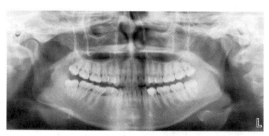

图 5-2-4　选层过深导致牙列缩小

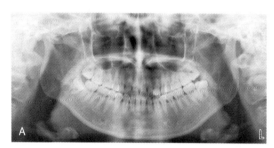 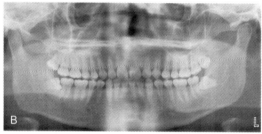

图 5-2-5　低头、仰头过度,前牙未对刃
A.低头过度;B.仰头过度。

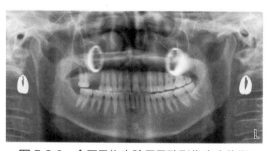

图 5-2-6　金属异物未除尽导致影像产生伪影

(五) 相关知识测试题(5 道选择题)

1. 曲面体层片**不能**显示的部位是

    A. 下颌神经管　　　　　　　B. 颞颌关节　　　　　　　C. 上颌窦

    D. 蝶窦　　　　　　　　　　E. 舌骨

2. 下列关于体层摄影原理的叙述中,正确的是

    A. X 线管、支点、胶片三者相对移动

    B. X 线管、支点、胶片三者固定

    C. X 线管、支点相对移动

    D. X 线管、胶片相对移动,支点固定

    E. 肢体、胶片相对固定

3. 曲面体层片上牙列显示不清的原因**不包括**

    A. 头部位置靠后

    B. 上下牙列重合

    C. 舌与腭穹隆贴紧导致含气量过少从而缺少对比

    D. 头部位置靠前

    E. 仰头过度

4. 曲面体层摄影时,前牙对刃咬合的目的是

    A. 尽量使上下牙列处于同一平面,避免牙体重叠

    B. 患者拍摄时体位更加稳定

    C. 可以更清晰地观察髁突影像

    D. 下颌骨成像更清晰

    E. 可以更清晰地观察神经管

5. 曲面体层摄影常用于

    A. 额骨检查   B. 筛骨检查   C. 颌骨检查

    D. 颞骨检查   E. 蝶骨检查

参考答案:1. D   2. D   3. C   4. A   5. C

二、头影测量片

(一) 概述

目前多数曲面体层 X 线机增加了头颅固位装置,故可同时用于 X 线头影测量检查。

X 线头影测量术是根据所拍摄的头颅定位 X 线片,由牙、颌及颅面的标志点描绘出一定的线、角,进行测量分析,了解牙、颌及颅面软硬组织结构的一种方法。Broadbent 于 1931 年在 *Angle* 上发表了《一种新的 X 线技术及其在口腔正畸上的应用》,首先提出使用定位头颅 X 线片进行 X 线头影测量的技术。1958 年丹麦皇家牙科学院首先提出了电子计算机 X 线头影测量方法,这一技术大大提高了测量的效率及准确性。目前已在临床及科研工作中广泛应用。

(二) 操作规范流程

1. 适应证　用于测量分析正常人及错𬌗畸形患者的牙、颌、面形态结构及位置关系,评估颅、颌、面生长发育情况,常用于牙、颌、面畸形的诊断及记录治疗前后的变化。

2. 禁忌证　存在危及生命的体征或其他因素不能配合的患者,妊娠妇女如非必要禁止拍摄。

3. 操作前准备

(1)核对患者的姓名、性别、年龄、确认摄片项目。

(2)确认患者未佩戴项链、耳环、发夹,口内无活动义齿、保持器等金属物品,佩戴适当的防护用具(铅围脖、铅衣等)。

4. 操作步骤

(1)调节机器到适当高度。

(2)患者体位

1)侧位:患者取坐位或站立位,将耳塞调至与患者外耳道口平齐,两侧耳塞分别放进外

耳道口内,轻轻调整患者头颅使两侧耳塞在外耳道口内的位置保持一致。此时,头部矢状面与探测器平行,嘱患者缓慢仰头或低头使听眶线与地面平行,头颅定位标尺放于患者鼻根部,嘱患者咬在正中颌位(图5-2-7、图5-2-8)。

2)正位:将头颅定位仪圆盘旋转90°,患者面向探测器,听眶线与地面平行,余同侧位片。

(3)选择合适的曝光参数进行曝光。

(4)调整图像。

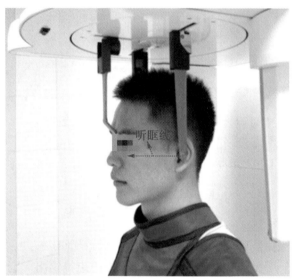

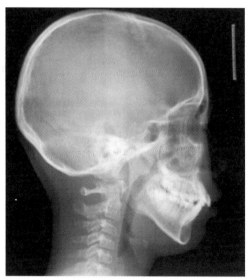

图5-2-7 头颅侧位片拍摄示意图　　　　　图5-2-8 头颅侧位片

5. 操作注意事项

(1)注意患者咬合位置(不同需求)。

(2)轻柔操作,以免拉伤患者外耳道。

(3)拍摄时无关人员离室,必须紧闭门窗。

6. 相关知识　用作头影测量的头侧X线片必须在头影定位仪的严格定位下投照,排除因头位不正造成的误差,其测量结果才能具有分析比较的价值。头影定位架通过左右耳塞与眶点指针使头颅固定在眼耳平面与地面平行的位置,每次投照时头位都恒定于此位置不变。X线管的焦点到胶片的距离应为150cm以上,这种长焦距投照可以缩小头颅两侧放大率的差距,使两侧的投影尽量重叠在一起。

X线球管、头颅固定仪和胶片架应连接在同一长臂的两端,保持三者位于同一高度,同步移动,X线中心线对准胶片正中。

头影测量片投照时必须使用软组织滤线板,因为X线头影测量不仅要测量骨性结构,还要测量软组织标志点。使用软组织滤线板既可清晰地显示骨性结构标志,还可以很好地显示面部软组织轮廓。

(三)头影测量片规范评价

头影测量片规范核查、评估见表5-2-3、表5-2-4。

表5-2-3 头影测量片规范核查表

项目	内容	是	部分	否
操作前准备	机器是否正常运行			
	核对患者信息姓名、性别、年龄、摄片项目			
	询问患者有无禁忌证			
	嘱患者摘掉眼镜、帽子、活动义齿等金属物品			
	患者佩戴适当的防护用具			
操作过程	调整机器至合适高度			
	调整患者体位			
	耳塞分别放进患者外耳道正常位置			
	指导患者保持正确的咬合位置			
	选择合适的曝光剂量并准确曝光			
操作后处置	再次核对患者信息			
	调整图片灰阶			
	所获影像是否符合标准			

表5-2-4 头影测量片规范评估表

项目	好(5分)	一般(3分)	差(1分)
操作过程流畅度			
操作检查熟练度			
人文关怀			

(四)常见操作错误及分析

1. 正中矢状面不正或指针(圆盘)未转到位而导致双侧耳杆或颅底影像不重叠。

2. 耳塞在外耳道口的位置过高或过低而使耳塞点未与外耳道影像重叠。

3. 未嘱患者正中颌位咬合而导致未咬牙或咬合位置不正确。

4. 过度仰头或低头而导致听眶线未与地面平行(图5-2-9)。

5. 额部压低导致颈椎与下颌骨升支重叠。

6. 头部过于前伸或过于低头而导致软组织影像丢失。

7. 金属异物未除尽导致影像产生伪影(图5-2-10)。

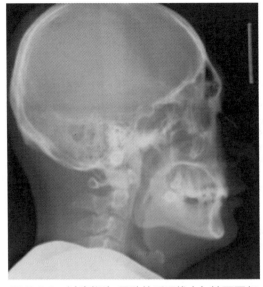
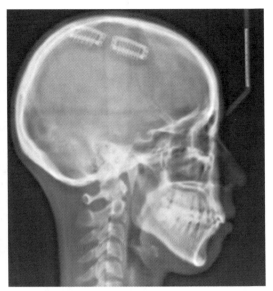

图 5-2-9　过度仰头,导致的听眶线未与地面平行　　图 5-2-10　金属异物导致的伪影

(五) 相关知识测试题(5 道选择题)

1. 在听眶线与地面平行的情况下,若发现耳塞在外耳道的位置过低,耳塞点与外耳道没有重叠在一起,此时应

  A. 将机器适当升高一点　　　　　　　B. 嘱患者适当低头

  C. 嘱患者适当仰头　　　　　　　　　D. 调整正中矢状面

  E. 嘱患者对刃咬合

2. 头影测量投照时保持足够的焦点 - 胶片间距离(一般在 150cm 以上)的目的是

  A. 被照物体与球管距离越远所接受的辐射剂量越小

  B. 尽量避免影像失真和放大

  C. 使用长焦距投照便于观察整体影像结构

  D. 距离越长所需曝光时间越短

  E. 能更清楚地显示头颅硬组织影像

3. 头影测量片能清晰显示软组织的原因是

  A. 曝光时管电压较高

  B. 曝光时间较长,能更优成像

  C. 应用了软组织滤线板

  D. 曝光时管电流较低

  E. 头部软组织丰富

4. 下列关于头影测量操作的说法中,**不正确**的是

  A. 听眶线与听鼻线的分角线与地面平行

  B. 标尺位于鼻根部

  C. 患者正中咬合

  D. 耳塞点与外耳道重合

E. 颅底影像重叠

5. 头影测量机的构成**不包括**

A. 滤线器 B. 耳杆 C. X 线球管

D. 探测器 E. 射频线圈

参考答案:1. A 2. A 3. C 4. A 5. E

(闵安杰 唐茜 吕玉梅 喻勇)

第三节 口腔颌面锥形束 CT 技术

一、概述

口腔颌面锥形束 CT(cone beam computed tomography,CBCT)因其所应用的 X 射线束呈锥形而得名。1998 年意大利工程师 Mozzo 率先成功研制专用口腔医学的锥形束 CT。1999 年我国引进第一台专用于口腔医学的锥形束 CT,随着锥形束 CT 技术的不断发展,专用于口腔医学的锥形束 CT 在我国被称为口腔颌面锥形束 CT。

二、口腔颌面锥形束 CT 机的组成

口腔颌面锥形束 CT 机主要由硬件和软件两部分组成。

1. 硬件部分 ① X 线源和影像探测器组成的影像拍摄系统;②支持操作软件系统和图像显示、储存载体的计算机;③固位支架;④用于患者拍摄用的移动床或可移动座椅。

2. 软件部分 主要用来操控影像拍摄系统,完成图像的采集、传输、处理,以及图像在三维角度,即矢状位、冠状位和轴位的重建和三维立体图像的获取。

三、操作规范流程

(一)适应证

颌骨创伤、炎症、囊肿及肿瘤、牙体及牙周疾病、牙列缺损修复、颞下颌关节疾病、多生齿及阻生齿定位、牙颌面畸形等。

(二)禁忌证

妊娠妇女、不能配合检查的患者(幼童、精神异常及意识障碍、癫痫、帕金森患者等)。

(三)操作步骤

1. 调试设备,确认设备运转正常。

2. 核对患者信息:姓名、性别、年龄等。

3. 询问患者是否有相关禁忌证。

4. 去除颌面部饰物及异物(耳环、项链、发夹、活动义齿、耳机和围巾等),以避免伪影干扰。

5. 佩戴适当的防护用具(铅围脖、铅衣等)。

6. 患者取站立位或坐位,通过调整座椅高度或设备的高度,确保患者姿势自然舒适。嘱患者将颏部置于颏托上,保持正中颌位或根据临床需求选择特殊咬合方式(如咬住棉球或

骀垫),选择合适方式固定头部。嘱患者拍摄过程中保持静止状态(平稳呼吸)(图 5-3-1)。

7. 根据检查目的选择合适的扫描模式。

8. 无关人员离室,确定门窗紧闭后进行曝光。

9. 判断影像是否符合标准,必要时重新拍摄。

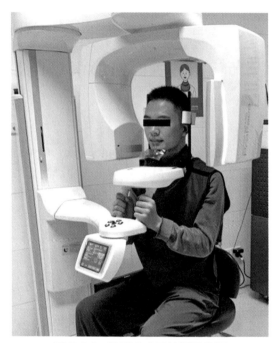

图 5-3-1　锥形束 CT 拍摄示意图

10. 根据临床诊断和治疗特殊需求进行图像后处理,图像数据上传至影像系统。

(四) 注意事项

1. 检查过程中嘱患者避免吞咽动作,保持均匀呼吸、体位稳定,以防运动伪影的产生。

2. 涉及口腔颌面部较大范围的病变或软组织病变时,因密度分辨率较低不适宜进行锥形束 CT 检查。

(五) 口腔颌面锥形束 CT 扫描模式

口腔颌面锥形束 CT 依据不同的临床需要,在实际应用中主要采用以下三种扫描模式(图 5-3-2)。

1. 小视野扫描　扫描视野<10mm×10mm,主要应用于局限性病变的诊断,如颞下颌关节紊乱病、根尖周病变、牙体牙髓病、牙周炎、根折、多生牙、阻生牙的定位等。

2. 中视野扫描　扫描视野在 10mm×10mm 至 15cm×15cm,主要应用于上颌和下颌多数牙齿、牙槽骨病变和多处或较大颌骨病变等。

3. 大视野扫描　扫描视野>15cm×15cm,主要是为了满足在正颌外科和正畸治疗中,对恢复面型和牙齿排列而必须进行的头部各组织器官间位置关系测量的需要。

但是,并不是所有的口腔颌面部疾病都适宜使用锥形束 CT 检查,有实验研究表明,与根尖片相比,口腔颌面锥形束 CT 在诊断牙邻面龋和颌面龋上并无优势:扫描所选用体素大小对诊断牙齿邻面龋和颌面龋也没有帮助。所以临床医生在选择影像检查方式时一定要注意适应证。

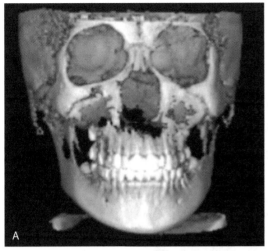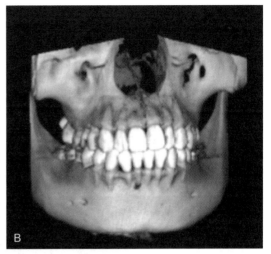

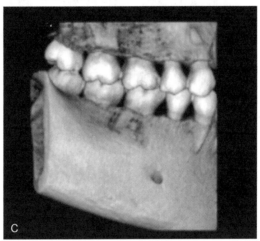

图 5-3-2　锥形束 CT 三维重建图

A. 大视野；B. 中视野；C. 小视野。

（六）伪影产生的常见因素

伪影是影响口腔颌面锥形束 CT 图像质量的重要因素。在口腔颌面锥形束 CT 影像中，伪影包括运动伪影、金属伪影、系统伪影。

1. 运动伪影　主要是由于患者在拍摄过程中，身体晃动、头颅移位或下颌不自主运动等产生，表现为双重或多重影像。这种伪影可以要求患者在拍摄过程中保持静止状态来避免（图 5-3-3）。

2. 金属伪影　放射线通过高密度物体，如牙釉质、金属充填体等，产生的散射线呈条索样高密度影像，即为金属伪影（图 5-3-4）。

3. 系统伪影　产生的因素主要有两个：①由于锥形束 CT 的摄影模式而产生的光环样伪影；②由于计算错误所产生（图 5-3-5）。

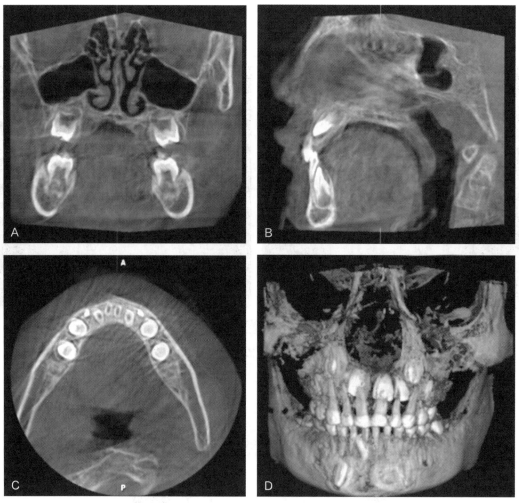

图 5-3-3　锥形束 CT 运动伪影（A~D）

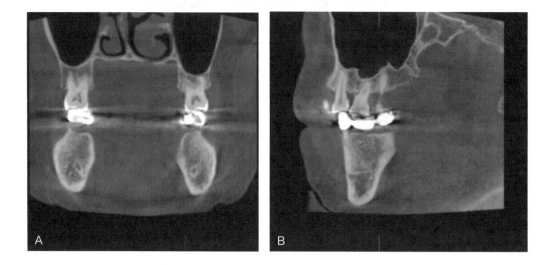

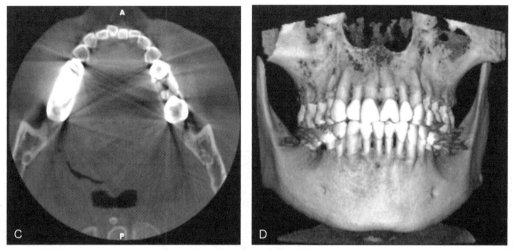

图 5-3-4 锥形束 CT 金属伪影（A~D）

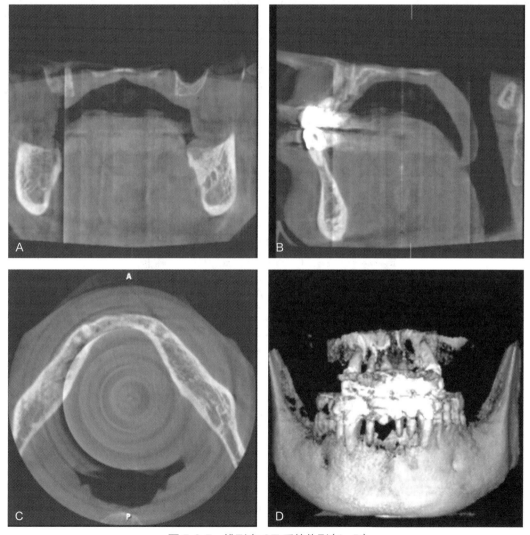

图 5-3-5 锥形束 CT 系统伪影（A~D）

（七）相关知识

口腔颌面锥形束 CT 的空间分辨率相对较高,能很好地显示相应组织结构中硬组织的图像,如牙齿、牙槽骨等,但不能很好地显示软组织及其间隙图像(图 5-3-6)。

口腔颌面锥形束 CT 的另一个特点是可以进行曲面重建,利用中视野和大视野扫描数据重组出类似于曲面体层片的图像(图 5-3-7);还可以利用大视野数据重建虚拟头颅正位和侧位图像(图 5-3-8)。

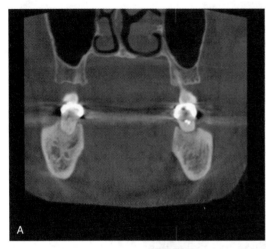
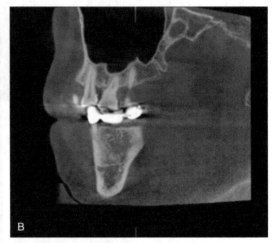
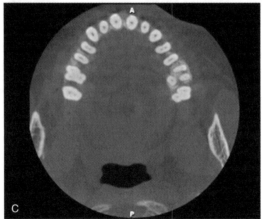

图 5-3-6 软组织及其间隙图像显示不清
A.冠状位;B.矢状位;C.轴位。

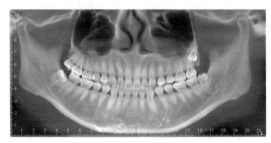

图 5-3-7 口腔颌面锥形束 CT 数据重组的曲面体层片

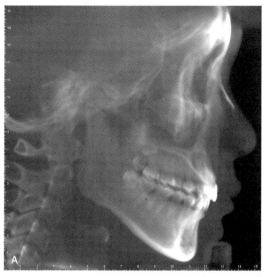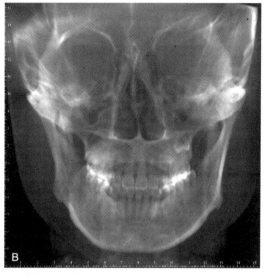

图 5-3-8　口腔颌面锥形束 CT 数据重建虚拟头颅图像

A. 头颅侧位图像；B 头颅正位图像。

四、相关知识测试题（4 道选择题）

1. 口腔颌面锥形束 CT 研制成功的时间是

　　A. 1996 年　　　　　　　　B. 1997 年　　　　　　　　C. 1998 年

　　D. 1999 年　　　　　　　　E. 2000 年

2. 以下疾病**不适宜**使用锥形束 CT 作为检查方法的是

　　A. 龋坏　　　　　　　　　B. 颌骨骨折　　　　　　　C. 腮腺肿瘤

　　D. 牙周炎　　　　　　　　E. 扁牙苔藓

3. 患者，男，33 岁，1 天前车祸导致上前牙脱落炎。以下检查最有助于明确诊断的是

　　A. 锥形束 CT 检查　　　　B. 超声检查　　　　　　　C. 涎腺造影

　　D. MRI 检查　　　　　　　E. 核素扫描

4. 患儿，7 岁，因上颌骨肿瘤需拍摄锥形束 CT。该患儿欠配合，拍摄途中吞咽口水。最有可能出现的是

　　A. 金属伪影　　　　　　　B. 运动伪影　　　　　　　C. 系统伪影

　　D. 位置伪影　　　　　　　E. 容积效应

参考答案：1. C　2. C　3. A　4. B

（闵安杰　唐 茜　吕玉梅）

第四节　唾液腺造影技术

一、概述

唾液腺造影技术通过在唾液腺导管系统注射造影剂（对比剂），在造影剂进入腺体后，达

到显影的目的,以查看导管系统的情况,发现唾液腺疾病,常用于唾液腺导管结石、慢性唾液腺炎症及免疫相关性疾病的诊断及治疗等。造影剂到达病变部位后可以与正常周围组织形成鲜明的对比。1925 年碘造影剂的出现使唾液腺造影技术得到推广应用。此后,造影剂种类、导管材料及投照技术等方面不断改进,出现了数字减影唾液腺造影(digital subtraction sialography)、CT 唾液腺造影术(CT-sialography)、介入性唾液腺造影(interventional sialography)等检查技术。

二、操作规范流程

(一) 适应证

1. 唾液腺良性肿瘤。

2. 唾液腺恶性肿瘤。

3. 免疫相关疾病,如舍格伦综合征、IgG4 相关唾液腺疾病。

4. 唾液腺慢性炎性的诊断及治疗。

5. 唾液腺导管阴性结石。

6. 涎漏。

7. 观察邻近组织病变是否累及唾液腺或压迫导管系统。

8. 治疗疗效观察或术后复查。

(二) 禁忌证

1. 绝对禁忌证

(1) 严重心脑血管疾病、精神异常及意识明显障碍,不能配合、无法耐受造影检查与摄片。

(2) 碘过敏。

2. 相对禁忌证

(1) 唾液腺急性炎症期。

(2) X 线平片已明确唾液腺有阳性涎石。

(3) 糖尿病患者长期服用二甲双胍类药物。

(三) 操作前准备

1. 操作者准备

(1) 核对患者信息:姓名、性别、年龄等基本信息;确认检查部位、检查项目。

(2) 查看患者病历资料及既往检查结果,仔细询问病史及过敏史,必要时完善术前 X 线检查及颌面部浅表器官超声等检查;若发现禁忌证,应暂缓检查。

(3) 签署唾液腺造影检查知情同意书。

(4) 检查前应向患者做好解释工作,消除患者的恐惧感,嘱其平静呼吸、不要吞咽口水,避免不必要的恶心反应。如有不适,请举手示意,避免因大幅度剧烈动作导致口腔黏膜损伤。

(5) 嘱患者取下颌面部金属异物,如耳饰、发卡、眼镜、活动义齿等;嘱其仰卧于牙科治疗椅上,身体放松。

2. 物品(器械)准备

(1) 唾液腺造影相关设备正常,包括牙科治疗椅、X 线影像检查设备正常。

(2) 影像工作站及网络系统操作正常。

(3)监护设备、氧气及急救药品准备妥当。

(4)将一次性胸巾系于患者颈部,口腔黏膜消毒剂、口腔检查盘、造影剂、特制(平头/圆钝)针头、注射器、2.5% 柠檬酸棉签放置于牙科治疗椅托盘上。

（四）操作步骤

1. 腮腺造影置管方法 操作步骤见图 5-4-1。

(1)在牙科综合治疗椅上为患者进行口腔颌面部基本检查。

1)口外:观察颌面部受检区有无明显膨隆包块、皮肤有无破溃、色泽、质地有无改变。

2)口内:患者张口度能否充分暴露腮腺导管口,腮腺乳头及周围黏膜有无破溃及异常分泌物,挤压按摩腺体是否有唾液分泌,并注意其性质与流量,邻近牙列及牙周情况。

(2)先使用口腔黏膜消毒剂进行导管口消毒,操作者一手持口镜牵拉一侧口角充分暴露导管口,另一手持探针用大弯端从导管口探入,动作应轻柔,注意避免损伤主导管侧壁。一方面可以使导管口稍稍扩大,同时也可探及导管走行方向。

(3)将特制(平头/圆钝)针头沿探入方向插入导管口内,顺导管解剖方向深入,操作过程中,保持视野清晰,如遇阻力,须及时调整方向。避免因方向偏斜、用力过大造成导管侧穿或置管太浅造成造影剂外溢。

(4)针头完全没插入导管后,将棉球或纱卷置于针头处进行压迫固位,嘱患者轻咬棉球,防止针头脱出或因导管口太粗大造成造影剂外溢。

(5)将针头软管与装有造影剂的注射器相连,进行回抽排气,可见唾液回流。

(6)缓慢推注少量造影剂,询问患者是否有液体流入的感觉,确定造影剂是否进入深部腺体,如患者诉口内有液体流出,需要确认针头是否脱出。

(7)腮腺造影曲面体层片/锥形束 CT 投照:嘱患者紧咬棉球避免针头脱出,转移至影像科检查室,再次确认针头是否位于导管内。患者取站立位或坐位,颈部前伸稍仰头,避免下颌升支与颈椎锥体重叠影响观察;断层域中心线应较常规投照深,牙弓形态选择较宽大偏颊侧,选择适宜曝光剂量。嘱患者在曝光过程中保持静止。

(8)腮腺造影侧位片投照:患者取侧卧位,颈部伸直,颏前伸,被照侧贴靠影像传感器/IP 板,头矢状面与影像传感器/IP 板平行,使腺体位于影像传感器/IP 板中心向后 2cm 处,X 线中心线以 0° 对准对侧下颌角下方 1cm,再向枕侧倾斜 5°~10° 射入腺体部,射线源(焦点)与影像传感器/IP 板距离为 40cm。

(9)缓慢推注造影剂,用量视患者年龄及病变性质而异,成人一般 1.2~1.5ml,儿童酌情减量。推注过程中应注意压力变化,避免注射器接头脱落,如压力过大,应排除软管被咬闭;观察患者面部,如面部膨隆明显或疼痛剧烈,应及时调整造影剂注射量。

(10)推注完毕后,操作人员立即离室进行曝光,如有造影剂外溢于口腔内,应用乙醇棉球擦净,以免干扰成像。

(11)拍摄完侧位充盈片后如需拍摄头颅正位/后前位片,应立即投照,患者取坐位或站立位,面向影像传感器/IP 板。调整头颅定位仪指针成 90°,使头颅矢状面与传感器垂直,双侧耳塞置入外耳道口上缘,使听眶线与地面平行。

(12)对于需拍摄功能片者,拔出针头后嘱患者吐出口内棉球或纱卷,将蘸有 2.5% 柠檬酸的棉签(或酸性食物,如话梅)置于舌背前 1/3 处,1 分钟后去除棉签,再等待 3~5 分钟后重新摆位进行曲面体层片/腮腺侧位片投照。

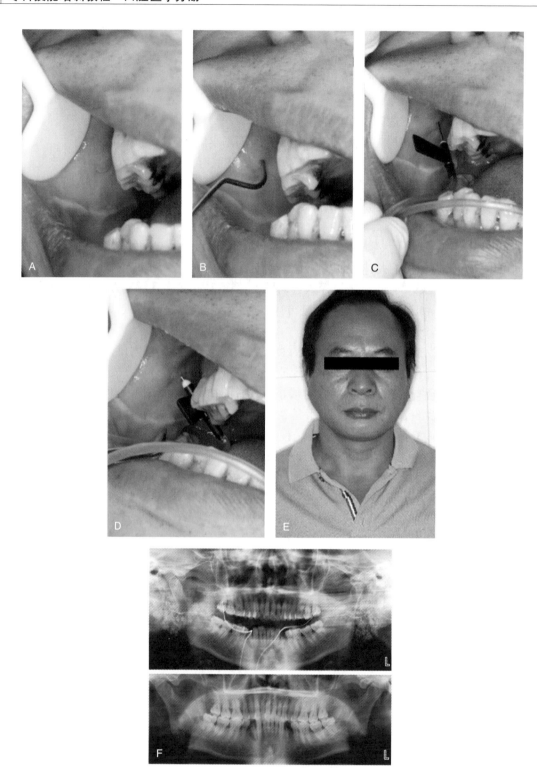

图 5-4-1 右侧腮腺造影步骤

A. 口内患侧腮腺乳头；B. 探针大弯端扩大导管口；C. 特制针头插入导管；D. 置管深度到位；E. 造影结束后可见患者双侧腮腺区肿胀；F. 双侧腮腺造影曲面体层片（充盈片＋分泌功能片）。

2. 下颌下腺造影方法 见图 5-4-2。

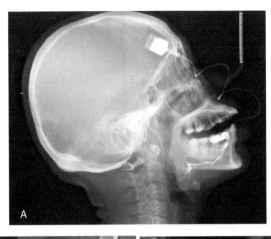

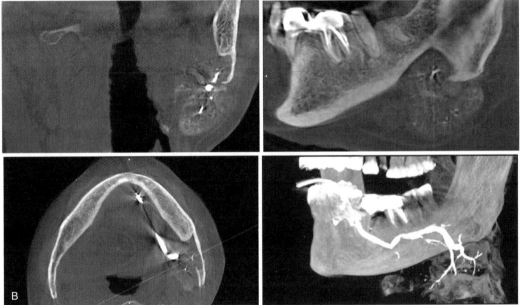

图 5-4-2 下颌下腺造影
A. 下颌下腺造影侧位片;B. 下颌下腺造影锥形束 CT。

(1)进行口腔颌面部基本检查

1)口外:观察颌下区有无明显膨隆包块、皮肤有无破溃,色泽、质地有无改变。

2)口内:患者卷舌能否充分暴露舌下肉阜,导管口有无破溃红肿及异常分泌物,挤压按摩腺体是否有唾液分泌,并注意其性质与流量。

(2)先使用口腔黏膜消毒剂进行导管口消毒,操作者用一手持口镜推开舌体至另一侧,充分暴露口底及导管口,另一手持探针用大弯端从导管口探入并反复向后牵拉数次,动作轻柔,应注意避免损伤主导管侧壁。下颌下腺导管较腮腺导管易被穿刺,故应特别注意禁止暴力操作。

(3)将特制(平头/圆钝)针头预弯塑形后沿探入方向插入导管口内,顺导管走行方向深入,操作过程中,保持视野清晰,如遇阻力,须及时调整方向。注意避免因方向偏斜、用力过大造成导管侧穿或置管太浅造成造影剂外溢。

(4)针头完全没入导管后,将棉球或纱卷置于针头处进行压迫固位,嘱患者牙齿轻轻咬合,防止针头脱出造成造影剂外溢。

(5)将针头软管与装有造影剂的注射器相连,进行回抽排气,可见唾液回流。

(6)缓慢推注少量造影剂,询问患者是否有液体流入的感觉,并确定造影剂是否进入深部腺体,如患者诉口内有液体流出,需要确认针头是否脱出。

(7)下颌下腺造影侧位片投照:嘱患者紧咬棉球避免针头脱出,转移至影像科检查室,再次确认针头是否位于导管内。患者取坐位或站立位,头转成侧位,被照侧贴靠影像传感器/IP 板,头矢状位与影像传感器/IP 板平行,颏上抬,使听眶线与地面夹角成 30° 左右,标尺固定鼻尖,避免腺体与下颌骨下缘过度重叠。

(8)嘱患者在摄片曝光过程中保持静止。

(9)缓慢推注造影剂,用量视患者年龄及病变性质而异,成人一般 1.0~1.2ml,儿童酌情减量。推注过程中应注意压力变化,左手拇指与示指固定接头避免脱落,如压力过大,应排除软管被咬闭;观察患者面部,如患者下颌下区膨隆明显或疼痛剧烈,应及时调整造影剂注射量。

(10)推注完毕后,操作人员立即离室进行曝光,如有造影剂外溢于口腔内,应用乙醇棉球擦净,以免干扰成像。

(11)拍摄完充盈片需拍摄功能片者,拔出针头后嘱患者吐出口内棉球或纱卷,将蘸有 2.5% 柠檬酸的棉签(或酸性食物,如话梅)放于舌背前 1/3 处,1 分钟后去除棉签,再等待 3~5 分钟后重新摆位拍摄下颌下腺造影侧位片。

(五)并发症及处理

1. **药物副作用** 最常见的并发症为造影剂导致的药物过敏,表现为头晕、恶心、头痛、手指麻木,严重者可出现呼吸困难、血压下降,甚至过敏性休克等。预防措施:诊室内配备各种处理和抢救造影反应的药品和器械,并保证随时可用。术前仔细询问患者食物、药物过敏史,在患者注射造影剂后应有医护人员在场作严密观察,若出现过敏反应,应根据不同症状和轻重程度给予对症的抗过敏处理。

2. **唾液腺导管侧穿或造影剂外渗** 可由于操作经验不足,对导管系统解剖结构不明,置管动作不熟练、错误或动作粗暴,导致造影剂注入周围组织间隙,穿孔部位通常在导管狭窄或转折等操作难点处。预防措施:操作轻柔,循解剖方向置管,注意深度。低龄患者应在操作前仔细评估风险及患者耐受情况,加强与患者及其家属沟通,操作中密切观察患者。一旦发生穿孔,应立即中止检查,必要时请口腔颌面外科协助处理。

3. **感染** 操作时消毒不严引起局部黏膜或腺体医源性感染等。预防措施:严格执行口腔黏膜消毒、器械清洗消毒等预防措施,操作轻柔。

4. **心脑血管意外** ①心脏意外,如心绞痛、心肌梗死、心律失常和心搏骤停;②严重颈椎病,如神经根病变者,尤其是老年人或原有心、脑、肺疾病的患者容易出现,因操作时间过长,患者精神紧张、耐受度降低等可能引起的血压升高等所致。预防措施:操作轻柔,术前应询问病史,老年人或原有心、脑血管基础疾病的患者术前检查血压、完善心电图。一旦出现心、脑血管等意外,应立即中止检查,就地组织抢救。

5. 低血糖反应　因患者精神紧张或未进饮食,出现心悸、乏力、出汗、饥饿感、面色苍白、震颤、恶心、呕吐等低血糖反应;较严重的可出现意识模糊、精神失常、肢体瘫痪,大小便失禁、昏睡、昏迷等。预防措施:术前仔细询问病史及饮食情况,出现时应立即进食、进饮,必要时给予高糖治疗。

6. 其他　如发生意外情况,应及时处理并进行对症治疗。

(六) 操作注意事项

1. 在进行唾液腺造影操作前,需学习有关唾液腺造影检查的相关理论,包括适应证、禁忌证等相关知识;熟悉唾液腺导管系统及邻近组织的解剖结构,掌握常见唾液腺疾病及相关疾病的造影表现及处理原则,轻柔操作,避免暴力置管和注入药物速率过快。

2. 操作前、操作过程中应注意与患者的沟通,结束后还应向患者交代造影后注意事项。

3. 造影后处理　唾液腺造影完毕后应常规观察 10 分钟,若出现迟发性过敏反应,应及时治疗。患者造影腺体会有轻度肿胀不适感,无明显疼痛者可给予清淡饮食;如造影腺体肿胀严重、疼痛剧烈,可进行腺体按摩和局部理疗促进造影剂排空,减轻疼痛,同时需注意观察有无肿胀、疼痛进行性加重或其他不适情况。若有造影剂外溢,会造成腺体周围组织肿胀、疼痛等,一般可自愈。

(七) 相关知识

用于唾液腺造影的造影剂分为油溶性造影剂和水溶性造影剂,此外还有二聚体新型非离子型造影剂。

1. 油溶性造影剂　为 40% 碘化油,为植物油与碘结合的一种有机碘化合物,造影图像的对比度好,表面张力大,可用于导管灌注治疗,但流动性差,不易排空,造影后肿胀、疼痛等反应较大。

2. 水溶性造影剂　为 76% 泛影葡胺,与碘化油相比流动性好,易于排出,组织肉芽肿性反应小,适用于干燥综合征等疾病的患者。涎漏、患儿不合作、唾液腺良性肥大及唾液腺小肿块等最好选择 40% 碘化油造影剂;舍格伦综合征应使用 60%~80% 离子型或非离子型造影剂。

3. 二聚体新型非离子型造影剂　如碘海醇等,优于离子型造影剂,具有毒性低、等渗、患者耐受性好等优点。

三、唾液腺造影规范评价

唾液腺造影规范核查、评估见表 5-4-1、表 5-4-2。

表 5-4-1　唾液腺造影规范核查表

项目	内容	是	部分	否
操作前准备	核对患者信息:姓名、性别、年龄、主诉			
	确认检查部位、检查项目			
	询问患者既往有无高血压,有无心、肺、脑疾病和严重颈椎病、糖尿病、传染性疾病等病史			

续表

项目	内容	是	部分	否
操作前准备	询问无食物药物过敏史			
	查看患者病历资料及既往检查结果			
	明确患者有无唾液腺造影检查禁忌证			
	确定患者已签署唾液腺造影检查知情同意书			
	向患者做好解释工作,消除患者的恐惧感			
	物品(器械)准备:唾液腺造影相关设备正常,包括牙科治疗椅、X线影像检查设备正常;影像工作站及网络系统正常;监护设备、氧气及急救药品准备妥当;将一次性胸巾系于患者颈部,口腔黏膜消毒剂、口腔检查盘、造影剂、特制(平头/圆钝)针头、注射器放置于牙科治疗椅托盘上			
操作过程	置管过程			
	顺利找到导管口			
	探针顺利探入并扩大导管口			
	针头能顺利探入主导管深部并能准确固定			
	针头连接注射器并回抽有唾液回流			
	造影剂顺利注入患者腺体内			
	拍片投照:充盈片+分泌功能片			
	正确调整体位并选择合适曝光条件投照			
	腺体显示清晰			
	导管及腺体充盈充分			
操作后处置	向患者交代术后注意事项,如饮食建议,观察是否有肿胀加重、发热等情况			

表 5-4-2 唾液腺造影规范评估表

项目	好(5分)	一般(3分)	差(1分)
操作过程流畅度			
操作检查熟练度			
人文关怀			

注:评估标准如下。

好:操作过程清晰流畅,无卡顿,检查熟练,置管及投照方法正确,导管系统显示清晰,腺体充盈充分;人文关怀到位,有术前交流、术中安慰及术后饮食和注意事项的交代。

一般:操作过程能整体完成,卡顿次数<3次,检查置管及投照方法基本正确,置管方向调整卡顿<3次、深度不足1/2,导管系统部分重叠,显示不清,腺体充盈不足或过度充盈;人文关怀不足,但能有部分术前交流、术中安慰及术后饮食和注意事项的交代。

差:操作过程卡顿次数>6次,操作粗暴,针头反复触及导管壁甚至刺破导致侧穿(次数≥3次),造影剂漏入口腔,导管系统无显影;无人文关怀。

四、常见操作错误及分析

1. 操作时,特制针头反复触及导管侧壁,或操作方向未顺导管走行而导致导管侧穿损伤,造影剂进入周围组织间隙造成局部肿胀疼痛。由操作者操作技术欠熟练、操作粗暴或患者欠合作所致。

2. 在注入造影剂前未回抽(未将软管或注射器内气体排空),导管中充盈缺损和空腔较多等。由操作者操作技术欠熟练所致。

3. 腺体显示充盈不足或充盈过度,由于操作者置管深度不足,或棉球、棉卷固定不当,药物从导管口漏出到口腔。由操作者对唾液腺解剖特点掌握不足,注入药量不足或过多所致。

五、相关知识测试题(5 道选择题)

1. 下列选项中,**不属于**唾液腺造影适应证的是

A. 唾液腺慢性炎症   B. 干燥综合征

C. 涎漏   D. 唾液腺急性炎症

E. 唾液腺导管阴性结石

2. 患儿,女,5 岁,双侧腮腺反复肿大 1 年。临床检查怀疑儿童复发性腮腺炎。关于儿童复发性腮腺炎的唾液腺造影检查,下列说法**错误**的是

A. 多数主导管无改变

B. 副腺体末梢导管扩张

C. 临床痊愈后仍有末梢导管扩张

D. 主导管可有扩张

E. 病变常累及颌下腺

3. 患儿,男,8 岁,近 1 年来双侧腮腺反复肿胀,消炎有效,近 2 个月发作频繁。以下检查中,最有助于明确诊断的是

A. CT 检查   B. 超声检查   C. 唾液腺造影

D. MRI 检查   E. 核素扫描

4. 患者,男,45 岁,双侧腮腺肿大 10 余年,有轻胀感。腮腺弥散性肿胀,质软,导管分泌量少。腮腺造影显示导管分支系统无异常,腺体略增大。该患者最有可能的诊断是

A. 慢性复发性腮腺炎   B. 舍格伦综合征

C. 流行性腮腺炎   D. 腮腺良性肥大

E. 腮腺淋巴瘤

5. 下列有关腮腺恶性肿瘤的描述,**不正确**的是

A. 导管排列扭曲、紊乱、粗细不均匀,导管可突然中断或时断时续

B. 腺泡不均匀充盈缺损,边缘不整齐

C. 表现形态不规则,界限不清楚,内部密度不均匀

D. 充盈缺损处周围腺泡多呈过度充盈状态

E. 超声显示形态不规则,边界不清楚,内部回声高度不均匀

参考答案: 1. D   2. D   3. C   4. E   5. D

(闵安杰 陈可佳)

第五节 数字化应用技术

一、颌骨数字化精确重建术

(一)概述

目前数字化技术发展突飞猛进,在口腔医学中也得到了广泛应用,如 CAD/CAM 技术、3D 打印技术(图 5-5-1)、虚拟手术、术中导航、虚拟/混合现实技术及人工智能等,极大地提高了医疗工作的效率和精准度。

其中,3D 打印及虚拟手术的结合,使颌骨数字化精确重建术成为可能,为颌骨缺损的精准修复提供了可靠的保障,能够逼真地模拟病变切除、移植骨瓣制备与塑形等关键步骤,可进一步制作出各种颌骨模型与外科导板,指导手术进行,达到精准修复的目的。

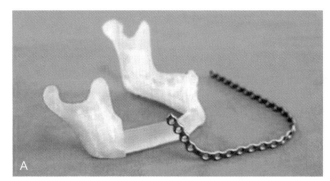
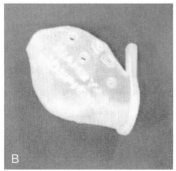
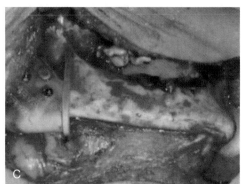

图 5-5-1 3D 打印技术在口腔医学中的应用(A~C)

(二)操作规范流程

使用锥形束 CT/螺旋 CT 扫描采样患者,上、下颌骨数据(密扫、大视野)的影像学资料以医学数字成像和通信(digital imaging and communications in medicine,DICOM)标准格式保存备用。

使用螺旋 CT 扫描的患者,腓骨/髂骨供区(密扫),也以 DICOM 标准格式保存数据。

将 DICOM 标准格式数据导入虚拟设计软件,使用阈值划分、区域增长及多层套索等功能进行影像分割并重建上、下颌骨和腓骨/髂骨三维模型。

确定一对截骨平面(图 5-5-2A),用于设置手术将要切除的病变颌骨区域。

在病变区域绘制多个三维坐标点,形成空间折线(图 5-5-2B)。

随后通过计算步骤自动将腓骨模拟仿真移植至下颌骨缺损区,形成重建后的预期颌骨模型(图 5-5-2C),完成虚拟手术。

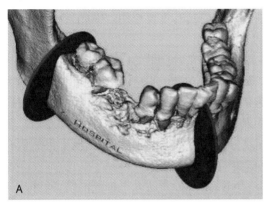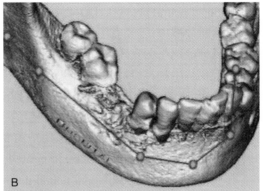

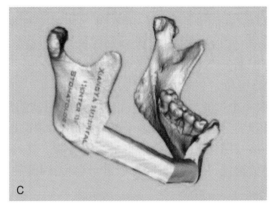

图 5-5-2　下颌骨病变切除与腓骨移植的手术模拟

A. 截骨平面;B. 模拟腓骨移植的空间折线;C. 预期颌骨模型。

(三) 设计误差的相关知识

根据已有研究,3D 打印导板能够在引导下颌骨病变切除的同时,在引导颌骨精确重建方面也能取得了满意的效果。但与术前设计比较,仍存在一定的误差,可能与以下因素有关。

1. 导板设计与结果分析时存在系统误差,因为要涉及对模型的多次配准,而配准过程本身就可能存在误差。

2. 手术操作产生的误差,如利用导板进行截骨操作时,导板位置的移动、术者对截骨位置与方向的控制不够精确,以及锯片的摆动等。

3. 在利用重建钛板恢复下颌骨连续性及进行移植骨块的固定时,钛板发生轻微形变导致的误差。

因此,临床上在使用该技术时,仍应该留有充足的安全距离,以避免误差带来的手术损伤。

二、口腔影像技术联合机器学习

（一）深度卷积神经网络概述

CT 是一种客观的检查方式，在临床诊断和治疗中非常重要。但是，仅凭借眼力跟踪和诊断影像信息非常耗时，而且在报告中的描述存在主观性。深度卷积神经网络（deep convolutional neural network，DCNN）在图像识别和分类中具有重要作用。因此，在口腔医学的放射诊断领域中，已经有了 DCNN 的一些成功应用。

人工神经网络的发现是一种仿生过程，是在对大脑研究后获得的启发，并最终用计算机进行了实现。生物神经网络由神经元组成，神经元由细胞体、长轴突和分支树突组成。树突起接触作用，吸收电活动并将该信息发送到细胞体；细胞体会积累这些信息，并沿着轴突向脑组织发送信号。因此，紧密连接在一起的一组神经元可以相互发出信号并进行通信。基于这种结构，计算机化的神经网络适用于需要有效分析大量数据的领域，现已用于自然语言处理等应用程序，以及计算机视觉、语音识别、在线推荐系统。

卷积神经网络（convolutional neural network，CNN）是一种多层人工神经网络，能够从一些基本特征，如边缘、点、亮点和暗点，以及模式图案中学习，然后通过逐层叠加实现信息判别。CNN 与其他机器学习算法的学习方式有所不同，它并不是匹配整个图像，而是通过匹配图像的各个部分来进行。这使得 CNN 可以判别移位、变大或变小、变厚或变细，以及旋转的图案。本部分内容将讨论 CNN 中使用的常见层，包括卷积层、池化层、线性整流单元（rectified linear unit，ReLU）层和完全连接层。

在大多数 CNN 中，第一个过滤层是卷积层，该方法基于过滤的数学方法，在整图中匹配一些特定的模式图案，卷积的结果就是图像各个部分出现不同模式图案的总和。此过程涉及局部像素映射，模式图案与图像像素相乘获得平均等步骤。其过程往往通过随机生成一系列模式图案，获得较多的滤镜，从而对不同特征进行卷积，因此卷积层是多个不同特征在图像不同位置分布的集合。

池化层的目的是缩小数据规模，降低 CNN 对位置的敏感性。通过选择窗口大小，进行遍历移动，然后可以使用最大值法，或以平均值法在图像的所有特征获取最大值来缩小神经网络的规模。经过上述步骤能够缩小数据规模的神经网络就是池化层。

在部分 CNN 中还将使用 ReLU。ReLU 是一种标准化过程，可通过规范化步骤将传入的负值转换为零，而正值则被保留，从而实现后期运算的求和过程不至于被负数影响。ReLU 层神经网络的规模将不发生变化，结果与前一层保持同样的规模，但不存在负值。与传统的神经元模型相比，使用 ReLU 设计，有助于加速深度学习算法的训练过程，使之更容易收敛。更快的学习性能对于计算机体层摄影等大型数据集的计算过程至关重要。

在按步骤处理完所有层后，最终输出的结果由完全连接层确定。完全连接层将通过前面过滤步骤的图像转换为最终的结果。最终结果一般用于分类，一般有几个分类就对应几个神经元，哪个神经元被激活，就意味着人工神经网络给出了哪种回答。而最终结果与前面神经网络之间的关联，由一组两两神经元间的连接权值来决定，由于每个结果分类都与最终一层神经网络的所有神经元连接，因此称为全连接。

通过反复地堆叠卷积层、池化层、ReLU 层和完全连接层就形成了 DCNN。

在设计 CNN 时还需要采取一些措施来增加网络的鲁棒性。如在 CNN 中，每个神经元的计算结果应独立于下一层神经元的结果。但是，对于同一层网络中的大量参数，神经网络可能会变得相互依赖并且过度拟合。此时对于已知的训练数据可以获得较好的结果，而对于未知的结果将效果很差，结果将失去一般性。为了防止过度拟合，一种叫作"dropout"的丢弃方法被提出，其原理是在训练期间随机丢弃部分神经元（每个隐藏神经元的概率为 0.5）来减少每个神经元之间的共适应。使用"dropout"方法生成的 CNN 架构可以使结果更准确、更"健壮"，这有利于推广到一般性问题。

DCNN 由大量层构成，层的特征和权重是通过误差反向传播算法获得的，因此 DCNN 可以根据已知的情况自行学习。通过反向传播计算结果中存在的误差，可以将所训练网络的损失值逐渐下降。尽管误差计算过程没有太多优化方法，但可以通过更改卷积的大小、数量或特征（包括映射的窗口大小）来提高 CNN 的性能。

（二）深度卷积神经网络在口腔图像分析中的应用

近年来 DCNN 在医学图像识别中的应用已得到越来越多的研究。但在文献回顾过程中，CNN 在口腔图像处理中的应用仍然有限，只有数量不多的文章报道了这一内容。

有研究团队将 DCNN 用于牙科 X 线片的诊断和分析。该研究提出了一个能解决目标预测、牙位标记、咬合分割的算法，这 3 个问题来自 2015 年电气与电子工程师协会（Institute of Electrical and Electronics Engineers，IEEE）国际生物医学影像研讨会，在该研究中使用了 4 种类型的 CNN。此外，也有学者的研究侧重于通过 DCNN 模型实现对口腔锥形束 CT 中的牙齿类型进行自动分类。

在另一些研究中，有报道提出了一种可以用于识别间隙龋的判别系统。该系统通过 4 个步骤开展工作：①将牙齿进行水平对齐，以最大限度地降低图像判别的性能下降；②通过 CNN 生成概率图；③分割牙冠部分，并对牙冠中的龋齿概率进行预测；④精简分析结果。结果表明，该系统可用于检测邻面龋。

牙周疾病在各个年龄段都很普遍，并且与心内膜炎等系统性疾病相关。为了辅助诊断和预测牙周受损的牙齿，有学者开发了基于 DCNN 的辅助系统。该体系结构由 16 个卷积层和两个完全连接层组成，它们的结构在检测前磨牙时准确性为 81.0%，检测磨牙的牙周炎时准确性为 76.7%。此外，有学者提出了包含卷积层的自动编码结构，该系统可以从口腔图像中分割出牙龈疾病。该模型成功地区分了存在炎症的牙龈和健康的牙龈。

还有一些研究人员使用计算机辅助（CAD）诊断系统在全景 X 线片上用 DCNN 检测骨质疏松症。对比了使用 DCNN、数据增强后的 DCNN 分析全景 X 线片的差别。研究将 DCNN CAD 系统与经验丰富的口腔颌面放射科医生进行了比较，结果表明两者之间的一致性很高。该研究所得结论为基于 DCNN 的 CAD 系统可以为医生提供早期发现骨质疏松症的信息。

在另一项研究中，使用了基于深度学习的 CNN 算法来检测和诊断龋齿。该研究使用基于"GoogLeNet Inception v3"架构的 DCNN 在前磨牙、磨牙，以及前磨牙和磨牙模型的根尖片上诊断龋齿。该算法诊断前磨牙龋齿的准确性为 91.7%，磨牙为 89.0%，前磨牙和磨牙为 84.5%。

有研究团队使用两个 CNN 构建了一个对抗生成网络，用于预测颌骨的可能形态（图 5-5-3），并通过与患者颌骨进行语义判别，为颌骨破坏的患者寻求手术时的参考形态。在该研究中，展示了部分在虚拟环境中完成的补全案例，具有临床应用的潜力。

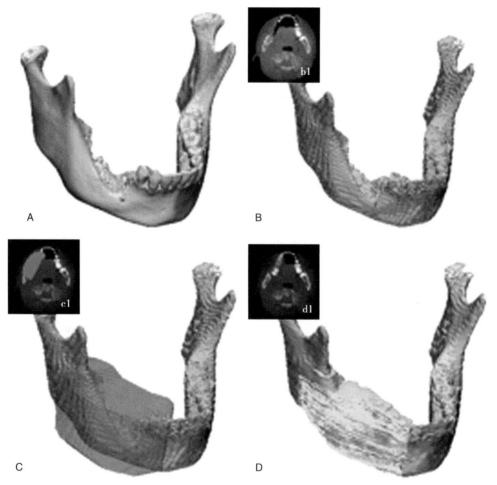

图 5-5-3 使用人工智能技术对病变颌骨进行补全

A. 锥形束 CT 数据重建的原始下颌骨;B. 降低分辨率后输入人工智能的补全前颌骨形态;C. 设置的三维掩码(MASK)区域,告知人工智能系统需要模拟生成的区域;D. 人工智能系统生成的补全颌骨。

机器学习的时代已经到来,它将渗透到社会和生活的方方面面,因此也将进入口腔医学领域。随着 CNN 使用的不断增多,它有可能帮助临床医生诊断疾病,并向临床医生提出建议。在今后的诊疗过程中,人工智能技术将会发挥越来越重要的作用。人工智能和 DCNN 的目的并不是代替临床医生,而是成为一种高效的诊疗辅助手段,通过人工智能的干预使某些工作流程简化,并达到一定的一致性。

三、相关知识测试题(5 道选择题)

1. 手术导板技术尚**不能**用于

  A. 成釉细胞瘤腓骨截断切除

  B. 下颌角切除

  C. 股前外侧游离皮瓣塑形

  D. 种植牙

　　E. 开髓

2. 在虚拟手术规划中,以下**不属于**误差来源的是

　　A. 模型配准误差　　　　　　　B. 肿物范围辨认误差

　　C. 手术操作误差　　　　　　　D. 钛板形变误差

　　E. CT 采样误差

3. 3D 打印的专业名称是

　　A. 增材制造　　　　　　B. 减材制造　　　　　　C. 等材制造

　　D. 合成制造　　　　　　E. 立体制造

4. 以下选项中,**不属于**人工智能算法的是

　　A. 支持向量机　　　　　　B. 神经网络　　　　　　C. 机器学习

　　D. 枚举算法　　　　　　　E. 深度学习

5. 口腔影像识别人工智能算法中,"线性整流单元"的英文缩写是

　　A. DCNN　　　　　　　B. Soft Max　　　　　　C. ReLU

　　D. Drop Out　　　　　　E. Deep Learning

　　参考答案:1. C　2. B　3. A　4. D　5. C

(闵安杰　梁　烨)

推荐阅读

[1] 张绍祥 . 数字医学导论 . 北京 : 科学出版社 , 2015.

[2] LIANG Y, HUAN J, LI J, et al. Recovering mandibular morphology after disease with artificial intelligence. Dent Oral Med, 2020, 10 (1): 16431.

第六章

口腔正畸专科技能培训

第一节 数字化诊断技术

一、概述

错𬌗畸形的诊断和治疗计划的制定是正畸治疗的核心环节之一,诊断设计也是体现正畸医生水平和素养的重要方面。只有有了完善的资料收集和正确的诊断设计,正畸治疗才能够达到规范、合理的目的。以往侧重点在骨组织的改建及比例的变化,而近些年则更强调颅颌面部整体软硬组织及比例的变化。虽然咬合关系不再是治疗成功的唯一目标,但患者的咬合功能及侧貌美观都需要进行系统评估。通过面部图像、模型分析、侧位片分析来评价患者的软、硬组织比例,从而指导最终治疗计划的制定非常重要。故本节将从正畸X线头影测量片、锥形束CT的拍摄及X线头影测量的相关技术进行阐述。

二、拍摄X线头影测量片

拍摄X线头影测量片是正畸诊断设计中常规的流程,其主要目的是:①精确反映骨骼和牙齿的关系;②通过治疗前、中、后的X线头影测量片来评估治疗效果。

(一) 适应证

1. 研究分析正常及错𬌗畸形患者牙、颌、面形态结构。

2. 研究颅面生长发育。

3. 记录矫治前后牙、颌、面形态结构变化。

(二) 禁忌证

1. 绝对禁忌证

(1) 孕期及哺乳期妇女。

(2) 严重的心、肝、肾功能不全及其他严重全身性疾病无法耐受检查。

(3) 重症甲状腺疾病(如甲状腺功能亢进)。

(4) 对X线高度敏感或不宜接触X线(如再生障碍性贫血等)。

2. 相对禁忌证

(1) 幽闭恐惧症,如必须进行检查,可以考虑给予适量镇静剂。

(2) 不合作,难以配合或精神异常。

(三) 操作前准备

1. 患者准备

(1) 去除拍摄部位的异物,如项链、耳环等,以防止异物形成的伪影干扰影像学检查结果。

(2) 目前,头影测量片的拍摄建议首选自然头位,Solow 等总结了获取自然头位的方法:头自然直立,头部颈部自然放松,可做俯仰方向运动数次以放松肌肉,两眼平视前方 2m 外直镜中自己的眼睛,使视轴与地面保持平行,上、下颌牙齿轻轻接触于正中颌位,摄片时在头面部前方挂一铅垂线,作为垂直基准平面。采用自然头位的头影测量片可重复性高,得到的是真实的面部中线而不受定位仪限制,诊断价值更高,尤其对于外耳道生长畸形的患者,更是唯一可行的方法。一般情况下,自然头位与头颅定位在评估颌骨不调时存在差异,在进一步分析颌骨畸形类型时,应用自然头位显得更为重要。对于多数患者,自然头位和头颅定位的区别在于头部的垂直向位置。

(3) 保持牙齿的垂直向轻咬合:大量已知的软组织头影测量分析主要是双唇紧闭的头影测量片,但唇肌的紧张可能会使其前后向位置发生变化,而且同样会影响软组织垂直向的分析。所以在摄片时要注意提醒患者牙齿应在正中咬合关系下轻轻接触,唇应处于休息位而非紧闭位。

2. 器械(物品)准备

(1) 头颅侧位片拍摄相关设备正常。

(2) 图像采集系统及图文报告系统正常。

(3) 监护设备、氧气及急救药物准备妥当。

(4) 给患者(特别是儿童)穿铅衣;佩戴围脖,以保护甲状腺。

3. 操作者准备

(1) 核对患者信息:姓名、性别、年龄、主诉。

(2) 询问患者是否有相关禁忌证。

(3) 确定患者已签署检查知情同意书。

(4) 特别注意拍摄时的投照距离和放大误差:X 线由球管点状射线源射出时,射线呈辐射状,会使投照物体的影像放大。X 线球管至投照物的距离越远,射出的 X 线越接近平行,投照物的影像放大也就越小。因此,在 X 线头颅摄影时,要求有较远的投照距离,以减少影像的放大误差。一般球管至投照物正中矢状面的距离不小于 150cm。同时,投照物与胶片(感光板)的距离也是决定 X 线片清晰度和真实性的重要因素。物 - 片距越小,X 线影像的放大和失真度就越小(图 6-1-1)。

人体是以正中矢状平面为轴,左右基本对称。在同一矢状平面上前后无对称结构,加之不同个体或同一个体前后所摄头颅定位侧位片条件一致,故影响不大。当然,了解相关成像特性有助于在头颅影像上寻找辨识相关的组织结构,了解离中心射线越远,组织结构的影像也"变"得越多。更为重要的是,摄片时 X 线中心射线在左右两侧的投照点应恒定,以保证不同时期所拍摄的 X 线片在同一矢状平面上,距离中心线不同的各组织结构放大误差抑制,这样在不同时期所摄的 X 线片才有可比性。

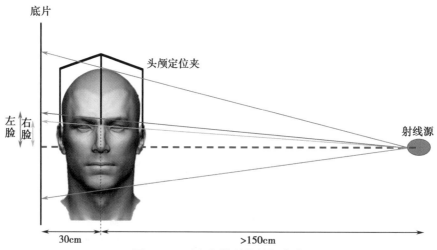

图 6-1-1 头颅侧位片的拍摄方式

本图显示放大率的问题,因为在图中,射线源先接触患者左脸。
则左脸颊影像大,右脸颊影像小。

（5）拍摄完毕后立即检查 X 线片质量:X 线头颅定位侧位片要求清晰不失真,软、硬组织均要清晰;左右耳塞影像基本重叠;眶耳平面（FH 平面）与胶片底边大致平行;读片和定点时,特别是经验目测法定点时,应将眶耳平面与读片人成 90° 摆放,是因为一些要求在纵横方向上"最突、最凹、最上、最下"的标志点都是相对于眶耳平面而言的。打印胶片传统上采用硫酸纸,并在其上进行描点、绘图、测量,目前有被数字化的计算机诊断技术替代的趋势,但是对于 X 线头影测量片拍摄的基本要求及定点的原则并没有变化（图 6-1-2）。

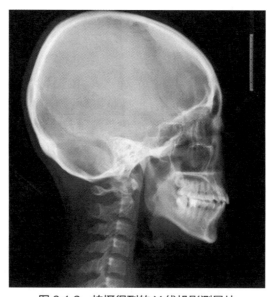

图 6-1-2 拍摄得到的 X 线投影测量片

三、X 线头影测量

头影测量可以量化牙殆关系,为建立正常的咬合关系、协调的面型关系提供参考。尽管从前文可以了解到 X 线头影测量片有局限性,但它仍然是重要的正畸临床辅助诊断工具,可以用来大体观察、描述颅颌面复合体的生长发育和形态变化,诊断异常的组织结构,预测将来的组织结构关系,制定治疗计划并评价发育和治疗结果等。此外,X 线头影测量片是定量检测和评价颅骨及牙齿空间关系的唯一实用方法。

畸形是颌骨和牙齿位置相互作用的结果,牙齿萌出后的位置受到颌骨关系的影响,而头影测量片可以进一步揭示牙殆面比例的不同。需要指出的是,头影测量从来没有单独用于正畸诊断与治疗,应该综合其他分析结果进行全盘思考和进行治疗方案的设计。这也是在拍摄 X 线头影测量片前,医生会观察患者的面型,以方便确认牙齿移动的方式与面部美观变化关系的原因。

在计算机软件等数字化诊断技术的协助下,X 线头影测量片可以较好地预测患者治疗后可能出现的变化,对正畸治疗的结果进行可视性治疗结果预测。将计算机影像技术用于与患者协商和交流,可以表述一些语言难以表达的治疗效果。协商和交流的过程应围绕面部 - 牙齿图像变化而不需要描述定量变化,可以增加患者对治疗计划的认可度。

现在市面上已经有不少商业软件,如 Dolphin、WinCeph、Uceph 等,其中四川大学华西口腔医院开发的 Uceph AI 版本,可以自主识别相关解剖结构,可以帮助正畸医生完成数字化定点及分析,大大提高临床工作效率。但不论软件如何发展,对于常用标志点的定位、常用的平面及测量项目的组成和意义仍然是口腔正畸专科医生必须掌握的基本技能,故本文将以经典的北医大分析方法为主,着重加强相关重要标志点及平面的训练。

需要注意的是:

1. X 线头影测量片是将三维的颅部空间信息叠加到二维 X 线平片上所得,所以需要正畸医生对颅面部的解剖结构及特点有清晰的了解。在绘图的过程中,特别要确保在描图、定点的过程中遵循解剖关系。

2. 因为以头颅正中矢状面为轴,左右两侧颅颌牙由于离胶片的距离不同,因而放大误差不同,从而在二维 X 线头影测量片上会产生大小不一的双重影像。为了降低放大误差带来的影像,推荐使用 Johnston 均分法。

3. 头影测量标志点可以分为两大类

(1) 解剖标志点:是真正能代表颅、颌、面、牙的一些解剖结构,其中又可依解剖位置不同而分为正中矢状位上的标志点,如鼻根点(N)、颅底点(Ba)、前鼻棘点(ANS)、后鼻棘点(PNS)、上齿槽座点(A)、下齿槽座点(B)、颏前点(Pog)、颏顶点(Gn)、颏下点(Me)及下颌联合部中心点(D 点),此外,还有软骨组织侧面轮廓上几乎所有的标志点。这些标志点因为位于正中矢状面上,无双重影像,所以不涉及均分取中点。还有一些解剖标志点位于正中矢状面两侧成左右对应的点,如眶点(Or)、耳点(P)、Bolton 点(Bo)、髁突点(Co)、下颌角点(Go),以及上下颌第一磨牙等,这些点在片子上呈双重影像,所以在定点时应用 Johnston 均分法,取左右影像的平均中点。

(2) 引申的标志点:是通过二维头颅影像上的解剖标志点引申所得,如两个测量平面延长引申相交的标志点,或在头颅三维结构中并不真正相交,而在二维影像中看作是重叠相交的点,如关节点(Ar)。

4. 在定点时很多标志点的定义是在前后和垂直向上的"最凸、最凹、最上、最下",此时的基准平面是眶耳平面(frankfort horizontal plane;FH 平面)。

(一) 适应证

1. 研究生长发育期儿童的生长型及颅面生长发育状况。

2. 制定错殆畸形的矫治方案。

3. 评估牙面比例,明确错殆畸形的形成机制。

4. 记录、分析矫治前后牙、颌、面形态结构的变化情况。

(二) 禁忌证

1. 绝对禁忌证

(1)孕期及哺乳期妇女。

(2)严重的心、肝、肾功能不全及其他严重全身性疾病无法耐受检查。

(3)重症甲状腺疾病(如甲状腺功能亢进)。

(4)对 X 线高度敏感或不宜接触 X 线(如再生障碍性贫血等)。

2. 相对禁忌证

(1)幽闭恐惧症,如必须进行检查,可以考虑给予适量镇静剂。

(2)不合作者、难以配合或精神异常。

(3)X 线头颅侧位片拍摄质量有严重问题。

(三) 操作前准备

1. 计算机及相关测量软件正常。

2. 图像采集系统及图文报告系统操作正常。

(四) 操作步骤

1. 测量标志点

(1)颅部 5 个标志点(图 6-1-3)

1)蝶鞍点(sella,S):位于正中矢状面上,为蝶鞍的中心点。蝶骨体上表面是空心的,以容纳脑垂体。脑垂体所在的垂体窝中心点就是蝶鞍的中心点。垂体窝的形态为圆瓶状,由前床突和后床突围绕。前床突通常有两个影像,由两侧的突起重叠而成。后床突常见的是一个横向突起,垂体后窝通常表现为一条线。蝶鞍点就是位于这个由前床突和后床突为边界的圆的中心。

2)鼻根点(nasion,N):为鼻额缝的最前点,是前颅底部的标志点,位于头颅正中矢状平面上,也是面部与颅部的交接处。由于鼻额缝是一条形态不规则的骨缝,在头影测量片上从后牙向前上呈一条锯齿状的阴影,显示并不十分清楚,故可以尝试从额骨表面向下寻找。由于额骨骨质致密,影像清晰连贯,较容易找到下方的骨密质减低的"小缺口",而这正是鼻额缝的最前端——鼻根点的位置。

3)耳点(porion,P):解剖耳点是外耳道的最上点,因为耳点有左右两个,所以在定点时需注意采用 Johnston 双重影像均分法。定位耳点一定要注意将外耳道影像与机械耳塞影像和内耳道影像加以区别。外耳道口通常是椭圆的;外耳道口与下颌髁突几乎位于同一高度,Johnston 发现耳点与眶点连线所成的 FH 平面高于髁突顶部约 1mm。因此,在较难判断耳点时,可以通过眶点和颏顶点来协助寻找(图 6-1-4)。

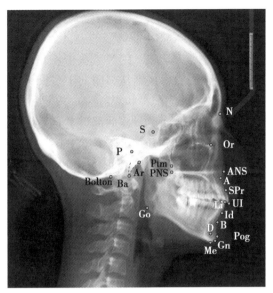

N. 鼻根点；S. 蝶鞍点；P. 耳点；Bolton. Bolton 点；Or. 眶点；Ptm. 翼上颌裂点；Ar. 关节点；
PNS. 后鼻棘点；Ba. 颅底点；ANS. 前鼻棘点；A. 上齿槽座点；SPr. 上齿槽缘点；UI. 上
中切牙点；Li. 下切牙点；Id. B. 下齿槽座点；D. Pog. 颏前点；Gn. 颏顶点；Me. 颏下点.

图 6-1-3 颅部硬组织标志点

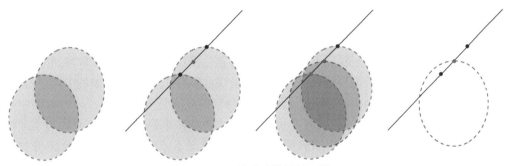

图 6-1-4 均分法描绘外耳道

4）颅底点（basion，Ba）：枕骨大孔前缘的中点，为后颅底的标志，位于正中矢状面上。在
X 线头颅侧位片上，此点是蝶骨斜坡与枕骨基部相交的顶端。

5）Bolton 点（Bo）：枕骨髁突后切迹的最凹点。这是 Bolton 平面的后界点，该平面向前
至鼻根点。因为 Bolton 点位于正中矢状面两侧，所以也呈双重影像，但因为相隔距离较小，
所以放大误差一般也比较小。

（2）上颌 7 个标志点

1）眶点（orbitale，Or）：眶下缘的最低点。眶点为构成眶耳平面（FH 平面）的重要标志点
之一。由于左右眼眶并非处于正中矢状面上，左侧眼眶的放大率要大于右侧，而在 X 线头颅
侧位片上呈现双重影像。所以要采用 Johnston 的均分法，分别先画出左右两侧的眶侧缘和
眶下缘，再分别确定左右两侧的眶点，然后连线取中点，才为眶点。

2）翼上颌裂点（pterygomaxillary fissure，Ptm）：翼上颌裂轮廓的最下点。翼上颌裂的前
界为上颌窦后壁，后界为蝶骨翼突板的前缘。此标志点能帮助确定上颌骨的后界和磨牙近

远中向的位置关系。

3）前鼻棘点（anterior nasal spine，ANS）：前鼻棘的尖，位于正中矢状面上，是确定腭平面的两个标志点之一。由于此处的骨质较疏松，在 X 线头影测量片上可能并不清晰。建议在上颌骨前上部找到向上突起的鼻嵴，然后找到从鼻嵴向下呈凹形的鼻切迹影像。这一影像与上牙槽座弧形影迹前上部相交处，即为前鼻棘点。

4）后鼻棘点（posterior nasal spine，PNS）：为硬腭后部正中最突点末端。此点同样位于正中矢状面上，是确定腭平面的两个标志点之一。有时候在侧位片上会被未萌出的第三磨牙牙胚所遮挡，这时可循上颌裂前界的上颌骨后缘影迹下行，该下行影迹与硬腭影迹相交点即为后鼻棘点。

5）上齿槽座点（subspinale，A）：前鼻棘点与上齿槽缘点间骨的最凹点。此点位于正中矢状面上，代表上颌前后向位置。定点时以 FH 平面为基准，从 FH 平面做垂线，该垂线与前鼻棘点和上牙槽缘点间骨最凹处相切的切点为上齿槽座点。这里需要注意的是，如果相切的不是一个点，而是一段切线，则取该切线段的中点。这一原则同样适用于其他以切线取点的定点方法。

6）上齿槽缘点（superior prosthion，SPr）：上齿槽突的最前下点。通常位于最前突位上中切牙的釉牙骨质界处或稍上方。可以用于测量上牙槽的高度和突度。

7）上中切牙点（upper incisor，UI）：上中切牙切缘的最前点。如有双重影像，则选取最突出的牙齿。此点与根尖相连代表上中切牙的长轴，可以反映其倾斜角度，另外此点也同样可用于距离测量，反映上中切牙突度。

（3）下颌 10 个标志点

1）髁突点（condylion，Co）：髁突的最上点。此点可用于测量下颌骨的总长度。因常呈双重影像，应取左右两侧的中点进行均分。

2）关节点（articulare，Ar）：颅底下缘与下颌髁突颈后缘的交点。此点并非解剖标志点，是三维信息在二维平片上重叠而形成的。因其也常呈双重影像，应取左右两侧的中点进行均分。

3）下齿槽座点（supramental，B）：下齿槽顶点与颏前点间骨的最凹点。与上齿槽座点类似，下齿槽座点的定点同样也是以 FH 平面为基准，是从 FH 平面做垂线，该垂线与下牙槽缘点及颏前点间骨的"C"形曲线相切的切点。在个别情况下，FH 平面的垂线无法与"C"形曲线相切，这时建议从下牙槽缘点向颏前部做切线，切线的平行线与"C"形凹陷曲线相切的切点为下齿槽座点。

4）下齿槽缘点（infradentale，Id）：下齿槽突的最前上点。此点位于下中切牙的釉牙骨质界处或稍下方。用于测量下牙槽的高度和突度。

5）下切牙点（lower incisor，Li）：下中切牙切缘的最前点。与上中切牙点类似，如有双重影像，应选择突出的牙齿。此点与根尖相连可形成下切牙长轴，可以反映下切牙倾斜角度，此外同样可以用于距离测量，反映下中切牙突度。

6）颏前点（pogonion，Pog）：颏部的最突点。此点位于正中矢状面上，FH 平面垂线的平行线与颏部最先接触的点即为颏前点。

7）颏下点（menton，Me）：颏部的最下点。此点位于正中矢状面上，是构成下颌平面的重要标志点，是通过 FH 平面的平行线与下颌联合体下缘相切所得。

8）颏顶点（gnathion，Gn）：颏前点与颏下点间骨连线的中点。可以用于测量下颌骨的总长度，也可以与蝶鞍点（S）连接构成 Y 轴，代表下颌相对前颅底的位置关系。

9）下颌角点（gonion，Go）：下颌平面和下颌支后缘切线交角的分角线与下颌的交点。由于下颌角分为左右两侧,故应将双重影像的下颌角均予以定点,然后取中点。

10)D 点:下颌体骨性联合部的中心点。此点位于正中矢状平面上,常作为下颌重叠的原点或变化参照点。

(4) 软组织侧貌标志点:①额点(G);②软组织鼻根点(Ns);③鼻顶点(Prn);④鼻小柱点(Cm);⑤鼻下点(Sn);⑥上唇凹点(A');⑦上唇缘点(UL');⑧上唇突点(UL);⑨上口点(Stoms);⑩下口点(Stomi);⑪ 下唇突点(LL);⑫ 下唇缘点(LL');⑬ 下唇凹点(B');⑭ 软组织颏前点(Pos);⑮ 软组织颏顶点(Gn');⑯ 软组织颏下点(Mes);⑰ 颈点(C)。标志点位置见图 6-1-5。

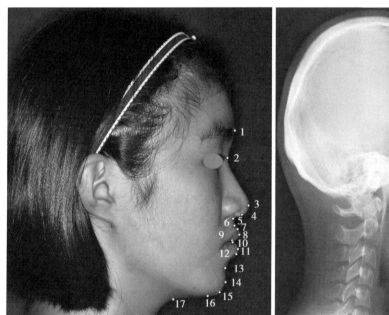

1. 额点(G);2. 软组织鼻根点(Ns);3. 鼻顶点(Prn);4. 鼻小柱点(Cm);5. 鼻下点(Sn);6. 上唇凹点(A');7. 上唇缘点(UL');8. 上唇突点(UL);9. 上口点(Stoms);10. 下口点(Stomi);11. 下唇突点(LL);12. 下唇缘点(LL');13. 下唇凹点(B');14. 软组织颏前点(Pos);15. 软组织颏顶点(Gn');16. 软组织颏下点(Mes);17. 颈点(C)。

图 6-1-5　颅部软组织标记点定点

2. 测量平面　测量平面描绘见图 6-1-6。

(1) 三个基准平面:基准平面是在头影测量中相对稳定的平面。由这些平面与各测量标志点及其他测量平面间构成角度、线距、比例等 8 个测量项目。目前最常用的基准平面为前颅底平面、眼耳平面和 Bolton 平面。

1) 前颅底平面(SN plane,SN 平面):由蝶鞍点(S)与鼻根点(N)连线组成,在颅骨的矢状平面上,代表前颅底的前后范围,常作为面部结构对颅底关系的定位平面。

2) 眶耳平面(frankfort horizontal plane,FH 平面):由耳点(P)与眶点(Or)连线组成。

3) Bolton 平面:由 Bolton 点与鼻根点连线组成,此平面多用作重叠头影图的基准平面。

(2) 测量平面方法

1) 腭平面(palatal plane,ANS-PNS):后鼻棘与前鼻棘的连线。

2) 全颅底平面(Ba-N):颅底点与鼻根点的连线。

3）颌平面（occlusal plane，OP）：颌平面有两种确定方法。① Downs 颌平面，以第一恒磨牙的咬合中点与上下中切牙点连线的中点相连所成的线；②自然颌平面，或称为功能颌平面，由均分第一恒磨牙、第一乳磨牙或第一双尖牙的接触点（后牙）所得。

4）下颌平面（mandiblular plane，MP）：下颌平面确定方法有三种。①通过颏下点与下颌角下缘相切的线，又称 Downs 下颌平面，是最常用的一种下颌平面；②下颌体下缘最底部的切线，这是 Tweed 三角分析法中的方法；③下颌角点（Go）与颏顶点（Gn）间的连线，又称 Steiner 下颌平面。

5）下颌升支平面（ramal plane，RP）：下颌升支及髁突后缘的切线。

6）面平面（facial plane，NP）：由鼻根点（N）与颏前点（Pog）的连线组成。

7）Y 轴（Y-axis）：蝶鞍点（S）与颏顶点（Gn）的连线。

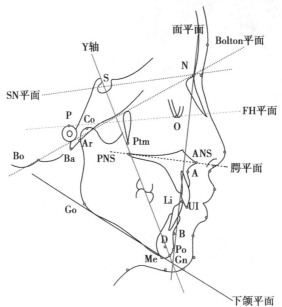

Bo. Bolton 点；P. 耳点；Ba. 颅底点；Ar. 关节点；PNS. 后鼻棘点；Go. 下颌角点；Ptm. 翼上颌裂点；Li. 下切牙点；ANS. 前鼻棘点；A. 上齿槽座点；UI. 上中切牙点；B. 下齿槽座点；Gn. 颏顶点；Me. 颏下点；FH 平面. 眶耳平面；SN 平面. 前颅底平面。

图 6-1-6　测量平面描绘图

3. 北医大分析方法　现在临床常用的分析方法、测量项目种类繁多,但测量项目多可以分类归纳为软组织测量和硬组织测量。从组织结构来看,可以分为颌骨（前后向、垂直向）、牙 - 牙槽和面部;从测量方法和单位上来看,又可以分为角度测量、线距测量和线距比例分析等。每个项目都有其特定的意义来说明颅、颌、牙、面的相对关系。临床常用的北医大分析方法分类可汇总为颌骨、牙齿、生长发育方向（图 6-1-7）,各角度解释如下。

SNA 角：以鼻根点（N）为定点,分别连接蝶鞍中心（S）及上牙槽座点（A）后所构成的角。反映上颌相对于颅部的前后位置关系。

SNB 角：以鼻根点（N）为定点,分别连接蝶鞍中心（S）及下牙槽座点（B）后所构成的角。反映下颌相对于颅部的前后位置关系。

ANB 角：以鼻根点（N）为定点，分别连接上牙槽座点（A）及下牙槽座点（B）后所构成的角。反映上下颌骨相对颅部的相互位置关系。

NP-FH（面角）：面平面（NP）与眶耳（FH）平面相交的下后角。

NA-PA（颌凸角）：由鼻根点至上牙槽座点连线（NA），与颏前点至上牙槽座点连线（PA）延长线的交角。

U1-NA 距（mm）：上颌中切牙切缘至鼻根点 - 上牙槽座点连线的垂直距离。

U1-NA 角：上颌中切牙长轴与鼻根点 - 上牙槽座点连线（NA）交角。

L1-NB 距（mm）：下颌中切牙切缘至鼻根点 - 下牙槽座点连线的垂直距离。

L1-NB 角：下颌中切牙长轴与鼻根点 - 下牙槽座点连线的交角。

U1-L1 角：上下颌中切牙角，为上颌中切牙长轴与下颌中切牙长轴的交角。

U1-SN 角：上颌中切牙长轴与 SN 平面相交的下内角。

L1-MP 角：下颌中切牙长轴与下颌平面相交的上内角。

MP-SN 角：下颌平面（MP）与前颅底平面（SN）的交角。

FH-MP 角：下颌平面（MP）与 FH 平面的交角。

Y 轴角：蝶鞍中心与颏顶点的连线与 FH 平面相交的下前角。

Po-NB（mm）：颏前点（Pog）向 NB 连线的垂直距离。

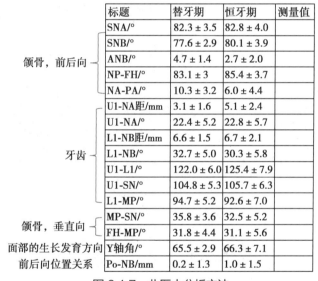

	标题	替牙期	恒牙期	测量值
颌骨，前后向	SNA/°	82.3 ± 3.5	82.8 ± 4.0	
	SNB/°	77.6 ± 2.9	80.1 ± 3.9	
	ANB/°	4.7 ± 1.4	2.7 ± 2.0	
	NP-FH/°	83.1 ± 3	85.4 ± 3.7	
	NA-PA/°	10.3 ± 3.2	6.0 ± 4.4	
牙齿	U1-NA距/mm	3.1 ± 1.6	5.1 ± 2.4	
	U1-NA/°	22.4 ± 5.2	22.8 ± 5.7	
	L1-NB距/mm	6.6 ± 1.5	6.7 ± 2.1	
	L1-NB/°	32.7 ± 5.0	30.3 ± 5.8	
	U1-L1/°	122.0 ± 6.0	125.4 ± 7.9	
	U1-SN/°	104.8 ± 5.3	105.7 ± 6.3	
	L1-MP/°	94.7 ± 5.2	92.6 ± 7.0	
颌骨，垂直向	MP-SN/°	35.8 ± 3.6	32.5 ± 5.2	
	FH-MP/°	31.8 ± 4.4	31.1 ± 5.6	
面部的生长发育方向	Y轴角/°	65.5 ± 2.9	66.3 ± 7.1	
前后向位置关系	Po-NB/mm	0.2 ± 1.3	1.0 ± 1.5	

图 6-1-7　北医大分析方法

四、锥形束 CT

在正畸领域，最初采用的数字成像技术主要包括根尖片、全景片、头影测量片等。数字影像技术取代传统成像技术后，提高了成像效率和成像质量，减少了 X 射线辐射剂量和设备的监管负担。CT 技术是最有价值的影像技术之一，虽然在很多方面都有其独特的优势，但是辐射剂量问题仍然值得关注。鉴于以上原因，以及费用、引进和训练等因素，传统的 CT 检查在牙科应用率并不高，最初仅限于了解颅面部解剖结构和综合性治疗。然而，这种情况随着锥形束 CT 技术的出现而迅速改变。

锥形束 CT 和传统 CT 的主要区别在于成像源类型,即图像搜集复合体和数据获取方式不同。CT 的 X 射线源是一个有高输出功率的旋转正极发射器,而锥形束 CT 的 X 射线源是类似于全景牙片仪器的低能量固定阳极管。CT 中 X 射线呈扇形放射,并能将数据记录在围绕头部 360° 的固态探测器上。锥形束 CT 由附带特殊图像增强器的锥形 X 射线束和固态传感器或非晶体硅板成像器构成。

传统的医用 CT 设备的成像是一系列轴向断层片,通过叠加或围绕轴平面做连续环形投照而获得。与之相反,目前锥形束 CT 使用一个或两个旋转扫描仪进行环形扫描,类似于曲面断层 X 射线投照技术,可以获得完整的全牙列或颅颌面部体层或目标区域的影像数据。扫描时间为 10~90 秒。目前,辐射剂量可低至 40~50mSv。曲面断层片有效辐射剂量范围为 2.9~9.6mSv,全口牙齿的辐射剂量范围为 33~100mSv。而医用 CT 监测牙种植体植入部位时的投照剂量为 30~650mSv,具体剂量取决于检查范围、仪器设置、断层厚度和其他参数。所以从辐射剂量低的角度出发,锥形束 CT 更受牙科医生欢迎。

锥形束 CT 的数据影像除可以利用机器本身自带的软件进行相关测量分析外,还可以用如 "Dolphin" 这样的专业正畸软件,以及 "Suresmile" 这样的系统去重建颅骨、牙根形态,进行三维或二维测量分析、气道测量,并开展手术模拟等工作(图 6-1-8~ 图 6-1-11)。也正因为这些优势,越来越多的医生也开始将锥形束 CT 作为正畸诊断设计中的一项常规检查项目。

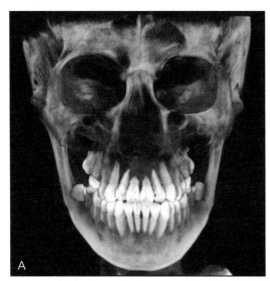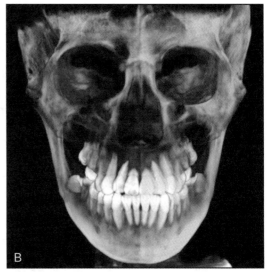

图 6-1-8　颅骨的三维重建及对称性分析(A、B)

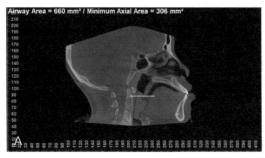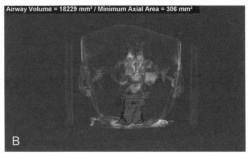

图 6-1-9　Dolphin 软件的三维气道重建(A、B)

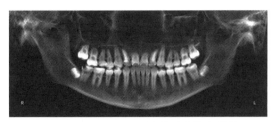

图 6-1-10　Dolphin 软件重建的全景片

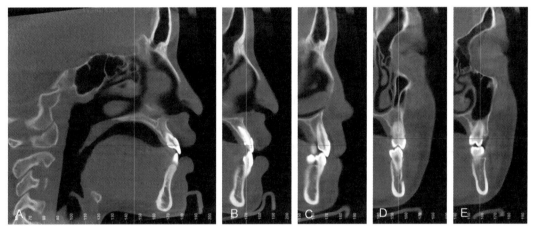

图 6-1-11　Dolphin 软件截取的根尖片（A~E）

（一）适应证

1. 研究分析正常及错𬌗畸形患者的牙、颌、面、气道形态结构。
2. 研究颅面生长发育。
3. 记录矫治前后牙、颌、面形态结构变化。
4. 精确反映骨骼和牙齿的关系。
5. 精确地评估牙齿移动过程中牙周组织相关风险及挑战。
6. 指导牙周、修复、外科等其他科室联合治疗。

（二）禁忌证

1. 绝对禁忌证

(1)孕期及哺乳期妇女。

(2)严重的心、肝、肾功能不全及其他严重全身性疾病无法耐受检查。

(3)重症甲状腺疾病（如甲状腺功能亢进）。

(4)对 X 线高度敏感或不宜接触 X 线（如再生障碍性贫血等）。

2. 相对禁忌证

(1)幽闭恐惧症，如必须进行检查，可以考虑给予适量镇静剂。

(2)不合作，难以配合或精神异常。

（三）操作前准备

1. 患者准备

(1)去除拍摄部位的异物，如项链、耳环等，以防止异物形成的伪影干扰影像学检查结果。

(2)建议首选自然头位。

(3)保持牙齿的垂直向休息位。

2. 器械(物品)准备

(1)头颅侧位片拍摄相关设备正常。

(2)图像采集系统及图文报告系统操作正常。

(3)监护设备、氧气及急救药物准备妥当。

(4)给患者(特别是儿童)穿铅衣及围脖,保护甲状腺区域。

3. 操作者准备

(1)核对患者信息:姓名、性别、年龄、主诉。

(2)询问患者是否有相关禁忌证。

(3)确定患者已签署检查知情同意书。

(4)拍摄完毕后立即检查 X 线片质量:X 线头颅定位侧位片要求清晰不失真,软、硬组织均要清晰;左右耳塞影像基本重叠;眶耳平面(FH 平面)与胶片底边大致平行。

(李文杰 雷勇华)

五、相关知识测试题(5 道选择题)

1. 下列**不属于** X 线头影测量主要用途的是

A. 研究颅面生长发育　　　　　　B. 牙颌面畸形诊断分析

C. 了解患者的骨龄　　　　　　　D. 外科正畸的诊断和矫治设计

E. 评估治疗结果

2. 常用来确定磨牙近远中向位置的测量点是

A. 鼻根点　　　　　　B. 耳点　　　　　　C. 前鼻嵴点

D. 后鼻嵴点　　　　　E. 翼上颌裂点

3. 下列**不属于**测量平面的是

A. 腭平面　　　　　　B. 下颌平面　　　　　C. 𬌗平面

D. 前颅底平面　　　　E. 面平面

4. 代表面部生长发育方向的是

A .Y 轴角　　　　　　B. FH-MP 角　　　　　C. L1-MP 角

D. ANB 角　　　　　　E. NA-PA 角

5. 下列**不属于**拍摄锥体束 CT 绝对禁忌证的是

A. 孕期及哺乳期妇女

B. 重症甲状腺疾病患者

C. 严重的心、肝、肾功能不全而无法耐受检查者

D. 幽闭恐惧症患者

E. 对 X 线高度敏感者

参考答案:1. C　2. E　3. D　4. A　5. D

推荐阅读

[1] 傅民魁. 口腔正畸学. 6 版. 北京:人民卫生出版社,2016.

[2] 田乃学,卢海平,刘怡. 临床 X 线头影测量学. 北京:人民卫生出版社,2016.

［3］GRABER L W, VANARSDALL R L, VIG K W L. Orthodontics: current principles and techniques. 7th ed. Philadelphia: Elsevier, 2022.

［4］PROFFIT W R, FIELDS H W, SARVER D M. Contemporary orthodontics. 6th ed. St Louis: Mosby, 2018.

［5］SRIPHADUNGPORN C, CHAMNANNIDIADHA N. Perception of smile esthetics by laypeople of different ages. Prog Orthod, 2017, 18 (1): 8.

［6］JOHNSTON L E, 许天民, 滕起民. Johnston 头影测量技术图解手册. 2 版. 北京: 北京大学医学出版社, 2018.

第二节 排 牙 技 术

一、概述

正畸排牙技术主要用于诊断性排牙(diagnostic setup),又称预测性排牙,在矫治实施前,通过该技术将牙齿模拟排列在理想位置上并建立正常咬合关系,从而帮助确定拔牙与否及支抗需求等,为矫治计划的制定提供重要依据。排牙技术作为正畸临床诊断和治疗的一个重要辅助工具,能直观地预测、评价治疗后牙齿的排列及咬合状态,对于临界病例的治疗方案制定有较强的指导作用,同时排牙的结果可以作为医患、医生、医技间有效的沟通媒介。

二、操作规范流程

(一) 模型制作及简易𬌗架转移

1. 材料准备 患者正畸诊断资料、简易𬌗架、恒温水浴箱、蜡片、低(零)膨胀石膏、标准石膏基托模具、石膏分割磨锯、模型测量游标卡尺、三角尺直尺、红黑标记笔等。

2. 模型制备 选择适应托盘,功能性印模,最好选择硅橡胶印模。印模应准确、无气泡,唇颊边缘伸展达膜龈黏膜转折处,唇颊舌系带、上颌结节、磨牙后垫及舌侧翼缘区完整清晰。建议用低(零)膨胀石膏灌注模型。仔细去除石膏模型𬌗面小瘤,应避免损坏牙齿𬌗面形态。模型应灌注模型底座。

3. 简易𬌗架转移 校准𬌗架时,应清洁𬌗架,防止残留石膏(图 6-2-1)。

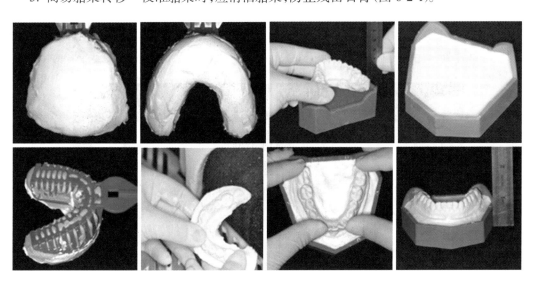

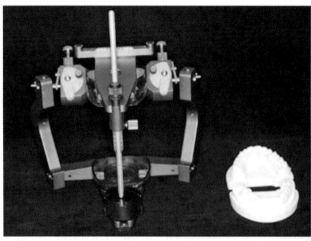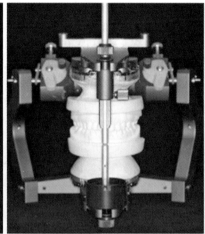

图 6-2-1 石膏模型准备及殆架转移

（二）模型标记及测量

1. 标记牙位 在每颗牙齿近中殆方标记牙位。

2. 测量牙齿宽度 用游标卡尺测量每颗牙齿近、远、中最大值的宽度,并记录每个牙位大小。分割每颗牙齿后,再次测量锯下的牙齿宽度与之前模型测量是否有差异。注意拉锯的时候可能会损失少量石膏,应尽量精准快速地锯下牙齿,避免反复多次磨耗而损失大量的石膏,导致牙量减少及排牙精确度受到影响。

3. 测量牙弓宽度及长度 测量牙弓宽度时,先标记尖牙窝(前),第二前磨牙窝(中),第一磨牙中央窝(后),再分别用游标卡尺测量两侧中央窝的连线。记录牙弓前、中、后段的宽度。

测量牙弓长度时,牙弓总长度为中切牙近中接触点至第二磨牙远中面连线的垂直距离。前段牙弓长度为切牙近中接触点至尖牙连线的垂直距离。中段牙弓长度为尖牙连线至第一磨牙近中接触点连线的垂直距离。后段牙弓长度为第一磨牙近中面连线至第二磨牙远中面的垂直距离(图 6-2-2)。

（三）石膏模型画线,分牙和蜡堤制作

1. 牙轴画线 沿每颗牙齿长轴标记牙轴,舌侧延伸到龈缘下方 8mm 处,唇侧延伸至基骨的模型基托处。用黑笔做牙长轴标记。

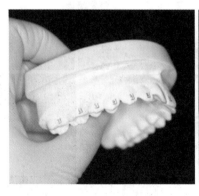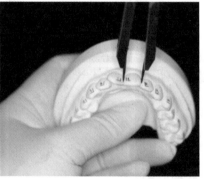

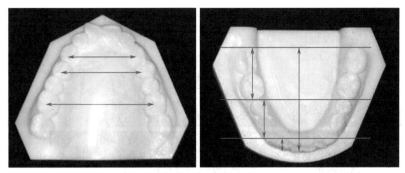

图 6-2-2　石膏模型标记及测量

2. 基骨线、中线、咬合功能尖的标记　基骨线为颊舌侧龈缘下 8mm,沿牙弓弧度连线,远中到上下颌第二磨牙远中牙槽嵴顶。中线为上下颌中切牙近中邻接点,颊舌侧分割连线。咬合功能尖为上颌第一磨牙近中颊尖延伸至上颌牙槽基骨底座,下颌第一磨牙远中颊尖延伸至下颌牙槽基骨底座。用红笔做以上标记(图 6-2-3)。

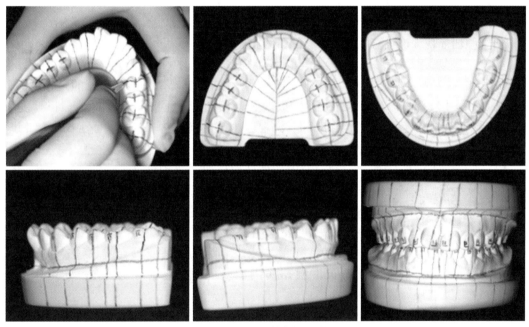

图 6-2-3　石膏模型画线

3. 分牙　如果有需要拔除的牙,提前做好标记。沿龈缘下 8mm,用裂钻与基骨成 30°~45° 顺着牙弓弧度分割石膏模型。牙槽基骨中央凹,两侧牙槽嵴稍高于中间 0.5~1.0mm。用石膏线锯分割每颗牙齿,操作时应精细分割,切忌磨除过多的石膏。分割完成后,修整单颗牙齿的牙冠及牙根形态,保留距离解剖龈缘长度约 6mm 的牙根(图 6-2-4)。

4. 铺蜡堤　取蜡片,对折两次,用蜡勺烫软制作成牙弓形态,蜡堤高度 2mm。

(四) 全口排牙

1. 前牙的排列需要兼顾面部美观与咬合功能。

(1)前牙排列的基本要求

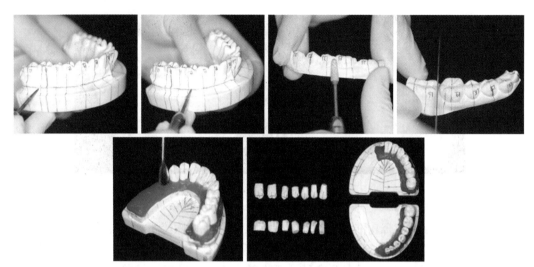

图 6-2-4　石膏模型分牙及蜡堤制作

1）左右中切牙接触点应位于面部中线，上下中线保持一致。

2）患者轻张口时，上中切牙切缘应在上唇下 2mm 的位置。

3）上颌切牙切缘连线与微笑时下唇的弧线相近。

4）上下颌切牙恢复良好的覆𬌗、覆盖。正常覆𬌗建立时，上前牙切缘遮盖下前牙牙冠上 1/3 以内，下切牙切缘咬在上切牙舌侧切 1/3 内。咬在上前牙 1/3~1/2 部分的是轻度深覆𬌗、1/2~2/3 是中度深覆𬌗、大于 2/3 是重度深覆𬌗。覆盖指上下前牙切端的水平距离，是前后的关系，正常覆盖建立一般小于 3mm。深覆盖根据距离分为 3 度：Ⅰ度，3~5mm；Ⅱ度，5~7mm；Ⅲ度，7mm 以上。

（2）前牙排列顺序：一般从上颌左右中切牙开始排列，其次为左右侧切牙，左右侧尖牙。根据临床软组织侧貌和上颌基骨的厚度，确定上颌前牙位置后，再排列下颌前牙。

（3）前牙排列位置：上下颌前牙的排列，牙根应位于基骨中央，前牙唇舌侧保留骨量至少 2mm（表 6-2-1）。前牙的排列弧度要求上前牙舌侧切 1/3 咬合线平整连续，可以用黄金比例尺检查上颌前牙排列弧度。下颌要求下切牙切缘唇侧咬合线平整连续。前牙覆𬌗在切 1/3 以内，覆盖小于 3mm。根据病例类型，覆𬌗、覆盖可能会在一定范围变化（图 6-2-5）。

表 6-2-1　前牙排列具体位置

前牙		唇舌向倾斜	近远中向倾斜	转向	与𬌗平面关系
上颌前牙	中切牙	垂直或切缘稍向唇侧倾斜	垂直或颈部稍向远中倾斜	不转向或远中稍转向腭侧	切缘在𬌗平面上
	侧切牙	颈部稍向腭侧	颈部向远中倾斜	远中略转向腭侧	切缘离开𬌗平面 0.5~1.0mm
	尖牙	颈部向唇侧突出	颈部稍向远中倾斜，其程度介于 1、2 之间	远中转向腭侧，与后牙牙槽嵴方向连续	牙尖在𬌗平面上，正面看牙尖高于上切缘

续表

前牙		唇舌向倾斜	近远中向倾斜	转向	与殆平面关系
下颌前牙	中切牙	颈部略向舌侧倾斜	垂直	不转向或远中稍转向舌侧	超过殆平面 1mm
	侧切牙	垂直	颈部略向远中倾斜	远中稍转向舌侧	超过殆平面 1mm
	尖牙	颈部向唇侧突出	颈部向远中倾斜更为明显	远中稍转向舌侧,与后牙牙槽嵴方向连续	超过殆平面 1mm

2. 后牙的排列　后牙排列的方法有上颌法和下颌法:①上颌法是指先从上颌后牙开始排列,然后再排下颌后牙;②下颌法是指先从下颌后牙开始排列,然后再排上颌后牙。全口排牙考虑到下颌牙槽骨 Spee 曲线,为了下颌固位稳定,通常使用下颌法排列后牙。

(1)下颌法

1)后牙排列顺序:首先排列下颌第一前磨牙、第二前磨牙,以及第一磨牙、第二磨牙,然后按咬合矫治计划的目标位排列上颌第一磨牙。

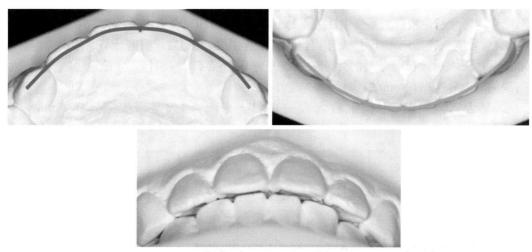

图 6-2-5　上下前牙排列及覆殆、覆盖

矫正结束后最常见的磨牙目标位:①中性关系,即上颌第一磨牙近中颊尖位于下颌磨牙近中颊面沟位置,上颌腭侧功能舌尖咬合于下颌中央窝内;②完全远中关系,即上颌磨牙远中颊尖咬合于下颌磨牙近中颊面沟的位置,多见于安氏Ⅱ类Ⅰ分类错殆下颌后缩的病例;③完全近中关系,较少见,即上颌第二前磨牙颊尖咬合在下颌第一磨牙的近中颊沟内。由于第一磨牙的咬合位是功能殆位的关键,上颌牙位排列的顺序依次为第一磨牙、第二磨牙、第二前磨牙、第一前磨牙。

2)下颌后牙与殆平面的关系:一般情况下,下颌第二磨牙远颊尖与磨牙后垫的中点一致,然后根据 Spee 曲线确定下颌后牙从后往前的垂直高度。后牙排列位置见表 6-2-2。

表 6-2-2　后牙排列具体位置

	牙位	颊舌向倾斜	近远中向倾斜	与殆平面关系
上颌	第一前磨牙	颈部垂直或向颊侧倾斜	垂直	颊尖在殆平面上,舌尖离开约 1mm
	第二前磨牙	垂直	垂直	颊舌尖均在殆平面上
	第一磨牙	颈部略向腭侧倾斜	颈部略向近中倾斜	近舌尖在殆平面上,远舌尖离开颌平面约 1mm,近颊尖离开殆平面约 1mm,远颊尖离开殆平面约 1.5mm
	第二磨牙	颈部略向腭侧倾斜	颈部略向近中倾斜	舌尖离开殆平面约 1mm,近颊尖离开殆平面约 2mm,远颊尖离开殆平面约 2.5mm
下颌	前磨牙、磨牙	以上后牙殆面为准,对好正中殆关系		

3）下颌后牙颊舌向的排列位置：后牙牙根排列需在基骨中央,从殆面观,每个后牙的舌面在下颌尖牙的近中与磨牙后垫内侧的连线上,排列不能偏向舌侧,以确保舌体的正常功能运动空间。

（2）上颌法

1）后牙排列顺序：首先排列上颌第一前磨牙、第二前磨牙,以及第一磨牙、第二磨牙,然后按照矫治设计的磨牙目标咬合位置排列下颌第一磨牙、第二磨牙、第二前磨牙、第一前磨牙,后牙的牙尖与咬合平面位置关系及上下后牙咬合关系见图 6-2-6。根据不同的病例类型,结束的磨牙目标咬合关系有中性关系、完全远中关系和完全近中关系（图 6-2-6A）。

2）后牙应整齐排列在牙弓内,牙根位于牙槽骨中央,上颌后牙前磨牙与磨牙中央沟有平整的连线,下颌后牙前磨牙与磨牙颊尖弧线平整（图 6-2-6B）。相邻后牙的边缘嵴在同一水平,或偏离正常连线 0.5mm 以内（图 6-2-6C）。

3）颊舌向倾斜度：双侧上后牙舌尖在同一平面,颊尖与舌尖差异在 1mm 以内（图 6-2-6D）。

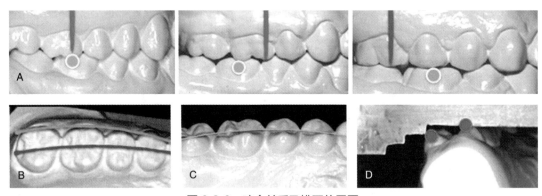

图 6-2-6　咬合关系及排牙位置图

A. 磨牙目标咬合关系；B. 下颌后牙前磨牙与磨牙颊尖弧线平整；C. 相邻后牙的边缘嵴在同一水平；
D. 双侧上后牙舌尖在同一平面。

（五）排牙的检查与调整

上下牙齿排列完成以后,分别从以下几点进行全口整体检查与调整。

1. 殆面观（图 6-2-7A）

（1）上下牙弓形态,主要有尖圆形、卵圆形、方圆形。可以借助牙弓形态尺评价排牙牙弓形态是否符合治疗结束标准。

（2）前后牙颊舌向倾斜位置，边缘嵴是否在牙弓弧度上，中央窝的连线是否位于牙槽嵴顶的正中。

（3）前后牙列过渡的弧度是否光滑平整。

（4）舌体的活动空间是否充足。

2. 前正面观（图 6-2-7B）

（1）前牙上下中线是否对齐，确认左右牙弓的对称性。

（2）前牙覆𬌗的深度。

（3）前牙切端垂直向高度所形成的切端弧度。

3. 后面观（图 6-2-7C、图 6-2-7D）

（1）上颌后牙舌侧功能尖是否咬在下颌中央窝内，轻接触。

（2）下前牙切端咬合在上颌舌侧切 1/3 内，轻接触。

（3）上下后牙弓延长线相连接，上下牙弓宽度匹配。

4. 侧面观（图 6-2-7E）

（1）矢状向的磨牙关系，Spee 曲线与补偿曲线的曲度。

（2）前牙覆盖的大小，前后牙过渡弧度是否平滑，是否没有明显的台阶。

（3）牙齿长轴的方向，根方略向远中倾斜。

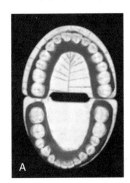
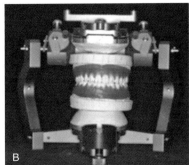
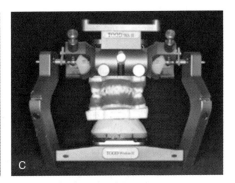
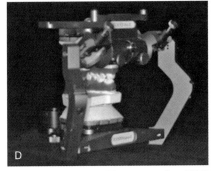
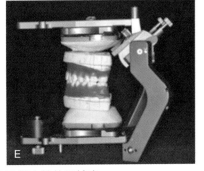

图 6-2-7　全口排牙在𬌗架上的位置检查

A. 𬌗面观；B. 前正面观；C、D. 后面观；E. 侧面观。

（六）功能𬌗的检查

在自然牙列中，根据上下颌牙的接触情况，可分为单侧平衡𬌗与双侧平衡𬌗 2 种𬌗型，功能𬌗检查见图 6-2-8。

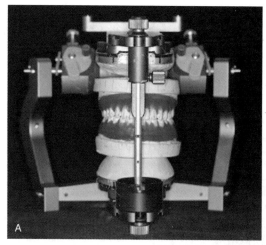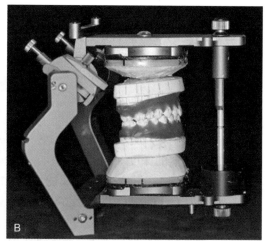

图 6-2-8　全口排牙在𬌗架上的功能𬌗检查

A. 正面观；B. 侧面观。

1. 单侧平衡𬌗　可分为尖牙保护𬌗和组牙功能𬌗。

（1）尖牙保护𬌗：是以尖牙作为支撑，对其他牙起到保护作用。在自然牙列，下颌在侧方咀嚼运动过程中，由下颌尖牙的唇面沿着上颌尖牙的舌面运动，并对下颌的运动起制导作用，此时全部后牙脱离𬌗接触，当下颌回到牙尖交错位（intercuspal position，ICP）时，全部后牙才发生一致性的𬌗接触，食物才被压碎及磨细。尖牙在侧方咬合之初为非轴向的𬌗力，而后牙承受的是接近轴向的𬌗力。

（2）组牙功能𬌗：是指在行使咀嚼运动过程中，工作侧上下牙成组接触。这些牙共同承担在咀嚼运动过程中产生的非轴向𬌗力。特点：在侧方咬合时，工作侧上下后牙均保持接触，而非工作侧上下后牙不接触，在前伸切咬时，上下颌前牙切缘相对产生咬合接触，后牙则不接触。

2. 双侧平衡𬌗　根据𬌗位的不同，可分为正中𬌗平衡、前伸𬌗平衡与侧方𬌗平衡。

（1）正中𬌗平衡：是指在牙尖交错位时，上下颌后牙间存在广泛而均匀的点、线、面的接触，前牙间轻轻接触或不接触。

（2）前伸𬌗平衡：是指在牙尖交错位时，下颌前伸至前牙切缘相对，后牙保持𬌗接触关系，为三点、多点或完善地接触𬌗平衡。

（3）侧方𬌗平衡：是指下颌进行侧方咀嚼运动时，工作侧和非工作侧均有𬌗接触，在非工作侧牙的接触亦为三点、多点或完善地接触𬌗平衡。

三、相关知识

造成功能𬌗干扰的原因如下。

1. 造成前伸𬌗干扰的原因

（1）上颌前牙排列不齐，如上颌侧切牙舌向位，在下颌做前伸运动时，与上颌侧切牙早接触，其他前牙无接触，形成前伸𬌗前牙𬌗干扰。

（2）后牙 Spee 曲线曲度过大，下颌前伸时，后牙可能接触，形成前伸𬌗后牙𬌗干扰。

（3）上颌前牙过度前倾，前牙覆盖过大，下颌前伸时，下前牙失去上颌前牙舌面的接触，后牙接触，形成前伸𬌗后牙𬌗干扰。

(4)下颌第三磨牙伸长下颌第三磨牙萌出后,如果上颌第三磨牙缺如、低位萌出或未及时萌出,未与之形成良好的接触,导致下颌第三磨牙过度萌出,高出牙弓𬌗平面,下颌由牙尖交错位前伸时,形成前伸𬌗后牙𬌗干扰。

2. 造成侧方𬌗干扰的原因

(1)上颌后牙排列过度颊向倾斜,造成牙列的横𬌗曲线曲度过大,下颌在做侧方运动时,工作侧下颌牙失去上颌牙尖斜面的引导、接触与支持,形成非工作侧支持尖早接触。

(2)下颌最后磨牙的远中尖位于上颌最后磨牙的远中,形成远中错𬌗,在侧方运动中容易产生非工作侧𬌗干扰。

(3)医源性因素。

(4)精神因素。

四、常见操作错误及分析

1. 牙轴画线不精确　不熟悉各牙齿的接触位置,以及牙长轴的走向。

2. 排牙咬合位置不准确　咬合位置的确定是三维方向上的,既要兼顾前牙的美观,又要兼顾牙周组织健康,要维持牙齿位置在基骨中央。咬合关系要求在水平、垂直、矢状方向都正确。

3. 功能𬌗检查有局限性　因排牙使用的是简易𬌗架,多为半可调式𬌗架。不能完全模拟口内的复杂运动,所以本排牙实验在简易𬌗架的功能𬌗上可能有偏差。

五、相关知识测试题(3道选择题)

1.(多选题)平衡𬌗的种类可分为

  A. 组牙平衡𬌗   B. 正中平衡𬌗   C. 侧方平衡𬌗

  D. 前伸平衡𬌗   E. 多向平衡𬌗

2.(多选题)排牙结束的目标咬合位有

  A. 完全近中关系   B. 完全远中关系   C. 超近中关系

  D. 中性关系   E. 超远中关系

3.(多选题)以下**不属于**牙槽嵴顶原则的是

  A. 上颌后牙的中央窝或舌尖尽可能排在各自的牙槽嵴顶上

  B. 下颌后牙的颊尖或中央窝尽可能排在各自的牙槽嵴顶上

  C. 𬌗力通过牙槽嵴顶传导,稳固牙齿,保证单侧平衡

  D. 保持牙齿的中性关系,利于稳定

  E. 临床冠中心点的延长线尽量通过牙槽嵴顶上

参考答案:1. BCD　2. ABD　3. DE

(周玥颖　刘欧胜)

第三节　面弓转移及𬌗架技术

一、概述

𬌗架作为一种机械装置,在连接上下颌模型后,可模拟上颌牙列与颞下颌关节之间的关

系及下颌运动。除传统应用于修复临床和教学外,𬌗架近年来也广泛应用于正畸临床和教学。𬌗架在正畸领域的使用可以 360° 观察患者正中关系位的咬合,发现早接触点及模拟下颌运动过程中的咬合干扰点,辅助实现正畸治疗后牙尖交错位和正中关系位的统一。此外,𬌗架还可应用于传统正颌手术模型外科及𬌗板制作等方面。因此,𬌗架可作为正畸临床诊断和治疗的一个重要辅助工具,以及医患、医技间沟通的媒介。

二、操作规范流程

(一) 适应证
需要转移𬌗关系。

(二) 禁忌证
严重系统性疾病,无法耐受检查。

(三) 准备工作

1. 材料准备　𬌗架、面弓、恒温水浴箱、专用咬合记录蜡、低(零)膨胀石膏等。

2. 模型制备　选择适应托盘,功能性印模,最好选择硅橡胶印模。印模应准确,无气泡,唇颊边缘伸展达膜龈黏膜转折处,唇颊舌系带、上颌结节、磨牙后垫及舌侧翼缘区完整清晰。建议低(零)膨胀石膏灌注模型。仔细去除石膏模型𬌗面小瘤,应避免损坏牙齿𬌗面形态。模型应灌注模型底座。

3. 𬌗架面弓选择及校准　选择配套的𬌗架和面弓,不能不同品牌的𬌗架、面弓混搭使用。不是每次使用𬌗架都需要校准,但𬌗架需定期校准,以减小误差,且可保证同一模型在同一品牌不同𬌗架上的准确性和可重复性,提高制作矫治器的准确性。校准时,应清洁𬌗架,防止残留的石膏造成误差。应使用配套的校准器,确保校准器与𬌗架无缝衔接。

4. 患者准备　告知患者𬌗架转移的意义及该操作属于无创操作。训练患者熟悉可能需要配合的动作及告知可能出现的不适(如拧紧左右两侧固定宽度螺丝时可能出现不适)。

(四) 面弓转移
以下以 Girrbach 全可调𬌗架(图 6-3-1)和配套面弓(Artex)(图 6-3-2)转移为例。

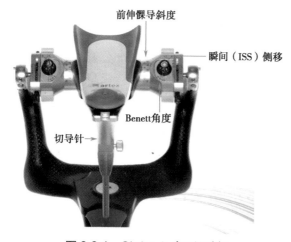

图 6-3-1　Girrbach 全可调𬌗架

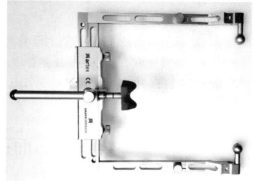

图 6-3-2　Artex 面弓

1. 𬌗架参数设置　根据临床需要设置个体或平均值髁球间距、髁导斜度等。此处以设置平均值为例：目前半可调或全可调𬌗架多设置(105±5)mm 的髁球间距,需设置平均值：前伸髁导斜度为 25°~30°,侧方髁导斜度为 15°。

2. 确定铰链轴点　Girrbach 全可调𬌗架有配套的电子面弓来测定患者个体铰链轴点,但价格昂贵、操作复杂；临床上更多使用平均铰链轴点。Girrbach 全可调𬌗架配套的滑动式面弓参考平均铰链轴点位置设计,故使用该面弓时,不需要确定平均铰链轴点,正确使用该面弓可自动转移平均铰链轴点至𬌗架上。

3. 𬌗叉准备　选择适宜的𬌗叉,口内试戴𬌗叉,标记上中切牙和左右第一磨牙矢状向的左右水平向位置。将 3 颗专用咬合记录蜡滴固定在𬌗叉上,位于上颌中切牙和左右两侧第一磨牙处,以获得磨牙和切牙的咬合面和支持上颌模型的三角(图 6-3-3)。蜡滴放置时注意与面中线对称性。恒温水浴箱软化𬌗叉上的蜡滴后,对准上颌模型中切牙区和双侧第一磨牙区均衡轻压,获得上颌中切牙切峤和磨牙牙尖的咬合。该过程中要注意上牙列中线与𬌗叉中线的一致性,以及双侧磨牙在𬌗叉上的对称性,咬合面印记不要太深和太锐利,以避免尖牙和双尖牙牙尖与𬌗叉有接触。𬌗叉蜡滴冷水冷却硬固后,在患者口内试戴,确认𬌗叉与上牙列紧密贴合无撬动,并处于中线位置上。如果𬌗叉在模型上稳定,而在口内牙列上存在撬动,可能是模型与口内牙列不一致,需要重新取模。

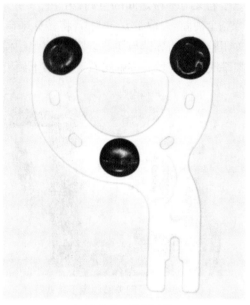

图 6-3-3　𬌗叉准备

𬌗叉准备完成后,根据咬合印记准确在口内就位,患者双侧大拇指在𬌗叉底部双尖牙区域施加向上压力固定𬌗叉,或咬红蜡固定𬌗叉。咬红蜡固定𬌗叉时,将烤软的红蜡片制成马蹄形蜡堤,固定于𬌗叉下方,嘱患者咬合于红蜡堤固定𬌗叉。

4. 固定面弓　患者保持自然头位,将面弓的球状耳塞放入患者双侧外耳道,调整面弓体宽度并拧紧左右两侧固定宽度螺丝。调整鼻托垂直向和前后向位置(市面上大部分面弓配套的鼻托根据欧美人种设计,并不是很适合亚裔人种,可使用硅橡胶制作个体鼻托),使面弓弓体平面平行于水平面,固定鼻托螺丝,固定面弓。对于鼻梁过低、固位不稳的患者,可以助手协助固定(图 6-3-4)。

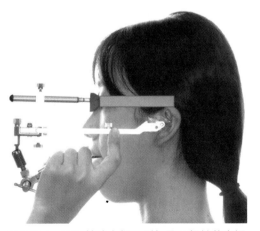

图 6-3-4　面弓转移上颌牙列与颞下颌关节空间位置关系

5. 面弓与𬌗叉的连接　这是面弓转移上牙列与颞下颌关节位置关系的关键步骤。不同𬌗架有不同的面弓、𬌗叉连接装置。本文使用的是 Artex 面弓配套的万向关节。分别将万向关节与面弓、𬌗叉连接部分正确固定在面弓和𬌗叉上。在锁紧万向关节前,再次确认𬌗叉位置正确,矢状向观察面弓弓体平行于水平面,冠状面弓体前臂平行于双侧瞳孔连线,避免弓体偏斜(图 6-3-4)。确认后,锁紧万向关节,松开面弓,将面弓、万向关节和𬌗叉一并取下,在此过程中注意防止移位变化。

6. 上颌模型转移𬌗架　不同𬌗架及配套面弓有不同的方式将上颌模型转移至𬌗架上,常见的主要有 3 种:①直接通过面弓的铰链轴点转移;②通过转移杆转移;③通过转移基台转移。

Girrbach 全可调𬌗架和配套 Artex 面弓是通过转移基台转移。先将万向关节与面弓连接部位松开(注意不能松开𬌗叉连接部位和万向关节锁),将万向关节固定于转移基台(与面弓体连接部分),调节转移基台高度,预留𬌗叉与转移基台适宜空间(不能接触𬌗叉),零膨胀石膏填充于𬌗叉与基台之间的空间,给予𬌗叉足够支持,但避免𬌗叉出现撬动移位(图 6-3-5)。待石膏完全硬固后,取下万向关节,将转移基台上部分及𬌗叉转移至𬌗架。调整切导针高度归零,关闭𬌗架至切导针与切导盘接触,将上颌模型放置在𬌗叉的相应咬合印记上,在上颌模型与𬌗架基底座之间填充零膨胀石膏,完成上颌模型𬌗架的转移(图 6-3-6)。

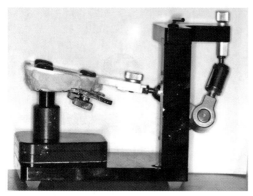

图 6-3-5　万向关节固定于转移基台

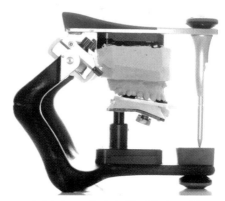

图 6-3-6　将上颌模型转移至𬌗架

(五)下颌模型𬌗架转移

将上颌模型转移至𬌗架后,需将下颌模型转移至𬌗架,并复制上下列之间的相对位置关系,即颌位关系,这也反映了下颌骨与上颌骨之间的相对位置关系。颌位关系分为垂直向和水平向。对于正畸医生而言,除正颌手术终末𬌗板的制作在牙尖交错位建立上下牙列关系之外,一般都以正中关系位定位上下牙列间关系。

正中关系位记录:正中关系的定义存在较大争议,近年来一些论著将其定义为双侧髁突在关节凹的最上、最前位时上下颌骨间的相对位置关系。下颌正中关系位的确定主要有 2 种方式:①通过下颌的边缘运动(铰链开闭口运动)确定;②诱导闭口运动确定。第一种方式需要特殊的测量记录仪器(哥特式弓等),过程也较烦琐,故临床上常用诱导闭口运动的方式来确定和记录正中关系位。

手法诱导闭口运动有 2 种方法:双手诱导和单手诱导。

双手诱导法:肌肉去程序化(用棉卷隔开上下颌牙列的咬合接触 7~10 分钟,以消除肌肉对原咬合关系的"记忆"),患者仰卧,颏部抬起,医生位于患者头右后方,腹部和前臂稳固患者头部。医生双手大拇指置于患者颏部中央位置,其余两手四指分别置于两侧下颌骨后下缘,其中两手小拇指于下颌角稍后处。双手大拇指轻微施加向下、向后方向的诱导力,双手其余四指轻微施加向上、向前的诱导力,诱导下颌铰链开闭口运动。患者髁突在诱导铰链开闭口运动过程中会自动进入关节凹的最上、最前位。在这个过程中,应避免过大的诱导力和开闭幅度,以及避免闭口时上下牙的接触。当医生觉得患者髁突处于正中关系位后,可进行负荷试验验证,如果患者颞下颌关节无任何不适感,即可确认。这时助手可将预先准备好的专用咬合记录蜡放入患者口内,并协助固定,医生诱导患者闭合于正中关系位记录颌位关系。

单手诱导法:患者放松坐姿,医生位于患者右前方,右手拇指置于颏部中央,示指和中指分别位于下颌骨下缘。嘱患者缓慢进行较小的张口和闭口运动,闭合时,上下牙列不接触,当感受患者闭口运动无下颌前伸时,可确认下颌处于铰链状态,这时助手可将预先准备好的专用咬合记录蜡放入患者口内,并协助固定。嘱患者轻缓闭合下颌,记录正中颌位关系。咬合记录完成后,应核查咬合记录蜡的准确性,在口内再次验证闭口运动是否咬在同一位置,并确认记录蜡是否完整无破损。

确认正中咬合位记录符合要求后,将𬌗架反转(利于操作),将已固定于𬌗架的上颌模型和即将固定的下颌模型吻合对位于咬合记录上,根据咬合记录的厚度调整切导针高度,关闭𬌗架至切导针与切导盘接触,下颌模型与𬌗架基底座之间填充零膨胀石膏,完成下颌模型𬌗架的转移,即下颌正中关系位的转移(图6-3-7、图6-3-8)。

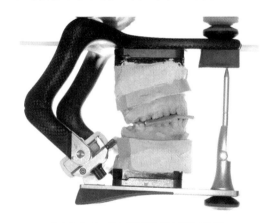 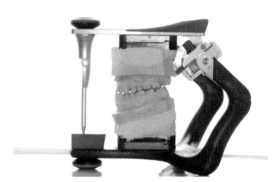

图 6-3-7　将下颌模型转移至𬌗架　　　　图 6-3-8　上下颌模型𬌗架转移完成

以上操作结束后即完成了患者在平均值(经验值)𬌗架上的颌位转移,有利于直观了解患者正中关系位上下颌骨间的相互位置关系和静态咬合接触情况,以及错𬌗畸形的诊断设计。也可在此模型上制作正颌手术𬌗板及颞下颌关节紊乱病治疗𬌗板。但对于一些需要模拟下颌运动分析的特殊正畸患者,需转移患者个体铰链轴点、髁导斜度、髁间距等。

(六) 患者个体值面弓及颌位关系转移

1. 个体铰链轴点测定　使用运动面弓测定。不同类型、品牌运动面弓的具体操作存在差异,但大致机制相似:通过将夹板样装置固定于下颌牙列,诱导患者进行轻度张口和闭口铰链运动,通过不断调整,当刚性连接夹板指针在髁突前固定的指示板上的一点做单纯旋转时,该点为患者个体铰链轴点。分别找出患者左右铰链轴点,将面弓转移至𬌗架。

2. 个体前伸和侧方髁导斜度测定　上下𬌗模型转移至𬌗架后,嘱患者练习下颌前伸至对切位置和左右侧方运动至尖牙尖对尖位置动作,医生确认无误后,将咬合记录材料放入患者口内,嘱患者重复上述动作,记录患者前伸和侧方咬合记录。将𬌗架上下颌模型分别与前伸和侧方咬合记录紧密贴合,分别调整髁球与前伸引导面及侧方引导面相切,旋紧调整螺丝,获得个体前伸和侧方髁导斜度。

3. 个体瞬间侧移测定 运动面弓获取个体瞬间侧移数值,并调节𬌗架瞬间侧移相应数值。获得上述铰链轴点、个体髁导斜度及瞬间侧移个体数据,并转移𬌗架,其余上下颌模型转移𬌗架的方法和流程同前述。

(七) 并发症及处理

𬌗架转移为无创性操作,无明显并发症。

(八) 操作注意事项

1. 𬌗架为精密仪器,操作前应先学习相关理论知识,各步骤应轻柔操作,避免暴力。
2. 每一步操作应尽可能准确无误,避免累计产生明显误差。
3. 咬合记录完成后,尽早转移模型至𬌗架,避免咬合记录材料变形。
4. 操作完成后,注意清洁𬌗架,去除粘连石膏,以防止𬌗架失准。

三、相关知识

(一) 𬌗架的分类

理想的𬌗架可以真实重现上颌牙列与颞下颌关节的空间结构关系、下颌牙列与上颌牙列的三维关系,以及下颌的各种运动;但现有的𬌗架还不能完全实现上述要求。根据𬌗架的功能,目前的𬌗架主要分为以下几种类型。

1. 简单𬌗架 又称"不可调𬌗架",可分为单向运动式𬌗架和平均值𬌗架。该类𬌗架可满足正中关系位的要求,但其中的铰链轴并非转移了患者的铰链轴,其开闭弧、前伸和侧方运动(多向运动式𬌗架)与患者的下颌铰链开闭弧、前伸和侧方运动存在较大差异。因此,这种类型𬌗架在正畸领域中常用于正畸排牙等不需要精准模拟下颌运动的操作。

2. 半可调𬌗架 该类型𬌗架有配套的面弓,除可满足正中关系位要求外,还可将经验平均值或患者的个体铰链轴和前伸、侧方髁导斜度转移至𬌗架。可使牙列模型在𬌗架上的开闭弧及前伸、侧方运动近似模拟患者的下颌相应运动。半可调𬌗架目前常用,基本可满足正畸临床诊断和治疗的绝大部分需求。

3. 全可调𬌗架 有配套的运动面弓,除可满足正中关系位要求和转移患者的个体铰链轴及前伸、侧方髁导斜度之外,还可通过运动面弓将患者下颌三维运动特征转移至𬌗架上,并可调节患者个体的髁间距、迅即侧移等,以最大限度模拟患者下颌运动。全可调𬌗架优于半可调𬌗架,可满足正畸临床的绝大部分需求。

4. 虚拟𬌗架 最初的虚拟𬌗架是通过三维激光扫描机械𬌗架,通过三维重建技术获得𬌗架三维运动轨迹。随着锥形束 CT 和口腔扫描的发展和普及,虚拟𬌗架如今不仅仅是数字化复制传统𬌗架,并模拟其运动,还可以重建上下颌骨、上下牙列及颞下颌关节,创建"真实"的患者口颌系统,通过特定软件模拟下颌运动。虚拟𬌗架常应用于正颌外科数字化𬌗板的制作。

(二) 面弓简介

为了让固定在𬌗架上的牙列模型可以更近似地重现患者下颌运动,需要将上下颌牙列模型固定于𬌗架的正确位置。这就需要使用面弓转移上颌牙列与颞下颌关节的位置关系。

常用的解剖面弓分为弓体、𬌗叉和万向关节(或转移杆)3 部分。不同𬌗架配套的面弓系统选择的参考点和参考平面不完全相同,面弓转移时,须确定面弓的适宜参考平面,以避免出现转移误差。常用的面弓参考平面:①连接眶下点与平均铰链轴点的眶耳平面;②连接前鼻嵴与平均铰链轴点的鼻翼耳屏线平面;③通过平均铰链轴点的真性水平面。

由于个体铰链轴点的测定程序非常烦琐,临床上常用面弓转移平均铰链轴点。平均铰链轴点常位于外眦至耳屏中点连线上,距离耳屏前 13mm 处。对于需转移个体铰链轴的患者,需配套相应运动面弓寻找个体铰链轴点。转移铰链轴点具有重要的临床意义,它可以使𬌗架 20mm 范围内的开闭运动更接近患者的小张口和闭口运动,有利于转移下颌关系后上下牙列咬合关系的判断,以及𬌗垫等矫治器的制作。

(三) 局限性

机械𬌗架不能完全复制人体颞下颌关节、上下颌骨解剖特征,即使使用全可调𬌗架,转移了患者相关数据,也不能完全模拟真实的下颌运动。此外,𬌗架多为对称性设计,对于双侧髁突高度不一致的患者(如部分偏𬌗患者),面弓转移上颌与颞下颌关节位置关系会产生明显偏差。虚拟𬌗架虽然克服了传统机械𬌗架的一些固有缺陷,但其精确性仍需进一步研究验证。

四、常见操作错误及分析

1. 面弓参考平面错误　不熟悉各类型、品牌𬌗配套面弓的参考平面或操作时面弓体前臂与双侧瞳孔连线不平行。例如,Girrbach 𬌗架和配套面弓(Artex)使用水平面作为参考平面;GAMMA 面弓使用眶耳平面作为参考平面。

2. 正中关系位咬合记录不准确　不熟悉正中关系位诱导手法,患者肌肉紧张时诱导正中关系位困难。肌肉去程序化常可解决这个问题,最常用的方法是在患者前牙区放置棉球或棉卷,嘱患者前牙轻咬,数分钟后完成去程序化。

五、相关知识测试题(3 道选择题)

1. (多选题)面弓常用参考平面有
   A. 眶耳平面　　　　　　　　B. 真性水平面　　　　　　　　C. 鼻翼耳屏线
   D. 前颅底平面　　　　　　　E. 𬌗平面
2. 机械𬌗架模拟下颌运动效能的特点是
   A. 完全模拟患者下颌运动特征　　　B. 近似模拟患者下颌运动特征
   C. 小范围模拟患者下颌运动特征　　D. 不能模拟患者下颌运动特征
   E. 以上都不对
3. 转移铰链轴点的意义为
   A. 模拟患者小张口和闭口运动　　　B. 模拟患者下颌前伸运动
   C. 模拟患者下颌侧方运动　　　　　D. 模拟下颌咀嚼运动
   E. 以上都正确

参考答案:1. ABC　2. B　3. A

(钟孝欢　雷勇华)

第四节　弓 丝 弯 制

一、概述

随着直丝弓矫治技术在临床的普及,需要进行的椅旁弓丝弯制越来越少。但由于患者间存在差异,几种托槽和颊面管的预设置不可能满足每例患者的口腔治疗需要,此外错𬌗畸形的类型多样,因此临床上的个性化弓丝弯制仍不可避免,弓丝弯制仍是正畸医生重要的基本技能之一。熟练而正确的弓丝弯制技术是正畸疗效的保证。本节主要介绍正畸治疗中常用的弓丝弯制技术,为临床的选择及应用提供参考和帮助。

二、操作规范流程

(一)适应证

对使用直丝弓矫治技术进行固定矫正的患者,在牙列排齐、整平后,所有托槽槽沟在一条直线上,需使用刚度较大的弓丝来弯制个性化标准弓形,以保持牙弓形态,关闭拔牙间隙。

(二)禁忌证

无明显禁忌证。

(三)操作前准备

1. 患者准备 确保患者所有牙齿的托槽槽沟在一条直线上,最好在放置标准弓形前用同尺寸的镍钛(NiTi)丝排齐整平。从患者口内取出原有弓丝。

2. 物品(器械)准备 细丝弯制钳(图6-4-1A)、tweed钳(图6-4-1B)、kim钳(图6-4-1C)、转矩钳(图6-4-1D)、霍氏钳(图6-4-1E)、切断钳(图6-4-1F)、弓丝成形器(图6-4-1G)、标记笔、直尺、角度卡(图6-4-1H)等。

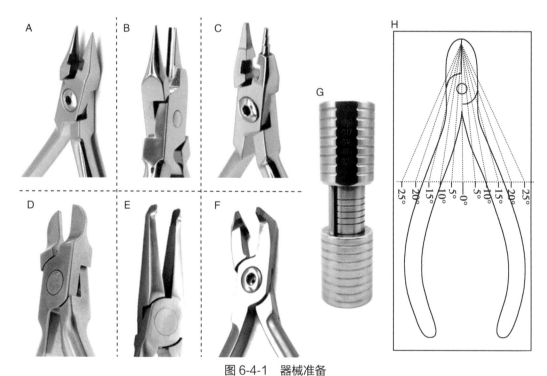

图 6-4-1　器械准备

A. 细丝弯制钳;B.tweed钳;C.kim钳;D. 转矩钳;E. 霍氏钳;F. 切断钳;G. 弓丝成形器;H. 角度卡。

3. 操作者准备 核对患者姓名及口内弓丝材质和尺寸。仔细检查患者口内牙弓三维方向的情况,包括覆𬌗、覆盖、尖牙和磨牙关系、牙弓宽度等,制定合理的弓丝弯制计划。

（四）操作步骤

1. 制作个性化弓形图　在使用不锈钢弓丝弯制标准弓形前用蜡模板覆盖已基本排齐整平的下牙弓，记录托槽的印痕。连接托槽的印痕，形成个性化弓形图（图6-4-2）。

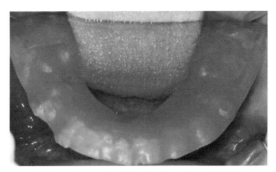

图 6-4-2　口内蜡膜板制作个性化弓形图

2. 弯制不锈钢方丝　可选择 0.018inch × 0.025inch 或 0.019inch × 0.025inch（1inch=2.54cm）的不锈钢方丝进行弯制。在弓丝成形器上选择对应的槽沟，将弓丝的窄边嵌入槽沟内，左手固定弓丝及成形器一端，右手选择成形器另一侧，直到弓丝两端交叉。在平面上扩大弓形，形成前牙段弧度，调整后牙区弓丝，使弓丝弧度与弓形图一致，弓丝平整并保持在同一水平面上（图6-4-3、图6-4-4）。

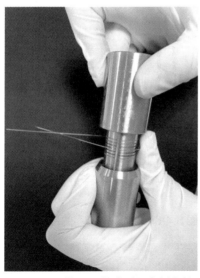

图 6-4-3　使用弓丝成形器弯制方丝
弓前牙区弧度

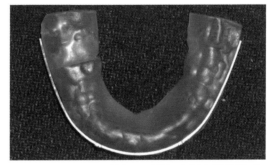

图 6-4-4　依照个性化弓形模板弯制方丝弓弓形

3. 比对弓形　将弯制好的弓丝与初始模型比对，确保弓丝形状与初始弓形相似。

4. 检查弓丝的对称性。

5. 协调上下弓形　弯制上颌弓形，使上颌弓丝在下颌弓丝外3mm，保持上下弓形协调。

(五) 并发症及处理

1. 牙弓狭窄　部分牙弓狭窄的患者需要用不锈钢弓丝扩弓或前期已行四眼圈簧或上颌快速扩弓治疗需要保持扩弓的效果,可以在磨牙区扩宽不锈钢弓丝的弓形。弓丝扩宽时,重要的是不过度扩展而改变弓形。扩弓后的弓丝与个体弓形的中点重叠,手持扩弓后弓丝两端向患者弓形方向加压时,弓丝应与之一致(图6-4-5)。

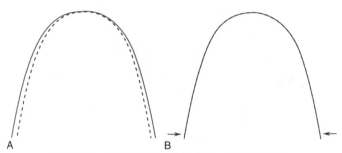

红色实线. 扩弓后弓丝;蓝色虚线. 理想弓形图。

图6-4-5　扩弓后弓形调整
A. 扩弓后的弓形和理想弓形重叠图;B. 将扩弓后的弓丝末端与理想弓形图重叠,两者应完全重叠。

2. 牙弓形态不对称　此类患者在治疗后期需对个性化弓丝的形状进行调整,以矫正不对称(图6-4-6)。

3. 上下牙弓未完全整平　对于咬合未完全打开或在关闭间隙的过程中,希望加强对前牙区的垂直向控制,预防前牙覆𬌗加深或希望配合前牙区垂直牵引矫正前牙开𬌗的病例,需要弯制带摇椅的标准弓,弯制方法如下。

(1) 弯制好标准弓形后,右手持转矩钳从弓丝的颊侧夹持在尖牙远中的位置。

(2) 左手拇指及示指从舌侧握持尖牙远中的弓丝,拇指在弓丝上方,示指在下方,用左手拇指和示指向弓丝远中方向拉伸并施力,将弓丝塑成摇椅弓形。

(3) 弓丝形成摇椅后,磨牙区会向舌侧缩窄,调整磨牙区牙弓宽度,以防止弓丝后段过于缩窄。

(4) 根据需要调整摇椅弓形的深度及对称性,并维持原有的基本弓形(图6-4-7)。需注意摇椅弓有使前牙唇倾的趋势,摇椅弓的摇椅幅度不能过大,以免使支抗后牙出现远中倾斜。

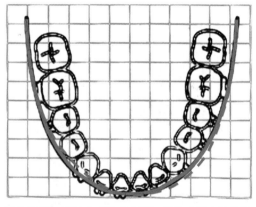

红色实线. 原始非对称性牙弓;蓝色虚线. 调整后牙弓形态。

图6-4-6　非对称性牙弓的弓形调整

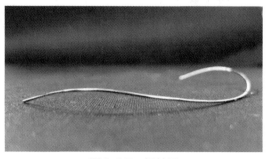

图6-4-7　摇椅弓

（六）操作注意事项

1. 弓丝弯制钳的使用原则　在弯制弓丝中,右手应正确握钳(图 6-4-8A),让钳喙夹持稳定弓丝,弯制弓丝主要是靠左手指腹推动,而不是靠钳动。弓丝弯制时,应正确利用钳喙,弓丝与方锥形钳喙的表面成直角,以免弓丝扭转(图 6-4-8B、图 6-4-8C)。

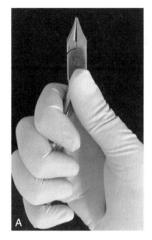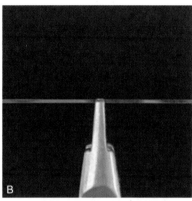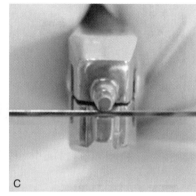

图 6-4-8　弓丝弯制钳的使用原则
A. 正确的握钳方式;B、C. 正确的弓丝夹持方式。

2. 弓丝的弯制应做到点、线清晰,钳子夹痕尽量少。

（七）相关知识

1. 使用不锈钢圆丝弯制标准弓形的方法　弯制不锈钢圆丝时,不需要使用弓丝成形器。而是按照患者弓形的长度选择合适长度的弓丝,用细丝弯制钳夹住弓丝1/3 处,靠左手示指和拇指的指腹发力沿弓丝滑动弯制弓丝,形成前牙区弧度(图 6-4-9)。调整后牙区弓丝,使弓丝与弓形图一致。

2. 方丝弓矫治技术常用序列弯曲及弯制方法　虽然方丝弓矫治技术目前在临床上使用不多,但正畸医生仍需掌握方丝弓矫正技术中常用的序列弯曲及弯制方法,以实现在三维方向上对牙齿的个性化精细调整。

（1）方丝弓第一序列弯曲:在矫治弓丝上进行水平方向的弯曲,主要弯制方法为内收弯、外展弯、内倾弯和外倾弯。作用:表达牙齿在唇(颊)舌向的位置关系。

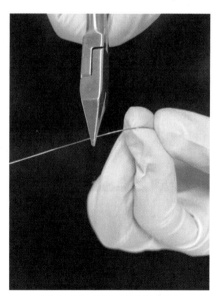

图 6-4-9　圆丝前牙段弯制

1）内收弯:用细丝弯制钳夹紧所需进行内收弯的部位,在钳的近中将弓丝推向舌侧(图 6-4-10A),远中将弓丝推向唇(颊)侧(图 6-4-10B)。

2）外展弯:用细丝弯制钳夹紧所需做外展弯的部位,在钳的近中将弓丝推向唇(颊)侧(图 6-4-11A),远中将弓丝推向舌侧(图 6-4-11B)。

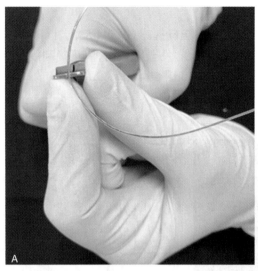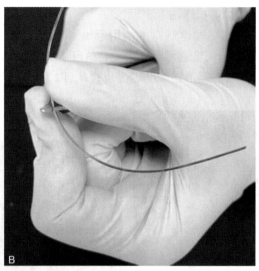

图 6-4-10　内收弯的弯制
A. 在钳的近中将弓丝推向舌侧;B. 在钳的远中将弓丝推向唇(颊)侧。

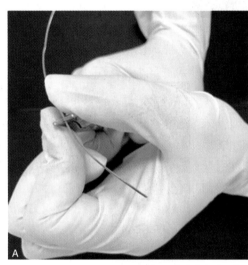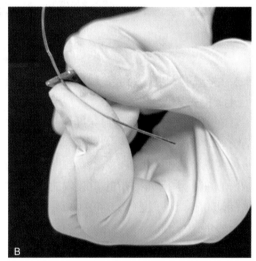

图 6-4-11　外展弯的弯制
A. 在钳的近中将弓丝推向唇(颊)侧;B. 在钳的远中将弓丝推向舌侧。

3) 内倾弯:即水平向末端向内调整。操作方法:从最后一个颊面管近中将弓丝向内弯制 10°~15°。作用:使磨牙远中舌向旋转,以及抵抗磨牙近中颊向牵引可能产生的磨牙近中舌向旋转力。

4) 外倾弯:水平向末端、向外调整。操作方法:从最后一个颊面管近中夹持弓丝,将弓丝水平向外弯曲。作用:使磨牙远中颊向旋转,常用于调整磨牙位置。

(2) 方丝弓第二序列弯曲:弓丝在垂直向的弯曲,升高或压低牙齿,也可使牙齿在近中、远中方向发生倾斜。

常用的第二序列弯曲有末端后倾弯、前牙区轴倾弯等。末端后倾弯的弯制方法为用转矩钳夹紧第一磨牙近中,拇指上抬弓丝(图 6-4-12)。

（3）方丝弓第三序列弯曲：在方丝上进行转矩，对矫治的牙齿做唇（颊）向或舌向的控根移动，也可在拔牙矫治的病例中增加前牙支抗、控制牙冠的唇舌向倾斜，保持牙根平行。

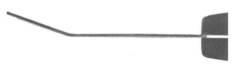

图 6-4-12　末端后倾弯

1）前牙区加冠唇向转矩的方法：右手握转矩钳在弓丝舌侧夹住右侧尖牙近中处，左手上抬钳喙左侧弓丝，上抬的幅度越大，转矩越大。向对侧尖牙移动转矩钳，每次移动的位置与前一个位置有重叠，钳身与弓丝始终保持垂直，左手继续上抬弓丝，每移动一次，上抬一次，连续重复此动作直到左侧弓丝达尖牙近中处。

用转矩钳配合转矩检测图检查前牙区转矩的大小并调整弓丝的对称性（图 6-4-13）。此时后牙区也加上了与前牙区大小一致的冠唇向转矩，需消除。消除后牙转矩时，需使用 2 把转矩钳。2 把转矩钳保持钳喙相对的方向紧贴在侧切牙和尖牙之间，近中转矩钳保持不动，远中转矩钳𬌗向旋转与前牙区冠唇向转矩相同的角度，用转矩钳检测后牙区转矩为 0°，在弓丝另一侧重复以上操作，直到两侧后牙区转矩都消除。

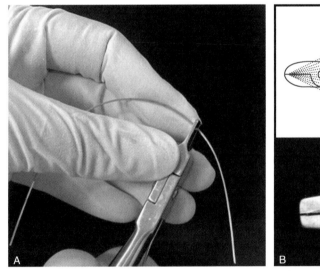

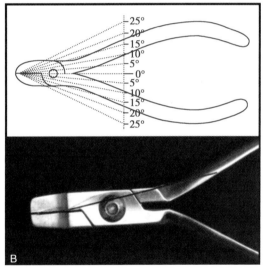

图 6-4-13　弓丝弯制及检测

A. 前牙区转矩的弯制；B. 测量转矩大小。

2）后牙区加冠舌向转矩的方法：第一种方法同前牙区消除后牙冠唇向转矩的方法（图 6-4-14A）。第二种方法为将一把转矩钳夹持在一侧尖牙和前磨牙之间，钳喙固定保持不动，另一把转矩钳或霍氏钳夹持在弓丝的最末端向外旋转，旋转角度越大，所加的冠舌向转矩越大（图 6-4-14B、图 6-4-14C）。

增加第三序列弯曲后，弓丝整体应仍然平整。将弓丝放于平板上检验，能完全贴平水平面无间隙，仅有弓丝转矩段内缘或外缘与无转矩段成角。将带转矩的弓丝置入颊面管或槽沟时，需旋转弓丝，使需要加转矩的部位弓丝与槽沟成角，方能发挥作用。

3. 常用曲的弯制

（1）泪滴曲

1）适应证：通常位于侧切牙远中，主要用于关闭牙列间隙。

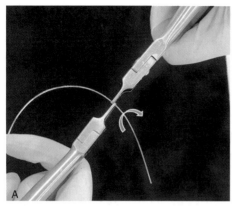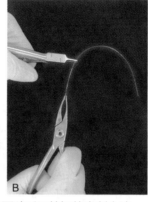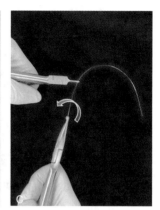

图 6-4-14 两种后牙转矩的弯制方法
A. 方法一;B、C. 方法二。

2)操作前准备:最常使用 tweed 钳及 0.018inch×0.025inch 的不锈钢方丝或 TMA 方丝弯制。

3)弯制要求:①曲的高度 7.5mm、宽度 3.5mm;②颈部闭合,达到"轴对称";③完成的曲应位于一个平面上;④曲近中、远中的弓丝位于一条直线上。

4)操作步骤

①钳喙夹持在标记点上,保持弓丝与钳喙垂直,并且圆喙在殆方,将弓丝远中段向龈方弯折至近中成 75°(图 6-4-15A、图 6-4-15B)。

②将喙缘移动至近中臂 6.0mm 处,圆喙向远中,将弓丝远中段绕圆喙弯制圆弧,直到曲的远中段和近中臂平行,调整曲的大小,使泪滴曲的高度约 7.5mm(图 6-4-15C)。

③将钳喙移至曲的顶部,圆喙靠近殆方,继续弯折弓丝远中段,此时应将曲远中臂向近中臂唇 / 舌侧交替弯折 2~3 次,确保近远中臂在颈部紧密靠拢(图 6-4-15D)。

④将钳喙移至弓丝远中臂与近中臂高度一致的位置,弧喙在远中,用左手拇指沿弧喙推压关闭曲近中臂,使弓丝远中段与关闭曲远中臂成 75°,颈部闭合,达到"轴对称",并且曲两侧的弓丝保持在一条直线上,弓丝和曲在同一平面(图 6-4-15E、图 6-4-15F)。

5)注意事项:临床上使用垂直曲关闭间隙时从末端颊面管后抽弓丝加力,一般每次后抽 1mm 后末端回弯。

(2)靴形曲

1)适应证:压低 / 伸长前牙、竖直磨牙、关闭间隙等,也是多曲弓丝的基本弯制单位。

2)操作前准备:最常使用 kim 钳或细丝弯制钳在 0.018inch×0.025inch 的不锈钢方丝或 TMA 方丝弯制。

3)弯制要求:①曲的高度 5.5mm、宽度 6.0mm(可根据牙位酌情调整);②靴形曲的三个水平段相互平行;③完成的曲位于一个平面上;④曲近远中的弓丝位于一条直线上。

4)操作步骤

①用细丝钳在需要弯制曲的位置上夹持弓丝,保持弓丝与钳喙垂直,方形喙缘在弓丝龈方,左手推动弓丝远中段沿方形喙缘向龈方弯折 90°,形成曲的近中臂起始段(图 6-4-16A、图 6-4-16B)。

②移动钳喙至曲近中臂起始段 2mm 处,方形喙缘在弓丝近中,左手推动弓丝绕方喙向近中再弯折 90°。

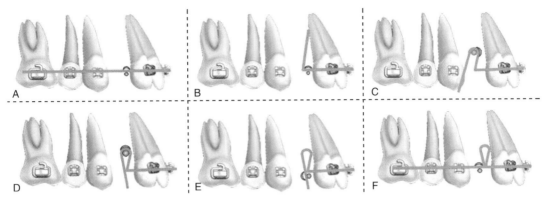

图 6-4-15　泪滴曲的弯制

A. 钳喙夹持在曲的标记位置，圆形喙缘在弓丝龈方；B. 将钳喙远中段弓丝向龈方弯折至近中成 75°；C. 调整钳喙位置，使泪滴曲的高度约 7.5mm，并将弓丝远中段绕圆喙弯制圆弧，直到曲的远中段和近中臂平行；D. 调整钳喙位置，弯折弓丝远中段，使近远中臂在颈部紧密靠拢；E. 调整钳喙位置至弓丝远中臂与近中臂高度一致，弧喙在远中；F. 使弓丝远中段与关闭曲远中臂成 75°，颈部闭合，达到"轴对称"。

　　③移动喙缘，在距上一步弯折部位 4.0mm 处，圆喙靠近龈方，绕圆喙弯折 1/3 圈，移动钳喙，圆喙不动，方喙在弓丝近中，继续弯折弓丝形成半圆，检查调整靴形曲的高度，同时三个水平段达到相互平行（图 6-4-16C、图 6-4-16D）。

　　④移动喙缘至靴形曲近中臂延长线与弓丝远中段的交点上，绕圆喙向𬌗方弯折 90° 并使远中臂与近中臂平行，间隔<0.5mm（图 6-4-16E）。

　　⑤移动喙缘位置到近远中臂颈部，方喙在远中，与近中臂高度一致，圆喙在近中臂的近中，将弓丝远中段绕方喙弯折 90°（图 6-4-16F）。

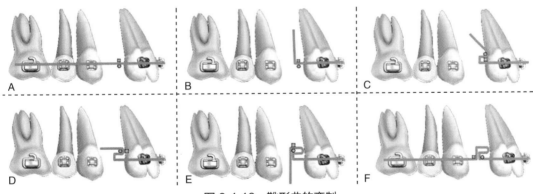

图 6-4-16　靴形曲的弯制

A. 钳喙夹持在曲的标记位置，方形喙缘在弓丝龈方；B. 推动弓丝远中段沿方形喙缘向龈方弯折 90°；C. 移动喙缘在距上一步弯折部位 4.0mm 处，圆喙靠近龈方，绕圆喙弯折 1/3 圈；D. 移动钳喙，圆喙不动，方喙在弓丝近中，继续弯折弓丝形成半圆，同时达到三个水平段相互平行；E. 移动喙缘至靴形曲近中臂延长线与弓丝远中段的交点上，绕圆喙向𬌗方弯折 90° 并使远中臂与近中臂平行；F. 移动喙缘位置到近远中臂颈部，方喙在远中，与近中臂高度一致，圆喙在近中臂的近中，将弓丝远中段绕方喙弯折 90°。

三、个性化标准弓丝弯制规范评价

个性化标准弓丝弯制操作、评估见表 6-4-1、表 6-4-2。

表 6-4-1 个性化标准弓丝弯制核查表

项目	内容	是	部分	否
操作前准备	核对患者信息			
	检查患者口内情况			
	器械准备			
操作过程	个性化弓形图的制作			
	个性化弓丝的弯制			
	弓丝对称性检查			
	上下颌弓丝的匹配			
	针对患者口内情况对弓丝进行个性化调整			
操作后处置	在口内正确安放弓丝			
	向患者简要介绍操作后注意事项			

表 6-4-2 个性化弓丝弯制评估表

项目	好(5分)	一般(3分)	差(1分)
弓丝弯制准确			
操作检查熟练度			
人文关怀			

注:评估标准如下。

好:弓丝弯制准确,操作过程熟练;人文关怀到位,有术前交流、术中安慰及术后注意事项的交代。

一般:弓丝弯制基本准确,操作过程较熟练;人文关怀不足,但能有部分术前交流、术中安慰及术后注意事项的交代。

差:弓丝弯制不准确,操作不熟练;无人文关怀。

四、常见操作错误及分析

1. 弓丝不能入槽 未按个性化弓形图弯制标准弓形或弓丝局部形成转矩,应仔细调整。

2. 弓丝入槽后托槽很快脱落 提示局部弓丝力量过大,可能为局部牙齿未完全排齐、整平或局部弓丝弯制未与弓形相适应。

五、常见训练方法

1. 对照 OPK-A 弓形图练习弯制 要求弯制的弓丝与图完全贴合,各个面在同一平面。

2. 模型训练法 可在 typodont 模型或塑料模型上练习各种弓丝弯制(图 6-4-17)。

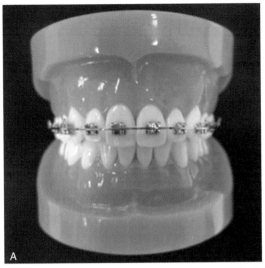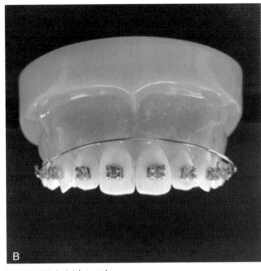

图 6-4-17　在模型上练习弓丝弯制(A、B)

六、相关知识测试题(5 道选择题)

1. 关于方丝弓内收弯的弯制方法,下列说法中正确的是
   - A. 在钳喙的近中将弓丝推向舌侧,远中向唇(颊)侧
   - B. 在钳喙的近中将弓丝推向唇(颊)侧,远中向舌侧
   - C. 在钳喙的近中将弓丝推向𬌗方,远中向龈方
   - D. 在钳喙的近中将弓丝推向龈方,远中向𬌗方
   - E. 在钳喙的近中及远中都将弓丝推向龈方

2. 关于方丝弓第三序列弯曲,下列说法中**不正确**的是
   - A. 弓丝增加第三序列弯曲后,整体弓丝应当仍然平整
   - B. 弓丝加转矩后,弓丝转矩段内缘或外缘会与无转矩段成角
   - C. 放带转矩的弓丝进入槽沟时,需旋转弓丝,使需要加转矩的弓丝部位与槽沟成角
   - D. 仅用一把转矩钳和左手示指配合就可以给后牙区弓丝加冠唇向转矩
   - E. 用逐步上抬前牙区弓丝的方法给前牙区加冠唇向转矩时也会给后牙弓丝加上冠唇向转矩

3. 关于弯制直丝弓个体标准弓形,下列说法中**不正确**的是
   - A. 弓丝弯制完成后,上颌弓丝在下颌弓丝外 3mm
   - B. 弯制前需用蜡模板记录个性化弓形
   - C. 需要扩弓时,不应过度扩展而改变弓形
   - D. 个性化弓形应与初始模型弓形相似
   - E. 用不锈钢圆丝或方丝弯制时应使用弓丝成形器形成前牙区弧度

4. 关于弓丝弯制时,正畸钳的使用,下列说法中正确的是
   - A. 在弯制弓丝中,左手应正确握钳
   - B. 弯制弓丝主要靠钳喙推动弓丝形成各种形状

  C. 弯制时为防止弓丝扭转,弓丝与钳喙成 60°

  D. 弯制时正畸钳主要起稳定夹持弓丝的作用

  E. 弯制时正畸钳和弓丝不能太稳定,以免妨碍弓丝弯制

5. 关于摇椅弓,下列说法中**不正确**的是

  A. 摇椅弓主要用于深覆𬌗打开咬合

  B. 在关闭间隙的过程中,摇椅弓预防前牙覆𬌗加深

  C. 摇椅弓需要从切牙区到磨牙区逐步弯制

  D. 上下颌摇椅弓配合前牙区垂直牵引可以矫正前牙开𬌗

  E. 摇椅弓有使前牙唇倾的趋势

参考答案:1. A 2. D 3. E 4. D 5. C

(曾芸婷　刘欧胜)

第五节　微种植体支抗技术

一、概述

  稳定而简单的支抗是正畸治疗成功的关键因素。正畸从矫治方案的设计到实施,全程均需要考虑支抗设计和控制。传统的正畸治疗方案中,常采用横腭杆、Nance 弓、舌弓、口外弓、J 形钩、颌间牵引等方法来加强支抗。这些加强支抗的手段均不同程度地存在支抗作用不稳定、患者戴用不方便、舒适度欠佳、影响美观、不利于口腔卫生维护、对患者依从性要求较高等缺点。

  1945 年,Gainsforth 首次报道在动物实验中以微种植体作为支抗用于前牙内收;1989 年,Roberts 成功在口腔正畸临床治疗中应用了种植体支抗。但此时种植体体积较大,植入部位受限,且费用昂贵。

  20 世纪 90 年代起,学者们开始对减小种植体体积的方法进行广泛研究探索。随着种植体技术的发展,微种植体系统逐渐步入研究进程。Kanomi 率先将微螺钉种植体应用于临床。微种植体系统的特点为:依靠种植体与骨组织之间的机械嵌合力,并不依赖于骨性结合进行固位。微种植体支抗根据形状的不同,可分为微型钛板种植体支抗和微型钛钉种植体支抗;根据微种植体植入方式的不同,可分为助攻型和自攻型。其主要材质为纯钛、钛合金或高纯度医用等级不锈钢。微种植体支抗体积小,可植于牙槽任意区域,能精确控制牙齿位移量和方向,还具有舒适度好、支抗作用强、不依赖患者配合、手术创伤小、简单易行等优点,且可仅由正畸医生完成,因此微种植体支抗作为一种高效的支抗控制手段,被广泛应用于临床各种错𬌗畸形的矫治。

二、操作规范流程

(一)适应证

  微种植体支抗理论上适用于所有需要支抗控制的情况,临床适应证:①需要给予最大支抗,或传统支抗很难达到支抗控制效果,或常规支抗无法提供所需支抗力方向;②使用常规支抗需要很长治疗时间;③临床患者配合程度不佳。随着微种植体在临床的广泛应用,以及研究的不断深

微种植体植入

入,扩大了微种植体支抗的使用范围。以下介绍常用的临床应用。

1. 最大限度内收前牙 上颌前突、双颌前突等错𬌗畸形,对于双侧各拔除一颗前磨牙并需要前牙内收占据拔牙间隙者,往往要设计强支抗以实现前牙的有效内收(图 6-5-1A)。微种植体常植入上下颌后部牙槽骨,常为第二前磨牙和第一磨牙、第一磨牙和第二磨牙之间,或植入颧牙槽嵴用于内收上颌前牙改善前突。

2. 推磨牙向后和整体远移牙列 应用传统支抗控制方法很难实现这种牙齿移动,应用微种植体支抗可在前牙不移动的情况下实现磨牙的远中移动(图 6-5-1B)。近年来,随着无托槽隐形矫治器的快速发展和应用,微种植体支抗推磨牙向远中结合无托槽隐形矫正在临床上越来越常见。

3. 垂直向控制 应用微种植体支抗压低磨牙为对颌缺失牙修复提供间隙,压低磨牙改善高角或开𬌗,压低前牙改善深覆𬌗及露龈笑(图 6-5-1C)。

4. 微种植体辅助扩弓 为了避免传统牙支持式快速扩弓器造成的牙性代偿,以及牙性支抗带来的牙周、牙根损伤等问题,有学者设计了腭部植入 4 颗微种植体,依靠骨性支抗的上颌快速扩弓器,使骨性扩弓效应增强,部分原来需要行手术辅助上颌扩弓的患者可免于手术治疗(图 6-5-1D)。

5. 其他应用 竖直后牙;调整牙列中线;纠正𬌗平面倾斜;矫正后牙锁𬌗;辅助阻生牙、埋伏牙、异位牙牵引;骨支抗前牵引等。

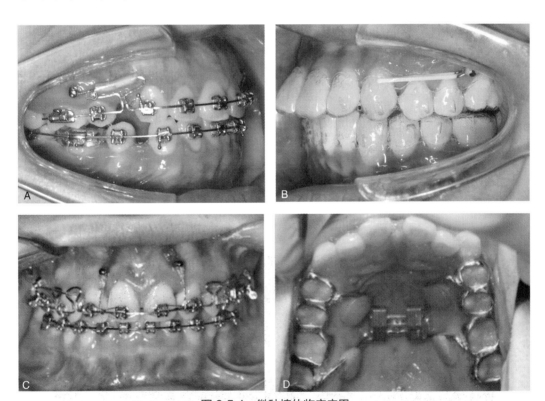

图 6-5-1 微种植体临床应用
A. 微种植体辅助内收上前牙;B. 微种植体辅助推磨牙向后;C. 微种植体辅助压低上前牙;
D. 微种植体辅助上颌快速扩弓。

（二）禁忌证

1. 绝对禁忌证

（1）某些全身性疾病,如糖尿病、凝血功能障碍。

（2）局部性疾病如颌骨骨髓炎、颌骨病理性损害、颌骨占位性病变。

（3）长期服用影响骨代谢的药物,如糖皮质激素类药物、抗癫痫药物、抗结核药物、甲状腺激素、肝素等。

2. 相对禁忌证

（1）一般来说,未成年人由于骨质比较疏松,较少采用微种植体支抗装置。

（2）采用常规支抗系统已经能够又快又好地完成治疗,就不应再考虑使用微种植体支抗。

（3）全口牙位 X 线曲面体层片或锥形束 CT 显示拟植入区的骨质、骨量情况不佳,以及拟植入区的解剖形态或相邻解剖结构不利于种植体安全植入。

（三）操作前准备

1. 患者准备

（1）患者已经进食并已做好口腔卫生清洁,拟植入区牙龈或黏膜正常;女性应避开生理期及孕期。

（2）向患者及家属做好解释工作,包括为什么要使用微种植体、植入过程中及植入后有何不适和风险等,以缓解患者及家属的紧张情绪。

（3）患者或家属签署微种植体植入知情同意书。

（4）调整牙椅的椅位和患者头位,将植入部位尽量放平,尽可能直视植入术区,以防斜行植入损伤牙根等。

2. 物品（器械）准备

（1）微种植体（图 6-5-2）、2 号球钻、导钻 / 先锋钻、慢速马达、生理盐水、15 号手术刀片、外科用手术刀柄、骨膜剥离器、植入手柄（电动手柄需要配合低速手机或植入装备,如种植机等）（图 6-5-3）、微种植体植入的其他工具（图 6-5-4）、注射器、局部麻醉药、口镜、镊子、探针、棉球、无菌巾、络合碘。

（2）患者影像资料。

（3）吸唾管置于患者口内,及时吸走口腔内唾液。

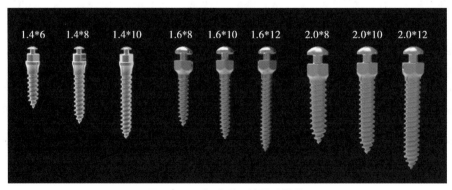

图 6-5-2 各种型号的微种植体

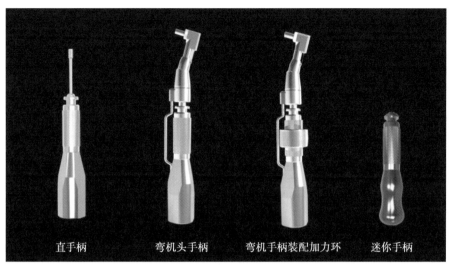

图 6-5-3　微种植体植入手柄

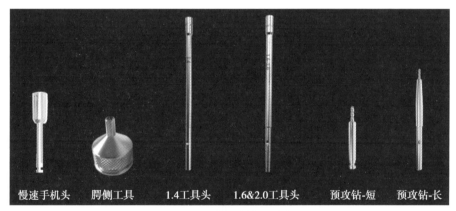

图 6-5-4　微种植体植入其他工具

3. 操作者准备

（1）核对患者信息：姓名、性别、年龄。

（2）确认患者已进食、女性患者避开月经期。

（3）询问患者既往有无高血压，有无心、肺、脑疾病等病史，有无服用抗血小板药物、抗凝药物（如阿司匹林、氯吡格雷等）的情况及有无出凝血异常疾病史。

（4）询问患者有无长期服用影响骨代谢的药物，如糖皮质激素类药物、抗癫痫药物、抗结核药物、甲状腺激素、肝素等。

（5）询问患者有无麻醉药物过敏史。

（6）明确患者有无微种植体植入禁忌证。

（7）确定患者已签署微种植体植入知情同意书。

（8）通过影像资料明确种植体植入具体位置（定位）。植入前可先拍摄锥形束 CT，分析拟植入部位牙槽间隔的大小，确定植入点及方向。

(四) 操作步骤

1. 局部麻醉 一般只需要进行常规局部浸润麻醉,由于患者牙根的敏感状态可以帮助医生避免损伤邻近的牙体组织,一般不采用阻滞麻醉。有时只需要软组织麻醉,甚至只需要表面麻醉。腭侧麻醉时,针头可用来定位和测量腭黏膜的厚度,以选择相应长度的微种植体。

2. 消毒铺巾 常规口内、口周消毒,铺无菌孔巾。

3. 植入道预备 自攻型微种植体不需要再进行植入道预备。对于初次使用微种植体的医生,建议利用黄铜丝或其他定位装置对植入部位进行定位。

(1) 助攻无辅助切口法:在附着龈区植入微种植体时不需要辅助切口,利用钻头直接穿透附着龈和骨质即可。先用2号球钻直接穿透附着龈,在骨面制备一个小窝。一些年轻患者的骨松质不是很致密,微种植体可以直接植入。此外,还可利用导钻制备植入道,导钻可以帮助临床医生判断骨质情况,还能辅助判断是否触及牙根。植入道预备时导钻的转速为300~500转/min,同时用生理盐水冲洗,可以减少植入时的热损伤,还有助于局部润滑。

(2) 带切口的助攻植入法:在黏膜区植入微种植体时,要先做一个3~4mm的垂直切口或一个小的黏膜瓣,防止植入过程中黏膜缠绕在钻头上。当骨面暴露后,也可以用球钻在骨面先做一凹坑,特别是在斜行植入时,这样可以防止导钻在骨面滑动。如果切口<4mm,术后不需要缝合。

4. 植入 有手动和机动植入、开放法植入和闭合法植入。如果使用钛合金微种植体或直径≥1.5mm的纯钛微种植体,就可以采用自攻植入,不用担心微种植体会折断。自攻型微种植体很容易穿透骨质,因此不需要制备预备道,过程相对简单,但是最大的缺点是容易损伤邻近牙根,尤其直径≥1.5mm的微种植体。

开放法为微种植体植入在附着龈区,牙龈不会因增生而覆盖微种植体头部,这样就可以很方便地使用各种弹性加力装置。闭合法植入相反,微种植体植入黏膜区,通常黏膜会将微种植体包埋。这时,最好使用无基台设计的微种植体,并将其置于龈下。

5. 术后处理 微种植体植入区要保持清洁,利用软毛牙刷或清水清洗。如果需要,还可以使用漱口水防止微种植体周围炎症。

6. 微种植体的取出 常规口内局部消毒后如果采用开放法,医生可以使用手柄,与植入方向相反旋出微种植体。一般不需要局部麻醉,如果患者敏感,也可以使用。如果微种植体刺激牙龈,患者会有不适感,但与局部麻醉时的针刺感相比要轻得多。在闭合法中,需要先切开,这时需要局部麻醉。取出后应在植入区域局部消毒。

(五) 并发症及处理

常见的手术并发症有微种植体周围炎症、牙根损伤、微种植体折断、牙周韧带穿孔、微种植体松动,以及术后感染等。

1. 微种植体周围炎症 植入后,嘱患者注意种植体周围及口腔卫生,可使用冲牙器清洁局部,以及使用漱口水预防炎症。若微种植体周围有炎症,则需冲洗、上药,若炎症已导致微种植体松动,则需及时取出,以免微种植体自行脱落、误吞。

2. 牙根损伤 种植体若与牙根过于接近,会影响种植体的稳定性或伤及牙根,应及时取出种植体,随诊观察。

3. 种植体折断 植入扭矩过大可能造成种植体折断。微种植体折断易发生在下颌骨植入区。预防微种植体折断的方法:植入部位的骨质厚而且硬度大时,必须先使用先锋钻充分预备种植体窝后再植入微种植体;若植入过程中遇到阻力,不可强行植入,而是应先将微种植体取出,用先锋钻略扩大种植体窝后,再重新植入。微种植体折断后很难去除,需要与患者沟通后再决定是否去除。如果微种植体在植入过程中折断,但尚不妨碍临床应用,可以待矫治结束时再去除。

4. 牙周韧带穿孔　若植入微种植体手术时发生牙周韧带穿孔,患者咀嚼疼痛,应先取出微种植体,改变其植入部位,重新植入。

5. 微种植体松动　如果出现微种植体松动,需要核查以下事项:①植入手术时,手机钻速是否适当、手机轴心尺寸和先锋钻的尺寸是否匹配;②预备种植体窝时,是否充分冷却;③施加的矫治力是否过大;④植入微种植体时,软组织是否夹杂于骨组织和微种植体之间。微种植体松动不能提供支抗时,应取出微种植体,改变其植入部位,重新植入。

6. 术后感染　术后感染的发生率非常低。为了预防术后感染,植入过程中应注意无菌操作,预备种植体窝时要防止将周围的软组织带入。微种植体植入2周后再加力有利于软组织的愈合,降低感染发生率。

(六) 操作注意事项

1. 软组织切开的必要性　应根据黏膜的厚度和疏松情况确定是否需要在植入前将黏膜切开或打孔。植入微种植体时,若软组织夹于骨组织和微种植体之间,会导致微种植体的松动,甚至脱落,这是微种植体种植失败的重要原因之一。如果不切开软组织,则会增加这种危险性。在上腭部植入微种植体时,通常不切开软组织。在颊侧附着龈内植入微种植体时,也可以不切开软组织。

2. 预备微种植体窝注意事项　在致密的骨皮质区植入微种植体,如腭侧、下颌外斜线处等,建议使用种植机,采用低速、高扭矩方式进行助攻。条件受限时,建议使用先锋钻或球钻慢速穿通骨皮质助攻。助攻时应注意支点控制,防止车针摆动,同时使用生理盐水进行冷却,防止局部温度过高,并注意采用间断点磨的方式;在退出先锋钻或球钻时,应先停止转动再退出,以降低产热,避免扩大预备道。

3. 将微种植体旋入牙槽骨时,应注意植入的方向,可有效利用口镜观察。检查确认麻醉效果较好的情况下,若患者在植入过程中出现邻牙疼痛,往往提示种植体碰到牙根,此时,需要调整种植体植入方向。

4. 旋入过程中如遇阻力加大,应确认种植体是否触及牙根,必要时拍摄 X 线片观测。植入时旋转速度要慢,以防产热,造成微种植体的脱落。植入时因骨质致密,如阻力较大,则要边旋转进入,边回旋,一般顺时针旋转 2 圈,逆时针回旋半圈,以释放微种植体的扭应力,防止断裂;如此方法无效,则建议使用助攻。

5. 腭侧植入时,需要避开神经和血管,如腭大神经及血管、下颌颏孔区。有些拔牙患者需要植入微种植体,可以安排患者拔牙与种植体植入一并进行,这样可以减少相同的程序,如消毒、麻醉等。

6. 植入道预备或植入时高转速(如 30 000 转 /min)植入,产热量会很多,从而导致牙槽骨坏死。在骨质密度高的区域植入微种植体时,不宜使用高转速。在比较致密的骨皮质区植入,医生在退出导钻时,应先停止转动再退出,这样不仅可以减少产热,还可以避免扩大预备道。

(七) 相关知识

1. 在骨面制备一个小窝,目的:①当准备斜向植入种植体时,可以防止导钻在骨面滑动;②当骨皮质密度过大时,可以减小植入道制备中的阻力;③可以延缓导钻变钝,因为导钻比球钻昂贵;④利用导钻制备预备道可引导微种植体植入,避免由于骨质的阻力导致微种植体折断。

2. 手柄 分为手动手柄和机动手柄。

(1) 手动手柄:有长、短之分。长手柄一般用于上下牙弓的颊侧,短手柄一般用于腭侧和磨牙后区。

(2) 机动手柄:使用时马达的速度不能高于 100 转 /min,扭矩不能超过微种植体最高耐受扭矩的 70%。根据口内情况可以选择不同长度的机动手柄,使用机动手柄植入较手动方便,但建议还是以手动为主,因为植入过程中医生可以感受到植入时的阻力,进而避免损伤患者牙根。

3. 加力时机 植入后可以即刻或延期使用结扎丝、链圈或镍钛拉簧等进行加力,实现目标牙的移动。施加在微种植体上的力一般不宜超过 200g,施力的大小应根据临床需要和局部骨密度而定,否则易引起微种植体松动脱落。

4. 微种植体长度选择 一般认为微种植体需要植入骨内的长度在上颌为 6mm,下颌为 5mm。同时,还必须考虑植入部位的软组织厚度、骨的质量和植入的方向。微种植体可以垂直于骨皮质或于骨皮质斜向植入。通常垂直于骨面植入效果相对较好,也比较容易植入。但是,在许多植入部位,微种植体必须斜向植入,以免损伤相邻的牙根或其他解剖结构。如果采取斜向植入法,通常需要采用相对长的微种植体。最好是在不损伤相邻组织的情况下,选用尽可能长的微种植体。

5. 微种植体直径选择 Absoanchor 系统采用数字来描述微种植体的直径。直径 1.2mm (No.12) 和 1.3mm (No.13) 的微种植体在植入部位骨皮质良好的情况下,最大可以承受 450g 的正畸力。如果需要施加超过 300g 的正畸力,可以选择直径 1.4mm、1.5mm 或 1.6mm 的微种植体。如果直径 1.2~1.3mm 的微种植体植入后与骨嵌合不够紧密,医生应该换用更大直径的微种植体,直到微种植体与骨可以紧密嵌合为止。对于下颌骨来说,由于其颊侧和磨牙后区的骨皮质层厚且骨质致密,在这些区域植入的微种植体只需长度 4~5mm、直径 1.2~1.3mm 即可。当植入区骨密度较低或需要施加较大正畸力时(如移动整个下牙列向远中),直径 1.4~1.6mm 的微种植体较为适合。使用直径较大的微种植体,尤其是低等级纯钛种植体时存在一定的风险,因为种植体可能会与骨形成紧密的骨结合,在矫治结束时很难取出。

三、种植体植入规范评价

种植体植入规范核查、评估见表 6-5-1、表 6-5-2。

表 6-5-1 种植体植入规范核查表

项目	内容	是	部分	否
操作前准备	核对患者信息:姓名、性别、年龄			
	询问进食情况			
	询问患者既往有无高血压,有无心、肺、脑疾病、出凝血异常疾病史			

续表

项目	内容	是	部分	否
操作前准备	询问患者有无长期服用影响骨代谢药物,如糖皮质激素类药物、抗癫痫药物、抗结核药物、甲状腺激素、肝素等			
	询问有无麻醉药物过敏史			
	明确患者有无种植体植入禁忌证			
	确定患者已签署种植体植入知情同意书			
	物品(器械)准备:微种植体;2号球钻、导钻/先锋钻、慢速马达、生理盐水;15号手术刀片、外科用手术刀柄、骨膜剥离器;植入手柄,电动手柄需要配合低速手机或植入装备,如种植机等;注射器、局部麻醉药;口镜、镊子、探针、棉球;无菌巾、络合碘;患者影像资料			
操作过程	植入过程			
	确定植入部位			
	局部麻醉			
	铺巾消毒			
	植入道预备			
	植入部位准确			
	植入过程未造成软硬组织损伤			
	微种植体选择及效果			
	微种植体长度选择正确			
	微种植体直径选择正确			
	微种植体植入后初期稳定性佳			
	植入后无感染			
操作后处置	向患者简要介绍后续种植体使用情况,若不需要即刻加力,预约下次复诊加力时间			
	向患者交代植入术后注意事项,如口腔卫生宣教、饮食建议			

表 6-5-2　种植体植入规范评估表

项目	好(5分)	一般(3分)	差(1分)
种植体植入位置准确			
操作检查熟练度			
种植体植入无其他组织损伤			
人文关怀			

注:评估标准如下。

好:种植体植入位置精确无偏移,操作过程熟练,植入过程中未造成牙根损伤等;人文关怀到位,有术前交流、术中安慰及术后饮食和注意事项的交代。

一般:种植体植入位置基本准确,操作过程较熟练;人文关怀不足,但能有部分术前交流、术中安慰及术后饮食和注意事项的交代。

差:种植体植入位置与预计植入位置偏差较大,或造成牙根损伤,操作不熟练;无人文关怀。

四、常见操作错误及分析

微种植体植入过程中未注意方向控制造成牙根损伤。如果植入时微种植体碰到了相邻的牙根,医生就会感觉到较大的阻力,同时患者可能有钝痛或酸痛的感觉。这时医生需要调整植入方向或选用相对短粗的微种植体。骨皮质较硬区域需要制备植入道,若未制备植入道,微种植体可能由于植入阻力大在骨皮质表面滑动造成植入位置偏移。

五、常见训练方法及培训要点介绍

目前微种植体植入训练常用的有 Typdont 模型训练,以及离体动物模型(猪头骨、狗头骨)训练等。

六、相关知识测试题(5 道选择题)

1. (多选题)微种植体植入时在骨面制备小窝或预备道的目的是

    A. 当准备斜向植入种植体时,可以防止导钻在骨面滑动

    B. 当骨皮质密度过大时,可以减小植入道制备中的阻力

    C. 可以延缓导钻变钝

    D. 引导微种植体植入,避免由于骨质的阻力导致微种植体折断

    E. 减少患者组织损伤

2. (多选题)微种植体植入的临床适应证包括

    A. 需要绝对支抗、最大支抗

    B. 传统支抗很难达到支抗控制效果或常规支抗无法提供所需支抗力方向

    C. 使用常规支抗需要很长治疗时间

    D. 临床患者配合程度不佳

    E. 糖尿病、凝血功能障碍

3. 机动手柄使用时,马达的速度不能高于( );扭矩不能超过微种植体最高耐受扭矩的( )

    A. 100 转 /min;70%　　　　B. 80 转 /min;50%　　　　C. 50 转 /min;30%

    D. 20 转 /min;10%　　　　E. 100 转 /min;30%

4. (多选题)下列情况中,**不宜**使用微种植体支抗技术的是

    A. 罹患某些全身性疾病,如糖尿病、凝血功能障碍

    B. 局部性疾病,如颌骨骨髓炎、颌骨病理性损害、颌骨占位性病变

    C. 长期服用影响骨代谢药物

    D. 采用常规支抗系统能够又快又好地完成治疗

    E. 影像学检查显示拟植入区的骨质、骨量情况不佳,以及植入区的解剖形态或相邻解剖结构不利于种植体安全植入

5. 患者,女,24 岁,凸面形,低角,上前牙稍唇倾,双侧磨牙尖牙关系远中尖对尖。治疗方案为上颌推磨牙向远中,以获得间隙用于调整尖磨牙关系、内收前牙、改善面型。为达到治疗目的,方案需要设计为

    A. TPA 增强支抗　　　　B. 舌弓增强支抗　　　　C. 口外弓增强支抗

D. 微种植体支抗　　　　　　E. Nance 弓增强支抗

参考答案:1. ABCD　2. ABCD　3. A　4. ABCDE　5. D

（易　芳　卢燕勤）

第六节　功能性矫治技术

一、概述

功能性矫治技术不同于传统的固定矫治技术,功能性矫治技术是通过佩戴功能性矫治装置,来改善口颌系统肌群的功能状况,从而促进颅、颌、面部的正常生长发育。它是一种通过充分发挥机体自然生长潜力,来矫治生长发育期儿童及青少年的肌性和轻度骨性错𬌗畸形的常用重要手段和方法。功能性矫治技术经过 200 余年的发展,产生了不同类型的功能矫治器,根据作用原理,一般归纳为以下 4 类。

1. 简单功能性矫治器　此类矫治器直接将肌肉力量传导至牙齿,可以单独制作使用,也可以作为其他矫治器的组成部分发挥作用,如上颌平面导板、上颌斜面导板、唇挡、前庭盾等。

2. 肌激动器　此类矫治器通过改变下颌骨位置来刺激咀嚼肌肌群,借此将力量传递到牙齿、颌骨,从而起到功能性矫治的作用。主要包括生物调节器、双阻板(𬌗垫)矫治器(Twin-block 矫治器,图 6-6-1)、Herbst 矫治器。

3. 功能调节器　通过组织支持的方式消除唇颊肌肉力量(包括颊屏、唇挡),从而改变肌肉内外平衡,改变下颌骨位置,代表矫治器为 Fränkel 功能调节器(图 6-6-2)。

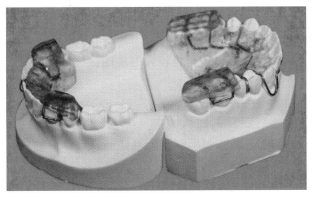

图 6-6-1　双阻板矫治器

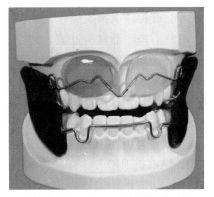

图 6-6-2　Fränkel 功能调节器

4. 口外力头帽矫治器　口外支抗式功能性矫治,如口外牵引式 Twin-block 矫治器、J钩等。

功能性矫治器主要是通过改变下颌骨位置及咬合位置,使相关的咀嚼肌和口周肌群受牵张,肌肉收缩将力量传递到牙齿、颌骨及颞下颌关节,从而促进软硬组织发生适应性变化,刺激颌骨、牙周组织的生长改建,改变颌骨的生长速度、生长量、生长方向,充分发挥机体的自然生长潜力,达到矫治错船畸形的目的。

二、操作规范流程

(一)适应证

1. 生长发育期的儿童,特别是在生长发育高峰期进行治疗,可以取得事半功倍的治疗效果。

2. 功能性矫治器需要患者良好的配合,这是取得疗效最重要的保证和条件。

3. 肌功能紊乱,包括不良的唇、舌习惯,咬合干扰等因素引起的功能性错船畸形。

4. 轻、中度骨性Ⅱ类错船,下颌发育不足或下颌后缩,并具有生长潜力。

5. 轻、中度骨性Ⅲ类错船,下颌能够后退至对刃,具备有利的生长型,无明显下颌前突的遗传史。

6. 阻塞性睡眠呼吸暂停综合征(obstructive sleep apnea hypopnea syndrome,OSAHS),特别是下颌后缩型所致的OSAHS。

7. 治疗后的保持,在青春期固定矫治结束后,为保证治疗效果,可以用功能性矫治器进行保持和肌功能训练。

8. 牙列或牙弓无严重的畸形。

(二)禁忌证

1. 绝对禁忌证 无生长潜力。

2. 相对禁忌证

(1)严重骨性畸形,且有遗传史。

(2)不合作、难以配合或精神异常。

(3)有关节损伤、关节异常或明显关节病。

(4)有神经肌肉疾病或大脑发育不全。

(5)对矫治器材料过敏。

(6)经口呼吸,如扁桃体淋巴结增大、舌代偿性前伸。若将较大的功能性矫治器放置在口内,会增加患者口内通气的难度。

(三)操作前准备

1. 患者准备

(1)为避免在治疗期间出现交叉感染,应制定合理的消毒措施,在进行检查治疗前应完善HbsAg、抗HCV、抗HIV等相关检查。

(2)功能性矫治器在进行治疗前,应明确诊断患者错船畸形,需完善面部检查、模型记录、肌肉和颞下颌关节检查,以及影像学检查。其中影像学检查包括颅面部X线片、锥形束CT,如有必要还应进行其他位置的X线检查,如颈椎及手腕,以明确患者骨龄。

(3)对于有经口呼吸习惯的患者,为明确其发病原因,除进行口腔科相关检查外,还应请耳鼻喉科医生会诊,若发现禁忌证,应暂缓功能性矫治。

(4)OSAHS患者应完善全身检查,包括呼吸运动、呼吸反射、呼吸血氧饱和度的检查,以及CT、MRI,并使用夜间多导睡眠监测仪等。

(5)签署功能性矫治知情同意书。

(6)检查前应向患者做好解释工作,使患者放松,消除其紧张感。

(7)嘱患者按照要求进行下颌运动,可进行适当的下颌前伸练习。

2. 器械准备

(1)口腔检查相关设备正常,包括牙椅、负压系统、照明系统等。

(2)准备口腔检查及上下颌模型制取相关器械及材料,包括一次性检查盘、藻酸盐、硅橡胶、橡胶调拌碗、调拌刀、石膏材料等。

(3)准备下颌前伸咬合重建相关工具及材料,包括蜡片、咬合纸、𬌗架等。

(4)操作台消毒、铺巾,并在患者颈部戴一次性消毒铺巾。

3. 操作者准备 需进行详细的术前诊断分析。

(1)X线头影测量分析

1)明确畸形发病的机制,即骨性、牙性还是功能性畸形。

2)分析畸形发生的部位和程度,确认是上颌、下颌、颅底的长度或位置是否异常。

3)判断生长型和生长趋势。

4)评估牙及牙槽骨的位置、倾斜程度,以及软组织面型改善的可能性变化,即预测功能性矫治对患者面型的最终影响。

(2)口面肌肉功能的检查分析

1)评估患者安静位、微笑位及动态位口周肌功能。

2)观察并分析患者舌体大小、形态、姿势位及活动位的舌体状态。

3)吞咽、呼吸、咀嚼及语言功能检查。

(3)牙及咬合运动检查分析

1)通过边缘运动、咀嚼运动及叩齿运动检查下颌在三个平面(矢状面、冠状面、水平面)的运动状态。

2)通过手指引导法、叩齿法、吞咽法等进行牙尖交错位(ICP)、后退接触位(retrudedcontactposition,RCP)及下颌姿势位(mandibular postural position,MPP)的检查分析。

(4)颞下颌关节的检查分析

1)听诊,即明确关节杂音的性质及产生的时间。

2)触诊,包括关节区触诊、咀嚼口外触诊及颈椎触诊。

3)开口和闭口运动检查,即检查下颌在开口、闭口运动和边缘运动时的状态。

4)关节影像学检查,包括许勒位X线、锥形束CT、MRI及动态影像学检查等。

(5)总结患者分析结果,明确错𬌗畸形的诊断,并选择合适的功能性矫治器。

(6)明确患者有无功能性矫治的禁忌证。

(7)确定患者已签署功能性矫治知情同意书。

(四)操作步骤(以 Twin-block 矫治器为例)

1. 制作上下颌石膏工作模型

(1)操作者根据患者口内牙弓大小,选择合适并有适当高度的托盘,将调和印模材料置于托盘,并放入口内取模,印模要与口内软硬组织良好贴合,并在下颌舌侧及口腔前庭部位做适当伸展。

(2)灌制工作模型。

2. 咬合重建

(1)患者取坐位,医生指导患者取下颌前伸咬合位。前伸量以患者可在前伸位置舒适地进行咬合为宜,以不超过 10mm 为限度,通常处于前牙对刃位。垂直向打开距离必须大于患者的息止颌间隙,通常切牙间为 1~2mm,第一前磨牙间为 5~6mm,磨牙间 2mm。

(2)烤软红蜡片后,折叠成与牙弓长度相当、与牙体颊舌径宽度相当、厚度超过磨牙区垂直向打开距离的条形蜡堤。

(3)将蜡堤置于患者下牙弓上,指导患者按照要求咬合,咬合中注意下中线的位置,将多余的中切牙唇面蜡去除,以便观察中线。

(4)取出蜡堤,放在冷水中完全硬固待用。

(5)检查蜡堤是否准确无误,确认无误后将上下颌模型与完全硬固的蜡堤拼对,构成咬合。

3. 根据咬合重建关系将工作模型上𬌗架　将上下颌的工作模型按照𬌗重建后的蜡型记录准确地咬合在一起,为了矫治器制作操作方便,可以将模型平转 90° 或 180°,将其侧方或后方前露在𬌗架的前方固定。

4. 制作矫治器　矫治器由磨牙(上颌)或前磨牙(下颌)固位卡环、前牙唇弓、引导𬌗垫与基托组成。下颌𬌗垫引导面位于下颌第一前磨牙或乳磨牙远中,与𬌗平面成 50°~60° 向前延伸,止于下颌第一前磨牙或乳磨牙近中。上颌𬌗垫引导面位于上颌第一前磨牙或乳磨牙近中,向后下延伸止于上颌第一磨牙或乳磨牙远中。

5. 矫治器的戴用

(1)第一次复诊,矫治器初戴时,向患者解释矫治器的作用原理,取得患者的配合。磨改缓冲上下颌矫治器前牙腭舌侧基托,避免刺激牙龈,调改卡环使其与牙颈部贴合,并避免压迫牙龈,确保有足够的固位力。检查患者是否能够容易地咬合在前伸位置。需要扩弓、颌间水平牵引和口外牵引的患者,初戴时矫治器均不调整加力。

(2)2 周后第二次复诊,患者此时应已经基本适应矫治器,戴用舒适,如不能持续前伸咬合,可轻轻调改引导斜面,调整斜面角度。深覆𬌗患者开始调磨上颌矫治器的后牙𬌗垫 1mm,折有利于下颌后牙伸长,注意不要磨改引导斜面。非深覆𬌗患者不需要调磨𬌗垫。

(3)4 周后第三次复诊,检查面型改善情况,主要观察下颌及颏部前移的情况。测量覆𬌗与覆盖改善情况,检查上下牙弓宽度是否匹配,确认卡环固位力是否足够,继续调磨上颌𬌗垫。

(4)6 周后第四次复诊,检查内容同前,以后每 6~8 周复诊一次,直至上颌𬌗垫被完全磨除,前牙建立正常覆𬌗、覆盖关系。

(5)此后可改用上颌 Hawley 保持器加上颌斜面导板来保持下颌前导位置,斜导需要延伸至下颌尖牙咬合处。保持器应全天戴用,下颌暂时不用戴保持器,以促进前磨牙区咬合关系的建立,使后牙的尖窝关系进一步完善。后牙关系建立后,保持器仍需要全天戴用 3~6 个月,以后戴用时间逐渐递减,直至仅夜间戴用。

(6)如前牙覆盖>10mm,初期治疗后牙弓关系未得到完全矫治,则需要进一步治疗,可逐渐将上颌𬌗垫的引导斜面前移,直至覆盖关系得到完全改善。

(7)在治疗过程中,可通过在单侧增加塑料来加力,改正下颌位置不正、中线不齐。

(五)并发症及处理

1. 前牙深覆𬌗　一般的 Twin-block 矫治器主要安置在磨牙及前磨牙区,在前牙区缺少垂直向控制,可能会导致前牙深覆𬌗。为预防或治疗前牙深覆𬌗,需要逐渐降低上颌矫治器磨牙区船面的自凝塑胶,每次调磨量为 1~2mm,使下后牙和塑胶垫间的距离允许探针自由通过即可。进而让下后牙向上萌出,减少深覆船。

2. 后牙开船 Twin-block 矫治器治疗结束后往往会出现磨牙及前磨牙区的开船,是由于前牙伸长,或部分后牙压低造成的。可通过增加前牙区塑胶,控制前牙垂直向移动。在下颌前伸到位,积极治疗结束时,调磨上颌导斜面及下颌部分矫治器,也可以粘接托槽,使用橡皮圈进行颌间垂直牵引,解除后牙开船。

3. 口内软组织炎症 功能性矫治器以可摘的活动矫治器为主,为了保证矫治器的固位性和稳定性,基托会在黏膜组织处有适当的延伸,过长的基托会对周围组织产生持续性刺激,造成软组织炎症,如口腔溃疡、黏膜红肿及牙龈炎等。因此在矫治器初戴和复诊时,应该详细检查,并去除局部刺激因素,如果软组织炎症严重,难以通过调改矫治器得到改善,应暂停使用功能性矫治器,待炎症消退以后再重新治疗。

4. 矫治器材料过敏 少数患者会对塑料或金属过敏,若对矫治器所使用的材料过敏,应停止使用此类矫治器,或将矫治器更换为其他材料。

5. 治疗效果评估 每次复诊均应检查并评估患者治疗的效果。

(1)检查患者戴用情况:确定患者每天戴用矫治器的时间,应该强调坚持戴用矫治器的重要性,并激励患者按时佩戴。

(2)注意矫治器的固位情况:口外施力应注意施力方向,并适当增加固位性。

(3)基托诱导斜面的调磨:如 Twin-block 矫治器逐渐降低上颌矫治器磨牙区的自凝塑料,使下颌后牙逐渐萌出,减少深覆船。

(4)评估上/下颌前伸量:取下功能性矫治器嘱患者自行咬合,判断咬合位置是否稳定。

(5)保持及后期矫治:Twin-block 矫治器治疗时间一般是 6~8 个月,治疗结束可以使用上颌 Hawley 式活动保持器,保持已矫治的矢状关系,同时让前磨牙萌出,待上颌前磨牙萌出并达到咬合接触后,可换用固定矫治器进一步治疗。

(六)操作注意事项

1. 上下颌矫治器的咬合引导斜面应保持平行,咬合时必须紧密接触,以发挥正常的咬合诱导功能。若患者戴用上下颌矫治器时,下颌不能顺利前伸进行咬合,可适当减小斜面斜度(45°~50°)。

2. 患者应全天戴用矫治器,仅进食时取下。

3. 调磨上颌船垫时应该注意不要调磨引导斜面,只调磨船垫的咬合面。

4. 要求患者全天戴用矫治器,也能很好地训练上下唇肌闭合功能。

5. 高角患者咬蜡堤时,应该增加垂直向打开量,若上颌第二磨牙已经萌出,应将上颌船垫延伸至第二磨牙,治疗中不能磨除后牙船垫,可采用口外垂直牵引抑制上颌后牙区垂直向生长。

(七)相关知识

1. 船重建的限度 下颌向前 1mm,可产生 100g 力,垂直打开 8mm,可产生 500g 力。船重建时,下颌垂直打开的程度取决于错船机型的类型、严重程度、水平前伸量、患者的生长型、生长潜力、牙槽骨高度及矫治器的类型。下颌前伸量较大时,垂直打开程度就相应减少;相反前伸量较小,垂直打开量增大。前伸量加垂直打开量约为 10mm。

2. 改良式双阻板矫治器

(1)固定式 Twin-block 矫治器:可将传统可摘式功能性矫治器粘固在牙齿上。这对混合牙列期牙齿不能提供较好的倒凹固位者特别有效,也可利用前牙唇弓加强固位。

(2)扩弓附件:如果上下颌牙弓需要同期扩弓治疗,可以在基托上增加扩弓螺旋、弹簧等附件。

(3)反式 Twin-block 矫治器:可用于矫治Ⅲ类错𬌗畸形。矫治器的斜面角度不变,但上下方向相反。塑料基托覆盖在下颌磨牙,上颌乳磨牙或前磨牙上。在上颌需要加用矢状向扩大螺旋推上颌前牙向前,可同时辅助使用Ⅲ类颌间牵引或面弓。

(4)口外牵引式 Twin-block 矫治器:当患者伴有上颌发育过度时,可使用口外牵引式 Twin-block 矫治器,在上颌矫治器固位卡环弯制螺旋小管,或焊接口外牵引颊面管,以供口外牵引时插入面弓使用。

3. Herbst 固定功能性矫治器 利用固定机械装置强迫维持下颌在前伸位置下进行咬合运动。属于固定式功能性矫治器,优点是可以全天佩戴,长时间刺激髁突的生长发育,促进下颌的功能运动。传统的 Herbst 矫治器是由两侧焊接在带环上的伸缩装置完成,包括 1 个金属套管、1 根活塞杆、2 个枢轴和 2 个螺丝组成。金属管的长度取决于咬合前伸量。目前也有其他改良的 Herbst 矫治器,如 Jasper Jumper、Forsus 等。

4. 头帽式功能性矫治装置 可利用口外矫形力牵引上下颌,促进颌骨生长发育,尽可能减少上下颌骨间的生长差异量,以达到矫治错𬌗畸形的目的。根据牵引力的方向可分为高位牵引、中位牵引、低位牵引。不同方向的牵引力可以促进颌骨及牙弓的不同方向旋转,从而达到改善相应错𬌗畸形的治疗目的。口外力的大小在替牙列期每侧是 200~300g,恒牙列期每侧 400~500g。

三、功能性矫治器规范评价

功能性矫治技术规范核查、评估见表 6-6-1、表 6-6-2。

表 6-6-1 功能性矫治技术规范核查表

项目	内容	是	部分	否
治疗前准备	总结分析结果,明确诊断			
	选择合适的功能性矫治器			
	查看患者血常规及其他结果,包括 HbsAg、抗 HCV、抗 HIV 等			
	明确患者有无功能性矫治的禁忌证			
	确定患者已签署功能性矫治知情同意书			
	器械准备:确定口腔检查相关设备正常;模型制作及咬合重建相关物品准备妥当;调整牙椅及灯光,进行消毒、铺巾			
治疗过程	矫治器的制作			
	简要介绍操作内容及注意事项			
	选择合适托盘			
	取上下颌印模			
	灌制工作模型			
	咬合重建(可选)			

续表

项目	内容	是	部分	否
治疗过程	模型上𬌗架(可选)			
	制作功能性矫治器(可选)			
	矫治器戴用及复诊检查的要点			
	解释基本治疗原理			
	固位情况,如卡环、唇弓等			
	舒适情况,如黏膜刺激、溃疡等			
	功能情况,如下颌前伸、牙齿移动等			
	适当调改矫治器,注意调改原则			
	复检矫治器			
	观察并分析功能性矫治的治疗效果			
	面部			
	牙齿			
	下颌			
	颏部			
	可能出现的并发症、原因及相关处理措施			
结束后处置	拍照记录治疗效果			
	向患者交代功能性矫治后的注意事项,如后期矫治方案、结束后保持等			

表 6-6-2　功能性矫治技术规范评估表

项目	好(5分)	一般(3分)	差(1分)
术前诊断分析			
检查及操作过程流畅度			
检查及操作的熟练度			
人文关怀			

注:评估标准如下。

好:能根据术前检查结果作出完全正确的诊断,操作过程清晰流畅,无卡顿,检查及调改矫治器熟练;人文关怀到位,有医患交流和注意事项的交代。

一般:能根据术前检查结果作出基本正确的诊断,操作过程能整体完成,卡顿次数<4次,检查及调改矫治器基本正确;人文关怀不足,但能有部分医患交流和注意事项的交代。

差:不了解正畸的诊断和分析方法,诊断错误,操作过程卡顿次数>8次,操作粗暴,检查及调改矫治器有误(次数≥3次);无人文关怀。

四、常见操作错误及分析

1. 不了解正畸诊断和分析的方法,矫治器选择错误　功能性矫治需建立在详细的正畸诊断分析基础上,因此在治疗前,应掌握如何分析患者的影像学、面部、颞下颌关节等相关检查知识。

2. 工作模型不符合要求 制作工作模型时可能由于种种原因导致工作模型不达标,如托盘选择不合适、印模材料未完全调和或取模时托盘位置偏斜等。

3. 矫治器试戴时不能完全就位 可能原因有很多,如操作者工作模型制作不规范、未进行正确的咬合重建、矫治器存在大量倒凹等。

五、常见训练方法及培训要点介绍

1. 模型训练 功能性矫治技术建立在模型制作的基础上,包括印模的制作和模型的灌制,其操作简单、快速、无创且成本低廉,可以允许操作者互相进行反复练习。不需要制作特别疾病的训练模型。

2. 虚拟训练 利用三维高清扫描技术,可以将准备分析的模型放入模型扫描舱进行全面扫描,得到数字化、立体化、可视化的影像数据,通过 CAD/CAM 分析软件让学员们能更直观地学习正畸诊断分析的方法,锻炼功能性矫治器的设计和制作技能。目前推广较好的是 3Shape 的模型扫描仪及口内扫描仪。

3. 其他 Dolphin 正畸分析软件,Invivo 影像学三维分析软件。

六、相关知识测试题(5 道选择题)

1. 以下最常作为固定式的功能性矫治器的是
   A. Herbst 矫治器   B. 肌激动器   C. 生物调节器
   D. 𬌗垫舌簧矫治器   E. FR 矫治器

2. 患者,女,12 岁。既往有口呼吸不良习惯。最可能出现的临床表现是
   A. 上牙弓狭窄,腭盖高拱   B. 前牙开𬌗   C. 颜面不对称
   D. 牙列稀疏   E. 后牙锁𬌗

3. Jarabak 面高比常用来判断面部生长型及生长趋势,以下说法正确的是
   A. 正常平均生长型:0.72~0.75,小于 0.72 为顺时针垂直生长趋势
   B. 正常平均生长型:0.72~0.75,大于 0.75 为顺时针垂直生长趋势
   C. 正常平均生长型:0.72~0.75,大于 0.75 为逆时针水平生长趋势
   D. 正常平均生长型:0.62~0.65,大于 0.65 为逆时针水平生长趋势
   E. 正常平均生长型:0.62~0.65,小于 0.62 为逆时针水平生长趋势

4. 用来评估上颌相对颅底的前后矢状位置关系的指标是
   A. Y 轴角   B. SNA   C. SNB
   D. SN-U1   E. MP-L1

5. 下列有关功能性矫治技术的说法中,**错误**的是
   A. 功能性矫治技术主要是通过改变下颌位置,使相关肌肉牵张,从而影响牙齿、颌骨等颌面部骨性组织,从而达到治疗效果
   B. 功能性矫治主要适用于有生长发育潜力的患者
   C. 对于前牙覆盖大于 10mm 的深覆盖患者,采用功能性矫治应尽量在治疗初期就将前牙恢复到对刃的关系,以达到最佳治疗效果

D. Fränkel 矫治器是功能调节器,Twin-block 矫治器是肌激动器

E. 有关节损伤、关节异常或明显关节病患者,不宜应用功能性矫治器

参考答案:1. A 2. A 3. D 4. B 5. C

(颜子淇 雷勇华)

第七节 无托槽隐形矫治技术

一、概述

无托槽隐形矫治技术是正畸治疗技术之一,其特点是用一系列透明活动矫治器实现牙颌畸形矫治的正畸新技术。自 1945 年 Kesling 第一次提出用真空压制成形的牙齿正位器实现牙齿的微小移动,至 1997 年出现首个大规模、个性化定制的隐形矫治器系统以来,无托槽隐形矫治技术经历了从简单病例到复杂病例,从传统附件到优化附件等一系列重大的变革。随着无托槽隐形矫治技术的发展和临床医生经验的累积,通过计算机大数据系统,实现了数字化诊断、治疗方案设计与各种加力附件的应用。无托槽隐形矫治器系统已逐渐成为一个"综合性"的正畸矫治器,适用于治疗各类错𬌗畸形。

二、操作规范流程

(一) 适应证

1. Ⅰ类后牙咬合良好伴间隙 / 轻度 / 中度拥挤。

2. Ⅱ类远中尖对尖轻度拥挤。

3. Ⅲ类浅覆𬌗 / 浅覆盖非拔牙。

4. 下颌发育不足,青少年早期矫治。

5. 深覆𬌗。

6. 严重拥挤伴 Bolton 指数不调拔除下前牙。

7. 前牙开𬌗。

8. 轻度拥挤拔除前磨牙。

9. 正畸正颌联合治疗。

(二) 禁忌证

1. 绝对禁忌证 无。

2. 相对禁忌证

(1)牙列扩弓解决锁𬌗。

(2)低位尖牙。

(3)严重扭转(特别是锥形牙齿)。

(4)通过邻牙支抗整体压入而整平多颗目标牙位。

(5)磨牙直立(任何倒凹较大的牙)。

(6)长距离的磨牙平移。

(7)前牙转矩角改变较大。

(8)牙周疾病未得到有效治疗及控制。

(9)患者依从性非常差或无生活自理能力。

(三) 操作前准备

1. 患者准备

(1)为避免交叉感染,制定合理的消毒措施,根据消毒措施检查前完善 HbsAg、抗 HCV、抗 HIV 等相关检查。

(2)术前正畸资料收集:拍摄锥形束 CT、头侧 X 线片、腕骨 X 线片(青少年),取模,拍面𬌗照,上𬌗架(咬合异常)。

(3)隐形矫治器设计模型准备:硅橡胶取模 / 口腔数字化扫描。

(4)签署治疗方案知情同意书。

2. 物品(器械)准备

(1)托盘(含硅橡胶托盘)、相机、拉钩、藻酸盐、硅橡胶。

(2)口腔数字化扫描机。

(3)可视化分析软件。

3. 操作者准备

(1)核对患者信息:姓名、性别、年龄、主诉。

(2)收集术前正畸资料:锥形束 CT,头侧 X 线片,牙模、面𬌗照、诊断和设计。

(3)可视化分析软件方案审阅和批准。

(4)确定患者已签署治疗方案知情同意书。

(5)治疗后拍头侧 X 线片、全景片,取结束牙模、拍面𬌗照。

(6)制作保持器。

(四) 操作步骤

1. 审核可视化分析软件的动画方案

(1)检查初始咬合状况:需要对照面𬌗像审阅咬合,以确定咬合重建正确。如果初始咬合存在功能性移位,则在软件中需按照最早𬌗接触的位置关系来建立初始咬合。从正面观、左右后牙观,以及前牙覆盖观来确定咬合状况(图 6-7-1)。

(2)查看"意见"选项卡:包含技术人员对可视化分析软件治疗计划提供的最新消息,如印模质量、需医生提供更多何种指令来达到特定的治疗目标,以及关于附件和精密切割使用的意见(图 6-7-2)。

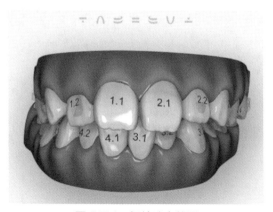

图 6-7-1 初始咬合状况

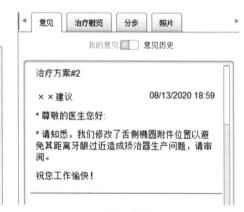

图 6-7-2 "意见"选项卡

（3）审阅矫治步骤数目：显示器下方有滚动条显示主动和被动治疗的步数。主动矫治阶段以深蓝色表示，被动矫治阶段以浅蓝色表示，过矫正阶段以灰色表示（图6-7-3）。

（4）审阅最终咬合：临床医生应检查建立的最终咬合是否达到治疗目标（图6-7-4）。Andrews的理想𬌗六要素是评价最终咬合关系的最佳指南，此时，还需查看治疗前曲面断层片，以确保治疗前的牙根倾斜在终末咬合中得以纠正。

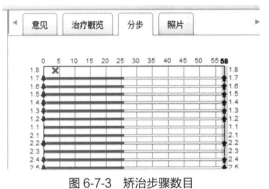

图6-7-3 矫治步骤数目 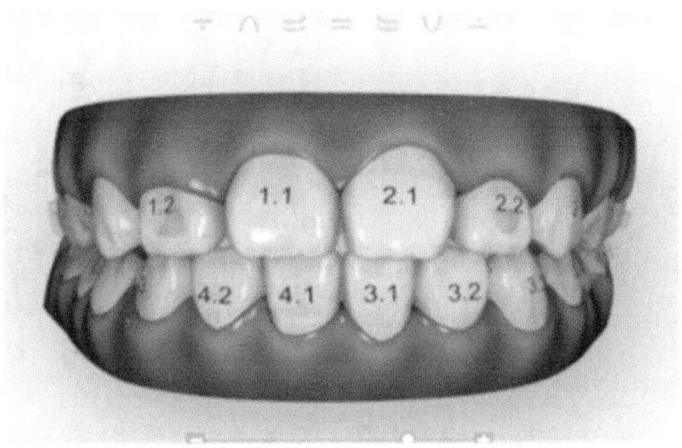　　　　　图6-7-4 最终咬合

（5）审阅重叠工具：重叠工具可以将治疗前和治疗后牙齿的位置进行对比，评价上下切牙唇舌位置、切牙唇倾或内收量、扩弓量、排齐过程中的往复移动、远中移动量或拔牙病例中的支抗丧失量、压低或伸长量。

（6）审阅牙齿移动评价量表：根据牙齿移动方式，如压低、伸长和牙根移动与扭转的程度，分为简单、中等、高三种难度。当牙齿移动量达到高难度范围时，牙齿移动量表将对医生提出警示，此时需考虑如何在临床上辅助这颗牙齿完成设计的移动量（图6-7-5）。

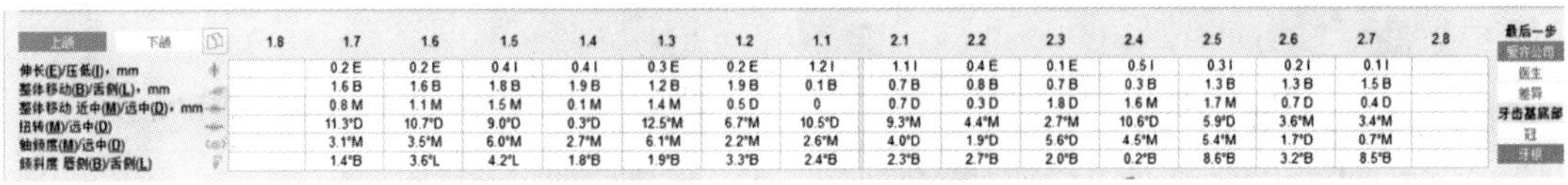

上颌　下颌		1.8	1.7	1.6	1.5	1.4	1.3	1.2	1.1	2.1	2.2	2.3	2.4	2.5	2.6	2.7	2.8
伸长(E)/压低(I); mm			0.2E	0.2E	0.4I	0.4I	0.3E	0.2E	1.2I	1.1I	0.4E	0.1E	0.5I	0.3I	0.2I	0.1I	
整体移动(B)/舌向(L); mm			1.6B	1.6B	1.8B	1.2B	1.9B	1.9B	0.1B	0.7B	0.8B	0.7B	0.3B	1.3B	1.3B	1.5B	
整体移动 近中(M)/远中(D); mm			0.8M	1.1M	1.5M	0.1M	1.4M	0.5D	0	0.7D	0.3D	1.8D	1.6M	1.7M	0.7D	0.4D	
扭转(M)/远中(D)			11.3°D	10.7°D	0.3°D		12.5°M	6.7°M	10.5°D	9.3°M	4.4°M	2.7°M	10.6°D	5.5°D		3.4°M	
轴倾度 近中(M)/远中(D)			3.1°M	3.5°M	6.0°M	2.7°M	6.1°M	2.2°M	2.6°M	4.0°D	1.9°D	5.6°D	4.5°M	5.4°M	1.7°D	3.7°M	
转矩度 唇向(B)/舌向(L)			1.4°B	3.6°L	4.2°L	1.8°B	1.9°B	3.3°B	2.4°B	2.3°B	2.7°B	2.0°B	8.6°B	3.2°B	8.5°B	

图6-7-5 牙齿移动评价量表

（7）审阅附件设计：附件的设计需依照软件中设计的牙齿移动。磨牙和中切牙一般是不放置附件的，除非采用拔牙方案或压低前牙方案。所以医生需根据磨牙和下切牙移动量判断是否有必要选择附件来辅助完成软件设计的牙齿移动。例如，下切牙明显的根倾斜移动需要放置垂直矩形附件；当上颌磨牙需施加根颊向转矩时，可要求放置水平矩形附件以获得矫治器更好的包裹就位，特别是当临床牙冠短小时。另一个考虑放置附件的因素是支抗。

（8）审阅邻面去釉：需对邻面去釉量进行评估，确认是否合理地用于解除拥挤。

（9）审阅精密切割设计：可以添加或修改精密切割设计，在三维控制中拖拽或去除牵引钩或舌扣预留设计。

2. 粘接附件

（1）常用材料：光固化树脂。

（2）附件粘接前需准备物品：附件定位模板、开口器、棉球、酸蚀剂、粘接剂、光固化复合树脂、充填器、光固化灯、高速手机及车针、低速手机及抛光杯、抛光膏(图6-7-6)。

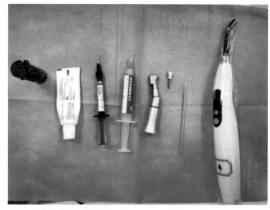

图6-7-6 粘接附件常用材料

(3)附件粘接步骤(图6-7-7):①抛光牙面;②确定附件位置;③酸蚀牙面;④隔湿、吹干牙面;⑤涂布粘接剂;⑥附件定位模板充填光固化复合树脂;⑦附件模板放置牙面,光固化;⑧去除多余树脂。

3.邻面去釉

(1)常用邻面去釉工具:针状车针、间隙测量尺、金刚砂条(图6-7-8)。

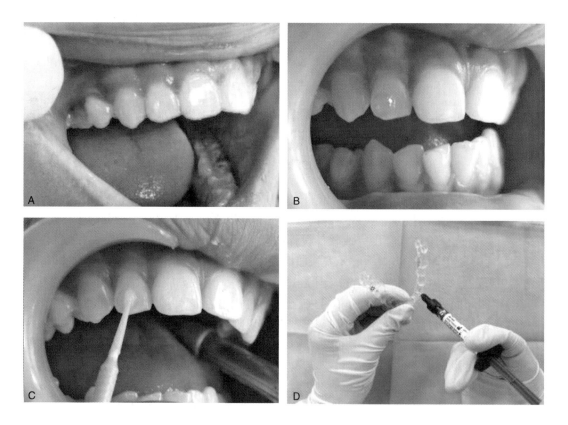

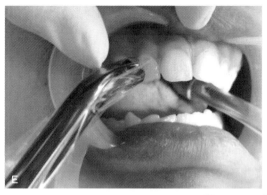
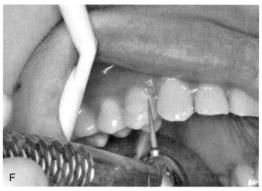

图 6-7-7　附件粘接步骤
A. 抛光牙面；B. 酸蚀牙面；C. 涂布粘接剂；D. 充填树脂；E. 光固化；F. 去除多余树脂。

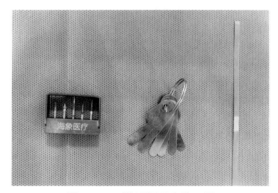

图 6-7-8　常用邻面去釉工具

　　(2) 金刚砂条的使用：①对于邻接点松的牙位，可直接使用粗砂砂条获取间隙；②对于邻接关系紧密的牙位，可先使用细砂砂条或锯齿砂条松解邻接点，再换用粗砂砂条获取更多间隙。

　　(3) 在使用手用砂条时，有时可以把砂条截成片段，用持针器夹持使用。用砂条在相邻两个牙的邻接点用力地来回抽拉直到出现间隙。

　　(4) 针状车针的使用：根据去釉量大小选择适当锥度的车针。操作时，车针的头部成水平方向置于两邻牙邻接点下方，向𬌗方轻柔提拉，不要中断，以保证切割面连续。此操作从舌侧进针进行调磨。

　　(5) 邻面去釉后牙体外形修整：最理想的效果是被去釉的牙面修整成与未去釉前邻接点的形态相似。当去釉间隙被关闭后，有良好的天然邻接和在邻接点下形成一个锥形的空间，不应有多余的凸角接触的区域。

　　(6) 测量去釉量：使用专用的间隙测量尺测量去釉间隙。该测量尺使用医用不锈钢材料制成，可耐受高温、高压或浸泡消毒。

　　4. 矫治器复诊监控

　　(1) 患者依从性：核实患者按照要求佩戴矫治器的天数，以及是否按计划更换矫治器。需要评估患者的依从性及讨论任何阻碍依从性的解决方案。

（2）口腔卫生：需要评估牙齿健康和牙龈问题，以确保患者保持良好的口腔卫生。矫治器必须透明干净。必要时需加强口腔卫生宣教。

（3）牙齿有无脱轨：①评估当前矫治器贴合度；②附件贴合度；③整体是否脱轨。

（4）牙齿邻接点：使用牙线检查邻接点松紧度，特别是牙弓中异位明显的牙齿周围。如果邻接点紧且有束缚，那么即便设计单中没有要求进行邻面去釉，也要使用金刚砂条松解邻接点，这将为牙齿提供排齐移动的间隙。

（5）本次复诊需要的操作：审阅治疗单，查看复诊是否需要进行邻面去釉，是否需要粘接新的附件，是否需要粘接牵引扣，是否需要辅助弹力牵引来精调咬合。

（6）下一副矫治器的贴合度：戴入下一副矫治器并检查是否完全就位及包裹牙齿是否完好。

（五）操作注意事项

1. 审阅方案

（1）检查初始咬合，如果不符合实际临床状况，须拍摄带咬合纸标记的新照片，然后将照片发送至生产厂家客服并说明发送原因，如果要求变更治疗方案，说明咬合设置不正确，应根据新照片进行检查。

（2）评价终末咬合关键点

1）正面观：排齐的美观度、牙列中线、覆𬌗、弓形。

2）颊侧观：切牙转矩、尖牙和磨牙关系、后牙侧咬合、第二磨牙位置。

3）矢状向：前牙覆盖和前牙咬合接触、左右侧后牙颊侧覆盖。

4）𬌗面观：弓形、排列、边缘嵴和中央窝。

5）舌面观：尖窝关系、后牙颊舌向倾斜度。

（3）审阅邻面去釉量：对于年轻患者，方案中应尽量少设计邻面去釉。对于年龄较大的患者且伴有三角形牙齿及相应的牙齿间"黑三角"间隙时，可以增加邻面去釉设计量；临床医生可以适当调整邻面去釉时机，如果排齐牙齿时有明显的往复移动，可以拉动滚动条来确定在哪一步可以尽早实施邻面去釉，以减少牙齿的往复移动。

2. 粘接附件

（1）首先抛光牙面，就像粘接托槽前清洁牙面一样。

（2）选用黏稠的、流动性差的酸蚀剂。

（3）选用需要酸蚀的第五代粘接剂（如 Single Bond），不要选择自酸蚀粘接剂。

（4）充分冲洗酸蚀剂，隔湿，不要让唾液污染已酸蚀的牙面。

（5）牙面不要吹得太干，粘接剂涂抹 15 秒，让粘接剂充分渗透入釉柱。

（6）气枪吹薄，光照 5~10 秒。粘接剂太厚或未固化容易将粘接剂挤入树脂与模板之间，使模板不易与附件分离。

（7）选择流动性适中的树脂，不要选择流体树脂。将适量树脂填入附件型腔，压紧，戴入牙弓，使模板充分就位，从唇侧光照 20 秒。

（8）用器械轻轻掀起附件龈方模板边缘，使模板与附件分离，取下模板。

（9）用细砂车针修整多余树脂、抛光。

3. 邻面去釉

（1）金刚砂条：操作过程中要注意避免砂条的锐利边缘损伤到周围软组织，可适当衬垫棉卷保护软组织；机用砂条有不同厚度，使用时，从薄到厚选择砂片。有时用砂条获得的间隙是一个假象：当砂条嵌入两邻牙之间时，它的作用类似于分牙，牙齿受力后会产生间隙，而当这个力去除时，获得的间隙可能很快消失。所以，要确保使用的手用金刚砂条确实获得了间隙。可以使用无蜡牙线感触邻接关系，若牙线无阻力通过，说明获得了少量间隙。

（2）针状车针：如果邻间隙完全被龈乳头填充，将车针置于邻间隙去釉时就会损伤到牙龈。为了保护软组织，Sheridan 等提出将一根"引导丝"（可用直径为 0.5~0.7mm 的铜丝）置于车针下方、龈乳头上方，以保护牙龈，特别是对于青少年患者。但放置和使用"引导丝"本身就会给患者造成较严重的疼痛，建议选择性使用。

（3）邻面去釉后牙体外形修整：为了获得更多间隙而反复去釉会有一定的风险。为了避免这种情况发生，可以用表格的方式记录每次去釉的数据。

（4）去釉量：为了避免去釉量过多，建议选择比设计去釉量小 0.1mm 的测量片（或测量片组合）来测量间隙，剩下的 0.1mm 留在修形和抛光时获取。测量时不要用力把测量尺压入间隙，应用较小的力感触去釉量的大小。

（六）相关知识

正畸治疗通过矫治力作用于牙齿及牙周组织，引起一系列的生物学反应，从而引起牙槽骨的改建，达到移动牙齿的目的。

隐形矫治技术的特点之一是利用膜片的弹性形变产生的回弹力对牙齿施力，矫治器每步均有一定的形变量，矫治器紧贴牙面，施加的力量是一个分散力系，可以对牙冠的任何部位施力。因此，矫治器的矫治力和力偶取决于牙冠的解剖形态、牙齿类型、牙齿需要的位移量，以及牙齿与矫治器内表面的接触等。

隐形矫治技术的另一个力学特点是附件的使用。传统的固定矫治器体系是在牙冠上粘接标准化的托槽，通过置于托槽中弓丝形变产生的力量使牙齿发生移动。无托槽隐形矫治系统也遵循这种设计模式，其中隐形矫治器类似于弓丝，而附件相当于托槽，隐形矫治体系是由不同样式的附件来发挥作用的。隐形矫治器的附件辅助矫治力施加于牙齿，成为控制牙齿移动不可缺少的装置。附件主要包括加强固位型、协助移动型和辅助功能型，都是传导力的装置；但是，附件的形状、位置、弹性模量不同时，力的方向、力矩也会有所不同。基于矫治器的设计原理，附件的使用大大提高了矫治效能。

三、隐形矫治技术规范评价

隐形矫治技术规范核查评估见表 6-7-1、表 6-7-2。

表 6-7-1　隐形矫治规范核查表

项目	内容	是	部分	否
治疗前准备	查看患者血常规及其他检查结果，包括 HbsAg、抗 HCV、抗 HIV 等			
	明确患者有无隐形矫治的禁忌证			
	确定患者已签署隐形矫治知情同意书			
	器械准备：确定口腔检查相关设备正常；根据治疗需求设计数字化牙齿移动方案，然后根据隐形矫治器附件粘接及片切说明书准备好相应物品；调整牙椅及灯光，进行消毒、铺巾			

项目	内容	是	部分	否
治疗过程	矫治器的制作			
	明确操作内容及注意事项			
	选择合适托盘			
	取上下颌硅橡胶模型			
	口腔数字化扫描(可选)			
	可视化分析软件			
	制作隐形矫治器			
	矫治器戴用及复诊检查的要点			
	解释基本治疗原理			
	牙套贴合情况,如使用咬胶、牙套与牙齿之间的贴合度等			
	牙套正确取戴情况,如从舌侧取下等			
	牙套每日佩戴情况,如进食时取下、不可随意摘戴等			
	复查附件是否有脱落			
	复查牙齿位置与三维设计是否一致			
结束后处置	拍照记录治疗效果			
	向患者交代隐形矫治后的注意事项,如后期矫治过程、结束后保持等			

表 6-7-2　隐形矫治技术操作规范评估表

项目	好(5分)	一般(3分)	差(1分)
操作过程流畅度			
操作检查熟练度			
人文关怀			

注:评估标准如下。

好:操作过程清晰流畅,无卡顿,附件粘接、邻面去釉方法正确,审阅方案无漏项;人文关怀到位,有术前交流、术中安慰,以及术后饮食、口腔卫生、佩戴时间及其他注意事项的交代。

一般:操作过程能整体完成,附件粘接、邻面去釉方法欠佳,审阅方案有部分漏项;人文关怀不足,但能有部分术前交流、术中安慰及术后饮食和注意事项的交代。

差:操作过程粗暴,附件粘接、邻面去釉方法错误,审阅方案大部分漏项;无人文关怀,无术后注意事项的交代。

四、常见操作错误及分析

1. 邻面去釉　从𬌗方而不是从龈方开始去釉,可能造成接触点偏龈方的情况。当间隙被关闭及去釉表面在近龈方接触后,𬌗方会留有一个夹缝,在这个夹缝里就会存留食物残渣。因为邻接面在去釉后不是平行的,会造成邻牙之间在牙颈线处接触。

2. 附件粘接　多余粘接剂未完全去除,特别是堆积在𬌗面多余的树脂,会影响牙套就位,影响牙套贴合度。

3. 方案审阅 方案审阅不够全面,未校对初始咬合,导致终末位置偏差。

五、常见训练方法及培训要点介绍

1. 模型训练 目前可以用树脂模型作为邻面片切训练模型,将模型固定在仿头模上,按照临床的要求进行片切训练。

2. 其他 可以通过使用计算机对可视化分析软件方案多次修改,学习审阅方案。

六、相关知识测试题(5道选择题)

1. 下列选项中,**不属于**隐形矫治适应证的是

A. 轻中度牙列拥挤　　　　B. 牙列散在间隙　　　　C. 临床牙冠短小

D. 牙性反𬌗　　　　　　　E. 上前牙唇倾

2. 去釉量小于 0.2mm 时,一般使用的工具是

A. 金刚砂车针　　　　　　B. 金刚砂条　　　　　　C. 金刚砂盘

D. 钨钢车针　　　　　　　E. 抛光车针

3. 复诊时医生需要做的是

A. 检查贴合度　　　　　　　　　B. 检查附件情况

C. 查看牙齿移动情况与预先设计　　D. 检查牙套是否有磨损

E. 以上都要

4. 粘贴附件时**不能**使用的是

A. 充填器　　　　　　　　B. 粘接剂　　　　　　　C. 光固化灯

D. 流动树脂　　　　　　　E. 玻璃离子

5. 适合邻面去釉的牙齿形态是

A. 正方形　　　　　　　　B. 长方形　　　　　　　C. 梯形

D. 菱形　　　　　　　　　E. 不规则形

参考答案:1. C　2. C　3. E　4. D　5. C

(雷 蕾　卢燕勤)

第七章

口腔修复、种植专科技能培训

第一节　精准牙体预备技术

一、概述

修复体失败的主要原因包括 2 大类：①生物性原因,如继发龋、牙髓疾病、牙周疾病等；②生物力学原因,包括粘接水门汀碎裂、根折、崩瓷、美观缺陷、咬合问题等。精准的牙体预备有利于减少修复体边缘的微渗漏,有利于患者在日常生活中保持良好的口腔卫生。同时精准的牙体预备,意味着调磨更少的牙体组织就能达到更好的修复效果。

二、操作规范流程

(一) 适应证

1. 因氟牙症、变色牙、四环素牙、锥形牙、釉质发育不全等,不宜用其他方法修复的患牙。

2. 因龋坏或外伤等,造成牙体缺损较大而无法充填治疗的前牙和后牙。

3. 因错位、扭转而不宜或不能做正畸治疗的前牙和后牙。

4. 固定桥基牙上的固位体。

5. 牙体缺损较大的根管治疗后的患牙。

6. 根管治疗后残根的桩核冠修复。

(二) 禁忌证

1. 恒牙尚未发育完全的青少年,牙髓腔宽大。

2. 无法取得足够固位形和抗力形的过小牙。

3. 深覆𬌗、咬合紧,没有矫正而又无法预备出足够空间的前牙。

4. 咬合紧、牙冠短,无法预备出𬌗面空间和固位形的后牙。

5. 未经完善根管治疗的死髓牙。

(三) 操作前准备

1. 患者准备

(1)询问既往史。

(2)签署牙体预备治疗知情同意书。

（3）向患者解释牙体预备的操作过程,消除患者恐惧感。嘱患者平静呼吸、勿吞咽,避免不必要的恶心反应,如有不适可举左手示意。

2. 物品（器械）的准备　高速涡轮机、金刚砂车针、电动马达、显微镜或放大镜。

3. 操作者准备

（1）核对患者信息:姓名、性别、年龄、主诉。

（2）询问患者既往有无高血压,有无心、脑、肺疾病等病史。

（3）如需局部麻醉需询问有无麻醉药物过敏史。

（4）明确患者有无牙体预备治疗禁忌证。

（5）确定患者已签署知情同意书。

（四）操作步骤

1. 嵌体牙体预备

（1）调磨邻牙及对颌过锐、过长或形态异常的牙尖及边缘嵴。

（2）根据牙体缺损的具体情况设计具有固位形和抗力形的嵌体洞形。

（3）活髓牙牙体预备前应进行局部麻醉。

（4）选择合适的车针,按照嵌体洞形设计方案进行牙体预备。

（5）显微镜或放大镜下去除腐质及无基釉,尽可能保留健康牙体组织,活髓牙应注意防止意外穿髓。

（6）颊、𬌗、舌面的沟、裂、点隙处可适当进行预防性扩展。

（7）洞形无倒凹,底平、壁直、线角清晰,洞的深度应>2mm。

（8）洞壁应自洞底向𬌗面外展 2°~5°。

（9）洞缘的外形线应圆钝。

（10）邻𬌗嵌体邻面如需做片切形,片切面的颊舌边缘应达到自洁区。应避免破坏邻牙接触点。根据需要可在片切面制备箱状洞形、邻沟或小肩台。可加用𬌗面鸠尾固位形(鸠尾峡部宽度不大于𬌗面的 1/2)。

（11）高嵌体的牙体预备,应沿𬌗面外形均匀降低 1.0~1.5mm 的厚度,范围应包括牙体𬌗面边缘及牙尖。

2. 贴面牙体预备

（1）牙体预备分型

1）Ⅰ型为最小量预备型:只需要磨除倒凹部分便于瓷贴面戴入即可,一般只磨除少许接近龈缘的邻唇线角,此型主要用于需要增加唇面突度者。

2）Ⅱ型为切端预备型:为了控制瓷贴面的颜色,有时需要在切端处形成稍厚的瓷层,也可以稍多磨除一些切缘的釉质,近龈缘处的邻唇线角也需要磨除少许,以便于瓷贴面就位。

3）Ⅲ型为切端包绕型:除磨除少许切缘唇面的釉质外,还需要磨除少许切缘舌面的釉质,舌侧终止处磨制成凹槽形。边缘线终止于釉质上呈浅凹槽形。切端加长时无牙体支持的瓷体长度一般不超过 2mm,避免受力后发生折断。

（2）牙体磨除量:牙体预备应控制在釉质层内。除重度染色或变色牙外,磨除牙体组织时宜保守,特别是釉质较薄的颈缘部分,尽可能不暴露牙本质。

（3）金瓷贴面牙体预备步骤:显微镜或放大镜下完成预备。

1）纵向引导沟:分颈部、中部、切端三段预备引导沟,按照引导沟确定的深度磨除唇面。

颈缘、中部、切端的预备量一般为 0.3mm、0.5mm 和 0.7mm。将三段各自预备后,再将唇面预备体形成个整体,三段间逐渐移行,并与颈部及邻面预备形连接成整体。

2)唇侧颈缘的预备:使用直径为 1mm 的球钻,控制磨除深度,制作约 0.3mm 的浅凹形沟,要求边缘光滑和连续。根据上、下、平齐龈缘的不同设计要求,分别使浅凹形沟位于唇侧龈缘上 0.5mm 处、沟内 0.5mm 或平齐限龈缘。

3)邻面的预备:不需破坏邻接关系者,在接触点的唇方磨制约 0.5mm 的深凹形,以保证贴面的边缘强度,预备边缘正好位于与邻牙接触点的唇侧。如果需要用贴面恢复邻接关系,邻面预备需到达邻面的舌缘。

4)切端的预备:在切端上磨制深度约 1.0mm 的 2~3 个引导沟,对于切端包绕型的设计,需在舌侧的切、中 1/3 交界处制备约 0.5mm 的深凹形。

5)精修完成:用细粒度的金刚砂车针精修预备体表面,去除尖、嵴、倒凹,圆钝线角,抛光。

3. 金属烤瓷全冠、全瓷冠牙体预备

(1)牙体预备标准

1)切缘:𬌗面预备出 1.5~2.0mm 的间隙,上前牙切缘预备与牙长轴成 45° 斜向上的小斜面,下前牙切缘要求同上牙,但切缘斜面斜向唇下。磨牙𬌗面均匀降低 1.5mm。

2)唇面:从牙面均匀磨除牙体组织,但牙冠切缘 1/4 向舌腭侧倾斜 10°~15°,保证切缘瓷层厚度和色调。

3)邻面:除了消除邻面倒凹,预备出修复体间隙,以及保证颈部肩台预备外,还应保持邻面适当的切向聚合度(2°~5°)。

4)舌面:消除倒凹并预备出咬合间隙,以容纳修复体。舌侧若设计为金属舌背,不覆盖瓷层,则只需预备出 0.5mm 容纳金属层的空间。舌面近颈缘处应有 >1mm 平行于唇面的轴壁,以利固位。

5)前牙颈缘及肩台预备:因美观需要,前牙颈缘唇面一般位于龈下,邻面及舌面则可根据需要置于龈上、龈下或平龈。

(2)牙体预备的方法及要点

1)显微镜或放大镜下预备。

2)切端预备:先在切端磨出 2~3 条深 1.5~2.0mm 的引导沟,再依次向近远中扩展,完成整个切缘的切割。

3)唇面预备:先在唇面切 1/2 处磨出深 1.0~1.5mm 的纵形引导沟,再以此深度逐渐向近远中扩展。然后在唇面龈 1/2 处磨出 2 条深约 1.0mm 且方向与牙体长轴一致的纵向引导沟,再向近远中扩展预备。由此预备的唇面切 1/2 和龈 1/2 具有一定的角度。

4)邻面预备:用预备唇面的车针紧贴牙冠邻轴角向邻面磨切,首先把颈缘至切缘的倒凹部分磨除,再接肩台 1.0mm 磨除邻面牙体组织,并且控制轴面切向聚合 2°~5°。

5)舌面预备:根据设计要求,在舌面切 2/3 处以梨形金刚砂车针均匀磨除舌背或舌面所需的厚度空间,此厚度空间在正中𬌗及前伸𬌗的任何位置均应存在。舌面预备应保留舌隆突外形和适当的位置。

6)颈袖预备:为保证全冠的固位与稳定,牙冠颈 1/3 处的本质肩领的制备尤为重要。预备前先进行排龈,为减轻患者的痛苦,排龈可以在局部麻醉下进行。根据肩台设计以相应形态的肩台车针按牙体长轴方向磨除修复所需间隙后形成切向为 2°~5° 的柱状颈袖。

7)肩台预备:以中粗或细粒度的肩台钻环绕牙体颈部预备肩台,肩台保持厚度均匀,光滑连续。

8)精修完成:牙体预备大致完成后,应仔细检查上下牙在正中、对刃𬌗位时,切端、唇舌侧修复间隙是否足够。去除倒凹、备出肩台的宽度、不同𬌗位下有足够的修复间隙,并保证一定的瓷层厚度以获得理想的美观效果。最后用抛光车针将牙面修光。

(3)后牙牙体预备的方法及要点:后牙全冠修复的牙体预备的过程与前牙基本相似,以消除倒凹、预备修复体空间达到一定强度和美观效果为目的。𬌗面在正中、前伸、侧向𬌗位时各牙尖和斜面(特别是功能尖)应保证足够的修复间隙。

(4)后牙不同种类修复体的牙体预备量(表 7-1-1)。

表 7-1-1　后牙不同种类修复体的牙体预备量

预备量	金属烤瓷冠		全瓷冠		铸造金属全冠
	前牙	后牙	前牙	后牙	后牙
切端及𬌗面预备量	切:1.5~2.0mm	𬌗面:2.0mm	切:1.5mm	𬌗面:1.5~2.0mm	𬌗面:0.5~1.0mm
邻面预备量	1.0mm	1.0mm	1.0mm	1.0mm	1.0mm
唇舌面预备量	唇面切 1/2 :1.0~ 1.5mm	1.4~2.0mm	唇面:1.0~1.5mm		0.5~1.0mm
	唇面龈 1/2 : 1.0mm		舌面:1.0~1.5mm		
	金属舌背面: 0.5~0.8mm		舌面窝:1.0mm	1.2~1.5mm	
	金瓷舌面: 1.0~1.5mm				
肩台宽度	龈下肩台: 龈缘下 0.5mm 处 唇面:1.0~1.2mm 邻面和舌面:0.8~ 1.2mm	颊侧肩台: 0.8~1.2mm 舌面及邻面: 0.7~1.0mm.	唇面肩台:龈下 0.5mm 处 1mm 舌 面 肩 台:齐 龈或位于龈上 1.0mm	1.0mm	0.5mm
肩台角度	金瓷边缘处:钝角 舌侧:浅凹型	钝角	与轴面呈直角 或 120°	浅凹形肩台	浅凹形或带斜面 的肩台形

(五) 并发症及处理

1. 过敏性疼痛　活髓牙进行牙体预备后,可能遇冷、遇热会出现牙本质过敏现象,或出现短时间轻度疼痛。这是由于牙体预备是用高速车针切割牙体硬组织,损伤牙本质细胞突,以及对牙髓产生不良刺激所引起。如在牙髓可耐受范围内,过敏性疼痛会在短时间内消失;如刺激超过牙髓的耐受范围,则会出现牙髓炎,需行牙髓治疗。

2. 自发性疼痛 常见原因多为牙髓炎、根尖炎或牙周炎。多由于牙体预备对牙髓的损害所致,可导致急性牙髓炎或牙髓坏死、慢性牙髓炎的急性发作;或由殆创伤所致,可出现急性牙周炎、根尖周炎等。

(六) 操作注意事项

1. 比色应在备牙之前完成。

2. 排龈是必不可少的步骤。

3. 粘接修复体时,应在粘接剂固化前仔细检查并确认修复体已完全就位。

4. 活髓牙的全冠修复,应选择对牙髓刺激相对较小的粘接剂。

5. 修复前应有 X 线检查,了解牙体、牙髓、牙周及根尖周情况。

6. 严格把握适应证,死髓牙应在完善的根管治疗后再行全冠修复。

(七) 相关知识

1. 应用超声振荡器械重置并成形边缘完成线 超声振荡器械可用来重置并完成边缘线。因为在预备靠近牙体的部分时,许多医生难以控制所选择的车针,对龈沟和龈沟周围的牙龈组织造成损伤,导致出血,通常会降低印模材料的效能及印模材料的精确性。

此外,如果菲薄的牙周组织发生损伤或病损扩展,可能导致更严重的并发症,危及牙龈、牙复合体的稳定性,甚至造成不美观的牙龈退缩。超声振荡器械可以替代旋转器械完成肩台的修整。振荡器械除了灵活多用的特点外,最大的特点就是不用旋转,使医生能够在最精细的预备环节完全控制器械,减少损伤牙龈的风险。

2. 各种肩台形态的特点(表 7-1-2)

表 7-1-2 各种修复体肩台形态的比较和对修复体边缘的影响

边缘完成线形式		预备难度	美观	修复体边缘	边缘应力	适应证或禁忌证
面状	羽状	容易	差	金属领圈	很高	适用于重度牙周病的固定修复手术中的牙体预备
	刀状	容易	差	金属领圈	很高	
复杂线状	带斜面肩台	难	差	金属领圈	很高	适用于多单位连接的修复体
	带斜面凹斜面	难	差	金属领圈	很高	
简单线状	50° 肩台	容易	一般	金属领圈或微细边缘	中等	适用于多单位连接的修复体
	凹斜面	容易	一般	金属领圈或微细边缘	很小	适用于多单位连接的修复体,修复颊舌水平不一致的牙齿可获得更好的适合度
	圆肩台	难	良好	任何材料	很小	不适用于多单位连接的修复体
	90° 肩台	难	良好	任何材料	中等	不适用于多单位连接的修复体
	改良凹斜面	容易	良好	任何材料	很小	适用于多单位连接的修复体,修复颊舌水平不一致的牙齿可获得更好的适合度

三、金瓷冠牙体预备技术规范评价

全瓷冠牙体预备技术规范核查、评分见表 7-1-3、表 7-1-4。

表 7-1-3　全瓷冠牙体预备技术规范核查表

项目	内容	是	部分	否
操作前准备	核对患者信息：姓名、性别、年龄、主诉			
	执笔式持高速涡轮机			
	支点：无名指支在硬组织上			
	常用车针有钨钢裂钻、金刚砂车针等			
操作过程	预备顺序：𬌗面 - 唇舌面 - 邻面 - 肩台（大体预备）			
	𬌗面形态：𬌗面应尽量模仿天然牙的解剖外形，大致预备出牙尖和窝沟的形态。			
	𬌗面深度：前牙切端及后牙功能尖为 2.0mm，后牙非功能尖为 1.5mm			
	唇舌面边缘：上前牙唇面边缘位于平龈水平或龈下 0.5mm 以内，上前牙舌面及其余牙位的唇舌面边缘均为平龈或龈上水平			
	唇舌面预备量：唇面为 1.0~1.5mm，舌面为 1.0~1.5mm			
	均匀预备无倒凹，聚合度为 2°~5°。上前牙需预备出舌面窝和舌隆突形态			
	邻面边缘：平齐龈乳头或位于龈乳头上方			
	邻面预备量约为 1.0mm，均匀预备无倒凹，聚合度为 2°~5°			
	龈缘肩台预备：360° 连续肩台，轴角处圆钝，宽度一般为 1mm			
	精修：确保均匀预备无倒凹，𬌗面及轴面抛光，聚合度控制在 2°~5°，肩台连续光滑无锐边			

表 7-1-4　全瓷冠牙体预备技术规范评估表

项目	好(5分)	一般(3分)	差(1分)
操作过程流畅度			
操作检查熟练度			
人文关怀			

四、常见操作错误及分析

1. 体位调整不对，操作角度不正确。
2. 握持高速涡轮机方式不正确，支点不稳。

3. 牙体预备量过多或过少。

4. 轴面聚合度过大,或轴面有倒凹。

5. 肩台不均匀、不连续,线角锐利、不光滑。

五、常见训练方法及培训要点介绍

1. 仿头模训练　仿头模可以模仿人体多种复杂体位,与临床患者的实际情况非常接近,再配以临床环境设置的可调节灯光、高速手机等,可以使学生在实验室头模口腔修复演示学习中,从实验模型的印象开始学习,逐步适应临床操作,进而达到临床操作要求。目前,仿头模由仿生橡胶制成,色泽逼真,与人体皮肤手感相似。配有 28 颗符合牙齿解剖形态的环氧树脂牙齿,以及硅橡胶牙龈。使用过程中,使用者感受更真实,可加深对操作的感觉和体会。

2. 其他　牙体预备可以利用简易的模型,如离体牙、树脂牙等。

六、相关知识测试题(5 道选择题)

1. 全瓷冠唇面肩台一般为

　　A. 0.5mm　　　　　　　　B. 1.0mm　　　　　　　　C. 1.2mm

　　D. 1.5mm　　　　　　　　E. 2.0mm

2. 患者,12 锥形牙,与邻牙之间有约 1mm 的间隙。可选择的修复方式**不包括**

　　A. 树脂贴面　　　　　　　B. 瓷贴面　　　　　　　　C. 金属烤瓷冠

　　D. 全瓷冠　　　　　　　　E. 3/4 冠

3. 前牙烤瓷全冠舌侧应预留的间隙为

　　A. 0.1mm　　　　　　　　B. 0.2mm　　　　　　　　C. 0.3mm

　　D. 0.5mm　　　　　　　　E. 1.0mm

4. 下列边缘类型中密合度**最差**的是

　　A. 刃状　　　　　　　　　B. 90° 肩台　　　　　　　C. 90° 肩台 + 斜面

　　D. 凹面　　　　　　　　　E. 135° 肩台

5. 通常前牙金属烤瓷在冠唇面龈边缘上的最佳选择为

　　A. 龈上凹形边缘　　　　　B. 龈下直角边缘　　　　　C. 龈上直角边缘

　　D. 龈下凹形边缘　　　　　E. 平龈边缘

参考答案:1. B　2. B　3. D　4. C　5. D

(高清平　张一祎)

第二节　精细印模技术

一、概述

口腔印模是与口腔相关组织结构解剖形态相反的阴性印模,可反映与修复有关的软硬组织情况。口腔修复体制作均需要经过取模才能完成,印模的精确度是保证口腔修复体质量的重要基础。精细印模能够正确反映牙体、牙列及周围软硬组织的情况,有较高的精确度,能再现口内正确的咬合关系。

二、操作规范流程

(一) 适应证

用于嵌体、高嵌体、冠和桥体预备的取模；种植体取模；全口义齿、可摘部分义齿、颌骨缺损的功能性印模；隐形矫治的模型制取。

(二) 禁忌证

1. 绝对禁忌证　严重精神异常及意识明显障碍,不能配合取模。

2. 相对禁忌证　重度张口受限。

(三) 操作前准备

1. 患者准备

(1)向患者做好解释工作,消除患者的恐惧感,嘱其平静呼吸,告知其取模时可能会有恶心等不适。

(2)如有活动性假牙应取出,坐于牙科椅上。

2. 物品(器械)准备　排龈线、排龈刀、成品托盘、塑料隔离膜、精细印模材料；口内扫描仪、电脑。

3. 操作者准备

(1)核对患者信息:姓名、性别、年龄、主诉。

(2)明确患者有无取模禁忌证。

(3)将椅位调整到合适的位置,取上颌印模时,医生位于患者的右后方,患者头稍前倾,上颌与医生的肘部相平或稍高,张口时上牙列与地面相平行。取下颌印模时,医生位于患者的右前方,患者头稍后仰,下颌与医生的上臂中部相平或稍高,张口时下牙列与地面相平行。

1)选择合适的托盘,托盘大小、形态应与牙弓相一致,但略大于牙弓,内侧与组织间应有 3~4mm 间隙。托盘边缘不宜过长,应止于黏膜皱襞 2mm 处,且不应妨碍唇、颊、舌及口底软组织的活动,在唇、颊系带部位亦应有相应的切迹。上颌托盘后缘应盖过上颌结节和颤动线,下颌托盘后缘应盖过磨牙后垫区。如果个别托盘某个部位与口腔情况不太适合,可以用技工钳调改,或用蜡、印模膏加添托盘边缘长度,必要时可制作适合患者口腔的个别托盘。

2)如选择口内扫描仪进行模型制取,则应先连接口内扫描仪,打开扫描软件,校准仪器备用。

(四) 操作步骤

1. 印模制取前口腔检查　在制取终印模前,应评估患者的牙龈状况,检查预备体的边缘固定修复时,预备体边缘位于龈下或平龈,印模制取前需进行排龈。

2. 排龈

(1)单线排龈:根据牙龈软组织强度及龈沟的深度,选择合适型号的排龈线,从邻面开始压入排龈线,再逐渐到腭侧,最后在颊侧排龈,置入排龈线的力量不应过大。检查排龈效果,排龈后直接进行印模的制取。

(2)双线排龈:根据牙龈软组织强度及龈沟的深度,选择第一根排龈线,从邻面开始压入,再逐渐到腭侧,最后在颊侧排龈。第一根排龈线放置完成后,选择直径更大的排龈线继续压入龈沟内,为避免过度压入第二根排龈线导致牙周附着的破坏,所施加的压力不宜过大。第二根排龈线放置完成后,等待 4~5 分钟,取出第二根排龈线,用三用枪清洗基牙,吹干,进行印模的制取。

3. 印模制取

(1)一次印模:取等量的重体印模材料,混合均匀,搓成长条状压入托盘,将印模材料中央压出一条槽沟,在托盘的远中端形成远中壁。在印模材料中注入轻体印模材料充满槽沟,确保混合头始终在轻体印模材料内,以避免产生气泡,将轻体印模材料加压注射至基牙龈沟及牙体周围;也可取适量聚醚橡胶印模材料,自动调拌机混合均匀,使用印模材注射器放置于托盘。

左手持口镜牵开口角,右手将托盘旋转放入口内,对正牙列,使托盘柄对准正中线,均匀加压,使托盘充分就位,可看到材料从溢出孔溢出。就位后,右手保持托盘固定不动,迅速用左手将上唇、左侧颊部软组织向前、向下进行肌功能修整 2~3 次,换用左手保持托盘固定不动,迅速用右手将上唇、右侧颊部软组织向前、向下进行肌功能修整 2~3 次。肌功能修整后,双手示指、中指按压在双侧前磨牙区固定托盘,等待印模材料硬固。材料硬固后取出托盘,一般先脱后部,再沿牙长轴方向取下印模。

(2)二次印模:取等量的重体印模材料,混合均匀,搓成长条状压入托盘,将隔离膜覆盖在托盘上,使其与印模材料贴附,隔离膜略宽于托盘。

左手持口镜牵开口角,右手将托盘旋转放入口内,对正牙列,使托盘柄对准正中线,均匀加压,使托盘充分就位,可看到重体材料从溢出孔溢出。就位后,可轻微移动托盘,为轻体材料预留一定的间隙。在材料硬固前,右手保持托盘固定不动,迅速用左手将上唇、左侧颊部软组织向前、向下进行肌功能修整 2~3 次,换用左手保持托盘固定不动,迅速用右手将上唇、右侧颊部软组织向前、向下进行肌功能修整 2~3 次。肌功能修整后,双手示指、中指按压在双侧前磨牙区固定托盘,等待印模材料硬固。

初印模凝固后取出托盘,去除隔离膜,用硅橡胶刀修整,去除模型上的倒凹及影响再次就位的地方,在口内多次试戴确保初印模能够完全就位。在初印模中注入轻体材料,确保混合头始终在轻体印模材料内,以避免产生气泡。三用枪轻吹基牙龈沟,将轻体印料加压注射至基牙龈沟及牙体周围。将托盘再次放入口内,以轻微加压和颤动的方式使托盘充分就位,在材料硬固前,右手保持托盘固定不动,迅速用左手将上唇、左侧颊部软组织向前、向下进行肌功能修整 2~3 次,换用左手保持托盘固定不动,迅速用右手将上唇、右侧颊部软组织向前、向下进行肌功能修整 2~3 次。肌功能修整后,双手示指、中指按压在双侧前磨牙区固定托盘,等待印模材料硬固。材料硬固后取出托盘,一般先脱后部,再沿着牙长轴方向取下印模。

(3)数字化印模:目前临床数字化信息采集方式常采用直接法,即口内扫描法。扫描前应将口内基牙进行清理、隔湿处理。将口内扫描仪的探头放入患者口腔,依次进行基牙、工作区域、对颌扫描,在患者牙尖交错𬌗的状态下从颊侧进行局部牙弓的扫描以记录咬合关系,扫描时应保持缓慢稳定的速度,扫描时电脑发出相应声音则扫描正常,如果声音停止,则扫描中断,可重新扫描。扫描时应注意避免舌部、颊部和唇部的干扰。最后检查扫描后的模型,确认是否需要补扫,重新扫描需要补扫的区域,然后在计算机上将数据转换为数字化模型。该方法可避免传统印模材料取模时的患者恶心不适、误食等现象。

(五) 检查印模质量

制取的印模应确保符合以下标准。

1. 无气泡,龈缘线清晰锐利。

2. 印模完整,包括牙齿、牙槽骨、系带切迹,边缘伸展适度。

3. 印模材料无脱模。

(六) 并发症及处理

1. 牙齿倒凹过大,印模材料不易取出。处理措施:取模前应将牙齿倒凹填平。

2. 印模材料临床操作时间过长,印模材料不易取出。处理措施:操作时注意印模材料的固化时间。

3. 赝复体取模时,印模材料折断。处理措施:根据缺损位置不同,至相关科室就诊取出印模材料。

(七) 操作注意事项

1. 试托盘时,可同时教患者进行主动肌功能修整,观察患者口腔内解剖结构有无特殊,如较高的腭穹窿、附丽过低的系带等。

2. 排龈时应注意动作轻柔,避免损伤牙龈。双线排龈时应注意第二根排龈线放置不超过 15 分钟。

3. 取模过程中,操作应轻柔,如患者出现恶心、呕吐反应,应及时调整患者体位,嘱患者放松,进行鼻吸口呼。

4. 将盛满印模材料的托盘放入口内时应有旋转动作,并采取从后向前就位的方法将气泡和印模材料从前方挤出。

5. 进行肌功能修整时,应在保持托盘稳定的基础上进行肌功能整塑,用力不能过度。

6. 注意印模的固化时间,在规定时间内取出印模。

7. 重度牙周病患者取模前应先行牙齿倒凹填充,避免模型无法取出。

(八) 相关知识

目前临床精细印模材料主要有以下几种类型。

1. 硅橡胶印模材料 硅橡胶是一种临床上常用的橡胶类印模材料。1∶1 比例混合后能在口腔温度下数分钟内凝固成具有弹性的固体。其特点是体积稳定性好、储存期长、强度及弹性均优于藻胶盐基印模材料。硅橡胶有缩合型及加成型两种,基质均为硅氧烷类化合物。两种类型的材料性能相似,但加成型产品固化过程中无副产品生成,故其尺寸的稳定性更优于缩合型。

2. 聚醚橡胶印模材料 聚醚橡为精密型印模材料,用于制取无严重倒凹区的精密印模,具有亲水性,可使印模材料表面浸润性加强,大大提高印模的精确度。聚醚橡胶印模材料具有比其他材料更高的韧性、刚性及硬度,但其流动性及柔韧性较差,因此不易制取倒凹大和复杂部位的印模。另外由于聚醚橡胶材料工作时间短,使用时应快速调和。

3. 数字化口内扫描印模技术 分为间接法和直接法。

(1)间接法:通过扫描设备对石膏模型或精细模型进行扫描,从而获得三维数字化模型,但精确度主要取决于模型。

(2)直接法:直接通过口内扫描获得数字化模型的技术。主要通过小型光学探入式探头,通过扫描获取患者口腔内牙体、牙龈、软硬组织等数据信息,省略了取模、灌模等步骤,避免了间接扫描模型过程中存在的误差,为患者带来舒适的诊疗过程。但由于口腔内部解剖结构的复杂和口腔湿润环境的影响,会大大地增加口内直接扫描的难度,因此对口内扫描设备和医生操作的熟悉程度有较高的要求。

三、精细印模技术规范评价

精细印模技术规范核查、评估见表 7-2-1、表 7-2-2。

表 7-2-1　精细印模技术规范核查表

项目	内容	是	部分	否
操作前准备	核对患者信息：姓名、性别、年龄、主诉			
	明确患者有无取模禁忌证			
	调整椅位			
	托盘的选择			
	人文关怀			
操作过程	取模过程			
	体位及医嘱			
	排龈			
	托盘就位			
	肌功能修整			
	托盘取出			
	印模质量			

表 7-2-2　精细印模技术规范评估表

项目	好(5分)	一般(3分)	差(1分)
操作过程流畅度			
操作检查熟练度			
人文关怀			

注：评估标准如下。

好：操作过程清晰流畅，无卡顿，检查熟练；人文关怀到位，有术前交流、术中安慰及注意事项的交代。

一般：操作过程能整体完成，卡顿次数<3次；人文关怀不足，但能有部分术前交流、术中安慰及注意事项的交代。

差：操作过程卡顿次数>6次，操作粗暴；无人文关怀。

四、常见操作错误及分析

1. 体位没有调整好，操作不方便。
2. 上下唇没有充分拉开，导致印模系带处不完整。
3. 肌功能修整过程中，单手固定托盘不稳，导致印模变形。

五、常见训练方法及培训要点介绍

目前常用的训练方法为临床练习，可与同学相互制取印模。

六、相关知识测试题（5道选择题）

1. ISO 要求印模材料凝固时间应为
   A. 混合调拌开始 1~3 分钟凝固　　　　　　B. 混合调拌开始 2~4 分钟凝固
   C. 混合调拌开始 3~5 分钟凝固　　　　　　D. 混合调拌开始 4~6 分钟凝固
   E. 混合调拌开始 6~8 分钟凝固

2. 低稠度的硅橡胶印模材料适用于取
   A. 一次性印模　　　　　　　　　　　　　B. 二次印模的初印模
   C. 二次印模的终印模　　　　　　　　　　D. 个别托盘的边缘整塑
   E. 以上都可以

3. 取上颌模型时,医生应位于患者的
   A. 左侧　　　　　　　B. 右侧　　　　　　C. 左前侧
   D. 右前侧　　　　　　E. 右后侧

4. 合适的托盘应满足
   A. 托盘大小、形态应与牙弓完全一致
   B. 托盘略大于牙弓,内侧与组织间应有 1~2mm 间隙
   C. 边缘止于黏膜皱襞 2mm 处,且不应妨碍唇、颊、舌及口底软组织的活动
   D. 上颌托盘后缘应盖过腭小凹
   E. 下颌托盘后缘应盖过磨牙后垫区 1/2

5. 如果取模时印模伸展不充分,可能导致修复体出现的情况中**不包括**
   A. 基托伸展不足　　　　　　　　　　　　B. 固位力下降
   C. 义齿承载区受力过大　　　　　　　　　D. 义齿支持面积减小
   E. 义齿就位困难

参考答案:1. C　2. C　3. E　4. C　5. E

（高清平　王会欣）

第三节　颌位关系记录与转移技术

一、概述

颌位关系,即上下颌骨间的位置关系。在口内,颌位关系由关节、韧带、肌肉,以及牙齿共同决定。将上下颌骨间的空间相对关系通过模型和颌位关系记录复制转移至𬌗架上,可以在更多方位对患者咬合关系和颌位关系进行观察及诊断,有利于技师制作出符合患者生理需求的义齿。面弓是记录上颌骨与特定颅面参考点或参考平面间相对关系并转移至𬌗架的机械装置。𬌗架是模拟颞下颌关节与颌骨的机械装置,用以连接上下颌模型,并可不同程度地模拟下颌运动。在相对复杂的病例中,利用面弓、𬌗架进行颌位关系的记录和转移,是保证最终修复体功能和美观效果必不可少的操作步骤。

二、操作规范流程

(一) 适应证

1. 丧失垂直距离。

2. 利用模型上现有余留牙无法获得稳定咬合关系。

3. 需要寻找新的颌位关系,在此颌位关系上𬌗架。

4. 现有咬合关系下无法获得足够修复空间。

5. 存在咬合创伤或已有修复体反复破坏/失败。

6. 伴有夜磨牙症、颞下颌关节紊乱综合征或发育异常的诊断治疗。

7. 改善现有牙颌系统美观的治疗。

(二) 禁忌证

无法耐受和配合操作。

(三) 术前准备

1. 患者准备

(1)完善必要的术前辅助检查,如根尖片、全景片、锥形束 CT 等。

(2)调整椅位使患者上身坐直,保持头颈部直立,目光平视。

(3)有过修复治疗史的患者,应按照治疗需要佩戴或取出原有的修复体。

2. 物品(器械)准备

(1)上下颌模型。

(2)面弓、𬌗架、𬌗平面板、烫蜡板、直尺、垂直高度测量尺、哥特式弓、酒精灯、蜡刀、修整刀、持针器。

(3)零膨胀石膏、调拌刀、调拌碗、量筒、咬合记录硅橡胶。

3. 操作者准备

(1)核对患者信息:姓名、性别、年龄、主诉。

(2)进行颌位关系记录和转移前,应向患者进行必要的解释,有利于患者更好地配合操作过程,避免恐惧和不耐烦情绪;确认患者签署知情同意书。

(四) 操作步骤

以无牙颌患者全口义齿修复为例,利用吉尔巴赫平均值面弓和半可调𬌗架进行颌位记录和转移。

0702

颌位关系记录及转移

1. 𬌗托的制作(图 7-3-1~ 图 7-3-3)

(1)制作暂基托:上下颌工作模型填倒凹,并涂布分离剂,将厚 2mm 的自凝树脂或光固化基托树脂铺塑在模型上,切除多余部分,使伸展与模型一致。牙槽嵴处可制作少量倒刺,增加与蜡堤的机械连接。待树脂自行硬固或置于光固化灯下硬固后,取下打磨光滑。在口内试戴验证稳定性。

(2)制作𬌗堤:将蜡片烤软卷成条状,弯成与颌弓形态一致的弓形,压在暂基托牙槽嵴的位置形成蜡堤,用蜡刀将蜡堤与基托连接,修整长度和高度,使唇颊面与基托边缘为一个平滑的表面。上𬌗托戴入患者口内,检查并调整患者自然放松状态下的面部丰满度。

(3)确定𬌗平面:使用烫蜡板获得平整的上颌堤𬌗平面。最终确定的𬌗平面为前部位于上唇下缘下方 0~4mm（根据患者年龄和上唇长度而定），并与瞳孔连线平行，𬌗平面后部与鼻翼耳屏线平行。将𬌗平面板置于上颌堤𬌗平面上进行检查和调整。

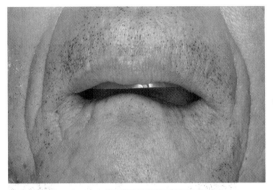

图 7-3-1　𬌗平面前牙区唇下暴露量

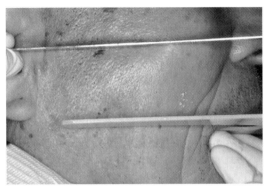

图 7-3-2　鼻翼耳屏线与𬌗平面平行

2. 记录垂直颌位关系

（1）在患者鼻底和颏底皮肤处各做一标记点，嘱患者放松，上下唇轻闭，测量标记点之间的距离，获得息止颌位时面下 1/3 高度，在此基础上减去 2~4mm，即为目标垂直高度。为使患者消除紧张情绪，可教其反复练习发唇音或做吞咽动作。

（2）戴入上下𬌗托，检查调整上下𬌗托蜡堤高度，确认标记点之间的距离为目标垂直距离，上下颌蜡堤平面均匀接触。在蜡堤上标记中线及口角位置（图 7-3-4）。

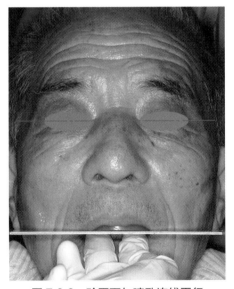

图 7-3-3　𬌗平面与瞳孔连线平行

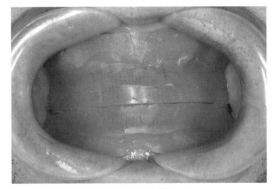

图 7-3-4　蜡堤

（3）垂直距离的确定和互相验证，可用面部比例法、面部观察法、发音法。

3. 记录水平颌位关系

（1）哥特式弓记录水平颌位关系

1）上𬌗托后牙区蜡堤两侧各切出前后两个不平行的"V"形凹槽，下𬌗托蜡堤后牙区均匀削去一薄层蜡(1.5~2.0mm),确保下颌运动时蜡堤无接触。但间隙应尽量小,最窄处不要超过 2.0mm。

2)在上下颌蜡堤分别安装哥特式弓的描记板和描记针,注意勿使蜡堤变形。描记针应位于暂基托正中,相当于前磨牙区的位置;描记板与𬌗平面平行;描记针与描记板垂直接触。调节好描记针高度,戴入上下𬌗托,使患者保持在之前定好的垂直距离。嘱患者进行数次最大限度的前伸、后退和侧方运动,最后获得一个类似"箭头"状的图形。通常将"箭头"尖端往回 1mm 处定为正中关系位的参考点(图 7-3-5)。在此处固定一个定位孔,再次戴入上下𬌗托,检查描记针进入定位孔后口内及面部情况,再次确认垂直距离。

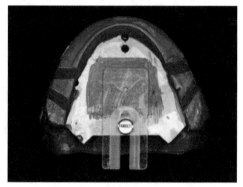

图 7-3-5 正中关系位参考点

3)后牙区注射咬合记录硅橡胶,并再次嘱患者咬合使描记针进入固定孔,待硅橡胶固化后取出上下𬌗托。

(2)吞咽法记录水平颌位关系

1)上𬌗托后牙区蜡堤两侧各切除前后两个不平行的"V"形凹槽,下𬌗托蜡堤后牙区均匀削去一薄层蜡(1.5~2.0mm),确保下颌运动时下前牙区蜡堤与上颌蜡堤均匀接触,后牙区蜡堤无接触。

2)后牙区注射咬合记录硅橡胶,嘱患者边做吞咽动作边咬合,蜡堤接触后保持一段时间,待硅橡胶完全固化后取出上下𬌗托。

(3)其他方法:水平颌位关系还可通过肌肉疲劳法、卷舌法和肌监控仪法进行记录,并利用多种方法互相验证。

4. 面弓转移

(1)将切导针固定在零刻度,使上下颌体平行,切导盘调至水平。调节𬌗架的前伸、侧方髁导斜度,可为前伸髁导 30°,侧方髁导 15°。

(2)制作一个上颌𬌗托,将烧热的𬌗叉插入并固定于蜡堤上,𬌗叉中线与𬌗托中线对齐。戴入固定好𬌗叉的上𬌗托,可由患者双侧大拇指帮助固定。

(3)操作者站于患者前方或右前方,松开面弓体上的固定螺丝,将外耳道支撑球置于患者外耳道口(可在患者的协助下进行),拧紧固定螺丝,确保外耳道固定球不会随意移动,且患者无明显外耳道压痛。固定鼻托与面弓体之间的螺丝,使鼻托正对患者鼻梁,再固定鼻托杆上的螺丝,使鼻托固定在患者山根位置并适当加压。鼻梁与鼻托外形不符时,可在鼻托上垫少量硅橡胶,增加两者的接触面积。此时支撑脚形成的平面与鼻翼耳屏面平行(图 7-3-6)。

(4)将万向关节两端分别连接𬌗叉和面弓体,拧紧固定螺丝后,在确认𬌗托无脱位的情况下,拧紧万向关节,将𬌗叉与弓体稳固固定(图 7-3-7)。

(5)松开面弓体上固定支撑脚的螺丝,将支撑球从外耳道抽出,再将面弓与𬌗叉和上𬌗托整体取下。拧开万向关节与面弓体之间的固定螺丝,并连接至转移台,用零膨胀石膏固定上𬌗托与转移台(图 7-3-8、图 7-3-9)。

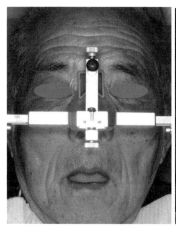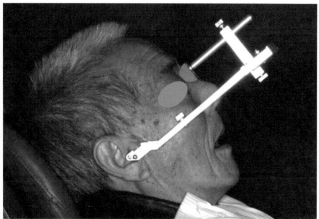

图 7-3-6　面弓支架平面与鼻翼耳平面平行

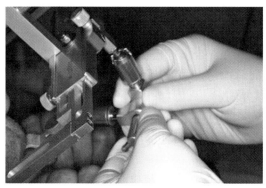

图 7-3-7　固定万向关节

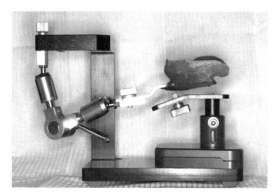

图 7-3-8　上转移台

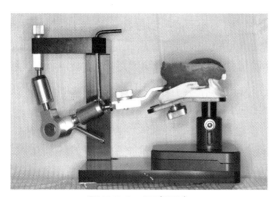

图 7-3-9　石膏固定

（6）零膨胀石膏完全固化后，去掉万向关节，将转移台连接至𬌗架的下颌体，安装上颌体的配重板，用零膨胀石膏固定配重板和上颌模型。

（7）确认固定上颌模型的零膨胀石膏已经完全固化，将𬌗架倒置，置入颌位关系记录，放置好下颌模型，并用零膨胀石膏固定下颌模型和下颌体的配重板。可用橡皮筋固定𬌗架，减少石膏固化过程中的形变（图 7-3-10、图 7-3-11）。

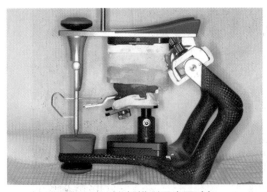

图 7-3-10　上颌模型固定至𬌗架

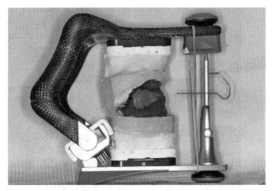

图 7-3-11　下颌模型固定至𬌗架

5. 确定髁导斜度

(1) 确定前伸髁导斜度：根据克里斯坦森现象，患者下颌前伸运动时上下𬌗托、𬌗堤平面之间存在一个前小后大的楔形间隙。在上下𬌗堤之间放入咬合记录材料，嘱患者下颌前伸约 6mm 并轻轻咬合，记录材料硬固后取出。松开𬌗架上的正中锁和固定髁槽的螺丝，调节上颌体向后，放置上下𬌗托和前伸颌位记录，使其基本对合。拧松一侧髁槽固定螺丝，调整髁槽倾斜角度使前伸颌位记录材料与上下𬌗托同时均匀接触，拧紧髁槽固定螺丝将前伸髁导斜度固定。另一侧髁导斜度采用同样方法调整并固定。

(2) 确定侧方髁导斜度：侧方髁导斜度可以采取与确定前伸髁导斜度相似的侧方颌位记录的方法进行确定，或使用 Hanau 公式计算：侧方髁导斜度（°）= 前伸髁导斜度（°）/ 8+12。

6. 确定切导斜度　全口义齿修复根据现有𬌗型理论，一般前牙排成浅覆𬌗、浅覆盖，不记录切导斜度。对于牙列完整或某些牙列缺损患者来说，可利用现有牙列获得切导斜度。将模型在𬌗架上固定好后，松开固定切导盘的螺丝，推切导针使上颌体后退至上下前牙切缘接触位，调节切导盘使切导针前后移动时，切导盘一直与切导针下端保持接触。拧紧螺丝固定切导盘，此时切导盘表面斜度就是切导斜度。

7. 其他确定髁导及切导斜度的方法　牙列完整或某些牙列缺损患者可使用现有牙列的前伸咬合记录按上述方法获得髁导斜度。电子运动轨迹描记仪进行检查可以获得个性化的前伸、侧方髁导值及切导值。

(五) 操作注意事项

1. 在学习面弓与𬌗架的操作前，应熟悉口颌系统相关解剖知识，了解不同𬌗与颌位的区别，以及颌位关系记录与转移的适应证和禁忌证。

2. 颌位关系记录和转移操作步骤多，过程复杂，应确保每个操作步骤的规范性，尽量减少人为操作带来的误差，避免操作错误。

3. 确保操作过程中患者无不适，能放松并配合操作。

三、颌位关系记录与转移规范评价

颌位关系记录与转移规范核查、评估见表 7-3-1、表 7-3-2。

表 7-3-1 颌位关系记录与转移规范核查表

项目	内容	是	部分	否
操作前准备	核对患者信息：姓名、性别、年龄、主诉			
	明确患者的适应证和禁忌证			
	向患者进行必要的解释，以利于患者更好地配合操作过程，避免恐惧和不耐烦情绪；确认患者签署知情同意书			
	器械物品准备：提前组装好面弓𬌗架，切导针归零，确保器械进行合理完善的消毒			
操作过程	𬌗托的制作			
	制作暂基托			
	制作𬌗堤，确认唇部丰满度			
	确定𬌗平面			
	记录垂直颌位关系			
	标记皮肤上的标记点			
	测量息止颌位面下 1/3 高度			
	计算目标垂直距离			
	调整上下颌蜡堤平面均匀接触，获得目标垂直距离			
	多种方法验证垂直颌位关系			
	记录水平颌位关系			
	上𬌗托后牙蜡堤切出凹槽，下𬌗托后牙蜡堤削去薄层			
	安装哥特式弓			
	戴入上下颌暂基托，嘱患者做最大幅度前伸、后退和侧方运动，获得特定标记图形			
	固定固位孔			
	𬌗托戴入患者口内，在目标垂直距离处取正中关系颌位记录			
	多种方法验证水平颌位关系			
	面弓转移			
	制作上颌𬌗托，连接𬌗叉			
	戴入𬌗托，可由患者双侧大拇指帮助固定			
	放置并固定面弓外耳道支撑球，固定鼻托			
	确认面弓支撑脚平行于参考平面，弓体与瞳孔连线平行			
	万向关节连接𬌗叉与面弓体并固定			
	万向关节连接至转移台，零膨胀石膏固定			
	转移台连接至定架下颌体			
	零膨胀石膏固定上颌模型与上颌体配重板			

续表

项目	内容	是	部分	否
操作过程	利用正中颌位记录固定下颌模型与下颌配重板			
	确定髁导斜度			
	取前伸颌位记录,调节上颌体向后,使咬合记录基本对位			
	松开一侧髁槽固定螺丝,调节髁槽倾斜度,使上下𬌗堤同时均匀接触,固定髁槽			
	同样方法固定另一侧髁槽			
	计算或咬合记录获取侧方髁导斜度			
	确定切导斜度			
	松开切导盘固定螺丝,上颌体后退至上下前牙切缘接触位			
	调节切导盘使切导针前后移动时,切导盘一直与切导针下端保持接触关系,并拧紧切导盘固定螺丝			

表 7-3-2　颌位关系记录与转移规范评估表

项目	好(5分)	一般(3分)	差(1分)
操作过程流畅度			
操作检查熟练度			
人文关怀			

注:评估标准如下。
好:各步骤操作正确,操作过程清晰流畅,无卡顿;人文关怀到位,操作前、中、后交流到位,患者配合良好,无不适。
一般:操作过程能整体完成,卡顿次数<3次;人文关怀不足,但操作前、中、后交流部分到位,患者可基本配合。
差:操作过程卡顿次数>6次,操作粗暴;无人文关怀,患者难以配合。

四、常见操作错误

1. 蜡堤和硅橡胶在操作过程中发生变形。
2. 蜡堤未能正确反映切端位置、唇丰满度和𬌗平面。
3. 垂直距离恢复过高或过低。
4. 正中关系位标记错误。
5. 零膨胀石膏变形。
6. 切导针未归零,前伸侧方髁导斜度未检查。

五、相关知识测试题(5道选择题)

1. 确定颌位关系的数据包括
   A. 定位平面记录
   B. 下颌后退记录
   C. 面下 1/3 高度记录
   D. 垂直距离和前伸颌位记录
   E. 垂直距离和正中关系记录

2. 面弓转移的目的是

　　A. 将上下颌模型固定于𬌗架的固定位置

　　B. 将上下颌模型依个人垂直高度固定于𬌗架

　　C. 将上下颌模型依个人上颌模型与颞下颌关节的关系位置固定于𬌗架

　　D. 将上下颌模型依个人咬合关系固定于𬌗架

　　E. 将前伸颌位关系转移至𬌗架

3. (多选题)初戴全口义齿时,颌位记录不正确可能导致

　　A. 下颌后退　　　　　　　B. 下颌偏向右侧　　　　　　C. 下颌偏向左侧

　　D. 个别后牙开　　　　　　E. 前牙开

4. 临床上用于记录颌位关系的是

　　A. 基托　　　　　　　　　B. 暂基托　　　　　　　　　C. 𬌗堤

　　D. 𬌗托　　　　　　　　　E. 蜡基托

5. 全口咬合重建时,至少需要使用的𬌗架为

　　A. 简单𬌗架　　　　　　　B. 平均值𬌗架　　　　　　　C. 半可调𬌗架

　　D. 全可调𬌗架　　　　　　E. 简单𬌗架和全可调𬌗架

参考答案: 1. E　2. C　3. ABCE　4. D　5. C

(冯云枝　刘音辰)

推荐阅读

[1] 冯海兰,徐军. 口腔修复学. 2版. 北京:北京大学医学出版社,2013.

[2] 赵铱民. 口腔修复学. 8版. 北京:人民卫生出版社,2019.

第四节　咬合重建技术

一、概述

咬合重建是利用修复手段进行咬合改良的方法,通常进行全牙列或多数牙齿的修复,重建颌位关系及咬合接触,即为一个在与颞下颌关节功能高度协调的基础上,修复牙体缺损、牙列缺损或缺失,以及用修复方法矫正不良颌位关系的过程。

广义的咬合重建强调在颞下颌关节及口颌面肌功能取得高度协调条件下进行改善咬合治疗,包括单纯的牙体缺损修复,以及牙列缺损或缺失的修复。

狭义的咬合重建指用固定修复的方式重新建立全牙列的咬合关系。

二、操作规范流程

咬合重建是一个专业程度极高的修复过程,通常需改变颌位关系、𬌗曲线和垂直距离等,不仅对医生本身的专业素养有较高的要求,而且对于患者也是一个需要耗费时间、精力和财力来完成的复杂修复。故应根据患者自身需求及目的,慎重开始。

(一) 适应证

1. 单个牙的牙体缺损或牙列缺损需要进行多种修复,伴或不伴颞下颌关节及咀嚼肌系

统症状。

2. 殆龈向距离不能满足义齿修复的要求或多数牙重度磨耗,出现垂直距离下降、咬合平面不齐、咬合不协调、咀嚼无力等,须抬高垂直距离。

3. 咬合紧,前牙深覆𬌗,由于下牙长期刺激从而造成腭部黏膜溃疡。

4. 下颌关系异常,咀嚼无力,易疲劳,可伴随慢性口颌面肌症状。

5. 牙齿排列及形态不美观。

(二) 禁忌证

1. 绝对禁忌证

(1)因精神心理疾病不能配合。

(2)因全身疾病不能承受咬合重建。

(3)牙体牙髓疾病未控制。

(4)牙周病未控制。

(5)存在畸形牙、阻生牙、埋伏牙等影响咬合重建进程。

(6)不能完成咬合重建前期口内、口外等前期准备。

(7)医务工作者医疗水平不足或材料设备不能满足咬合重建需要。

2. 相对禁忌证

(1)可控制的全身疾病。

(2)牙体、牙髓、牙周疾病经治疗后可控制。

(3)畸形牙、阻生牙、埋伏牙经治疗后可控制。

(三) 操作前准备

1. 口外检查

(1)检查患者的颌面部发育情况、面型、肤色、面部双侧是否对称、各部分之间是否协调、面下 1/3 是否缩短。

(2)双侧颞下颌关节运动是否对称,运动过程中有无关节弹响、疼痛、摩擦音、关节绞锁、张口度、张口型是否正常,双侧咀嚼肌收缩是否对称,有无压痛。

2. 口内检查

(1)牙体、牙髓、牙周、黏膜情况:除常见的牙体硬组织疾病外,应着重分析患者牙列的磨耗形式、程度及原因;结合牙体、牙髓、牙周及牙槽骨等情况分析余留牙的保留价值及修复手段。

(2)牙列缺损情况:Kennedy 分类记录牙列缺损情况;Seibert 分级记录缺牙区牙槽嵴形态。

(3)咬合关系的检查:中线有无偏斜;息止颌间隙数值,垂直距离是否降低;覆𬌗、覆盖情况;反𬌗、错𬌗畸形情况;横𬌗曲线,纵𬌗曲线;下颌前伸、侧方运动时是否存在早接触、𬌗干扰。

(4)美学分析:面、唇、齿、龈的协调情况,红白美学分析。

(5)原有修复体的检查:有无不良修复体,原有修复体是否会影响咬合重建进程。

3. X 线检查

(1)根尖周片:检查牙体、牙周、牙槽骨吸收情况。

(2)曲面体层片:了解全口牙列、牙周、颌骨等情况,不适用于检查精细牙体、牙周改变。

（3）头颅侧位片：用于头影测量，以确立正畸方案。

（4）计算机曲面断层片/锥形束CT：通过二维、三维影像，精准判断牙体、牙周、牙槽骨改变。

（5）颞下颌关节检查：常利用许勒位片检查，从侧面显示一侧颞下颌关节的髁突、关节凹、关节结节等结构，可判断髁突运动度、关节间隙、骨结构表面的情况等。还可利用CT更清晰地显示关节硬组织结构，并可进行三维重建。对疑似关节软组织病变者，可采用MRI进行检查。

4. 咀嚼效率检测　咀嚼效率是指在一定的时间内嚼碎定量食物的能力，可反映咀嚼功能的强弱。在修复前/后进行咀嚼效率的测定，可以评定咬合重建效果。

5. 下颌运动记录　利用下颌运动测量仪记录下颌运动轨迹、下颌运动速度、髁突运动轨迹等。

6. 肌电图检查　肌电图是口颌系统重要的功能检测方法之一，可动态检测咀嚼力的变化。垂直距离降低的患者咬合重建前通过肌电仪的检测可以发现：息止颌位时咀嚼肌肌力下降，咀嚼运动时咀嚼肌的肌力增大。

7. 全身健康情况检查　判断患者有无高血压、糖尿病、冠心病等疾病，评估患者对咬合重建进程的耐受能力。

8. 术前照片收集：采集患者正面像、侧面像、口唇休息位照片、口唇部正面微笑照片、口唇部45°微笑照片、全牙列正面咬合照片和非咬合照片、后牙咬合照片、上下颌牙列正面照片、上下颌全牙弓照片、上颌前牙切端照片。

（四）操作步骤

1. 患者首次就诊时，应完成上述操作前准备，判断患者是否需要牙体、牙髓、牙周、正畸、拔牙等治疗并获取研究模型。可采用藻酸盐印模材料获取研究模型，如果患者佩戴可摘局部义齿，应分别获取佩戴义齿和不佩戴义齿时的研究模型。利用面弓记录并转移患者颌位关系，记录垂直距离。利用平均值𬌗架或半/全可调𬌗架进行颌位分析。咬合重建开始前，应处理牙体、牙周、牙髓等疾病，正畸治疗应在咬合重建治疗开始前完成。

2. 结合前述患者研究模型分析结果，根据咬合重建时间、复诊次数、修复手段、预后效果、所需费用等提供不同的治疗方案供患者选择，获取患者知情同意并签字。依据治疗方案采用不同的𬌗垫（咬合板）。

3. 初次试戴𬌗垫，通过嘱患者正中咬合、下颌前伸、侧方运动确定患者的垂直距离和最舒适的下颌颌位关系，在𬌗垫上适量增减高度。注意，若出现关节区疼痛等不适，应及时就诊。患者完全适应𬌗垫高度一般需要3个月，以达到稳定的颌位关系。

4. 在此颌位关系基础上，再次评估口颌系统情况，取模制备诊断蜡型，要求诊断蜡型可模拟患者最终修复形态及美学性能。

5. 与患者沟通诊断蜡型情况，根据患者意见调整诊断蜡型的外形，提高美学效果，并确立最终修复方案。利用诊断蜡型获取备牙阴模，对需要修复的牙齿进行分次、分段牙体预备及交叉上𬌗架。然后利用诊断蜡型阴模翻制临时修复体，并戴至患者口内。再次利用面弓与𬌗架进行颌位关系记录与转移。临时修复体佩戴后需观察2个月。

6. 临时修复体稳定后，利用临时修复体翻制阴模。进行基牙精细牙体预备，利用精密印模材料获取牙列的精密印模，面弓与𬌗架进行颌位关系记录与转移。可利用电子面弓、下颌运动轨迹描记仪等记录相关信息。技师完成最终修复体的制作过程。

7. 最终修复体试戴,在口内进行下颌正中咬合、下颌前伸、侧方运动的精细调𬌗。调磨完成后,将最终修复体用粘接剂粘至基牙上,此过程可先采用临时粘接剂试粘接,效果满意后改用永久粘接剂。

8. 咬合重建患者需定期复诊及长期维护。

（五）并发症及处理

1. 头晕、恶心、呕吐 佩戴𬌗垫过程中出现恶心、头晕、呕吐等症状,往往是由于垂直距离抬高、口腔异物感明显所致。可适当缩短佩戴时间,嘱患者先短时间佩戴,然后逐渐延长佩戴时间,直至 24 小时持续佩戴。

2. 颞下颌关节弹响、疼痛等不适 咬合重建过程中,因颌位关系改变可出现不同程度的颞下颌关节弹响、疼痛等症状,应嘱患者及时就诊,根据具体情况调改修复体,必要时可请上级医生会诊。同时可采用双侧热敷理疗的方式缓解关节不适感。

3. 咀嚼肌不适 咬合重建过程中可能出现不同程度的咀嚼肌不适感,可采用理疗的方式缓解,必要时及时就诊。

（六）操作注意事项

1. 单颌 / 双颌咬合重建的选择 应根据患者垂直距离的降低程度及息止颌间隙的数值进行选择:如果息止颌间隙小于 6mm,可进行单颌咬合重建,根据横𬌗曲线、纵𬌗曲线及牙体缺损情况等选择上颌还是下颌进行咬合重建;如果息止颌间隙大于 6mm,往往推荐进行双颌咬合重建。

2. 临时修复体的应用 利用𬌗垫确立垂直距离及颌位关系后,应首先利用临时固定修复体进一步确立垂直距离及颌位关系。通过不断调改临时修复体,达到患者满意的美学性能及咬合功能,临时修复体稳定后需观察 2 个月。

3. 牙齿预备注意事项 全程随时利用咬合记录保持垂直距离不变。在预备前牙时,后牙高度保持不变;在预备后牙时,左右侧后牙分开预备,并保持前牙垂直距离不变。

4. 基牙的选择和修复方案设计 咬合设计方案要有整体观念,应根据咬合间隙选择不同的修复方式,如固定、活动、固定 - 活动联合修复或种植修复等。在根管治疗后,可选用桩核冠进行单个牙齿的固定修复。多个冠修复时,应尽量避免长桥、联冠修复,争取采用最小修复单位修复体来进行修复。

5. 颞下颌关节紊乱患者咬合重建的注意事项 开始咬合重建前,要充分评估患者的关节情况及心理情况,告知患者咬合重建过程中可能出现关节不适等症状,且整体咬合重建时间较长。𬌗垫及临时修复体戴用时间应适当延长,戴用过程中应增加复诊次数,及时调整咬合。髁突位置不一定追求理想的正中位或后退位,而应建立在关节负重时不出现疼痛的最舒适位为宜。尽量减少前牙过度接触,应采用组牙功能𬌗。浅覆𬌗、覆盖,可采用长正中型。

（七）相关知识

1. 牙齿磨耗、酸蚀与磨损 牙齿磨耗是由于牙齿与牙齿之间或牙齿与食物之间的摩擦使牙齿硬组织出现缓慢、进行性消耗的生理性表现。牙齿酸蚀是由无菌的酸性物质作用于牙齿表面导致。牙齿磨损是由牙齿和非牙齿之间的机械摩擦导致。

2. 𬌗垫的类型

(1)全牙列稳定𬌗垫:覆盖于整体牙列的𬌗垫,常用于单颌,是应用最广泛的𬌗垫。其𬌗面平坦,牙尖在对颌的𬌗垫上呈均匀的、同等强度的点状接触。

(2)全牙列解剖𬌗垫:是指在全牙列稳定𬌗垫的基础上,𬌗面呈半解剖形态的全牙列覆盖𬌗垫,常用于牙列重度磨耗患者需要加大垂直距离时。

(3)调位𬌗垫:适用于有下颌位置异常和/或关节肌肉症状的患者,可通过暂时性矫正下颌位置而达到缓解症状的目的。

3. 交叉上𬌗架　在患者适应暂时修复体后记录颌位关系,制取暂时修复体的印模并灌模;将暂时修复体与诊断蜡型交错上𬌗架,即上颌暂时修复体模型和下颌诊断蜡型上𬌗架,再将对颌暂时修复体模型上𬌗架,达到面弓精准转移颌位关系的目的;工作模型也采用相似的方法上𬌗架。优点在于将诊断蜡型、暂时修复体模型和工作模型三者置于一个𬌗架上交替更换,进而引导最终修复体的制作。

三、咬合重建技术规范评价

咬合重建技术规范核查、评估见表 7-4-1、表 7-4-2。

表 7-4-1　咬合重建技术规范表

项目	内容	是	部分	否
操作前准备	核对患者信息:姓名、性别、年龄、主诉			
	口外检查			
	口内检查			
	X 线检查			
	咀嚼效率检测(可选)			
	下颌运动记录(可选)			
	肌电图检查(可选)			
	全身健康情况检查			
	术前照片收集			
	物品(器械)准备			
操作过程	修复计划制定与分析			
	检查牙体、牙周、牙髓等疾病情况			
	研究模型获取			
	面弓转移			
	记录颌位关系、垂直距离			
	上𬌗架			
	制定修复计划			
	医患沟通,获取患者知情同意			
	确立修复计划			
	𬌗垫修复			
	初次试戴𬌗垫			
	咬合检查			

续表

项目	内容	是	部分	否
操作过程	调𬌗			
	记录颌位关系、垂直距离			
	患者复诊,调𬌗			
	佩戴𬌗垫 3 个月或以上,并记录颌位关系、垂直距离			
	临时固定修复体修复			
	在上述颌位基础上,评估口颌系统情况,取模制备诊断蜡型			
	医患沟通			
	牙体预备			
	临时固定修复体佩戴			
	调𬌗			
	记录颌位关系、垂直距离			
	佩戴临时固定修复体观察 2 个月			
	最终固定修复体修复			
	翻制临时固定修复体阴模			
	基牙精细牙体预备			
	取精密印模,获取工作模型			
	制作最终修复体			
	最终修复体戴入与调𬌗			
	最终修复体临时粘接			
	患者复诊、调𬌗			
	最终修复体永久粘接			
	定期维护			
操作后处置	向患者简要介绍口腔及重建情况			
	向患者交代注意事项,如注意口腔卫生、关节咬合等,如有不适,及时就诊			

表 7-4-2　咬合重建规范评估表

项目	好(5分)	一般(3分)	差(1分)
操作过程流畅度			
操作检查熟练度			
人文关怀			

注:评估标准如下。

好:操作过程清晰流畅,无卡顿,检查熟练;人文关怀到位,有术前交流、术中安慰及术后注意事项的交代。

一般:操作过程能整体完成,操作熟练度欠佳;人文关怀不足,但能有部分术前交流、术中安慰及术后注意事项的交代。

差:操作不熟练,操作粗暴;无人文关怀。

四、常见操作错误及分析

(一) 咬合重建过程中及修复完成后出现牙周问题

1. 咬合重建持续治疗时间较长,患者易因为菌斑控制不佳而导致牙周问题加重。

2. 由于修复体修复过程中破坏了牙周生物学宽度,导致出现牙龈红肿、出血等问题。

3. 其他原因还包括修复体悬突、修复体凸度外形不佳、外展隙未完全扩展等。

(二) 咬合重建过程中及修复完成后出现牙体、牙髓、根尖周问题

在咬合重建开始前,应充分检查并治疗牙齿问题。

1. 牙髓、根尖周问题往往由于术前未进行完善的根管治疗、术中备牙量过多刺激牙髓、不正确的修复方案、咬合创伤等所致。

2. 牙体组织疾病以继发龋为代表,往往由于修复体边缘不密合,错误的修复方案所致。

(三) 咬合重建过程中及修复完成后出现关节问题

对于有颞下颌关节问题的患者,在咬合重建开始前要进行充分的术前检查与医患沟通,并要评估患者心理状况。咬合重建过程中及修复完成后出现关节问题可由不正确的面弓颌位关系转移、错误的上𬌗架方式、错误的修复计划等导致;也与咬合重建过程中未及时调𬌗、患者未及时复诊等有关;还与患者心理状况相关,如出现心理问题,应采用综合干预,必要时应终止咬合重建治疗。

五、常见训练方法及培训要点介绍

1. 模型训练 目前口腔医学常用的训练模型为仿头模型,可以在仿头模上进行咬合重建设计、牙体预备等操作。

2. 其他 可以采用𬌗架、面弓等进行医学生之间相互模拟训练。

六、相关知识测试题(5 道选择题)

1. 咬合重建以前,**不需要**进行的处理是

    A. 拔除阻生的智齿

    B. 正畸治疗移动移位牙或倾斜牙

    C. 对无牙颌患者进行全口义齿修复

    D. 对可以保留的牙进行根管治疗

    E. 龋病的充填治疗

2. 咬合重建需要注意的操作是

    A. 争取用小修复单位完成

    B. 应用咬合重建固定修复体

    C. 精确的咬合关系转移

    D. 暂时性修复体用于实验性治疗

    E. 以上四项均包括

3. 患者,男,45 岁,重度磨耗牙需要进行咬合重建。通常需要进行双颌咬合重建的息止颌间隙超过了

    A. 3mm   B. 5mm   C. 6mm

  D. 7mm　　　　　　　　　　　E. 8mm

 4. 下列情况适合进行咬合重建的是

  A. 52 岁患者，双颌多数牙缺失，余留牙重度磨耗、垂直距离明显降低

  B. 42 岁龋病易感患者

  C. 62 岁患者，全口牙缺失，拟行全口义齿修复

  D. 18 岁患者，前磨牙缺失后邻牙移位和对颌牙伸长

  E. 42 岁患者，患牙周病，未进行牙周治疗

 5. 拟进行咬合重建的患者，诉咀嚼肌不适，要求调𬌗，此时应该

  A. 先诊断性调𬌗，再观察

  B. 先不调𬌗，检查患者肌功能紊乱情况

  C. 先调𬌗，再用𬌗垫治疗

  D. 封闭治疗肌功能紊乱，同时调𬌗

  E. 观察 1 个月，如果病情未缓解，再考虑调𬌗

参考答案：1. C　2. E　3. C　4. A　5. B

（冯云枝　郭　玥）

推荐阅读

［1］姜婷，张海．全口咬合重建．北京：人民卫生出版社，2015.
［2］赵铱民．口腔修复学．7 版．北京：人民卫生出版社，2019.

第五节　美学修复术

一、概述

  美学是研究美与审美及其本质和规律的一门科学，美学目标应该是修复治疗的起点。口腔美学是以患者口腔美观为治疗目标，多学科理论和技术交叉融合的一门新的学科，包括颌面部美学（facial esthetics）和牙齿美学（dental esthetics）两部分。牙齿美学包括牙齿形态美学、牙齿颜色美学、牙周软组织美学和牙列空间美学。有健康美丽的牙齿支撑起唇颊部，面型才会丰满、口角轮廓及面部长度才会更加协调。因此，牙齿美学是颌面部美学的重要部分，美学修复的重点在于恢复患者容貌的美观，而影响患者容貌美观的部分主要在口唇区，尤其是上颌前牙区。

  在本节中，美学修复术主要是指牙齿美学修复术，旨在通过改善患者的牙齿和／或牙周组织的形态，并在其口腔的美观和功能之间取得最大程度的协调，使修复治疗效果最佳。牙齿美学修复术要求修复体在有效恢复患者咀嚼和语言功能的同时，更能体现出真实和自然的个性美感，达到科学、艺术与自然的完美统一。近年来，由于牙科材料、修复工艺技术、临床操作设备，口腔美学理论的不断完善与发展，以及不断增大的相关医疗需求的推动，美学修复已成为口腔美学重建的高端治疗方法。由于篇幅限制，本节将重点讨论上颌前牙区美学修复的要点和操作步骤。

二、操作规范流程

(一) 适应证

口腔美学缺陷病。

(二) 禁忌证

因身心疾病不能配合。

(三) 操作前准备

1. 患者准备　患者应保持良好的精神、心理状态。

2. 物品(器械)准备　初诊检查及治疗中所需的器械应在接诊患者前准备好。初诊时所需的器械应放于医生操作易于拿放的位置,美学修复所需的特殊器械及辅助器械:不同大小的牵拉器、口腔摄影用反光板、数码单反相机、镜头(建议选用标准镜头,口腔内摄影时建议选用 100mm 微距镜头)、环形闪光灯等。

3. 操作者准备

(1)核对患者信息:姓名、性别、年龄、主诉。特别要明确患者主要就诊目的、希望达到的美学效果,以及是否对治疗效果有不切实际的幻想。

(2)询问患者既往有无高血压、糖尿病、冠心病等疾病,评估患者对美学修复进程的耐受能力。

(3)询问患者有无麻醉药物过敏史。

(4)明确患者有无传染性疾病,如艾滋病、乙型肝炎等。对有传染性疾病的患者,应积极准备特殊的诊疗间,铺用一次性治疗巾、防护套,医护人员应戴防护面罩,穿隔离衣。

(5)与患者进行充分沟通交流后,制定治疗计划并签署口腔治疗知情同意书。

(四) 操作步骤

1. 一般临床检查

(1)口腔外部检查:通过视诊,仔细观察患者颌面部的外形及其他特征,确认有无特殊;检查颞下颌关节的活动度、有无弹响、开口度及开口型、下颌侧颌运动;检查有无压痛及压痛点的部位。

(2)口腔内部检查:①牙周检查,是否需要牙周治疗;②有无龋坏,有无牙折裂,牙髓活力状况,牙缺损及磨耗情况,口内充填及修复情况;③检查正中颌位关系,息止颌位及𬌗干扰;④检查缺牙区间隙大小是否正常,牙槽嵴有无妨碍修复治疗的骨尖、倒凹、骨隆突等。

(3)影像学检查:锥形束 CT、曲面断层片、X 线片。

(4)患者美学专科检查:牙齿的颜色和形态、牙龈的颜色和接触点、切缘曲线、牙龈曲线、切端曲线、接触区和外展隙等。

2. 临床照片收集　为满足综合性口腔美学治疗的需求,中华口腔医学会口腔美学专业委员会综合了修复、正畸、种植、牙周、牙体、牙髓等多个专业的拍摄需求,发布了《口腔美学临床摄影专家共识》,共推荐 16 张临床照片(图 7-5-1~ 图 7-5-16),包括 3 张面部照片、4 张口唇部照片、4 张咬合相关照片、3 张前牙列照片及 2 张上下颌牙弓照片。这些临床照片全面地涵盖了口腔美学治疗时需要的基本内容,能整体记录、评价被拍摄者情况。为制定治疗计划及后续的美学治疗设计提供参考与帮助。

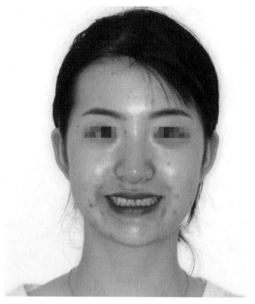

图 7-5-1　正面最大自然微笑像照片

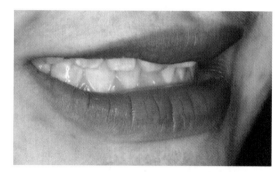

图 7-5-2　口唇部右侧 45° 侧面微笑照片

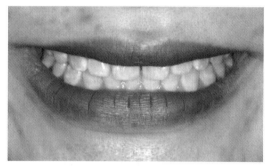

图 7-5-3　口唇部正面微笑照片

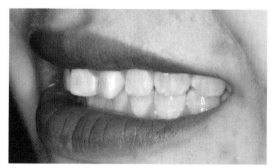

图 7-5-4　口唇部左侧 45° 侧面微笑照片

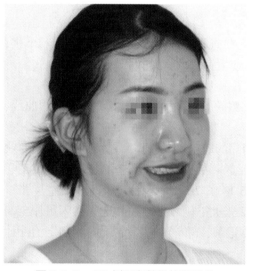

图 7-5-5　45° 侧面自然微笑像照片

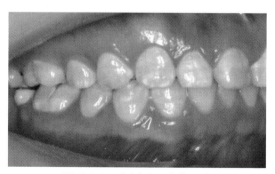

图 7-5-6　右侧后牙咬合照片

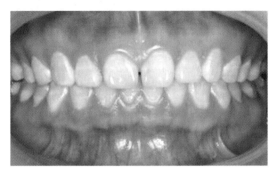

图 7-5-7　全牙列正面咬合照片

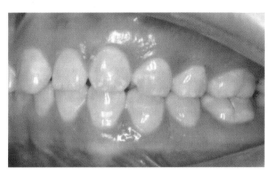

图 7-5-8　左侧后牙咬合照片

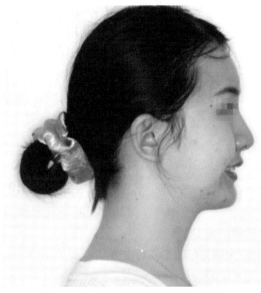

图 7-5-9　90°侧面自然微笑像照片

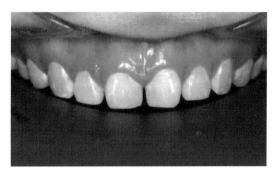

图 7-5-10　上颌牙列正面照片

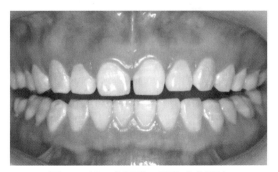

图 7-5-11　全牙列正面非咬合照片

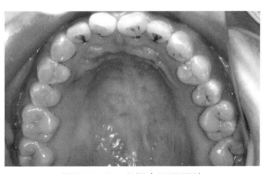

图 7-5-12　上颌全牙弓照片

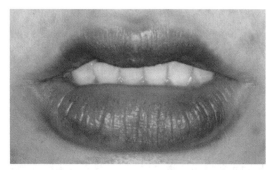

图 7-5-13　口唇休息位照片

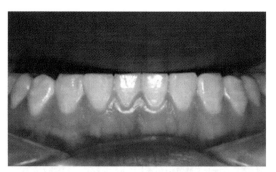

图 7-5-14　下颌牙列正面照片

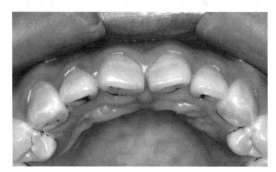

图 7-5-15　上颌前牙切端照片

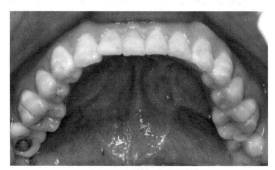

图 7-5-16　下颌全牙弓照片

3. 模型收集　一般收集两副诊断模型,一副用于存档保存,记录患者的牙列原始信息;一副用于进行治疗设计和美学诊断蜡型的制作。

4. 数字化微笑设计(digital smile design,DSD)　最基本的 6 张 DSD 所需拍摄的临床影像包括:牵拉口唇暴露牙列及部分牙龈的正面面部影像、正面微笑面部影像、放松状态侧面影像、微笑侧面影像、上牙弓𬌗面影像、俯视视角拍摄的微笑影像。

将临床影像导入演示软件中(以 Keynote 软件为例),开始 DSD,主要设计流程如下(图 7-5-17~ 图 7-5-32)。

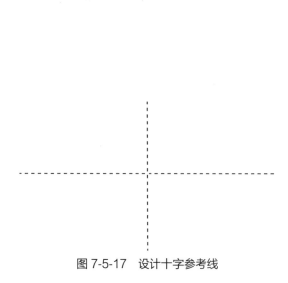

图 7-5-17　设计十字参考线

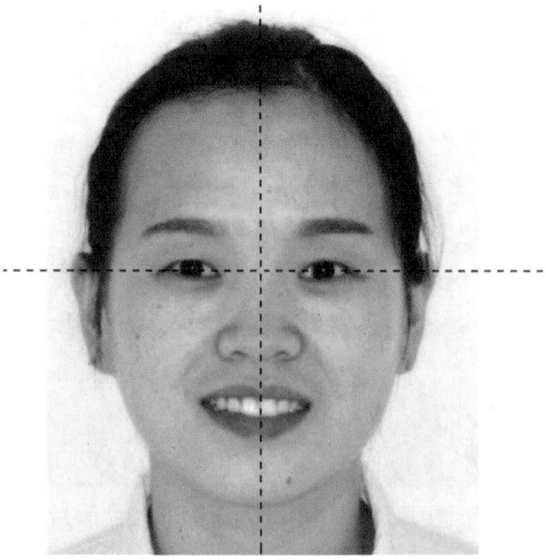

图 7-5-18　导入正面影像,建立数字面弓

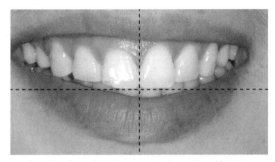

图 7-5-19 放大至口唇部位，开始微笑设计

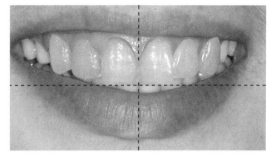

图 7-5-20 微笑模拟

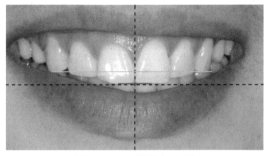

图 7-5-21 描绘标志线

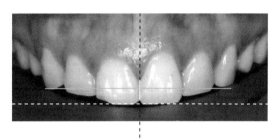

图 7-5-22 转移至上前牙列影像

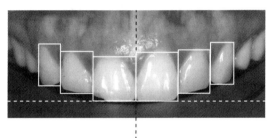

图 7-5-23 测量牙齿实际长宽比例

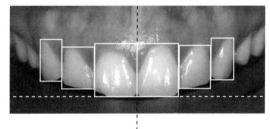

图 7-5-24 设计新的牙齿长宽比例

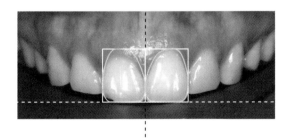

图 7-5-25 设计新的中切牙外形轮廓

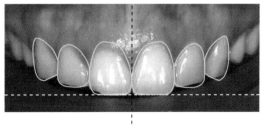

图 7-5-26 设计新的前牙外形轮廓

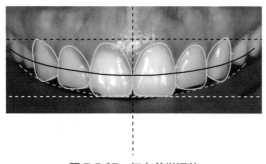

图 7-5-27　红白美学评估

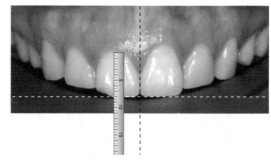

图 7-5-28　数字标尺标定

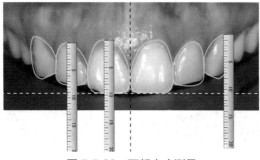

图 7-5-29　牙龈高度测量

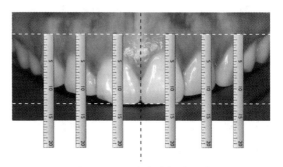

图 7-5-30　确定虚拟水平线

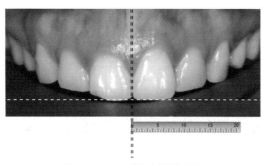

图 7-5-31　测量中线偏移量

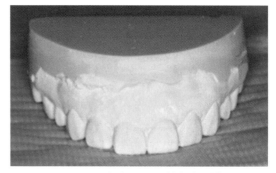

图 7-5-32　根据 DSD 制作诊断蜡型

（1）十字参考线：将两条相互垂直的参考线置于演示页面中央，插入正面微笑像，旋转调整照片使水平线通过两瞳孔，垂直线通过面部中央。

（2）数字面弓：将面部图像的十字参考线转移至面下 1/3，注意要根据患者的具体情况调整水平线，大多数情况下该水平线与瞳孔连线平行，但是在某些特殊情况下，需要进一步分析面型，调整水平线角度至面部和口腔均相互协调。

（3）微笑分析：通过调整水平线上下位置，初步评估面部参考线与微笑的关系。将参考线与面部照片成组，用于缩放时观察其相互关系，如此可以观察到中线与𬌗平面的偏移情况。

（4）微笑模拟：调整切端位置、倾斜角度、偏移距离、牙齿比例和软组织轮廓。

（5）将十字参考线移至口内照：为了在口内照分析设计时与面部特征相协调，十字参考线应转移至口内。

1）线 1：两侧尖牙牙尖连线，作用为显示牙齿大小和倾斜角度。

2)线2：两侧中切牙切端中点连线，作用为显示切端位置。

3)线3：两中切牙牙间乳头定点与中切牙间隙连线，作用为指引中线位置。

(6)测量牙齿比例：插入方形线框，使线框各边与中切牙各边缘相切，测量中切牙长宽比并标明；在同一牙位插入理想中切牙比例的方形线框，75%~85%。

(7)牙齿轮廓：根据十字参考线和牙齿比例框，设计并画出目标牙形轮廓线。该轮廓线基于患者期望、面型特征和美学预期。

(8)红白美学评估：此参考线的画出需要医生对美学相关知识有正确理解和认识，包括牙齿长宽比、各牙齿间相互关系、牙齿与笑线的关系、面中线与牙列中线的差异、中线与颌平面的倾斜角度、软组织协调性、牙齿与软组织的关系、龈乳头高度、龈缘水平、切端设计和牙体长轴。

(9)数字标尺标定：测量模型的中切牙长度，在照片内插入标尺，缩放使之测量同一牙位时与模型测量长度一致。标定后，用该数字标尺测量图像中各牙形轮廓设计线，计算其与原始口内软硬组织的变化数值。

(10)转移十字参考线至模型：通过测量各牙龈缘与水平参考线的距离，以及面中线与牙列中线的距离，将十字参考线转移至模型上，最终将牙型轮廓更改后变化的数值转移至模型上，从而确定目标牙型轮廓的大小和位置。

以上严格按照 Coachman 的方法完成了 Keynote 部分的 DSD，将带有参考线和数值的模型转移给技师，技师按照 DSD 思路完成诊断蜡型、诊断饰面(mockup)，以及修复体制作。

5. 美学诊断蜡型　诊断蜡型制作是在传统口腔美学修复治疗中最核心的步骤，它是利用患者的石膏模型，按照美学分析和治疗目标制作的表现预期治疗效果的模型。对于已经进行了 DSD 的患者，应根据 DSD 确定的美学目标，在研究模型上制作诊断蜡型，形成可以直接观看的美学预期效果，方便与患者进行沟通、交流。

6. 美学 mockup　美学诊断蜡型和美学 mockup 是一个序列的治疗过程。通过逐步递进的治疗过程，最终确定并实现美学目标。并不是针对每个患者都必须进行完整的过程，但是难度越高，修复范围越大，美学要求越高，就更需要进行完整的治疗过程。在获得患者满意的诊断蜡型后，利用诊断蜡型翻制出硅橡胶导板，进而制作美学 mockup，即利用口腔临时修复材料，在患者口内进行树脂贴面或制作临时修复体，以反映美学修复效果。

mockup 的制作分直接法和间接法：①直接法中，临床医生直接将复合树脂材料固化到牙面上并进行修整；②间接法中，技师提供诊断蜡型和对应的硅橡胶导板，加入自固化树脂后将此导板就位于牙列上并对边缘进行修整。

7. 牙体预备的美学设计转移　在修复牙体预备过程中，通常会在牙体上预备定深沟来确定预备修复体的厚度和预备量。这种牙体预备方法适合于修复空间足够、不需进行较大调整的病例。美学修复术与此不同，预备空间应该以之前做的 DSD 的外形为基础预备出修复体的空间(牙体上和牙体外的空间)。通常采用以下2种方法进行牙体预备的美学转移。

(1)直接在美学 mockup 的临时修复体上进行牙体预备：这种方法较为简单，可以直接在 mockup 的树脂临时牙上，按照常规的牙体预备量和预备方法进行基牙制备，并确定转移后的空间位置。但是此方法仅适用于部分患者。

(2)硅橡胶导板法：在牙体预备前，可以利用硅橡胶翻制美观蜡型，制作成硅橡胶导板。可以任意切割预备牙位的硅橡胶导板，使用不同的截面来观察牙齿预备量的多少。硅橡胶导板使得医生可以有计划、有选择性地进行牙体预备，同时可以使技师获得修复体应具备的、与口内试戴过的美学 mockup 一致的轮廓和形态。硅橡胶导板法适用范围广泛,但使用时应注意选择有一定硬度的硅橡胶,并注意导板的厚度,防止变形。

8. 临时修复体的美学设计转移　临时修复体的美学设计转移主要有以下 3 种。

(1)直接法:利用从诊断蜡型上获得的硅橡胶导板翻制临时修复体。对于在椅旁进行了临时修复体修饰和改进的病例中,也可以从美学 mockup 上获得硅橡胶导板。

(2)间接法:技师室制作临时修复体。牙体预备后进行排牙龈,在技师室使用蜡型翻制丙烯酸树脂暂冠,能够制作出边缘密合性好、抛光性好、美观的临时修复体。对于需要长期戴用临时冠进行咬合调整,或需要戴用临时冠进行牙龈塑形的患者,应选择这种方式。

(3)CAD/CAM 制作:可以利用前期 DSD 的美学修复体,使用 CAD/CAM 制作高精度的临时冠。

9. 永久性修复体的美学设计转移　精确地制取永久性修复体模型,技师也可以在美学修复导板的引导下进行永久性修复体的制作。目前,还可以将 DSD 的美学修复体资料输出后,使用 CAD/CAM 进行修复体的精确制作。

(五) 并发症及处理

1. 过敏性疼痛　活髓牙行牙体预备后,可能遇冷、遇热后会出现牙本质过敏现象,或出现短时间轻度疼痛。这是由于牙体预备是用高速车针切割牙体硬组织,进而损伤牙本质细胞突,以及对牙髓产生不良刺激所引起的。如在牙髓可耐受范围内,过敏性疼痛会在短时间内消失;如刺激超过牙髓的耐受范围,则会出现牙髓炎,需行牙髓治疗。

2. 自发性疼痛　常见原因多为牙髓炎、根尖周炎或牙周炎。多由于牙体预备对牙髓的损害所致,可形成急性牙髓炎或牙髓坏死、慢性牙髓炎的急性发作;或出现由𬌗创伤导致的急性牙周炎、根尖周炎等。

3. 颞下颌关节弹响、疼痛等不适　在复杂美学修复过程中,因颌位关系改变可出现不同程度的颞下颌关节弹响、疼痛等不适症状。出现不适后应嘱患者及时就诊,根据具体情况调改修复体,必要时可请上级医生会诊。同时可采用双侧热敷理疗的方式缓解关节不适感。

(六) 操作注意事项

与患者充分沟通交流,完善术前治疗计划和设计方案。

(七) 相关知识

1. 口腔美学基本的美学特征　上前牙列是口腔美学修复中最重要的区域。能够体现口腔美学的上前牙列特征包括切缘曲线、牙龈曲线、切端曲线、接触区和外展隙。

2. 红白美学　白色美学是指牙齿美学,即牙冠的形态、色泽和排列等;红色美学是指软组织美学,即牙龈组织、牙乳头等的美学性能。取得完美和谐的红白美学是美学修复治疗的最终目标。

3. 前牙切缘平面　上颌中切牙长轴通常向舌侧和远中倾斜,两侧的中切牙唇面基本在一个平面上;侧切牙长轴向舌侧和远中倾斜程度大于中切牙,唇面略向远中倾斜;尖牙颈部微凸,长轴稍向远中倾斜,近远中倾斜程度介于中切牙和侧切牙之间,唇面向远中旋转。美观的上前牙切端连线通常不在一条连续的曲线上,上中切牙的切端,两侧尖牙的牙尖形成一条弓向前的曲线,两侧侧切牙切端会向舌腭侧稍偏离这条曲线。

4. mockup 诊断饰面　覆盖于所修复牙齿表面的牙色材料薄层饰面,能模拟和表达牙齿美学修复效果,起到牙齿美学设计诊断的作用,是用于进行牙齿美学设计的表达和医患交流时非常有效的方法。

三、美学修复术规范评价

美学修复术规范核查、评估见表 7-5-1、表 7-5-2。

表 7-5-1　美学修复术规范核查表

项目	内容	是	部分	否
操作前准备	核对患者信息：姓名、性别、年龄、主诉			
	全身健康情况检查			
	口外检查			
	口内检查			
	X 线检查			
	前牙美学评估			
	确定患者已签署口腔美学修复治疗知情同意书			
	物品（器械）准备完成			
操作过程	修复计划的制定与分析			
	术前照片收集			
	获取研究模型			
	数字化微笑设计（DSD）和美学目标沟通			
	制作美学诊断蜡型			
	制作 mockup 并进行试戴			
	进行微笑体验（如需要）			
	牙体预备的美学设计转移			
	利用 mockup 或硅橡胶导板进行精准牙体预备			
	取精密印模，获取工作模型			
	同时进行临时牙的制作			
	试戴临时牙			
	咬合检查			
	调𬌗			
	临时性粘接			
	永久性修复体的美学转移			
	制作永久性美学修复体			
	试戴			
	咬合检查			
	调𬌗			
	永久性粘接			

续表

项目	内容	是	部分	否
操作后处置	向患者简要介绍口腔美学修复情况			
	向患者交代术后注意事项,如注意口腔卫生、勿咬硬物等,如有不适,及时就诊			
	定期维护			

表 7-5-2　美学修复术规范评估表

项目	好(5分)	一般(3分)	差(1分)
操作过程流畅度			
操作检查熟练度			
人文关怀			

注:评估标准如下。

好:操作过程清晰流畅,无卡顿,检查熟练;人文关怀到位,有术前交流、术中安慰及术后注意事项的交代。

一般:操作过程能整体完成,操作熟练度欠佳;人文关怀不足,但能有部分术前交流、术中安慰及术后注意事项的交代。

差:操作不熟练,操作粗暴;无人文关怀。

四、常见操作错误及分析

1. 美学修复设计出现偏差　口腔摄影美学照片不符合要求、对美学设计的基础知识掌握不全面、美学设计软件使用不熟练。

2. 美学修复过程中及修复完成后出现牙体、牙髓、根尖周问题　在美学修复治疗开始前,应充分检查牙齿健康情况,并进行相关治疗。

(1)牙髓根尖周问题:往往由于术前未进行完善的根管治疗、术中备牙量过多刺激牙髓、采用不正确的修复方案、咬合创伤等导致。

(2)牙体组织疾病:以继发龋为代表,往往由于修复体边缘不密合、采用错误的修复方案所导致。

五、常见训练方法及培训要点介绍

1. 口腔美学临床摄影　口腔美学临床影像一般采用单反相机、微距镜头、微距闪光灯拍摄,学生相互配合,训练《口腔美学临床摄影专家共识》中推荐的 16 张临床照片。优点是学生相互配合更加方便,可以多次进行训练,从而能够熟练使用相关工具,并在拍摄前摸索、熟记临床常用影像的拍摄参数,减少对患者体位的不断移动,减轻患者的不适感。

2. 数字化美学设计　可以利用多种数字化美学设计软件,如 Keynote、PowerPoint 非专业的美学设计软件,或 Digital smile system 等专业美学设计软件在电脑上进行前牙美学微笑设计。优点是医生和患者在开始牙体预备前能更全面地了解治疗方案和治疗后的预期效果,医生和技师的沟通也不仅是设计单的传递,还有修复体的设计方案、比色结果、修复工艺过程都能以图像的方式进行传递,有助于提高工作效率和美学效果。

3. 牙体预备和 mockup 制作　可以在仿头模上进行牙体预备和 mockup 的训练操作。优点是用相对真实的口腔模型进行训练,操作感觉与真实操作相近;不足是相对操作变化较少,仅适合流程和基本操作手法的训练。

六、相关知识测试题(5 道选择题)

1. 美学修复治疗中,影像微笑审美的垂直向因素**不包括**

　　A. 颊间隙　　　　　　　　B. 牙齿与牙龈暴露量　　　　C. 上唇曲度

　　D. 前牙咬合平面　　　　　E. 微笑曲线

2. 美学修复术需要注意的操作是

　　A. 完善的口腔检查　　　　　　　　B. 标准的口腔摄影照片采集

　　C. 数字化美学设计　　　　　　　　D. 美学蜡型的制作

　　E. 以上都是

3. 患者,女,45 岁,上前牙切端严重磨耗,要求进行美学修复治疗。治疗开始前需要进行的检查是

　　A. 微笑曲线　　　　　　　B. 上前牙切端与上唇的关系　　C. 咬合检查

　　D. 牙龈的质地和形态　　　E. 以上都是

4. 口唇自然放松时,上颌中切牙位于上唇下的位置是

　　A. 0.5mm　　　　　　　　B. 1.0mm　　　　　　　　　　C. 1.5mm

　　D. 2.0mm　　　　　　　　E. 与上唇平齐

5. 能够体现出口腔美学特征的上前牙列美学特征因素包括

　　A. 切缘曲线　　　　　　　B. 牙龈曲线　　　　　　　　　C. 切端曲线

　　D. 接触区和外展隙　　　　E. 以上都是

参考答案:1. A　2. E　3. E　4. D　5. E

（冯云枝　李　蓉　姚倩倩）

推荐阅读

[1] 赵铱民. 口腔修复学. 8 版. 北京:人民卫生出版社,2020.
[2] 刘峰. 口腔数码摄影——从口腔临床摄影到数字化微笑设计. 3 版. 北京:人民卫生出版社,2017.
[3] 斯特凡诺·因格莱塞. 口腔美学修复策略. 刘峰,师晓蕊,译. 沈阳:辽宁科学技术出版社,2016.
[4] 于海洋. 美学修复的临床分析设计与实施(第一册):临床分析与设计. 北京:人民卫生出版社,2014.
[5] 中华口腔医学会口腔美学专业委员会. 口腔美学临床摄影专家共识. 中华口腔医学杂志,2017,52(5):265-269.

第六节　种植体植入术

一、概述

牙列缺损或缺失后的种植修复已经获得成功,种植牙可以获得与天然牙功能、结构,以及美观效果十分相似的修复效果。牙种植的产生是从类似于现在的根形种植体开始,至今

已有几千年的历史。随着数字化放射技术、口腔种植外科技术、数字化医疗导航技术、修复技术、工艺技术和种植修复后维护技术的进步,以及相关学科的发展,种植体植入术已形成为成熟的临床技术,成为缺牙患者的首选修复方式。

二、操作规范流程

(一) 适应证

1. 无牙颌。

2. 单侧或双侧游离端缺失,因心理或生理原因抗拒戴用可摘义齿、咀嚼系统的肌肉协调功能障碍(如帕金森综合征等)、不能戴用可摘义齿、对义齿的修复材料过敏。

3. 单颗或多颗牙缺失,主观上不愿接受大量牙体预备的固定桥修复。

4. 多数余留牙松动,但暂时不考虑拔除。

5. 牙槽嵴严重吸收,承力区软组织耐受力差,用常规可摘义齿无法恢复理想功能。

6. 颌骨切除术后,常规修复难以实施。

7. 牙槽突裂。

8. 面瘫。

9. 特殊职业,如演员、播音员、主持人等。

10. 缺乏天然牙支持,需要用种植体做支抗进行正畸治疗。

(二) 禁忌证

1. 全身绝对禁忌证

(1)有全身系统疾病,不能耐受种植外科手术。

(2)有严重的血液疾病,如白血病、再生障碍性贫血、红细胞增多症等。

(3)有重度糖尿病且血糖控制不佳。

(4)重度全身免疫性疾病,如病理性免疫功能缺陷、胶原组织的炎性病变、硬皮病、舍格伦综合征及类风湿性关节炎等。

(5)全身骨质疏松,注射双膦酸类药物。

(6)有严重心理疾病,以及过度嗜烟、酒者、药物成瘾。

(7)甲状旁腺功能亢进致骨质疏松。

(8)妊娠期间。

(9)种植义齿可能成为感染病灶,如有细菌性心内膜炎病史,或心脏等器官移植,均不宜种植。

2. 全身相对禁忌证 下述疾病经治疗病情控制后,仍有种植修复的机会。

(1)心血管系统疾病:高血压、心绞痛、心肌梗死等。

(2)消化系统疾病:慢性肝病、肝硬化。

(3)内分泌系统疾病:糖尿病、甲状腺功能亢进症等。

(4)肾上腺疾病:原发性慢性肾上腺皮质功能减退症、皮质醇增多症等。

(5)慢性阻塞性肺疾病:慢性支气管炎、肺气肿等。

(6)骨代谢性疾病:骨质疏松、活性维生素 D_3 缺乏、骨纤维异常增殖症等。

(7)急性炎症感染期,如流感、气管炎、胃肠炎、泌尿系感染,在感染未彻底控制之前不宜种植。

3. 局部禁忌证

(1)牙槽骨存在病理性改变,如残根、异物、肉芽肿、囊肿,以及炎症反应,应在消除上述病理性改变后再行种植。

(2)经过放射治疗的颌骨。

(3)口腔黏膜病变,如白斑、红斑、扁平苔藓及各类口炎。

(4)口干综合征。

(5)夜间磨牙症、紧咬牙等副功能未能有效控制。

(6)不能有效进行口腔卫生维护。

(7)颌位关系条件差(如闭锁等),不能保证种植体免遭创伤性负荷。

4. 其他禁忌证　下列均为相对禁忌证。

(1)牙列中存在"不稳定因素"(如有些牙需进行根管治疗、牙周治疗或需拔除),而这些治疗可能对修复方案产生重大影响。

(2)对美观、发音要求很高,而其解剖形态条件不能通过种植义齿予以满足。

(3)经济条件不佳,对支付种植义齿费用较勉强。

(4)因居所、工作性质等所限,难以按医生要求多次复诊完成种植修复程序,以及长期随访复诊。

(5)对种植义齿效果有不现实的预期。

(三) 操作前准备

1. 患者准备

(1)术前应对患者进行全身及口腔情况检查,完善血常规、凝血功能、尿常规、抗 HCV、抗 HIV 等相关检查;40 岁以上患者应术前测血压,60 岁以上患者术前完善心电图检查;术前行口腔洁治。

(2)影像学检查包括根尖片、曲面体层片、锥形束 CT 等,应选用合适的检查方法,评价牙槽骨的状态和是否存在其他颌骨疾病,进而制定种植修复的设计和治疗计划,预测种植修复后的效果,建立种植病历。

(3)充分进行医患交流,使患者了解治疗方案、手术步骤、最终效果和大致费用,签署牙种植知情手术知情同意书。

(4)取术前模型和制作外科模板,使用专业的照相机记录患者口内情况,包括口腔内正面和侧面咬合像、缺失牙牙列的咬合面像、患者正面和侧面像、微笑像等。

(5)术前口服抗生素,术前 1 小时口服阿莫西林 2g,或静脉注射头孢菌素 2g。对近期术区曾发生感染、即刻种植技术、多颗牙种植、骨移植术包括引导性骨再生(guided bone regeneration,GBR)技术及上颌窦底提升术等患者需术前应用抗生素。

(6)术前应向患者做好解释工作,消除患者的恐惧感;局部麻醉手术的患者术前可适量进食,术前须刷牙。

2. 种植修复方案的设计

(1)确定种植体的长度:需评估上颌窦底与下颌管的位置、牙槽骨的骨量情况等。

(2)选择种植体的直径:根据缺牙区间隙的大小、种植体的种类,以及医生的经验进行相应调整。

(3)设计种植体的位置:须考虑美学效果,遵循恢复咀嚼功能并符合生物力学原则。因此要确定种植体植入的方向或角度、垂直位置、颊舌向位置和近远中位置。

1）角度设计：植入方向尽量与天然牙的牙根长轴一致，应符合生物力学原则。骨量不足时，采用骨增量技术，以实现种植体按设计的方向植入。

2）深度确定：考虑种植体植入后，牙槽嵴边缘会出现轻度吸收，植入位置应在釉牙骨质界下方 4.0mm 处，相当于牙槽嵴下方 2.0~3.0mm 处。

3）颊舌向位置：取决于牙槽骨的宽度，正确的位置植入可获得种植体软组织的凸度及美学效果。

4）近远中位置：种植体与近缺隙侧邻牙的理想距离为 $R_{(种植体半径)}$+2.0mm，最小不应小于 $R_{(种植体半径)}$+1.5mm；种植体之间距离为 2.0~3.0mm，最小不能小于 2.0mm。

5）冠根比例设计：冠根比不能超过 1∶1。若超过该比例，应增加种植体数目、与天然牙联合修复或采用覆盖式修复设计。垂直骨量不足时，需采用骨增量手术，控制种植体的垂直位置，保证种植体的长期稳定。

3. 器械和种植体准备

（1）准备常规手术器械、种植外科动力系统、超声骨刀、骨挤压器、取骨钻等；还要准备种植工具盒，以及同一系统不同型号的种植体。

（2）检查种植机及手机有无损坏、故障，若出现问题及时更换。

（3）检查阅片灯、电脑设备及吸引系统是否正常。

4. 操作者准备

（1）核对患者信息：姓名、性别、年龄、主诉。

（2）询问患者既往有无高血压，有无心、肺、脑疾病等病史，有无服用抗血小板药物、抗凝药物等的情况及有无出凝血异常疾病史。

（3）局部麻醉时需询问有无麻醉药物过敏史，是否进食。

（4）查看患者血常规、凝血功能、心电图及既往检查结果。

（5）明确患者有无种植手术禁忌证。

（6）确定患者已签署牙种植手术知情同意书。

（四）操作步骤

种植手术包括常规种植手术、即刻种植手术和数字化导板引导种植手术等。

1. 常规种植手术

（1）麻醉和切口设计：种植手术多采用口内局部浸润麻醉方法，也可采用神经阻滞麻醉，在保证手术无痛的前提下应尽可能减少麻醉药用量。

切口设计原则：需考虑种植体系统、骨缺损因素、附着龈的质量、美学效果、系带与肌肉附着位置及邻近的解剖结构等因素。可设计牙槽嵴顶水平切口（H 形切口、T 形切口、角形切口和一字形切口等），以及偏离牙槽嵴顶的水平切口（前庭区切口和腭侧切口）等。

（2）翻瓣与修整牙槽骨：局部麻醉下，选用合适的切口，用骨膜剥离器分离黏膜，翻开黏骨膜瓣暴露术区。修整牙槽骨，尽量保存骨皮质，颈部充足的骨皮质将有利于种植体的初期稳定性。

（3）定位导向：用定位球钻在设计的种植体中心位置对应的骨面上钻磨，确定近远中及颊舌向位置。定位时球钻速度应 ≤1 000 转 /min。用导向钻和先锋钻，结合模板、对颌牙的咬合关系，以及牙槽嵴的形态确定种植体的长轴方向，用直径 2.0mm 的先锋钻在牙槽骨内预备到合适的深度。

若植入两颗以上种植体,先用球钻定位相邻种植孔,先锋钻预备到设计深度,钻的方向应尽量平行于定位标示杆所示相邻种植孔的长轴方向,预备时注意避免过深。

(4)扩孔及成形:根据设计方案确定的种植体直径与长度,用扩孔钻逐级备孔,提拉式扩大种植窝。每次预备后用指示杆、深度尺测量预备的种植窝的深度、直径及长轴方向,尤其是在下颌管、上颌窦底、鼻底等部位扩孔时。用颈部成形钻成形种植窝的颈部外形使其与种植体领口的外形一致,用螺纹成形器低速攻丝。

(5)植入种植体和安放愈合基台:冲洗种植窝后,选用种植机设置的植入模式,用手机低速旋入种植体,注意避免水或唾液等进入种植窝,种植体长轴与种植窝方向一致,遇到阻力时换成手动旋入模式。植入后,逆时针方向取下连接体。尽量选择平齐或稍高于黏膜缘平面的愈合基台,这有利于支撑黏膜和食物对软组织的生理刺激作用。

(6)缝合创口:采用间断缝合法直接关闭创口。若软组织量不足,应进行局部转移带蒂瓣或游离软组织移植等方法处理,并将其固定。

2. 即刻种植手术　2013 年第 5 届国际口腔种植学会(International Team for Implantology, ITI)共识会上,明确了即刻种植的选择标准:>1mm 的完整唇侧骨壁、厚龈型、无急性根尖周炎、根尖区或腭侧有足够骨量保证种植体的初期稳定性。

(1)适应证

1)因外伤致前牙或单根牙冠折、根折及冠根折,且无法保留。

2)龋病导致的残冠和残根不能保留。

3)准备拔除的患牙根尖区无进行性炎症,或有根尖肉芽肿,但范围局限。

4)因重度牙周炎口内余留牙不能保留,需要拔除。

5)牙根持续性外吸收已无法保留,但局部无急慢性炎症。

6)拔牙窝根尖下方有充足骨量,能足够地支持种植体。

7)前牙区相对整个牙列更适合即刻种植。

(2)禁忌证

1)缺牙区周围软组织有明显炎症,口腔卫生情况差。

2)种植区牙槽骨有骨折和较大骨缺损,或拔牙窝根尖下方骨量不足。

3)牙的位置不理想,与对颌牙的咬合关系不良。

4)有牙 - 牙槽骨粘连等,拔牙将造成严重的骨破坏,牙颈部周围的牙槽嵴高度降低和颊舌侧骨缺损。

(3)术前准备:同常规种植手术。

(4)即刻种植的外科程序

1)切口选择:①植入体与骨壁间有间隙性骨缺损,但没有骨倒凹及其他部位的骨缺损,应采用嵴顶切口;②用骨膜剥离器分离牙颈部黏膜,以 2-0 缝线牵引组织,暴露骨壁。根周、根尖和颈部周围骨组织有缺损,采用角形切口暴露缺损区;③对于牙龈健康、牙槽骨无吸收、牙根无粘连的患牙,选择不切开黏膜。

2)拔牙及拔牙创口处理:局部麻醉下,采用微创拔牙术完整拔除患牙,减少拔除牙根时对牙槽骨的损伤,清除拔牙窝内的残余牙周膜、牙体碎片和肉芽组织。

3)测量与定位:测量完整拔出的牙根颈部宽度和牙根长度,进一步确定种植体的长度和直径。确定种植体位于牙槽突下方的深度,用球钻在牙槽窝内定位。

4)预备种植窝和植入种植体:预备中以设计种植体领口水平位置为钻头深度依据。当牙根间隔宽度在允许的情况下,以及颈部间的距离在正常范围内时,应选用宽直径的长种植体。植入前再次用深度测量尺对植牙窝的深度进行测量,检查种植窝周围骨壁有无骨缺损,是否穿通鼻腔。植入后检查初期稳定性。

5)引导性骨再生:种植体与骨壁间的间隙需要植入骨代用品或与自体骨的混合物来引导骨再生,修复骨缺损。

6)缝合创口:潜入式即刻种植需完全封闭创口。若无法拉拢缝合,需用游离移植黏膜瓣或局部转瓣封闭创口。非潜入式即刻种植可直接缝合。

(5)注意事项

1)拔牙时尽可能避免拔牙窝周围骨损伤。

2)拔牙后必须完全去除牙槽窝内所有的软组织。

3)在条件允许的范围内,尽量选择较长宽径的种植体,以充满并封闭拔牙窝。

4)非潜入式种植体的领口边缘一般在龈缘下方 2.0~3.0mm,潜入式种植体的领口略低于牙槽嵴,以利于获得较好的美学效果。

5)当种植体周围有 1.0mm 以上的骨缺损时,需应用 GBR 技术。

6)种植体应按理想的长轴方向植入,同时尽量靠近一侧骨壁,以获得一定的初期稳定性。若唇颊侧有骨倒凹及骨缺损,种植体的冠端可稍微唇倾,避免穿出倒凹,必要时应用 GBR 技术。

7)即刻种植中定位非常重要,需准确定位并根据定位点预备种植窝。

3. 数字化导板引导种植手术　随着 CAD/CAM 技术、三维影像检查技术、口内扫描和设计软件等技术在口腔种植领域的应用,在软硬组织均充足的缺牙区,数字化导板引导种植术现已成为首选方案。数字化导板引导种植术的程序如下。

(1)信息采集与导板虚拟设计:通过锥形束 CT 获得患者颌骨的三维影像并重建。应用设计软件导入数字化图像和 DICOM 标准格式的 CT 数据;分割模型,将 DICOM 标准格式的数据转化为三维对象;将不同数据格式的文件(扫描患者的义齿与石膏模型上的蜡型获得的数据)进行配准,完成方案设计、诊断和制定治疗计划,显示并订购种植手术导板。

(2)制作种植手术导板:将种植手术导板的数据通过软件在线发送至导板制作机构,完成导板制作。

(3)制作临时修复体:将替代体连接到导板上翻制石膏模型,在模型上制作精确的临时修复体。

(4)手术阶段:检查导板在口内是否顺利就位;用硅橡胶制作可以与对颌牙精确匹配的手术定位记录;嘱患者咬住手术定位记录,用固位钉将手术导板稳固地固定在颌骨的正确位置上。导板上带有套筒,套筒与软组织表面及骨平面之间的距离是恒定的。做小的环形切口,直接到达牙槽骨表面。将不同直径的钻头所对应的金属环安装在套筒内,沿同一方向和角度进行预备,扩孔至预定的深度。通过导板上的套筒将种植体植入预备好的位置,到达预定的深度。检查种植体的稳定性,以确定是否可以进行即刻负荷。取下导板、安装愈合基台。

(5)修复阶段:术前用手术导板制作临时修复体。将特制的种植体替代体连接在导板套筒开口处,灌制石膏模型,复制出虚拟设计的种植体位置,安装基台和制作临时修复体。手术植入种植体后,行影像学检查,然后安装临时修复体。

(五) 并发症及处理

由于受个体因素、解剖变异及医生临床经验不足和治疗条件等因素的影响,在种植手术、种植修复和修复后的种植体维护阶段均可出现并发症。对于并发症,应以预防为主,掌握预防原则,尽可能避免并发症的发生。

1. 术中并发症

(1) 神经损伤:种植手术可能累及的神经主要为下牙槽神经和颏神经,可导致下唇麻木。为避免神经受损,术前应准确测量骨嵴顶至下牙槽神经管或颏孔的骨高度,留出 1mm 的安全距离。神经损伤后可给予营养神经的药物促进其恢复。

(2) 上颌窦或鼻腔损伤:上颌后牙区种植、上颌窦底提升和上颌窦冲顶都可造成上颌窦黏膜穿孔或种植体进入窦腔;上前牙区种植可发生鼻底穿孔。小穿孔可自行愈合,较大的穿孔需修补或停止手术。

(3) 邻牙损伤:当缺隙区近远中距离较小时,单牙种植可出现邻牙牙周膜或牙根损伤。术前应充分准备,选用窄径种植体,避免发生损伤。损伤若导致牙髓炎症,应行牙髓治疗,必要时行根尖切除术。

(4) 钻折断:在骨质密度较高的术区进行导向操作时,可造成导向钻或先锋钻的折断。取出过程中可能严重破坏牙槽骨,应进行 GBR 处理,或推迟种植手术。

(5) 种植体植入位置不佳:在种植过程中,长轴方向偏离明显或骨倒凹严重时,可能发生种植体穿出骨壁的现象。若切口较小且术中未发现,可能在愈合期发生骨吸收,导致种植失败。

2. 术后并发症

(1) 术后水肿:多见于上颌窦底提升术、骨移植和 GBR 后。预防方法为减小黏膜剥离范围、缩短手术时间及减少组织创伤。若出现水肿,术后需用冰敷及药物治疗。一般术后 3~7 天自行消退。

(2) 感染:急性种植体周围炎。使用抗生素无法完全消除感染,只能拔除种植体后进行引流。

(3) 创口裂开及黏膜穿孔:当缝合过紧时,可导致局部血供不足,引起黏膜边缘坏死;伤口水肿严重时可致伤口裂开。种植体暴露过多时,需重新缝合或进行软组织移植处理。

(4) 骨移植失败:移植物发生坏死后只能取出,待黏膜愈合后再行处理。

(六) 操作注意事项

1. 在学习种植操作前,应掌握种植植入术的相关理论,包括种植牙修复的适应证、禁忌证;熟悉口腔种植的解剖学基础,掌握口腔种植的检查与诊断,以及种植外科的原则和处理,严格按种植流程操作。

2. 在种植过程中,钻头与骨摩擦会产热。热损伤会阻碍种植体的愈合,应使用 4℃ 生理盐水术中降温,确保内部和外部充分冷却,按直径从小到大的顺序使用钻头并注意尽量减少对钻头的压力。应根据种植系统手术工具的操作指南,在术中需注意钻头和丝锥的最大转速。

3. 在制定治疗计划时,手术医生必须熟知所用的测量系统,并且确保牙齿与其他重要解剖结构的适当安全间隙。保持与下颌神经管或下牙槽神经在 1.5mm 的安全范围。在上颌要确保与上颌窦黏膜有充足的距离。

4. 在制备种植窝的过程中,必须严格控制钻头的工作深度。使用有停止环的钻头,需磨平骨顶嵴,确保种植体的植入深度。

三、牙种植术规范评价

牙种植术规范核查见表 7-6-1。

表 7-6-1 牙种植术规范手术核查表

项目	内容	是	部分	否
术前准备	核对患者信息:姓名、性别、年龄、主诉			
	询问患者既往有无高血压,有无心、肺、脑疾病等病史			
	询问有无服用抗血小板药物、抗凝药物(如阿司匹林、氯吡格雷等)的情况及有无出凝血异常疾病史			
	局部麻醉时需询问有无麻醉药物过敏史,是否进食			
	查看患者血常规、凝血功能、心电图及既往检查结果			
	明确患者有无牙种植术禁忌证			
	确定患者已签署牙种植术知情同意书			
	物品(器械)准备:准备常规手术器械、种植外科动力系统、超声骨刀、骨挤压器、取骨钻等;准备种植工具盒,以及同一系统不同型号的种植体;检查种植机及手机有无损坏、故障,出现问题及时更换;检查阅片灯、电脑设备及吸引系统是否正常			
操作流程	麻醉和切口设计			
	翻瓣和修整牙槽嵴			
	球钻定位、导向钻导向			
	导向和测深,检查长轴方向			
	种植窝扩大成形,按直径从小到大的顺序使用扩孔钻至设计的直径与深度			
	颈部成形、螺纹成形			
	植入种植体、卸下携带体			
	放置覆盖螺丝或愈合基台			
	缝合创口			

四、常见操作错误及分析

1. 术中损伤邻牙 在缺牙区近远中距离较小进行种植时,可出现邻牙牙周膜或牙根损伤。处理措施:术前应充分准备,选用窄径种植体,也可采用种植导板,避免发生损伤。

2. 其他损伤　术中未控制钻头的工作深度,损伤下颌管及神经、上颌窦底黏膜、鼻底黏膜等。多由术前未准确进行骨量测定、术中未使用停止环、未观察钻头上的深度标示所致。

五、常见训练方法及培训要点介绍

目前种植训练常用仿缺牙的种植模型,在模型上模拟种植手术的全流程,可设计不同骨质类型和不同缺牙部位的模型,并在缺牙及其邻近的重要解剖结构内放置提示液,提高模拟种植的真实性(图 7-6-1)。

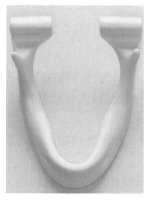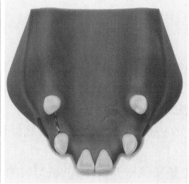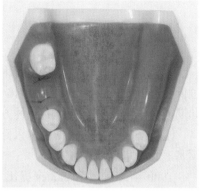

图 7-6-1　仿缺牙的种植模型

六、相关知识测试题(5 道选择题)

1. 患者,女,72 岁,因"左下后牙多个磨牙缺失半年"就诊。既往有高血压、糖尿病病史,具体用药不详。若行种植义齿修复,关于下一步处理,下列选项中**不恰当**的是

    A. 告知种植牙修复风险,患者签字后完善检查

    B. 测量血压

    C. 测量餐后血糖

    D. 血常规检查

    E. 凝血常规检查

2. 患者,男,27 岁,因"车祸致左上中切牙冠根折断",要求行即刻种植修复。患者既往体健。术前还需完善的检查为

    A. 血常规检查　　　　　　B. 凝血常规检查　　　　　　C. 根尖片检查

    D. 锥形束 CT 检查　　　　E. 以上都包括

3. 对牙缺失时间长、邻牙移位、缺失间隙变窄者,若行种植义齿修复,间隙的近远中径应不小于

    A. 5.0mm　　　　　　　　B. 6.0mm　　　　　　　　C. 7.0mm

    D. 8.0mm　　　　　　　　E. 9.0mm

4. 下列疾病中,属于种植牙修复**禁忌证**的是

    A. 牙槽突裂　　　　　　　B. 面瘫　　　　　　　　　C. 高血压

    D. 糖尿病　　　　　　　　E. 口腔干燥症

5. 口腔种植术后并发症包括

    A. 术后水肿   B. 感染

    C. 创口裂开及黏膜穿孔   D. 骨移植失败

    E. 以上都是

参考答案: 1. A　2. E　3. C　4. E　5. E

(陈良建)

第七节　上颌窦底提升术

一、概述

上颌窦底提升术是口腔临床种植常用的技术之一,是针对因上颌窦气化导致的上颌窦过低、牙槽嵴高度不能满足种植体长度要求的病例,将上颌窦底黏膜抬起,植入骨增量材料,同期或分阶段植入种植体的一种方法。

上颌窦底提升术根据手术入路分为经外侧壁入路上颌窦底提升术和经牙槽嵴入路的上颌窦底提升术。

1980 年,Boyne 和 James 提出上颌窦侧壁开窗术式,被当时的口腔医学界所接受,成为解决上颌后牙区骨量不足的常规方法。之后许多学者进行了改进,但由于这种方法存在手术范围较大、手术创伤大、术后并发症发生率高,以及患者不适感强烈等不足,Tatum 于 1986 年提出了手术创伤较小的经牙槽嵴顶入路的上颌窦底提升术,此方法主要是利用工作面为凹面或平面的骨凿,在初步制备种植窝的基础上,敲击冲顶上颌窦骨壁,使上颌窦骨壁发生青枝骨折,并在液体压力的作用下,将上颌窦底黏膜抬起。

二、操作规范流程

(一) 适应证

1. 上颌窦缺牙区牙槽骨剩余高度不足,一般应 ≥ 4mm,牙槽骨宽度正常,选择经牙槽嵴入路的上颌窦底提升术。

2. 上颌窦缺牙区牙槽骨剩余高度不足,不能满足种植体植入及功能修复,选择经外侧壁入路的上颌窦底提升术。

(二) 禁忌证

1. 绝对禁忌证

(1)常规种植手术禁忌证,如未控制的全身系统性疾病、口腔黏膜病、牙周病等。

(2)急性上颌窦炎或慢性上颌窦炎急性发作期;对于慢性上颌窦炎,如有上颌窦黏膜明显增厚,则先治疗后再行上颌窦植骨手术。

2. 相对禁忌证

(1)严重过敏性鼻炎患者的上颌窦黏膜多有增厚、质地脆,进行上颌窦植骨手术时黏膜容易破裂穿孔,术中及术后并发症发生的风险增高,是手术的相对禁忌证。

(2)重度吸烟患者的上颌窦黏膜多发生不同程度的萎缩、变薄,如伴有慢性上颌窦炎则可出现增厚现象,此类上颌窦黏膜缺乏弹性和强度,术中及术后并发症发生的风险增高,是手术的相对禁忌证。

(3)上颌窦囊肿,且位置位于上颌窦预期植骨区内,则需先摘除囊肿后再行上颌窦植骨手术。

(三) 操作前准备

1. 患者准备

(1)术前进行血液检查,排除血液系统疾病及有关传染病。

(2)应排除手术禁忌证,尤其是高危人群,如老年人应在术前排除严重的系统性疾病。

(3)锥形束 CT 检查,准确了解缺牙区上颌窦牙槽突的宽度和高度,以及上颌窦的解剖和病理信息。

(4)身心准备,使患者保持良好的心理状态。

2. 物品(器械)准备

(1)常规种植手术物品:种植体及配套的种植体系统种植器械、用于冷却的冰生理盐水、种植机等。

(2)特殊器械准备:上颌窦底黏膜剥离器械套装(图 7-7-1)、外科球钻和金刚砂钻等系列钻头、超声骨刀(可选)、骨替代材料及可吸收生物屏障膜。

3. 操作者准备

(1)详细询问患者病史,包括有无上颌窦炎、患牙缺失的原因、缺失牙拔牙前是否有反复发作的炎症等。

(2)术前观察剩余骨高度和剩余牙槽骨的密度,计算预期提升高度,选用适合患者的上颌窦底提升术式。

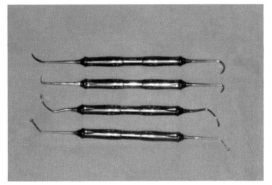

图 7-7-1　经外侧壁入路的上颌窦底提升术黏膜剥离器械套装

(3)选择受植部位、确定种植体的数量、选择种植体及种植系统。

(四) 操作步骤

1. 经外侧壁入路的上颌窦底提升术(图 7-7-2)

(1)患者体位和麻醉:取半坐卧位或平卧位,头略侧偏。局部麻醉采用常规术区浸润加上牙槽后神经阻滞麻醉方法。

(2)切开黏膜:牙槽嵴顶中央或偏腭切口,近远中邻牙颊侧角形附加切口。

(3)翻瓣暴露上颌窦外侧壁:沿骨面向颊侧全层翻起黏骨膜瓣,充分暴露上颌窦前外侧骨壁。

(4)上颌窦外侧壁开窗:开窗的位置、形状和大小由上颌窦和前外侧壁的解剖条件决定,通常设计成矩形或椭圆形,下缘位于上颌窦上方 3~5mm 处;骨窗上缘高度应参考拟提升高度,通常为下缘上方 8~10mm 左右;骨窗近远中根据提升的范围设定于窦腔区域内,如果存在上颌窦内间隔(≥3mm),需要在间隔的近、远中方向设定两个开窗区。采用直径 2mm 左右钨钢球钻在上颌窦外侧壁勾画出开窗的边缘,进一步用球钻磨除边缘处的骨壁,当接近上颌窦底黏膜时局部呈灰蓝色,更换金刚砂钻,完全磨除剩余骨壁,暴露上颌窦底黏膜。

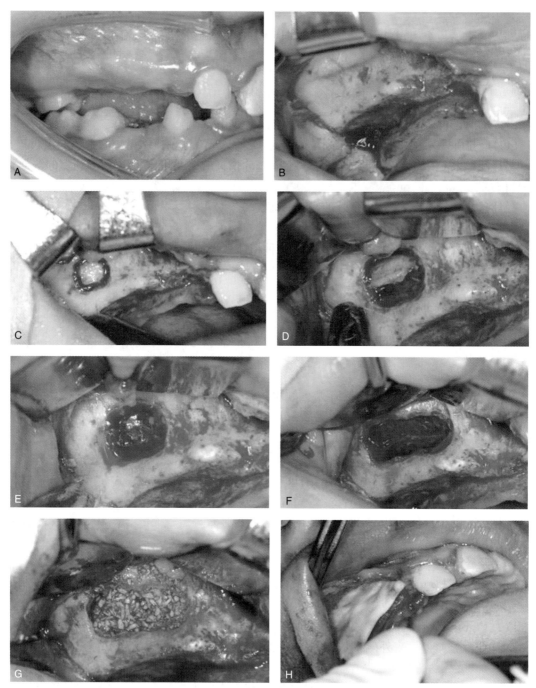

图 7-7-2　经外侧壁入路的上颌窦底提升术

A. 术前；B. 翻瓣，暴露上颌窦前外侧壁；C. 用超声骨刀的球钻在前壁确定开窗线，大小约 1.0cm×1.0cm，底线应高于窦底平面 3mm，直至透出淡蓝色上颌窦底黏膜；D、E. 取下骨块；F. 将开窗口扩大，剥离上颌窦底黏膜，将其完整地抬起；G. 从内到外、从前向后植入骨粉；H. 同时将开窗骨块放在开窗口表面，覆盖胶原膜，严密缝合。

　　（5）剥离、抬起上颌窦底黏膜：采用特制上颌窦底黏膜剥离器，沿上颌窦骨面完整剥离上颌窦底黏膜，剥离范围应充分，可采用先近远中向、后窦顶、窦底的顺序，开窗内的窦壁向内翻转,形成提升区域的顶部。上颌窦内侧壁的黏膜应充分剥离,抬起后黏膜应无张力,并同时检查骨增量区域的容积和高度。

(6)检查上颌窦底黏膜的完整性:采用鼻腔鼓气试验检查上颌窦底黏膜的完整性。

(7)制备种植窝(同期种植):常规进行种植窝洞制备,逐渐扩大种植窝。

(8)上颌窦充填植骨材料:将植骨材料充填于抬起的上颌窦底黏膜下,充满整个提升区域,植入的骨材料与开窗口平齐,可将骨替代材料与自体血液混合。

(9)植入种植体:根据窦底余留骨的高度和密度、嵴顶和窦底骨皮质选择是否同期植入种植体。

(10)开窗区处理:选取生物屏障膜完全覆盖开窗区,为避免第二次手术取出屏障膜,多采用可吸收生物膜。

(11)关闭伤口:对位缝合,必要时做软组织瓣减张处理。

2. 经牙槽嵴入路的上颌窦底提升(骨凿冲顶法)

(1)患者体位和麻醉:取半坐卧位或平卧位,头略侧偏。局部麻醉采用常规术区浸润和上牙槽后神经阻滞麻醉。

(2)切开黏膜:牙槽嵴顶中央切口,沿骨面向颊、腭侧翻瓣,暴露牙槽嵴顶,彻底刮除软组织,以大球钻平整牙槽嵴顶。

(3)制备种植窝:球钻定点,2.0mm 先锋钻确定种植方向,深度距上颌窦 1.0~2.0mm 即为将要到达窦底骨皮质的距离,根据骨质情况,采用不同直径的钻序列制备窝洞至终末钻,深度距上颌窦 1.0~2.0mm。

(4)冲顶上颌窦底骨壁:选择专用的上颌窦底内提升骨冲击器,顶端为凹形,直径 3.5~5.0mm,逐级预备,轻轻敲击,造成上颌窦底骨皮质青枝骨折,连同上颌窦底黏膜向上抬起 2.0~4.0mm。

(5)检查上颌窦底黏膜的完整性:采用鼻腔鼓气试验检查上颌窦底黏膜的完整性。

(6)上颌窦充填植骨材料:将植骨材料充填于抬起的上颌窦底黏膜下,通常为骨替代材料与自体骨的混合物。

(7)植入种植体。

(8)关闭伤口:对位缝合,必要时做软组织瓣减张处理。

3. 经牙槽嵴入路的上颌窦底提升　液压提升法,见图 7-7-3、图 7-7-4。

(1)患者体位和麻醉:取半坐卧位或平卧位,头略侧偏。局部麻醉采用常规术区浸润和阻滞麻醉的方法。

(2)切开黏膜:选牙槽嵴顶中央切口,沿骨面向颊、腭侧翻瓣,范围不超过牙槽嵴顶,暴露牙槽嵴顶,彻底刮除软组织,以大球钻平整牙槽嵴顶。

(3)制备种植窝:球钻定点后,用直径 2.0mm 的先锋钻加止动环备洞,深度为距离上颌窦 1mm。

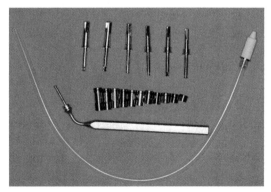

图 7-7-3　上颌窦底提升钻、止动环、窦底黏膜探查器和注水装置

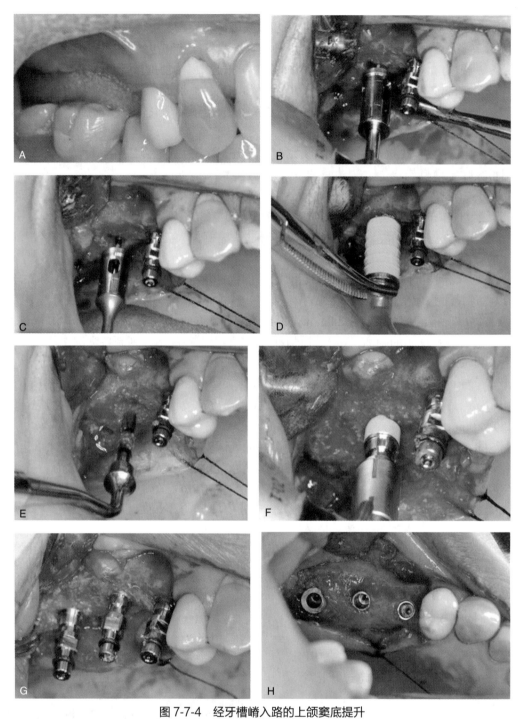

图 7-7-4 经牙槽嵴入路的上颌窦底提升
A. 术前；B. 上颌窦底提升钻加止动环扩孔并提升；C. 探查窦膜；D. 注入生理盐水；E. 填入骨粉；F. 植入种植
体；G. 种植体植入完成；H. 取下种植体携带器。

(4)磨切上颌窦底骨壁：选择专用的上颌窦底提升钻加止动环逐级(每次1mm深度提升)磨切上颌窦底,直至探查到软性上颌窦底黏膜。

(5)检查上颌窦底黏膜的完整性：采用鼻腔鼓气试验检查上颌窦底黏膜的完整性。

(6)安装注水装置：安装注水装置并以手法固定,注射器内吸入3~5ml无菌生理盐水,排除气泡,轻轻推动注射器注入1ml生理盐水,回抽有血,再将剩余的生理盐水全部推入,抬起上颌窦底黏膜。

(7)回抽注入上颌窦的生理盐水。

(8)种植窝洞终末钻成形：上颌窦底提升钻加止动环逐级扩大窝洞,可根据骨质密度选择直径3.8~4.3mm的终末钻进行级差预备。

(9)上颌窦底充填植骨材料：将人工植骨材料充填于抬起的上颌窦底黏膜下,植骨量0.25~0.50g。

(10)植入种植体。

(11)可吸收缝线关闭创口。

(五) 并发症及处理

1. 上颌窦底黏膜穿孔 上颌窦底黏膜穿孔是经外侧壁入路上颌窦底提升术中最常见的并发症。当穿孔发生时,应仔细剥离周围黏膜,防止破损处进一步扩大。当黏膜穿孔较小时,黏膜抬起后穿孔周围黏膜会自然闭合,无须做特殊处理；当黏膜穿孔直径>5mm时,则用可吸收胶原膜进行覆盖,胶原膜起到分隔上颌窦和移植材料的作用；当黏膜穿孔直径>10mm时,则应使用较大的可吸收膜,并对可吸收膜进行粘接和缝合,增加该膜的稳定性。

上颌窦底黏膜穿孔也是经牙槽嵴入路的上颌窦底提升中最常见的并发症。当穿孔发生时,应改行侧壁开窗术,或终止手术,待上颌窦底黏膜愈合3个月后再次行上颌窦底提升术。

2. 上颌窦底黏膜撕裂 上颌窦底黏膜剥离时,一旦发生撕裂就很难完整抬起,应立即停止,并复位,关闭创口,待愈合3个月后再行上颌窦底提升术。

4. 术区出血 上颌窦外侧壁有上牙槽后动脉的吻合血管网,部分走行于上颌窦开窗区骨壁内,这是造成术中出血的主要原因。一般采用球钻磨出血管周围骨壁,游离减张,多可自行止血。

5. 上颌窦感染 发生率约5%。发生上颌窦感染时,应采取清创手术和全身抗感染治疗,必要时转入耳鼻喉科治疗。

(六) 操作注意事项

1. 经外侧壁入路的上颌窦底提升术

(1)侧壁开窗术的切口设计应在开窗区以外5mm。

(2)开窗下缘应位于上颌窦底上方3~5mm,不应过低,也不应过高。

(3)剥离上颌窦底黏膜时,上颌窦底黏膜剥离器应紧贴骨面,动作轻柔。

(4)上颌窦底黏膜剥离范围应适中,如果范围过大,则需要大量植骨材料,造成浪费,增加手术创伤；如果范围过小,则植骨量不足,影响种植效果。术中需要注意开窗区上颌窦内侧黏膜的充分剥离。

(5)充填植骨材料时不应过量充填,以防止上颌窦底黏膜张力过大,影响血运,甚至造成黏膜破损或撕裂,导致植骨失败,充填材料与开窗口平齐即可。

（6）术后应禁止擤鼻，防止上颌窦腔内压力影响到窦底植骨区。

（7）钨钢球钻和金刚砂球钻要求锋利，不要垂直向施加压力，避免磨破窦膜；也可选择超声骨刀的锯形和金刚砂球刀头进行侧壁开窗。

2. 经牙槽嵴入路的上颌窦底提升（骨凿冲顶法）

（1）冲顶前窝洞应预备至窦底骨皮质以下 1~2mm，不可预留有太厚的窦底骨壁。

（2）骨凿的方向正确，不能偏向腭侧，否则会导致窦底骨量增厚。

（3）用止动环或其他装置限制骨凿进入的深度。

（4）锤击时避免暴力操作，骨凿握持要有稳定的支点。

（5）在窦底骨板过高、窦底呈斜坡状或位于间隔下方时，需要用较大的锤击力才能断裂窦底骨板。

（6）防止意外扩大种植窝：在制备种植窝洞的同时，应严格保持骨凿的方向和种植窝长轴方向一致。

（7）避免超限提升上颌窦：经牙槽嵴顶的上颌窦底提升法提升高度一般不宜超过 4mm，窦膜提升过大容易造成上颌窦底黏膜穿孔。

3. 经牙槽嵴入路的上颌窦底提升（液压提升法）

（1）上颌窦底提升钻保持锋利状态，钻速 400~600 转 /min，钻速不可太高，变钝后要及时更换。

（2）每次提升高度 1mm，并且立即用窦膜探查器做窦底探查。探查到软性窦膜暴露后，不要做窦膜的剥离。

（3）注水时可手法固定注水装置，形成严密的封闭。

（4）缓慢注入生理盐水，注水量 3~5ml，窦膜提升后需要尽可能回抽完进入窦膜下的生理盐水。

（5）首先选择直径 2.8mm 的提升钻进行预备，穿破窦底骨皮质，注水提升窦膜后再逐级扩大，每次窝洞预备需要加止动环。

（七）术后处理

1. 伤口局部压迫止血　嘱患者咬住无菌纱布 1.0~1.5 小时。

2. 抗感染和抗炎治疗　针对需氧菌和厌氧菌联合抗生素用药，采用静脉给药，时间 1 周，术后前 3 天使用地塞米松控制感染和减轻水肿。

3. 加强口腔护理，保持良好的口腔卫生，尤其注意术区伤口卫生。

4. 术后 24 小时局部冷敷，控制水肿。

5. 保持鼻腔通畅，术后可应用收缩鼻腔血管的滴鼻剂。

6. 术后第 2 天复查，询问鼻腔内是否有血性分泌物，以判断上颌窦底黏膜的完整性。

（八）相关知识

经牙槽嵴入路的上颌窦底骨凿冲顶法提升术是上颌窦底提升的经典术式，随着人们对上颌窦液压提升法优越性的认识，又出现了球囊提升法、超声骨刀提升法。

1. 液压提升法　该方法利用特殊的器械将生理盐水通过注射器注入窦膜与窦底骨壁之间，在液体压力下，将上颌窦底黏膜完整抬起。这种操作能够很好地避免由锤击引起的震动感，很大程度上降低上颌窦底黏膜穿孔的风险。

2. 球囊提升法　主要利用球囊在外力作用下会发生体积变化、产生压力的特点，从而抬起上颌窦底黏膜。

3. 超声骨刀提升法 超声骨刀的工作原理是运用高强度聚焦超声技术,将输入的电能转化为机械能再经过高频超声震荡,使超声骨刀工作端接触的细胞分解,从而使需切割的骨组织破坏,超声骨刀与骨组织接触均匀,精确稳定,可以精准地区分硬组织和软组织,相对于传统的骨凿冲顶,超声骨刀的内提升专用注水刀头可将窦膜穿孔的风险降到最低。

三、经外侧壁入路的上颌窦底提升术规范评价

经外侧壁入路的上颌窦底提升术规范核查、评估见表 7-7-1、表 7-7-2。

表 7-7-1 经外侧壁入路上颌窦底提升术规范核查表

项目	内容	是	部分	否
术前准备	核对患者信息:姓名、性别、年龄、主诉			
	询问患者既往有无高血压,有无心、肺、脑疾病等病史			
	询问有无服用抗血小板药物、抗凝药物(如阿司匹林、氯吡格雷等)的情况及有无出凝血异常疾病史			
	局部麻醉时需询问有无麻醉药物过敏史,是否进食			
	查看患者血常规、凝血功能、心电图及既往检查结果			
	明确患者有无禁忌证			
	确定患者已签署手术知情同意书			
	物品(器械)准备:准备常规手术器械、种植外科动力系统、钨钢及金刚砂球钻、超声骨刀、上颌窦底提升手术器械等;种植工具盒,以及同一系统不同型号的种植体;检查种植机及手机有无损坏、故障;检查阅片灯、电脑设备及吸引系统是否正常			
操作流程	麻醉和切口设计			
	翻瓣和修整牙槽嵴			
	球钻或超声骨刀行侧壁开窗			
	剥离窦膜			
	填入骨粉			
	开窗覆盖胶原膜			
	植入种植体			
	放置覆盖螺丝或愈合基台			
	缝合创口			

表 7-7-2 经外侧壁入路上颌窦底提升术规范评估表

项目	好(5分)	一般(3分)	差(1分)
操作过程流畅度			
操作手术熟练度			
人文关怀			

注:评估标准如下。

好:操作过程清晰流畅,无卡顿,手术熟练,切口设计、器械选择和操作流程正确;术中无穿孔;人文关怀到位,有术前交流、术中安慰及术后饮食和注意事项的交代。

一般:操作过程能整体完成,卡顿次数<3次,手术流程基本正确,经外侧壁入路的上颌窦底提升术窦膜穿孔直径<5mm,或经牙槽嵴入路的上颌窦底提升无穿孔;人文关怀不足,但能有部分术前交流、术中安慰及术后饮食和注意事项的交代。

差:操作过程卡顿次数>6次,操作流程错误,经外侧壁入路上颌窦底提升术窦膜穿孔直径≥5mm,或经牙槽嵴入路的上颌窦底提升有穿孔;无人文关怀。

四、常见操作错误及分析

1. 上颌窦侧壁开窗时剥离穿孔 通常由于术中剥离窦膜未选择正确的剥离器械,或剥离器没有紧贴骨壁用力所导致。剥离过程应耐心仔细、动作轻柔。

2. 经牙槽嵴入路的上颌窦底骨凿冲顶法提升术导致窦膜穿孔 术中操作暴力,或未使用止动装置,导致骨凿进入窦腔过深。

3. 种植体完全进入上颌窦 由于术者未精确把握剩余骨高度,植入种植体时用力过大,将种植体植入上颌窦。

4. 植入种植体后无初期稳定性 由于术者经验不足,逐级制备种植窝洞时,未能在同一长轴方向制备,导致种植窝洞增大。易发生在骨质疏松等情况。为预防该情况发生,可配合骨挤压技术。

五、常见训练方法及培训要点介绍

(一)模型训练

目前上颌窦底提升训练常用的是 ENOVO 上颌窦底提升练习模型(图 7-7-5)。模型包括仿皮上颌窦、口腔上颌牙(口腔后牙缺失)、部分上颌骨,可供学员进行操作定位练习,以及练习查看上颌窦情况。优点是用相对真实的上颌窦进行训练,触觉反馈、立体感觉与真实操作相近,适合流程和基本操作手法的训练。

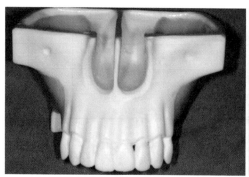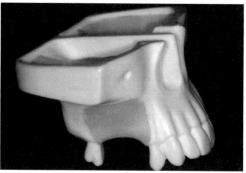

图 7-7-5 ENOVO 上颌窦底提升练习模型

另外,也有采用动物头颅作为模型进行实操,如羊头。

（二）手术视频教学训练

将上颌窦底提升手术录制成视频,配合文字解说以供学习。优点是学员可以观看到手术的全过程,对式式的了解生动直观,理论学习效果最好;缺点是不能动手实操。

六、相关知识测试题(5 道选择题)

1. 在上颌窦底提升手术前,需要评估的因素有
   A. 骨量　　　　　　　　　B. 上颌窦黏膜状态　　　　　C. 上颌窦窦底形状
   D. 张口度　　　　　　　　E. 以上都是

2. 下列选项中,**不属于**骨凿法上颌窦底提升技术适应证的是
   A. 牙槽嵴宽度不足　　　　　　　　B. 个别牙种植
   C. 需要提升的高度为 5mm　　　　　D. 牙槽嵴有足够宽度
   E. 以上都是

3. 上颌窦底提升的并发症包括
   A. 黏膜穿孔　　　　　　　B. 种植体脱落　　　　　　　C. 眩晕
   D. 上颌窦急性炎症　　　　E. 以上都是

4. 上颌窦底提升的禁忌证**不包括**
   A. 急性上颌窦炎　　　　　B. 上颌窦囊肿　　　　　　　C. 严重过敏性鼻炎
   D. 严重吸烟　　　　　　　E. 咀嚼槟榔

5. 下列选项中,**不属于**上颌窦底提升术的是
   A. 液压提升术　　　　　　B. 球囊提升术　　　　　　　C. 侧壁开窗术
   D. 骨凿冲顶术　　　　　　E. 内镜辅助下上颌窦底提升术

参考答案:1. E　2. C　3. E　4. B　5. C

（左　军）

第八节　引导性骨再生术

一、概述

引导性骨再生术(guided bone regeneration,GBR)是根据各类组织细胞迁徙能力和速度不同的特点,将屏障膜置于软组织与骨缺损之间建立生物屏障,创造一个隔离空间,阻止迁徙速度较快的结缔组织细胞和上皮细胞进入骨缺损区,允许具有成骨能力、迁徙速度较慢的骨原细胞优先进入骨缺损区优势生长,并通过骨移植材料形成稳定的支架保护凝血块、减缓组织压力和维持新骨形成的空间,实现骨缺损区的修复性骨再生。

自 1988 年"引导性骨再生"的原理首次被提出以来,GBR 基础研究和临床研究并行发展,建立了完整的理论体系与临床程序,在骨量不足的种植位点实现了修复性骨再生,为实现理想三维位置的种植体植入,获得种植治疗功能及美学效果的长期稳定创造了条件。

二、操作规范流程

(一) 适应证

1. 牙种植体周围存在骨缺损或骨量不足,主要用于种植体唇(颊)侧颈部裂开型和根方旁穿型骨缺损。

2. 拔牙后保留牙槽窝的尺寸和形态。

3. 萎缩牙槽嵴的水平和垂直骨增量手术。

(二) 禁忌证

1. 绝对禁忌证

(1)接受全剂量放疗和静脉滴注双膦酸盐等颌骨坏死相关药物。

(2)血糖不能控制的糖尿病。

(3)依从性差,不能按照医嘱进行口腔卫生维护。

2. 相对禁忌证

(1)血糖控制不佳的糖尿病。

(2)应用免疫抑制剂之后,增加了抑制骨再生潜能的风险。

(3)吸烟,尤其是吸烟合并牙周炎。

(4)骨质疏松症。

(5)邻牙牙周炎或根尖周炎未治愈。

(6)严重骨缺损、需要从口腔内或口腔外大量取骨。

(7)黏膜异常或病变,如黏膜增厚或疱疹类疾病未治愈。

(三) 操作前准备

1. 患者准备

(1)术前完善检查:①全身检查,如血糖、血压、凝血功能等;②影像学检查,如根尖片、曲面体层片检查,以及锥形束 CT 等。若发现禁忌证,应暂缓手术。

(2)术前口腔疾病处理和卫生指导:术前治疗牙周病和邻近病灶牙,控制手术区炎症。

(3)签署手术知情同意书。

2. 物品(器械)准备

(1)确认手术相关器械完善及包装完好,包括外科手术包、种植工具盒、取骨工具等。

(2)准备好骨移植材料和 GBR 屏障膜、固定钛螺钉等。

(3)监护设备、氧气及急救药品准备妥当。

3. 操作者准备

(1)核对患者信息:姓名、性别、年龄、主诉等。

(2)询问患者既往有无全身系统疾病病史,有无服用抗血小板药物、抗凝药物(如阿司匹林、氯吡格雷等)的情况及有无出凝血异常疾病史。明确患者有无 GBR 手术禁忌证。

(3)仔细全面地口腔专科检查,根据检查所得的参数进行评估并运用参考工具确定种植体植入理想位置时所需的骨量和骨质,制定合适的骨增量方案。

(4)确定患者已签署手术知情同意书。

（四）操作步骤

1. 术前用药

（1）预防性抗感染：根据患者的全身及局部状况，预计手术创伤大小及持续时间，进而决定是否需要预防性抗感染处理。如有必要，可使用青霉素类及其他抗生素，预防性用药时间为术前 30~60 分钟；口腔内的处理可于术前应用抗菌漱口水漱口。

（2）镇静及镇痛药：对于焦虑症患者，术前应使用镇静剂，如安定类药物，术前 30 分钟口服。对于敏感患者，术前 30 分钟使用 300mg 布洛芬提高痛阈。

2. 常规消毒和铺巾　用 75% 乙醇或 0.5% 碘伏消毒口腔周围皮肤、口腔内剩余牙列，以及口腔黏膜。铺无菌孔巾，仅暴露口腔及口鼻周围的部分皮肤。

3. 术区局部麻醉　实施局部浸润和 / 或阻滞麻醉。

4. 切开与翻瓣　根据实际情况做合适切口，通常采用牙槽嵴顶横向联合唇（颊）侧纵向切口设计。使用骨膜剥离器沿骨面向唇（颊）侧翻起黏骨膜瓣，暴露牙槽嵴顶和唇（颊）侧牙槽突。植骨区的腭侧或舌侧瓣全层翻开至离牙槽嵴顶约 5mm 处，植骨区唇侧全层翻瓣至少距植骨区根方 5mm 且至少高于膜龈联合 5mm。

5. 清除骨面软组织　采用刮匙或机用磨头彻底清除种植区和植骨区表面的肉芽组织和纤维组织。

6. 制备种植窝并植入牙种植体　按照牙种植体植入术的技术操作规范制备种植窝，并植入牙种植体，建议采用埋入式牙种植体植入方法（图 7-8-1）。

7. 植骨区预备　如果暴露的骨表面为完整的骨皮质，应选择合适的骨钻，在大量生理盐水冲洗冷却下，制备孔洞（图 7-8-2），开放骨髓腔，刺激缺损区出血，以保证植骨区骨小梁血管长入移植骨的表面，预备好的植骨区骨表面应作为植骨区的最底层。如果骨缺损有骨松质和骨髓腔暴露、骨面出血（如拔牙窝的骨缺损）则不需要钻孔。

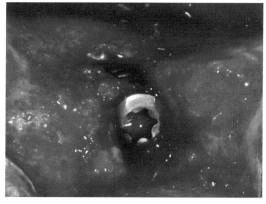

图 7-8-1　制备种植窝并植入牙种植体

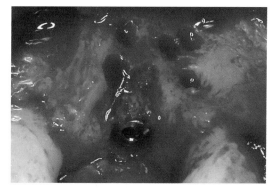

图 7-8-2　制备的孔洞

8. 植骨　采用颗粒状植骨材料（图 7-8-3）充填骨缺损区，植骨量要充足。

9. 覆盖生物屏障膜　剪裁大小和形状合适的生物屏障膜，完全覆盖植骨区表面。屏障膜可以采用固定钉固定（图 7-8-4）。

10. 黏骨膜瓣减张处理　根据黏膜伤口张力大小，采用黏骨膜瓣根方切开骨膜的方法进行减张，确保黏膜伤口无张力缝合。

11. 严密缝合伤口 通常采用间断缝合的方法关闭伤口,必要时联合采用褥式缝合法,防止伤口裂开。

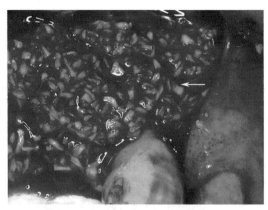

图 7-8-3 骨替代材料覆盖骨缺损区

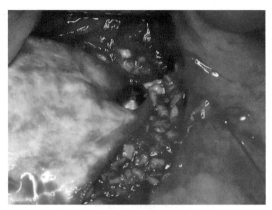

图 7-8-4 固定钉固定

12. 术后用药及拆线 常规应用葡萄糖酸氯己定(0.2%)溶液含漱 2 周,口服抗生素 3 天,大量骨移植者静脉滴注抗生素 3 天,术后 7~14 天拆线。

(五) 并发症及处理

1. 伤口裂开 屏障膜限制软组织生长的同时,也限制了软组织对创区的血供和保护,所以使用屏障膜后常发生术后伤口裂开。预防措施:为减少 GBR 后伤口裂开,术中应充分减张,确保黏膜伤口无张力缝合。建议术后护理指导及采取伤口裂开保护措施。

2. 屏障膜暴露 多发生在早期,使用不可吸收膜(如钛膜)时出现屏障膜暴露的概率更大。早期暴露(几周内)会导致移植骨内新骨形成不良,而如果暴露较晚,效果与没有发生屏障膜暴露的效果基本相同。预防措施:不可吸收膜在出现屏障膜暴露的第一迹象时,及时去除屏障膜,防止急性感染。

3. 感染 不可吸收膜早期暴露引起的感染或无屏障膜暴露产生的脓肿。预防措施:避免伤口裂开和屏障膜暴露。如果发生早期暴露感染,种植体、移植物和生物膜都需移除。在晚期暴露感染的情况下,可以只移除钛网。

(六) 操作注意事项

1. 同期植入的牙种植体需要有良好的初期稳定性。

2. 生物屏障膜覆盖植骨区要完全,通常边缘需超出植骨区 2mm 以上。

3. 生物屏障膜边缘应与黏膜伤口、牙齿保持一定距离,防止干扰伤口愈合。

4. 黏膜瓣应减张充分,保证伤口无张力缝合。

5. 术后 1 小时内术区适度压迫止血,防止黏膜瓣下积血或积液。

6. 术后预防性使用抗生素,防止出现感染并发症。

7. 术后加强口腔护理,保持术区清洁。

(七) 相关知识

1. GBR 屏障膜分类 目前临床应用的 GBR 屏障膜主要有以下 3 种类型。

(1)生物惰性不可吸收性屏障膜:简称"不可吸收性屏障膜",包括膨体聚四氟乙烯膜、钛膜、微孔滤膜等,目前动物实验及临床应用最多并且已经获得引导性骨再生效果肯定的是膨体聚四氟乙烯膜。

(2)生物可吸收性屏障膜:主要包括合成的聚酯屏障膜和动物源性胶原屏障膜2种类型。聚酯屏障膜能够通过三羧酸循环完全生物降解为二氧化碳和水,并且生产成本低;但其显著的缺点是在降解过程中可能发生炎症和异物反应,甚至需要进行外科清创并将其取出,从而导致治疗失败。

(3)生物可吸收性胶原膜:目前,胶原膜的引导性骨再生性能得到了大量的实验和临床研究证实,并且易于在术中操作,屏障膜暴露并发症的发生率非常低,因此,被广泛应用于临床。

2. GBR 骨移植材料 目前临床应用的 GBR 骨移植材料主要有以下4种类型。

(1)自体骨移植材料:自体骨的供骨区有上颌结节、下颌升支、髂骨、下颌颏部骨。

(2)同种异体骨移植材料:是从同物种的其他个体获得的骨移植材料,通常从尸体骨中获得。同种异体骨有3种类型,包括新鲜冷冻骨、同种异体冻干骨和同种异体脱矿冻干骨。

(3)异种骨移植材料:包括源自动物的骨基质或源自钙化珊瑚或海藻的骨基质。这2种材料的化学成分均为羟基磷灰石,已经通过化学或物理方法完全去除了骨组织或骨样组织中的有机成分,以消除免疫原性反应或传播疾病的风险。目前,在临床上占主导地位的产品是去蛋白牛骨基质。

(4)异质骨移植材料:为人工合成材料。目前,用于引导骨再生的人工合成材料包括磷酸钙(羟基磷灰石、磷酸三钙和双相磷酸钙)、生物活性玻璃和聚合物3种类型。

三、引导性骨再生术规范评价

引导性骨再生术规范核查、评估见表 7-8-1、表 7-8-2。

表 7-8-1 引导性骨再生术规范核查表

项目	内容	是	部分	否
操作前准备	核对患者信息:姓名、性别、年龄、主诉			
	询问患者既往有无高血压,有无心、肺、脑疾病等病史			
	询问有无服用抗血小板药物、抗凝药物(如阿司匹林、氯吡格雷等)的情况及有无出凝血异常疾病史			
	麻醉前需询问有无麻醉药物过敏史			
	查看患者血糖、血压、凝血功能及影像学检查结果			
	明确患者有无手术禁忌证			
	仔细进行全面口腔检查,根据检查所得的参数制定合适的骨增量方案			
	确定患者已签署手术知情同意书			
	物品(器械)准备:外科手术包、种植工具盒、取骨工具等;准备好骨移植材料和屏障膜、固定钛螺钉等;确认监护设备、氧气及急救药品准备妥当			

项目	内容	是	部分	否
操作过程	种植手术过程			
	常规消毒、铺巾			
	术区局部麻醉			
	切开与翻瓣			
	清除骨面软组织			
	制备种植窝并植入牙种植体			
	植骨材料和屏障膜移植			
	用骨钻进行植骨区预备			
	采用颗粒状植骨材料充填骨缺损区			
	剪裁大小和形状合适的屏障膜,完全覆盖植骨区表面。屏障膜可以采用固定钉固定			
	创口无张力缝合			
	黏骨膜瓣减张处理,确保黏膜伤口无张力后严密缝合			
操作后处置	向患者简要说明手术情况			
	向患者交代术后用药、拆线及注意事项,如饮食建议,观察是否有伤口裂开、屏障膜暴露等情况			

表 7-8-2 引导性骨再生术术规范评估表

项目	好(5分)	一般(3分)	差(1分)
操作过程流畅度			
操作检查熟练度			
人文关怀			

注:评估标准如下。

好:操作过程清晰流畅,无卡顿,手术熟练,切口设计、移植方法和缝合方式正确;人文关怀到位,有术前交流、术中安慰及术后饮食和注意事项的交代。

一般:操作过程能整体完成,卡顿次数<3 次,手术方法基本正确;人文关怀不足,但能有部分术前交流、术中安慰及术后饮食和注意事项的交代。

差:操作过程卡顿次数>6 次,操作粗暴;无人文关怀。

四、常见操作错误及分析

1. 切口设计不合理 切口设计未充分考虑到黏骨膜瓣血供及切开基底骨膜减张时对血供的影响。同时,黏骨膜瓣的切口线没有注意到美学方面风险,包括龈缘、龈乳头退缩、切口线瘢痕和膜龈联合移位等。

2. 去皮质化时未钻到孔内出血 术中出血量较大,未及时吸取,手术视野受限,误以为已经导致骨皮质出血。

3. 覆盖的屏障膜过小或过大　对创面的大小、形状判断不准确,导致修剪后的屏障膜尺寸过大或过小。

五、常见训练方法及培训要点介绍

1. 模型训练　在口外模型或猪下颌骨模型上实际操作演练。

2. 虚拟训练　通过虚拟仿真教学系统开展 GBR 规范化操作训练。

六、相关知识测试题(5 道选择题)

1. 目前临床应用的 GBR 主要骨移植材料**不包括**

    A. 生物活性玻璃   B. 异种骨移植材料

    C. 同种异体骨移植材料   D. 自体骨移植材料

    E. 人工合成骨

2. 引导性骨再生术中屏障膜的作用是

    A. 保护血凝块   B. 阻止周围结缔组织长入骨缺损区

    C. 提供骨再生空间   D. 增大成骨前体细胞密度

    E. 以上都是

3. 引导性骨再生术的相对禁忌证**不包括**

    A. 血糖控制不佳的糖尿病

    B. 应用免疫抑制剂后,增加了抑制骨再生潜能的风险

    C. 接受全剂量放疗和静脉滴注双膦酸盐

    D. 吸烟,尤其是吸烟合并牙周炎

    E. 骨质疏松症

4. 引导性骨再生术手术成功的要素包括

    A. 选择严格的适应证   B. 菌斑控制良好

    C. 屏障膜的良好固定和维持   D. 骨移植材料的充分稳定性

    E. 以上都是

5. 下列情况中,适合采用引导性骨再生同期种植治疗方案的是

    A. 拔牙窝存在慢性炎症

    B. 骨缺损形态有利于获得充分稳定性

    C. 一壁骨缺损,不能充分提供骨原细胞、成骨细胞

    D. 一壁骨缺损,引导性骨再生的材料难以获得充分稳定性

    E. 不能在正确的三维位置上植入种植体

参考答案:1. A 2. E 3. C 4. E 5. B

(周红波　王月红)

推荐阅读

[1] 米施. 现代口腔种植学. 3 版. 李德华,译. 北京:人民军医出版社,2015.

［2］宿玉成.口腔种植学.2版.北京:人民卫生出版社,2014.

［3］中华口腔医学会.临床技术操作规范:口腔医学分册.北京:人民卫生出版社,2017.

［4］CUCCHI A, VIGNUDELLI E, NAPOLITANO A, et al. Evaluation of complication rates and vertical bone gain after guided bone regeneration with non-resorbable membranes versus titanium meshes and resorbable membranes. A randomized clinical trial. Clin Implant Dent Relat Res, 2017, 19 (5): 821-832.

［5］KIM Y K, YUN P Y. Risk factors for wound dehiscence after guided bone regeneration in dental implant surgery. Maxillofac Plast Reconstr Surg, 2014, 36 (3): 116-123.

［6］LIM G, LIN G H, MONJE A, et al. Wound healing complications following guided bone regeneration for ridge augmentation: a systematic review and meta-analysis. Int J Oral Maxillofac Implants, 2018, 33 (1): 41-50.

第八章

口腔病理专科技能培训

第一节　常规病理技术

一、概述

病理技术是病理学的一个重要分支,是病理学研究中的方法学,是病理诊断的基础。常规病理是病理技术最重要的部分。本节将介绍组织的固定、常规石蜡包埋组织切片(常规切片)的制备、快速石蜡包埋组织切片的制备、脱钙方法、苏木精-伊红染色(hematoxylin and eosin staining,HE staining;HE 染色)。

二、操作规范流程

(一) 组织的固定

凡需要进行病理组织学检查的标本,应尽快置放(浸泡)于装有足量固定液的容器中固定。固定液量应为被固定标本体积的 5~10 倍或以上。置放标本的容器大小视标本和固定液的体积而定,应适当大一些。临床科室切取的标本置放于容器中固定后,应尽快送交病理科继续固定。未能及时、充分固定的干涸或腐败标本不能再进行固定和用于制作切片。

常规固定液为 4% 中性甲醛溶液(等同于 10% 中性福尔马林溶液)。应预先多量配制贮存,以备随时使用。小标本的固定时间为 4~6 小时,大标本为 18~24 小时或更久。

根据病理学特殊检查(特殊染色和组织化学染色、免疫组织化学染色和原位核酸分子杂交染色、电镜观察等)的需要,应选用其他适宜的固定液进行固定。

多数固定液对人体有害,需要防护,必须在通风条件下进行操作。

1. 组织块的切取和固定

(1)标本大小:由较大标本切取用于制作切片的组织块(取材),应与标本的断面平行,组织块厚度一般为 0.3cm(不应>0.5cm),面积一般在(1.0~1.5)cm×(1.0~1.5)cm。

(2)切取组织块的形状:在充分包含肉眼所见病变的前提下,尽量规则地切取(如方形、矩形、三角形等);由一个标本切取的多块组织的形状应有所不同,便于蜡块与其相应切片的核对。

(3)固定组织块的固定液量:一般应为组织块总体积的 5~10 倍或以上。

(4)固定时间:室内常温(25℃左右)下的固定时间为 3~24 小时;低温(4℃)下的固定时

间应延长。

(5)固定容器:固定组织块的容器要比组织块大一些。

(6)组织块固定期间:需要间断地轻摇或搅动固定液,以利于固定液渗入。

(7)不同组织的固定

1)淋巴结:先用 4% 中性甲醛溶液固定 1 小时后,再沿其长轴切开(肿大的淋巴结可切成数片,厚 2~3mm),继续固定。

2)骨组织:先锯成小片(若是长骨应进行横向锯片),在 4% 中性甲醛溶液中固定 24 小时后,再进行脱钙。

3)微小组织或液体沉淀物:先用拭纸或滤纸妥善包裹(须用大头针扎牢),然后放入专用小盒内进行 4% 中性甲醛溶液固定,以防检材遗失。

2. 常用固定液制备

(1)4% 中性甲醛固定液

甲醛溶液(40%):100ml

无水磷酸氢二钠:6.5g

磷酸二氢钠:4.0g

蒸馏水:900ml

(2)乙醇 - 甲醛(酒精 - 福尔马林,alcoholic-formalin,AF)固定液

甲醛溶液(40%):100ml

95% 乙醇溶液:900ml

【说明】一般组织块经 AF 固定液固定 1~2 小时后,即可移入 95% 乙醇内脱水。

(3)Carnoy 固定液

无水乙醇:60ml

氯仿:30ml

冰醋酸:10ml

【说明】本液是组织化学染色的常用固定液,组织经本液固定 1~2 小时后,即可移入 95% 乙醇中脱水。

(4)Zenker 固定液

氯化汞(升汞):5.0g

重铬酸钾:2.5g

硫酸钠:1.0g

蒸馏水:100ml

【说明】配制本液时,先将氯化汞溶于蒸馏水中,加温至 40~50℃溶解后,再加入重铬酸钾,最后加入硫酸钠,贮存待用。使用前加入 5ml 冰醋酸,混合。组织块需要固定 12~24 小时。切片染色前,需要进行脱汞沉淀处理。

(5)Bouin 固定液

饱和三硝基苯酚(苦味酸)水溶液(1.22%):75ml

甲醛溶液(40%):25ml

冰醋酸:5ml

【说明】本液需临用时配制。组织块置于本液固定 12~24 小时即可(小块组织只需固

定数小时)。经本液固定的组织被苦味酸染成黄色,可用水洗涤 12 小时后进入乙醇脱水(兼脱色)。不必将组织中的黄色除净(残存于组织中的苦味酸不影响染色)。

(6)过碘酸 - 赖氨酸 - 多聚甲醛固定液

A 液:赖氨酸 1.827g

蒸馏水 50ml

磷酸盐缓冲液(0.1mol/L,pH 7.4)50ml

B 液:8% 多聚甲醛水溶液 100ml

【说明】本液临用时配制:取 A 液 3 份,B 液 1 份,混合后,加入过碘酸钠,使液体终浓度为 2%。组织块在 4℃下固定 36~54 小时。本液对细胞结构和抗原性保存较好。

(7)B5(醋酸钠 - 升汞 - 甲醛)固定液

无水醋酸钠:1.25g

氯化汞(升汞):6.0g

蒸馏水:90ml

【说明】将以上物质混合、溶解,使用前加入甲醛溶液 10ml。本液多用于固定淋巴组织。染色前应进行脱汞沉淀处理。如使用前不加甲醛溶液,则称为 B4 固定液(蒸馏水为100ml)。

(8)丙酮固定液:冷丙酮(4℃)

【说明】固定液用于酶组织化学染色。细胞标本的免疫组织化学染色也常用冷丙酮固定 10 分钟。

(二) 常规石蜡包埋组织切片(常规切片)的制备

1. 水洗　用流水冲洗已经固定的组织块 30 分钟。

2. 脱水(常温下)

(1)乙醇 - 甲醛(AF)固定液:60~120 分钟。

(2)80% 乙醇溶液:60~120 分钟。

(3)95% 乙醇溶液:60~120 分钟。

(4)95% 乙醇溶液:60~120 分钟。

(5)无水乙醇Ⅰ:30~60 分钟。

(6)无水乙醇Ⅱ:30~60 分钟。

(7)无水乙醇Ⅲ:30~60 分钟。

【说明】①未经充分固定的组织不得进入脱水程序;②自低浓度乙醇向高浓度乙醇逐级移进脱水;③脱水试剂应及时过滤、更换(500ml 乙醇可用于 500 个组织块脱水;加入硫酸铜的无水乙醇变蓝时,提示需要更换);④组织块置于无水乙醇内的时间不宜过长(以免硬化);⑤丙酮脱水性能强,会使组织块过缩、硬、脆,不宜用以替代无水乙醇。

3. 透明

(1)二甲苯Ⅰ:20 分钟。

(2)二甲苯Ⅱ:20 分钟。

(3)二甲苯Ⅲ:20 分钟。

【说明】组织块在二甲苯中透明时间不宜过长(以防组织硬、脆),并依不同种类组织及大小而异(组织块呈现棕黄或暗红色透明即可)。

4. 浸蜡

(1)石蜡(45~50℃):60分钟。

(2)石蜡(56~58℃):60分钟。

(3)石蜡(56~58℃):60分钟。

【说明】浸蜡时间应适宜,过短会导致浸蜡不充分(组织过软),过长则会使组织硬、脆。

5. 包埋

(1)先将熔化的石蜡倾入包埋模具中,再用加热的弯曲钝头镊子轻轻夹取已经过浸蜡的组织块,使组织块的最大面或被特别指定处的组织面向下埋入熔蜡中,应将组织块平整地置放于包埋模具底面的中央处。包埋于同一蜡块内的多块细小组织应彼此靠近并位于同一平面上;腔壁、皮肤和黏膜组织必须垂直包埋(立埋)。

(2)将与组织块相关的印有病理号的纸条置入包埋模具内熔蜡的一侧。

(3)待包埋模具内的熔蜡表面凝固后,即可将模具移入冷水中加速凝固。

(4)从包埋模具中取出凝固的包埋蜡块(简称"蜡块"),用刀片去除组织块周围的过多石蜡(组织块周围保留12mm石蜡为宜)。将包埋蜡块修整为规则的正方形或长方形。

(5)将印有病理号的纸条牢固地烙贴在蜡块一侧(编号应清晰可见)。

(6)将修整好的蜡块烙贴在支持器上,以备切片。

(7)注意事项

1)应将组织块严格分件包埋。包埋时一定要首先认真核对组织块的病理号(包括次级号)、块数和取材医生对包埋面的要求,准确地置入相应的印有病理号的纸条。发生包埋差错时,必须立即与取材医生和病理科当班负责人取得联系,及时处置。

2)必须严防各种异物污染,勿将无关物质(如缝线、纸屑或其他异物,尤其是硬质异物)埋入蜡块内。

3)包埋过程要操作迅速,以免组织块尚未埋妥前熔蜡凝固。

4)包埋用的熔蜡应纯净,熔点适宜。浸蜡用软蜡(熔点为45~50℃);浸蜡口、皿和包埋用蜡均用硬蜡(熔点为56~58℃)。

5)包埋用熔蜡使用前应先静置沉淀、过滤。

6)熔蜡时不得使用明火,以防燃烧。包埋用熔蜡的温度应<65℃;包埋用的镊子不可加温过高,以免烫伤组织。

6. 切片

(1)切片刀或一次性切片刀片必须锋利。使用切片刀时,必须精心磨备(在低倍显微镜下确认刀刃无缺口);使用一次性切片刀片时,应及时更新刀片。

(2)载玻片必须洁净、光亮。

(3)将切片刀或刀片安装在持刀座上(以15°为宜)。

(4)将蜡块固定于支持器上,并调整蜡块和刀刃至适当位置(刀刃与蜡块表面成5°)。

(5)细心移动刀座或蜡块支持器,使蜡块与刀刃接触,旋紧刀座和蜡块支持器。

(6)修块(粗切):用右手匀速旋转切片机轮,修切蜡块表面至包埋其中的组织块完整地全部切到。修块粗切片的厚度为15~20μm。

【注意】对于医嘱再次深切片(特别是在原切片中发现了有意义病变而进行的深切片),应尽量少修块,以尽量好地获得有关病变的连续性。

(7) 调节切片厚度调节器,进行切片:切出的蜡片应连续成带状,完整无缺,厚度适宜(3~5μm)、均匀,并且无刀痕、颤痕、皱褶、开裂、缺损、松解等。

(8) 以专用小镊子轻轻夹取完整、无刀痕、厚薄均匀的蜡片,放入伸展器的温水中(45℃左右,必须水温适宜、洁净,尤其是水面),使切片全面展开;每切完一个蜡块,必须认真清理水面,不得遗留其他病例的组织碎片,以免污染。

(9) 将蜡片附贴于载玻片上。蜡片应置放在载玻片右(或左)2/3 处的中央,留出载玻片左(或右)1/3 的位置用于贴附标签。蜡片与载玻片之间无气泡。

(10) 必须立即在置放了蜡片的载玻片一端(待贴标签的一端),用记号笔或刻号笔准确、清楚地标记其相应的病理号(包括次级号)。

【注意】必须确保载玻片上的病理号与相关组织石蜡包埋块的病理号完全一致,不得错写或漏写病理号。

(11) 将置放了蜡片的载玻片以 45° 斜置片刻;待载玻片上的水流下后,将其置于烤箱中烘烤(60~62℃,30~60 分钟),然后即可进行染色。

(12) 注意事项

1) 组织块固定、脱水、透明和浸蜡的质量直接影响切片制备。切片过程中遇到困难时,首先应注意从切片前的上述各环节中寻找原因。

2) 一台好的切片机是制备优质切片的重要前提。要使用质量好的切片机,规范地切片,精心维护切片机。

3) 经由内穿刺等获取的细小组织,应间断性连续多面切片(一般至少制备 6 张蜡片,必要时制备更多张)。须做特殊染色、免疫组织化学染色等的病例,可预制蜡片备用。

4) 切片人员应细心操作,防范被切片刀具割伤。

(三) 快速石蜡包埋组织切片的制备

1. 固定　切取大小适宜(厚度<2mm)的组织块,尽快置入装有 5~8ml 4% 中性甲醛溶液的试管中煮沸 1 分钟,然后移入冷水中。

2. 脱水

(1) 将已经煮沸固定的组织块取出,用刀片将其厚度修切至<1.5mm,随即置入盛有5~8ml 丙酮的试管中,煮沸 2 分钟,然后将丙酮倾弃。

(2) 再向该试管中重新加入 5~8ml 丙酮并煮沸 2 分钟,如此重复 3~4 次。

3. 浸蜡　将已经过丙酮脱水的组织块由试管中取出,用吸水纸去除其表面液体,随即置入 75~80℃熔化的石蜡中,待组织块下沉、不再出现气泡时(约需 30 秒),即可包埋。

4. 包埋、切片和染色

(1) 用热镊子将预制的蜡块表面熔化,埋入已经浸蜡的组织块。

(2) 待埋入组织块的蜡块表面凝固后,即用载玻片轻压蜡块表面片刻,使蜡块表面平整。

(3) 将蜡块置入冰水中,使其变硬。

(4) 迅速切片、裱片后用吸水纸去除载玻片上的水分。

(5) 将载玻片用火焰烘干(勿距火焰太近)。

(6) 迅速进行 HE 染色。

5. 注意事项

(1) 为了尽量缩短制片时间,必须预先做好有关准备工作,备齐取材用具、试管、固定液、丙酮、酒精灯、火柴(或其他引火器)、包埋用蜡块、载玻片和染色试剂等,放在固定部位待用。

(2)全部制片过程一般在 20~25 分钟内完成。

(3)制片后剩余组织块应做常规石蜡包埋切片染色,进一步诊断。

(4)对于含脂肪较多的组织,须经多次丙酮处理。

(5)用于组织固定、脱水、透明的试剂和浸蜡用的石蜡应及时过滤、更换。

(6)丙酮、乙醇、二甲苯等为易燃物,进行上述各项流程时,2m 内不得存在明火。加温脱水和浸蜡过程必须应用隔水温箱,不得使用干烤箱操作。

(四) 脱钙方法

对于骨和其他钙化组织,通常需要脱去钙盐后进行切片。骨组织脱钙前须先行固定。

1. 常规脱钙法

(1)将骨组织锯成薄片(约 1.0cm × 1.0cm × 0.3cm)。

(2)在 AF 固定液中或 4% 中性甲醛溶液中固定 6~12 小时。

(3)将骨片置于 5% 硝酸溶液(急用时可置于 37℃温箱)中脱钙,至用针轻刺可进入时为止,通常需 12~24 小时(小块骨组织脱钙仅需 2~3 小时),其间可更新脱钙液 2~3 次。

(4)流水冲洗 1~2 小时。

(5)移入 5% 钾明矾溶液,2~4 小时。

(6)流水冲洗 2~3 小时。

(7)按常规脱水。

(8)石蜡包埋。

2. 电解脱钙法　将骨片置于装有 8% 硝酸和 10% 甲酸混合液的电泳槽(有盖的方形玻璃标本缸或烧杯)内的阳极处,6V 直流电下持续电解 30 分钟至 3 小时,至用针轻刺可进入时为止。

3. 骨髓组织脱钙　可浸泡于苦味酸乙醇饱和液(占 85%)、甲醛(占 10%)和冰醋酸(占 5%)的混合液中,同时进行固定和脱钙。

4. 注意事项

(1)骨片等脱钙组织的厚度应适宜。

(2)脱钙组织与脱钙液的体积比>1:30。

(3)脱钙的过程中应不时摇动,并多次更换脱钙液。

(4)脱钙时间不可过长。

(5)微波处理可加速脱钙过程。

(6)脱钙后的组织必须用流水充分冲洗。

(7)用于包埋的石蜡硬度应适中(不要过软或过硬)。

(五) 苏木精 - 伊红(HE)染色

HE 染色是目前应用最广泛的组织病理学常规染色技术。

1. 石蜡切片 HE 染色(常规 HE 染色)

(1)二甲苯:5~10 分钟。

(2)二甲苯:5~10 分钟。

(3)无水乙醇:1~3 分钟。

(4)无水乙醇:1~3 分钟。

(5)95% 乙醇溶液:1~3 分钟。

(6)95% 乙醇溶液:1~3 分钟。

(7)80% 乙醇溶液:1 分钟。

(8)蒸馏水:1 分钟。

(9)苏木精液染色:5~10 分钟。

(10)流水洗去苏木精液:1 分钟。

(11)1% 盐酸 - 乙醇:1~3 秒。

(12)稍水洗:1~2 秒。

(13)返蓝(用温水或 1% 氨水等):5~10 秒。

(14)流水冲洗:l~2 分钟。

(15)蒸馏水洗:1~2 分钟。

(16)0.5% 伊红液染色:3 分钟。

(17)蒸馏水稍洗:1~2 秒。

(18)80% 乙醇溶液:1~2 秒。

(19)95% 乙醇溶液:2~3 分钟。

(20)95% 乙醇溶液:2~3 分钟。

(21)无水乙醇:3~5 分钟。

(22)无水乙醇:3~5 分钟。

(23)苯酚(石炭酸) - 二甲苯:3~5 分钟。

(24)二甲苯:3~5 分钟。

(25)二甲苯:3~5 分钟。

(26)二甲苯:3~5 分钟。

(27)中性树胶封固。

上述 "(12)" 和 "(13)" 项可省去,但 "(14)" 项的冲水时间须延长至 10~15 分钟(细胞核显示更清晰);"(23)" 项可用无水乙醇代替,北方地区可省略。

2. 冷冻切片 HE 染色

(1)冷冻切片固定:10~30 秒。

(2)稍水洗:1~2 秒。

(3)苏木精液染色(60℃):30~60 秒。

(4)流水洗去苏木精液:5~10 秒。

(5)1% 盐酸 - 乙醇:1~3 秒。

(6)稍水洗:1~2 分钟。

(7)返蓝(用温水或 1% 氨水等):5~10 秒。

(8)流水冲洗:15~30 秒。

(9)0.5% 伊红液染色:1~2 分钟。

(10)蒸馏水稍洗:1~2 分钟。

(11)80% 乙醇溶液:1~2 分钟。

(12)95% 乙醇溶液:1~2 分钟。

(13)无水乙醇:1~2 分钟。

(14)无水乙醇:l~2 分钟。

(15)苯酚(石炭酸)-二甲苯:2~3分钟。

(16)二甲苯:2~3分钟。

(17)二甲苯:2~3分钟。

(18)中性树胶封固。

上述"(7)"和"(8)"项可省去,但"(9)"项的冲水时间须延长至10~15分钟(细胞核显示更清晰);"(15)"项可用无水乙醇代替,北方地区可省略。

3. 染色结果 细胞核呈蓝色,细胞质、肌纤维、胶原纤维和红细胞呈不同程度的红色。钙盐和细菌可呈蓝色或紫蓝色。

4. 染色注意事项

(1)切片染色前,应彻底脱蜡。

(2)严格执行HE染色流程,用显微镜控制细胞核的苏木精染色质量。HE染片应着色鲜艳,红、蓝分明,对比清晰。

(3)载玻片自二甲苯中取出后,应立即用洁净、光亮的盖玻片和稠度适宜的中性树胶湿封载玻片。封盖处内无气泡,外无溢胶。封片时操作人员和局部环境必须进行二甲苯污染防护。不应将组织切片烤干或风干后再行封片。

(4)必须在载玻片的一端牢贴标签。标签上应印有病理科所在的医院名称。标签上应清楚显示有关的病理号及其次级号;标签上的病理号应准确无误,无涂改。

(5)制片完成后,技术人员应将切片与其相应的病理学检查记录单或取材工作记录单认真进行核对;确认无误后,将制备好的切片连同相关的活检申请单、活检记录单,以及取材工作单等一并移交给有关病理医生;交接双方经核对无误后,办理移交签字手续。

(6)石蜡切片HE染色的优良率(甲、乙级切片所占的比率)应>90%。

(7)制片工作一般应在取材后2个工作日内完成(不含进行脱钙、脱脂等需要特殊处理的标本)。

5. HE染色试剂的配制

(1)苏木精染液

1)Harri苏木精染液

苏木精:1.0g。

无水乙醇:10ml。

硫酸铝钾:20.0g。

蒸馏水:200ml。

氧化汞:0.5g。

冰醋酸:8ml。

【说明】先用无水乙醇溶解苏木精,用蒸馏水加热溶解硫酸铝钾,然后将2种溶液合并煮沸,加入氧化汞,继续加热和搅拌溶液至深紫色,随即用冰水冷却,恢复至室温后过滤备用。使用前加入冰醋酸并混匀、过滤。

2)Gill改良苏木精液

苏木精:2.0g。

无水乙醇:250ml。

硫酸铝钾:17.0g。

蒸馏水:750ml。

碘酸钠:0.2g。

冰醋酸:20ml。

【说明】先用无水乙醇溶解苏木精,用蒸馏水溶解硫酸铝钾,然后将2种溶液混合,再依次加入碘酸钠和冰醋酸。使用前过滤。

3)Mayer改良苏木精液:

A液:苏木精 2g。

　　　无水乙醇 40ml。

B液:硫酸铝钾 100g。

　　　蒸馏水 600ml。

【说明】将苏木精溶于无水乙醇(A液);稍加热,使硫酸铝钾溶于蒸馏水(B液)。将A液与B液混合后煮沸2分钟,再用蒸馏水补足至600ml,加入400mg碘化钠充分混匀。染液呈紫红色。

(2)盐酸-乙醇分化液

浓盐酸:1ml。

70%乙醇溶液:99ml。

(3)伊红液

1)0.25%~0.50%伊红Y-水溶液

伊红Y:0.25~0.50g。

蒸馏水:100ml。

冰醋酸:1滴。

2)0.5%伊红Y-氯化钙水溶液

伊红Y:0.5g

蒸馏水:100ml

无水氯化钙:0.5g

3)0.25%~0.50%伊红Y-乙醇溶液

伊红Y:0.25~0.50g

80%乙醇溶液:100ml

三、相关知识测试题(3道选择题)

1. 用于体外检查诊断的常规HE切片的厚度为
   A. 1~2μm
   B. 4~5μm
   C. 7~8μm
   D. 10~12μm
   E. 14~15μm

2. 染色过程中,关于脱蜡的描述**不正确**的是
   A. 组织切片脱蜡要彻底
   B. 石蜡切片必须经过脱蜡后才能染色
   C. 二甲苯的新鲜与否不影响脱蜡效果
   D. 脱蜡前切片经过烘烤
   E. 脱蜡主要取决于二甲苯的温度和时间

3. 染色过程中,**不正确**的是
   A. 切片分化程度应在镜下观察

B. 一般情况下在新配的苏木精液中只需染 1 分钟左右

C. 苏木精染色后,不在水中和盐酸乙醇中停留时间过长

D. 根据染片的多少,逐步把染色时间缩短

E. 若分化过度,应水洗后重新染色,再水洗分化

参考答案:1. B　2. B　3. D

（姚志刚）

第二节　免疫组织化学技术

一、概述

免疫组织化学(以下简称"免疫组化")是利用抗原 - 抗体反应的原理,用已知的抗体检测组织或细胞内未知的抗原。从而判断组织或细胞的组织来源及其分化,用于病理诊断和鉴别诊断。免疫组化通常采用特异性抗体(一抗)与机体组织或细胞中的抗原结合,选用标记的桥抗体(二抗)特异与一抗结合,并能与显色剂或荧光色素结合,在光学显微镜或荧光显微镜下观察。

免疫组化技术作为独立而重要的病理学检测指标,指导着病理诊断和临床个体治疗。它看似简单,却是较复杂的多步骤实验技术;免疫组化技术操作中的优化和标准化是非常重要的。

二、操作规范流程

(一) 染色前处理

1. 固定　要求组织离体后立即固定,尽量不要超过 15 分钟,必须首选 10% 中性福尔马林溶液。由于其渗透力强,组织收缩小,能使大多数抗原物质保存较好,能很大程度地提高免疫组化结果阳性率。固定液的量一般为组织块总体积的 5~10 倍,固定时间以 8~24 小时为宜,最长不超过 72 小时。有研究显示,新鲜组织经 10% 中性福尔马林溶液固定 72 小时后的标本,组织抗原会不同程度地丢失,超过 1 周组织抗原几乎不能被检出。

2. 取材　理想大小 1.5cm × 1.5cm × (0.2~0.3)cm,组织过大、过厚都会造成脱水不彻底而产生抗原修复时的脱片现象。良好的取材、固定、脱水过程是免疫组化质量控制的前提,如果 HE 染色切片都做不出满意的染色结果,那么免疫组化染色也将无从谈起,无法保证染色质量。

3. 浸蜡　一般认为浸蜡温度应控制在 58~60℃,浸蜡用的石蜡应经常更换,以减少石蜡中二甲苯的含量。高温下的二甲苯容易使组织发脆,细胞收缩,更容易掉片。

4. 切片厚度　用于免疫组化染色的切片厚度为 3~4μm。为防止在染色过程中脱片,需要使用硅化玻片裱片。

5. 防脱硅化玻片的制备　载玻片经酸洗冲洗干净后烤干;2% APES 丙酮或无水乙醇中浸泡 1~2 分钟;丙酮或无水乙醇洗 1~2 分钟;蒸馏水浸洗 1~2 分钟;烤干备用。

6. 烤片　切片在 60~65℃烤箱中烤片 30~60 分钟左右。温度过高或时间过长均会影响抗原的活性,原因是在高温干燥条件下可以加速组织切片中抗原的氧化。

7. 切片保存 有实验结果表明,组织蜡块切片后在室温下保存 3 个月,抗原对多数抗体的敏感性约下降一半,部分切片丢失更多。如切片保存半年,则多数抗体不能出现阳性标记结果;如保存 1 年以上,则仅有个别切片能够有微弱的阳性表达,尤其核表达的抗原丢失更为突出。其原因可能与空气的氧化作用有关,所以在实际工作中可以采用蜡封切片来避免抗原损失以便长期保存,也可 4℃冰箱冷藏保存,尤其是用于科研的切片更应注意保存。

8. 脱蜡 免疫组化的脱蜡步骤与常规 HE 染色脱蜡步骤相同,免疫组化实验室中脱蜡需与 HE 染色常规脱蜡分离,以保证脱蜡彻底,否则可能导致染色结果异常。

(二) 实验中的抗原修复

为确保离体组织的抗原性,值得高度重视的是离体组织应由手术医生或病理医生配合科室立即固定。目前抗原修复主要有 2 种方法:酶消化法和热修复法。

1. 酶消化法 如胰蛋白酶、胃蛋白酶、蛋白水解酶。

2. 抗原热修复法 高压法、微波法、水煮法。

抗原修复是免疫组化染色中最关键的步骤,绝大多数常用抗体的修复是通过加热来完成的,抗原热修复法优于酶消化法,前者更有效,染色结果更易一致,操作单一。

3. 修复时间 既要获得最强的染色结果,又要保持组织形态的完整性。许多抗原修复存在的问题是组织固定时间过短时,强烈的抗原修复可引起组织形态破坏、脱片及组织完全消化,解决的方法是可采用较短时间的热修复或缩短酶的消化时间。

4. 抗原修复缓冲液 市面上抗原修复缓冲液有多种,其中,柠檬酸盐缓冲液(pH 6.0)的优点是染色背景清晰,适合大多数抗体。目前还没有一种抗原修复液能适合所有的抗体,柠檬酸缓冲液(pH 6.0)可作为免疫组化常规使用的抗原修复缓冲液,但也不能除外某些抗体适用于 EDTA 和 EGTA 缓冲修复液,一般抗原比较难以表达的抗体多选择高 pH 的修复液,如 Bcl-2、Ki-67、Cyclin D1 等。

5. 抗原热修复注意事项 勿让切片彻底干燥,加热后需要冷却 15~30 分钟。充分的抗原修复是影响染色结果的重要因素,加热的温度和时间异常可导致修复不足或过度修复。

6. 热修复对组织中内源性生物素的影响 抗原热修复在增强抗原决定簇表达的同时,也增强了组织中内源性生物素的反应。采用卵白素-生物素检测系统,组织中内源性生物素易出现人为假象,在加热抗原处理条件完全相同的阴性对照片中可以观察到较强的内源性生物素反应,没有经过热抗原处理的切片中没有出现类似的情况。阴性对照片必须与一抗的抗原修复处理条件完全相同,才能准确发现内源性生物素出现的部位。

7. 内源性生物素封闭方法 除使用卵白素进行生物素阻断处理外,也可使用非生物素的检测系统。

(三) 染色实验操作规范

1. 脱蜡、水化 二甲苯脱蜡 2 次,每次 5 分钟;玻片转移至无水乙醇中 2 次,每次 3 分钟,然后通过梯度酒精脱水各 1 次,每次 3 分钟;蒸馏水洗涤。

2. 阻断内源性过氧化物酶的活性 常用 3% H_2O_2 作用切片 10 分钟,对染色结果及抗原保存都没有影响,封闭效果比较显著。

3. 抗原修复 95~100℃ 高温下修复 10 分钟(不同修复液时间可能不同),室温冷却后磷酸盐缓冲溶液(phosphate buffered saline,PBS)洗涤。

4. 血清封闭 在加入一抗前需用二抗的正常血清进行封闭,可以减少非特异性结合

（二步法检测系统可以免去该步骤）。

5. 抗体使用 先进行预实验选出最优稀释浓度，选定最佳的稀释滴度后，再进行批量实验。抗体孵育温度一般以常温 25℃ 为标准或 37℃ 30 分钟，也可 4℃ 冰箱孵育过夜。

6. 冲洗 PBS 或 TBS 缓冲液为最常用的冲洗液，严格执行该步骤，可有效防止因冲洗不净出现背景着色。此外，缓冲液中加入吐温 20 可以增强冲洗效果。

7. 检测系统 通用的检测系统有生物素标记的 ABC、SP 等。非生物素类检测系统不需要通过生物素的结合，可以避免内源性生物素的干扰，其特点为敏感、省时、方便、背景低，但较为昂贵。

8. 显色系统 常规免疫组化显色首选 DAB，定位清晰，易于保存。AEC 不能耐受乙醇及敏感性低，BC1P/NBT 阳性虽鲜艳，但阳性定位不准确。

9. 复染 该步骤简单，但对染色最终结果的质量影响很大。绝大多数实验室使用 Harris 或 Mayer's 苏木素，与 DAB 染色对照效果最好。甲基绿也可衬染，但不能经有机溶剂，容易褪色。

三、评价标准、常见操作错误及分析

（一）染色结果的观察

1. 阳性结果应定位在细胞相应的部位，膜表达的抗原阳性结果应定位在细胞膜上，在其他部位的阳性反应则均为非特异性染色。根据所检测抗原的不同，抗原分别定位在细胞膜、细胞质、细胞核。不当的抗原修复会导致抗原在组织细胞中定位的改变。

2. 组织的周边、气泡、刀痕、皱褶等部位常呈现非特异性阳性表达。

3. 染色结果呈阴性并非都是抗原不表达，需考虑是否与组织中的抗原受到破坏有关。

（二）常见问题及分析

1. 切片背景染色深的有关因素

（1）切片脱蜡不干净。

（2）一抗浓度过高或孵育时间过长，温度过高。

（3）显色剂 DAB 浓度过高或 H_2O_2 太多。

（4）抗体不纯。

（5）抗体孵育后切片清洗不干净。

2. 对照标本无染色

（1）确认是否忽略了应该加的某种试剂，包括一抗、二抗、三抗及底物等。

（2）确认所有的试剂是否按正确的顺序加入，是否孵育了足够长的时间。

（3）对照抗体的标签确认是否使用了正确的抗体，以及所用的检测系统是否与一抗匹配，这一点是非常重要的。例如，如果一抗是兔来源的抗体，二抗一定要用抗兔的二抗匹配；或一抗是小鼠的 IgM，二抗必须是山羊 / 兔抗小鼠的 IgM（不是 IgG）二抗。

（4）检查抗体所使用的稀释度及稀释溶液。

（5）检查抗体的有效期和保存条件，尤其是标记了酶或荧光素的抗体。现在大多数抗体均要求在 4~8℃ 条件下保存，应避免反复冻融，试剂保存时一定要避免与挥发性有机溶剂同放一室，以免降低抗体的效价。

四、常见方法及要点介绍

（一）实验对照的设计

为证实抗体和检测试剂盒效价是否可靠,染色操作是否正确,一般需要进行实验对照,以避免试剂失效或操作失当而出现假阴性和假阳性,确保染色结果的可靠性。

1. 阳性对照　选用已知染色中度阳性以上的组织切片染色,阳性切片应呈阳性,此外组织中的内对照也是很好的阳性对照。

2. 阴性对照　选用已知染色阴性的组织切片染色,其结果应为阴性。Vimentin 几乎在任何组织中都有表达,尤其适合活检组织中的免疫组化染色观察。在与上皮组织相连接的间质中存在大量的血管 Vimentin 可阳性表达,如果在同一张切片的间质中出现 Vimentin 染色微弱或部分区域变弱的情况,表明是不当的固定导致抗原破坏。所以在每批次实验中应常规加入 Vimentin 染色,用于指导观察福尔马林固定后抗原表达敏感性情况。

（二）抗体的保存和稀释

通常来说,抗体应放在 4℃冰箱中保存,一抗可分成小包装于 -20℃保存,使用时存放在 4℃,不宜反复存放于 4℃和 -20℃,反复冻融会使抗体效价降低。浓缩的抗体在染色前应根据说明书要求或自行摸索出的最佳工作浓度进行稀释。可将抗体稀释至 1:10,染色前再稀释成工作液。浓缩液抗体保存的时间较长,反之稀释后的抗体保存的期限较短,如使用即用型抗体,经过一定时间后应注意其效价是否有所降低,避免出现假阴性染色。

（三）免疫组化成功的要素

病理科医生要有丰富的免疫组化诊断知识和免疫组化技术经验,要清楚认识免疫组化染色是一门实验性、技术性非常强的技术,要了解多种抗体在组织中的表达情况,以及影响免疫组化结果的各种因素,只有提高医生的免疫组化诊断水平才能避免错误的判断,才能确保免疫组化诊断的准确性。病理技术人员是免疫组化实验成功的关键因素,操作人员要有丰富的免疫组化理论知识及熟练的免疫组化染色技术,清楚每个步骤的应用原理,使实验结果更具可靠性。可靠的实验试剂和实验方法是每个实验室的必备条件。由于实验方法多种多样,抗体的品种繁多,每个实验室都应确保高质量、高效价的试剂,并探索出最佳的实验条件。优质的免疫组化取决于有效的抗原修复、敏感的检测系统、合适的实验质量控制对照及熟练和有责任心的技术人员。

五、相关知识测试题（5 道选择题）

1. 免疫组化技术中,必须保证组织材料
   A. 取材新鲜
   B. 固定及时
   C. 形态保存良好
   D. 抗原物质的抗原性不被破坏
   E. 以上均包括

2. 关于免疫组化技术的应用,下列说法**错误**的是
   A. 对细胞抗原性物质能准确、敏感地进行检测和定位
   B. 在细胞学中主要用于菌种鉴定和抗原结构的研究
   C. 检测人体大多数寄生虫,且具有特异性高和敏感性好等优点
   D. 确定肿瘤的组织学发生,进行肿瘤的转移性和特异性的鉴别

E. 应用免疫荧光抗体直接法可以检出自身免疫性疾病患者血中的自身抗体

3. 免疫组化技术中固定标本的目的**不包括**

    A. 使细胞内蛋白质固定   B. 终止细胞内酶反应

    C. 防止细胞自溶   D. 去除干扰抗原抗体反应的类脂

    E. 促进组织细胞中抗原的释放

4. 免疫组化技术中,对固定剂的要求**不包括**

    A. 能快速固定抗原   B. 能防止抗原物质扩散

    C. 固定后的抗原能被抗体识别   D. 具有氧化活性

    E. 固定后不影响抗原抗体反应

5. 免疫组化技术中非特异性染色的特点**不包括**

    A. 细胞和细胞间质均匀染色   B. 染色无特定部位

    C. 染色具有结构性   D. 某一片均匀着色

    E. 无分布规律

参考答案: 1. E 2. C 3. E 4. D 5. C

(姚志刚 刘 桂)

第三节 原位核酸分子杂交技术

一、概述

原位杂交技术(in situ hybridization,ISH)是分子生物学、组织化学及细胞学相结合而产生的一门新兴技术。其基本原理是应用特定标记的已知核酸探针与组织或细胞中待测的核酸按碱基配对的原则进行特异性结合,形成杂交体,杂交后的信号可以在光镜或电镜下进行观察。由于核酸分子杂交的特异性强、敏感性高、定位精确,并可半定量,因此该技术已广泛应用于生物学、医学等各个领域的研究中。

原位杂交的应用主要分类如下。

1. RNA 检出 由于 RNA 易受核糖核酸酶(RNase)的影响,因此避免 RNA 的降解极为重要。另外,组织细胞不宜过度使用酶消化,以防细胞内 RNA 的遗漏。切片时无须进行热处理变性,除 RNA 病毒外,mRNA 检出的信号应在细胞质内。应用于基因表达检出 mRNA,RNA 病毒检测,如 HCV、HIV 等。

2. DNA 检出 由于 DNA 位于核内,并且基因组有相当的复杂性,因此目前的原位杂交无法检测拷贝数较少的基因,仅对扩增的基因或 DNA 病毒有用。并且检出 DNA 应充分地用蛋白酶或其他化学剂处理,以提高渗透性,让探针进入细胞核内。另外,探针应在 200~300bp 左右,不宜过长,必须充分使组织变性,除 DNA 病毒外,杂交信号应在细胞核内。应用于基因扩增,DNA 病毒检测,如 HBV、EBV 等。

3. 染色体原位杂交 成功与否取决于探针的总长度,一般长度应在 4kp 以上,用 YAC 或 cosmid(粘粒)探针最好,要有足够长的靶序列(如端粒、着丝点的序列、重复序列等);染色体铺片的烘烤程度至关重要,其温度和时间的掌握还有助于杂交后的显带,由于多用荧光标记,所以应尽快观察、记录。应用于基因扩增、倍体、核型检测、染色体畸变检测,尤其是移位,以及基因定位。

4. 细胞间期核原位杂交　将细胞或用蛋白酶消化组织块制成的游离细胞制备成细胞涂片后进行杂交。优点是细胞未经促分裂,可避免培养引起的人工改变。应用于除基因定位外的同染色体原位杂交。

5. 组织块原位杂交　将全部组织不经切片直接杂交,优点是具有立体感。主要用于膜样组织或极少的胚胎组织。

6. 耦联　原位杂交可与免疫组化或原位聚合酶链反应(polymerase chain reaction,PCR)结合。

二、操作规范流程

(一) 组织、细胞固定及处理

1. 新鲜组织或细胞的处理　新鲜组织在清除多余的组织后尽可能低温储存,液氮(-120℃)、低温冷冻(-70℃)或冷冻(-20℃)。为了良好地保存细胞组织形态,应用最佳切削温度化合物(optimal cutting temperature compound,OCT)包埋后储存。胸腔积液、腹水及脱落细胞则应离心沉淀制成切片干燥后,在4℃或-20℃条件下保存,也可经丙酮(4℃,10分钟),或4%多聚甲醛固定后保存。

2. 新鲜组织的固定、包埋　一般将取下的新鲜组织用4%中性甲醛溶液或4%多聚甲醛固定过夜,然后以70%、80%、90%、100%系列乙醇脱水(各1小时,4℃),然后于无水乙醇脱水过夜,移入玻璃容器60℃浸蜡,2小时60℃保温,重复3次,包埋。

(二) 切片前处理

1. 陈旧性石蜡块　一般检出的敏感性较差,尤以RNA明显。2年内的石蜡块可以达到新鲜组织检出水平。

2. 冷冻切片　尽管组织新鲜,对核酸的保存性好,但组织或细胞结构有时保存性差。操作上同一般冷冻切片。切片风干后4%多聚甲醛溶液(室温下,10分钟)固定,或丙酮(4℃,10~20分钟)固定后使用,由于未经有机物处理,所以在增加组织渗透性方面主要依靠蛋白酶的消化。因此,应加大浓度或延长处理时间。

3. 载玻片的处理　将购买的或用于普通染色并洗净的载玻片置于稀释的中性洗涤剂中浸泡30~60分钟,自来水冲洗,180℃高压灭菌,3小时烤片,2%丙酮稀释液中浸泡10秒,用丙酮洗涤后,焦碳酸二乙酯(diethyl pyrocarbonate,DEPC)水洗,风干,可以在半年内使用。

4. 切片　同一般切片,厚度3~6μm,检测RNA时需戴手套和使用DEPC处理水,切片后在37℃环境下放置4小时以上干燥,然后于4℃中保存。

5. 器具、试剂等RNA灭活处理

(1)将10% DEPC溶于乙醇后,以1:100的比例加入蒸馏水,室温下放置2~3小时,即可灭活RNase。用此溶液将玻璃器具、金属器具等处理后,于60~80℃环境下放置2~3小时干燥,使DEPC失活。

(2)DEPC处理水制作:将0.1% DEPC加入蒸馏水、混匀,放置2~3小时,然后120℃高压消毒20分钟即可。

6. 组织前处理

(1)将石蜡切片从冰箱取出,用吹风机(冷风)吹干。

(2)二甲苯:10 分钟 ×3 次(如为陈旧组织则可延长脱蜡时间至数小时)。

(3)乙醇:100%、95%、80%,各 2 分钟。冷冻切片时用 4% 多聚甲醛室温固定 10 分钟后进入以下步骤。

(4)PBS(0.1mol/L,pH 7.4):5 秒 ×2 次。如为过氧化酶显色,组织切片须经含 3% H_2O_2 PBS,室温 30 分钟处理。

(5)蛋白酶 K(100μg/ml,溶于 PBS):37℃,15 分钟(最适浓度因组织切片而异)。

(6)4% 多聚甲醛 -PBS:10 分钟。

(7)1×PBS 洗 5 秒 ×3 次。

(8)0.1mol/L HCl 溶液:10 分钟。

(9)1×PBS 洗 5 秒 ×3 次。

(10)0.1mol/L 三乙醇胺(pH 8.0):1 分钟。

(11)0.1mol/L 三乙醇胺、0.25% 无水乙酸:10 分钟。

(12)1×PBS 洗 5 秒 ×3 次。

(13)100%、90%、80%、70% 乙醇,各 15 秒,风干。

如为 DNA 检出或染色体及间期核原位杂交,则需经过以下变形处理:70% 甲酰胺溶液,1× 柠檬酸钠缓冲液(saline sodium citrate,SSC)中,70℃下 10 分钟保温后置于 80% 冷乙醇溶液 30 秒,风干。

注意事项:如果是检测 RNA,应戴手套防止 RNA 酶的污染。无水乙酸的半衰期约 5 分钟,所以一定要在使用前适时配制。

(三)杂交

将制备的探针滴加之在前处理的切片上,整夜孵育,使探针与对应基因的核酸形成复合体,这种方法被称为杂交。

1. 杂交液组成 50% 甲酰胺,tRNA(200μg/ml,无 RNA 酶)或 ssDNA(200μg/ml),1× Denhardt 液,10% 硫酸葡聚糖(Dextran sulfate)液,1×SSC。

2. 杂交条件 将探针用杂交液稀释 10 倍,混匀,于 85℃下加热 10 分钟变性,将含有探针的杂交液 20μl 滴入之前处理后的切片,用封口膜覆盖,载含 50% 甲酰胺与 2×SSC 的湿盒中以 37℃、42℃或 50℃保温 16~20 小时或以上。

(四)杂交后洗涤

将杂交切片上的多余探针除去,并除去非特异结合探针。操作流程如下。

1. 将切片浸泡于 50℃预热的 5×SSC 中,并揭下封口膜。

2. 将切片置于 2×SSC 与 50% 甲酰胺溶液,50℃孵育 30 分钟。

3. 于 2×SSC,50℃放置 20 分钟;0.2×SSC,50℃放置 20 分钟 ×2 次,洗净。

注意事项:①碱性磷酸酶催化后所形成的沉淀溶于有机物,因此不能用乙醇、二甲苯来脱水、透明,而要用水性封片剂封片,并尽快照相留档。②荧光易淬灭,需尽快观察。

(五)杂交后显色及观察

1. 杂交显色 目前均为非同位素标记物,如生物素、地高辛等。显色剂常用的为过氧化酶和碱性磷酸酶。

以过氧化酶为例。

(1)PBS 1 分钟,1 次。

（2）血清（1∶100）或 3% 牛血清白蛋白（bovine serum albumin，BSA），室温 30~60 分钟。

（3）亲和素 - 生物素 - 过氧化物酶复合物（ABC 复合物）或链亲和素（strepavidin，HRP 标记），37℃下放置 60 分钟。

（4）PBS 2 分钟 ×3 次。

（5）1mg/ml DAB（Diaminobenzidine）显色液，0.06% H_2O_2 显色液，显微镜下观察。

（6）自来水洗。

（7）复染，常规脱水封固。

2. 染色结果　过氧化酶显色为黄褐色，碱性磷酸酶显色为蓝紫色。

3. 原位杂交对照设置　主要为阴性对照设置，对检测 RNA 杂交的可用与待测序列相同的探针或用 RNA 酶处理切片。

三、原位杂交易出现的问题

（一）提高检测的敏感性

此为关键问题，提高措施如下。

1. 提高探针的标记效率，并根据杂交的类型，选择合适的探针。

2. 提高组织和细胞的渗透性，但不致使核酸流失。

3. 尽可能保存好组织和细胞，防止核酸的破坏和流失。

4. 建立良好的阳性对照样本，以摸索到最适条件，提高探针标记效率。

（二）背景防止和去除

1. Tween—0（一种非离子型表面活性剂），尤其是在抗体反应后的洗净液中 0.2% Tween—20。

2. 使用标准血清、正常 IgG。

3. 抗体吸收，将抗体预先用同样切片吸收再回收使用。

4. 防止过度发生蛋白酶消化。

（三）注意区别非特异信号

可根据阳性与阴性的对照比较，以及对信号存在部分的准确认识。具体到实验室，原位杂交成功的关键是建立阳性标准片，并以此为实验的参照。

四、相关知识测试题（5 道选择题）

1. 原位分子杂交的基本过程**不包括**

　　A. 标本固定　　　　　　B. 标本处理　　　　　　C. 杂交

　　D. 延伸　　　　　　　　E. 显色

2. 杂交时所需要的材料中**不包括**

　　A. 切片组织　　　　　　B. 杂交液　　　　　　　C. 盖玻片

　　D. 湿盒　　　　　　　　E. 显色液

3. 根据标记物的不同，核酸探针可分为

　　A. 放射性探针和非放射性探针

　　B. 单链探针和双链探针

　　C. DNA 探针和 RNA 探针

D. 碱性磷酸酶探针和辣根过氧化物酶探针

E. 生物素探针和地高辛探针

4. 核酸的变性温度为

A. 25~37℃　　　　　　　　B. 42~75℃　　　　　　　　C. 80~100℃

D. 105~110℃　　　　　　　E. 110~120℃

5. 常用的非核素探针标记物**不包括**

A. 地高辛　　　　　　　　　B. 生物素　　　　　　　　　C. 辣根过氧化物酶

D. 酸性磷酸酶　　　　　　　E. 荧光素

参考答案: 1. D　2. D　3. A　4. C　5. D

(姚志刚　李　龙)

第四节　荧光原位杂交技术

一、概述

荧光原位杂交(fluorescence in-situ hybridization,FISH)问世于 20 世纪 70 年代后期,是在原来的同位素原位杂交技术基础上发展起来的。基本原理:按照两个核酸的碱基序列互补原则,用特殊修饰的核苷酸分子标记 DNA 探针,然后将标记的探针直接原位杂交到染色体或 DNA 纤维切片上,再与荧光素分子偶联的单克隆抗体和探针分子特异性结合,经荧光检测系统和图形分析技术对染色体或 DNA 纤维上的 DNA 序列进行定位、定性和相对定量。

FISH 在临床诊断及科研工作中已得到了广泛的运用,并显示出与一些传统技术相比的明显优势。与传统的免疫组化相比,FISH 技术具有良好的稳定性和可重复性;FISH 结果的判定借助于对荧光的颜色判断和信号计数,客观地量化了检测结果。此外,FISH 还可以联合应用多种标记系统,在一次杂交中可检测多种探针在染色体上的位置及探针间的相互关系,即多色 FISH 或多靶 FISH。

与其他分子生物学检测手段相比,FISH 可以在组织和细胞结构相对完整的前提下,于癌细胞中原位分析单细胞核内基因的变化,同时又排除了其他非癌细胞的干扰,所以 FISH 已广泛应用于肿瘤研究中的基因扩增、易位重排及缺失等的检测,在肿瘤诊断和鉴别诊断、预后和治疗监控等方面都有重要意义。

二、操作规范流程

(一) 探针标记

FISH 探针一般采用随机引物法或切口翻译法,如将 PCR 技术引入 FISH 探针标记,可使其灵敏度提高到 0.25kb。应用酪酰胺信号放大(tyramide signal amplification,TSA)系统能将杂交信号再放大 1 000 倍,可用于单拷贝基因的定位。FISH 分辨率为 1~3Mb,如果应用强变性剂处理染色体,让 DNA 分子从蛋白质中分离出来,使双 DNA 完全伸展并黏附在玻片上,经预处理后,分辨率可达 1~2kb,还可采用对分裂中期染色体进行显微解剖(microdissect)的方法来提高分辨率。

探针的荧光素标记可以采用直接和间接标记的方法。间接标记法是采用生物素标记

DNA 探针,杂交后用荧光素亲和素或链霉亲和素进行检测,同时利用亲和素 - 生物素 - 荧光素复合物,将荧光信号放大,从而可以检测 500bp 的片段。直接标记法是将荧光素直接与探针核苷酸或磷酸戊糖骨架共价结合,或在缺口平移法标记探针时将荧光素核苷三磷酸掺入。

由于间接标记法的操作步骤较为烦琐,所以目前直接标记法的使用更为广泛。

(二) 操作步骤

FISH 技术总体上分为组织预处理阶段、变性杂交阶段、杂交后洗涤阶段、复染阶段、镜检结果阶段。不同探针试验方法略有不同,由于采用不同的探针试剂,诊断技术操作方法也会有差异,下文以 "Her-2 探针" 为例,讲解其实验步骤。

1. 组织预处理

(1) 组织经 4% 中性甲醛溶液固定,石蜡包埋,切片厚 4~5μm,置于防脱载玻片上。

(2) 将组织切片置于 65℃烤箱内整夜烘干。

(3) 切片脱蜡至蒸馏水。

(4) 50℃的 30% 酸性亚硫酸钠(sodium bisulfite)溶液,处理组织切片 20~30 分钟;或用 90℃去离子水,处理组织切片 20~30 分钟。

(5) 室温下于 2×SSC 溶液中漂洗 2 次,每次 5 分钟。若用 90℃去离子水则省略此步骤。

(6) 切片浸泡在蛋白酶 K 工作液(终浓度 200μg/ml)中,37℃孵育 5~30 分钟。

(7) 切片经蛋白酶 K 消化后,于 2×SSC 溶液中漂洗 2 次,每次 5 分钟。

(8) 室温下将切片依次置于 70%、85% 乙醇溶液和无水乙醇中各 2 分钟脱水。

(9) 自然干燥切片。

2. 变性杂交

(1) FISH 有杂交仪变性杂交和甲酰胺变性杂交两种方法。前者是用杂交仪对样本和探针进行共变性,减少人为因素的影响;后者是样本和探针分别进行变性。

(2) 杂交仪变性杂交(自动操作)

1) 设置杂交仪共变性条件:83℃,5 分钟。

2) 杂交条件:42℃,16~18 小时。

3) 将探针(2.0μl)、杂交缓冲液(7.0μl)和去离子水(1.0μl)加入 EP 管,涡旋混匀后短暂离心 1~3 秒,滴于切片杂交区域,加盖盖玻片,用橡皮胶封边,避免产生气泡。

4) 放入杂交仪中杂交。

3. 杂交后洗涤

(1) 将切片置于室温的 50% 甲酰胺 /2×SSC 溶液中移去盖玻片。

(2) 将切片置于(46±1)℃的 50% 甲酰胺 /2×SSC 溶液中,漂洗 5 分钟 ×3 次。

(3) 将切片置于(46±1)℃的 2×SSC 溶液漂洗 4 分钟。

(4) 将切片置于(46±1)℃的 0.1% NP-40 液 /2×SSC 中,漂洗 5 分钟。

(5) 将切片置于 2×SSC 中 5 秒后迅速置于 70% 乙醇中,漂洗 3 分钟。

4. 复染 暗处自然干燥切片后,将 15μl DAPI 复染剂滴于杂交区域,立即盖上盖玻片。放置 10~20 分钟后,在荧光显微镜下选用合适的滤光片组观察切片。

5. 镜检结果 荧光显微镜观察,通过专用软件合成彩色图像,摄影保存 FISH 结果,并进行结果判定。

随机计数 20 个细胞,统计比率(Ratio)值(Ratio 值 =20 个细胞核中红信号总数 /20 个细胞核中绿色信号总数)。

Ratio 值<1.8 为阴性结果,提示样本无 *Her-2* 基因扩增。

Ratio 值>2.2 为阳性结果,提示样本存在 *Her-2* 基因扩增。

Ratio 值介于 1.8~2.2 时为临界值,可增加计数细胞至 60~100 个,或重新进行 FISH 判断最终结果。

计数细胞必须是各通道信号均清晰可辨的细胞,细胞核轮廓不清或有重叠的不要分析。

杂交不均匀的区域不要分析。

背景深而影响信号判断的区域不要分析。

在分析石蜡切片时,分析的区域应在肿瘤细胞集中的部位。

如果超过 25% 的细胞核内信号太弱,则该区域不要进行分析。

如果超过 10% 的细胞质内信号,则该区域不要进行分析。

三、操作注意事项

1. 组织处理须标准化,应尽可能缩短取材到固定的时间。在观察完大体标本特征后,将组织每隔 5~10mm 呈书页状切开充分固定,组织固定液为 4% 中性甲醛缓冲液,最佳固定时间为 6~48 小时。有的探针对于超过 6 周的石蜡切片不宜再用于 *Her-2* 的检测;有的探针对几年或几十年的蜡块仍可用于 *Her-2* 的检测。

2. 实验程序必须标准化,任何检测结果的偏差均须报告,并重新进行确认调整。

3. 实验室在每一轮检测中均应使用标准化对照材料(阳性、阴性)。

4. 在后洗液中应严格掌握切片温度和时间,这样可降低背景。

5. 杂交后的玻片应注意避光,尽量不要暴露于日光灯和阳光下,存放于避光玻片盒内。根据荧光染料的不同,选择相应的荧光显微镜滤色片。

6. 荧光信号容易淬灭,染色后应及时在荧光显微镜下观察结果,同时摄影保存图像。如果不立即观察,可将切片放入 −20℃避光盒内保存,2 个月或更长时间后仍可保持良好。

7. 试剂不宜反复冻融。

8. 探针使用前应先混匀后离心,注意避光。

9. 报告 *Her-2* 结果的医生应相对固定。

10. 在乳腺癌 *Her-2* 结果判断时,应选择浸润性病变部位。

11. 在进行细胞计数信号时,应至少 2 个人随机判读肿瘤细胞信号,至少计数 20 个细胞。

四、相关知识测试题(3 道选择题)

1. 荧光原位杂交是用来检测

    A. 蛋白质   B. 核酸   C. 脂质

    D. 多糖   E. 维生素

2. *Her-2* 探针主要用于检测的肿瘤类型是

    A. 乳腺癌   B. 结直肠癌   C. 甲状腺癌

D. 肺癌　　　　　　　　　　E. 骨肉瘤

3. 荧光原位杂交技术的主要优势有

　　A. 安全、快速、灵敏度高　　　　　B. 探针稳定,能较长时间保存

　　C. 多色标记,简单直观　　　　　　D. 可用于中期染色体及间期细胞的分析

　　E. 以上都是

参考答案:1. B　2. A　3. E

（姚志刚　李　龙）

第五节　聚合酶链反应技术

一、概述

聚合酶链反应(PCR)是一种用于放大扩增特定 DNA 片段的分子生物学技术,可以看作是生物体外的特殊 DNA 复制,最大特点是能将微量的 DNA 大幅增加。PCR 是利用 DNA 在体外高温(95℃)时变性会变成单链,低温(经常是 60℃左右)时引物与单链按碱基互补配对的原则结合,再将温度调至 DNA 聚合酶最适反应温度(72℃左右),DNA 聚合酶沿磷酸到五碳糖(5′-3′)的方向合成互补链。基于聚合酶设计的 PCR 仪实际是一个温控设备,能在变性温度、复性温度、延伸温度之间很好地进行控制。

二、操作规范流程

(一) 试剂、材料和仪器准备

1. 模板 DNA。

2. 用于扩增目的基因的寡核苷酸引物。

3. Taq DNA 聚合酶。

4. 10X 反应缓冲液

(1) KCl:500mmol/L。

(2) Tris-HCl(pH 9.0,25℃):100mmol/L。

(3) Triton X-100 :1%。

(4) $MgCl_2$:25mmol/L。

5. 无核酸酶活性的去离子水。

6. dNTP 混合液(每种 dNTP 为 10mmol/L)。

7. 无核酸酶活性的矿物油。

8. PCR 仪。

9. 琼脂糖凝胶电泳装置。

(二) 模板 DNA 的获得

1. 待检组织的准备

(1)石蜡包埋组织:制备厚 10μm 的常规石蜡切片 3~8 片,置于 1.5ml 的 Eppendorf 离心管,进行二甲苯脱蜡,梯度乙醇洗涤,干燥。

(2)新鲜组织或冷冻切片:将 50~100mg 组织切碎。

（3）体液或其他标本。

2. 获取 DNA 模板

（1）将以上组织加入 500μl 消化缓冲液中，54℃下整夜放置。

消化缓冲液：

Tris-HCl（pH 8.0）：500mmol/L。

NaCl：10mmol/L。

EDTA：10mmol/L。

SDS：1%。

蛋白酶 K：200mg/ml。

（2）先以酚 - 氯仿 - 异戊醇（25：24：1）抽提 1 次，再以等体积的氯仿 - 异戊醇（24：1）抽提 1 次。

（3）取上层水相，加 1/10 体积的 NaAc（2mol/L，pH 7.4）和 2.5 倍体积的冰乙醇沉淀 DNA，–80℃下持续 4 小时或过夜，经 4 000 转 /min 离心 15 分钟后，弃上清液，取沉淀溶于 25μl TE 缓冲液中，–20℃下保存备用。

TE 缓冲液：

Tris-HCl：10mmol/L。

EDTA（pH 8.0）：1mmol/L。

（三）基本操作

1. 建立 PCR 反应体系。

2. 先将 PCR 工作液加入 0.5ml 的薄壁 Eppendorf 离心管中，然后加入模板和引物。

3. 混匀，稍离心。

4. 在反应液表面涂抹 20~40μl 矿物油，以防液体蒸发。

5. 将反应管置于 PCR 仪上进行反应，常规 PCR 反应循环参数如下。

（1）于 95℃下变性 2 分钟。

（2）每个循环周期：①变性，94℃，60 秒；②退火，55℃，40 秒；③延伸，72℃，60 秒。

（3）一般进行 30~35 个循环。具体循环参数依不同实验而定。

（四）反应产物鉴定

取 50% 反应产物做琼脂糖凝胶电泳。EB 染色后在紫外灯下观察。产物应为在预计分子量大小的位置上出现清晰的单一条带。

反应产物于 –20℃下贮存，或经纯化后用于其他实验。

（五）严防交叉污染

由于 PCR 技术具有高度敏感性和扩增效率，PCR 反应必须严防交叉污染，防止出现假阳性。

1. 严格区分不同工作区域。标本处理、DNA 提取、溶液配制和 PCR 扩增等操作程序必须分别在独立的房间内或超净工作台进行。

2. 操作时须戴手套，最好戴口罩和帽子。

3. 尽量使用一次性移液枪头和试管。

4. 试剂和缓冲液预先配制并分装，每次用 1 份，避免重复使用。

5. 有关溶液和用具需经高压消毒或紫外线照射消毒，实验用房间应定期进行紫外线照射消毒。

6. 每次扩增实验均应同时设立阳性对照和阴性对照。

三、相关知识测试题(2道选择题)

1. PCR 检测中,经过 n 个循环的扩增,拷贝数将增加

A. n　　　　B. 2n　　　　C. 2^n　　　　D. n^2　　　　E. 4n

2. PCR 技术扩增 DNA,需要的条件是

A. 目的基因　　　　　B. 引物　　　　　C. 四种脱氧核苷酸

D. DNA 聚合酶　　　　E. 以上均是

参考答案:1. C　2. E

（李 龙　郭 健）

第六节　电子显微镜技术

一、概述

电子显微镜,简称电镜,英文名 Electron Microscope(简称 EM),经过 50 多年的发展,已成为现代科学技术中不可缺少的重要工具。电镜由镜筒、真空装置和电源柜三部分组成。电镜技术的应用是建立在光学显微镜的基础之上的,光学显微镜的分辨率为 0.2μm,透射电镜的分辨率为 0.2nm,也就是说透射电镜在光学显微镜的基础上放大了 1 000 倍。

二、操作规范流程

(一) 透射电镜病理学诊断检材的制备

1. 组织样本超薄切片的制备

(1)固定:固定在 0~4℃下,将约为 1mm 的待检组织块(样本)固定于 2%~4% 戊二醛磷酸钠缓冲液(pH 7.2~7.3,分子渗透压在 380mmol 左右)中,浸泡 30~90 分钟;也可通过血管灌注,将 1%~2% 戊二醛灌注到需要固定的组织、器官内。

(2)漂洗:在 4℃下,将经过戊二醛固定的组织块用 0.1mol/L 磷酸缓冲液漂洗 1 小时或过夜,其间换液 3 次。

(3)浸泡:四氧化锇处理后固定在 0~4℃,将组织块置于四氧化锇磷酸缓冲固定液中浸泡 60~120 分钟。

(4)脱水:组织块依序经 30%(或 50%)、70%、90% 丙酮各 10 分钟,最后进入纯丙酮(更换 3 次,共 10 分钟),总计 40 分钟。

(5)浸透组织块依序浸入:①纯丙酮,树脂包埋剂(1:1),室温下 1 小时;②纯丙酮,树脂包埋剂(1:2),室温下 2 小时;③纯树脂包埋剂,室温下 3 小时以上或过夜。

(6)聚合:将充分浸透的组织块置入装满包埋剂的胶囊中,在 37℃烤箱内聚合 12 小时,然后在 60℃烤箱内聚合 24 小时。常用的树脂包埋剂有环氧树脂 618、812,以及 Spurr、K4M 树脂等。使用环氧树脂 812 时,应避免潮湿。保持干燥是聚合过程中的关键,否则有可能聚

合不均匀、硬度和弹性不当等,影响超薄切片。

(7)切片:用超薄切片机先做半薄切片(1μm)或薄切片(3μm 左右),进行光镜检查定位,然后再进行超薄切片(40~50μm)。

(8)捞片和染色:用镊子夹取一个铜网,将满意的切片捞在铜网的中央;再先后用 2% 醋酸铀和 6% 柠檬酸铅染色各 30 分钟。

2. 血液样本超薄切片的制备

(1)取经 1% 肝素或 5% EDTA 抗凝的静脉血 2~4ml。

(2)1 000~1 500 转 /min 离心 10 分钟。

(3)尽量吸除离心后的上清液,沿管壁缓慢加入 2%~4% 戊二醛 1~2ml,进行固定。

(4)固定 2~4 小时,使浅黄色层凝结成块。

(5)取浅黄色层凝块,切成 1mm³ 细条,然后置入缓冲液漂洗。

(6)按组织样本超薄切片的制备方法进行后固定、脱水和包埋(注意:应将检材细条平放包埋)。

3. 骨髓样本超薄切片的制备

(1)取经 1% 肝素或 5% EDTA 抗凝的骨髓穿刺物 0.5~1.0ml。

(2)离心(1 000~1 500 转 /min)后取髓粒,或直接细心地挑取髓粒。

(3)2%~4% 戊二醛磷酸钠缓冲固定液固定 2~4 小时。

(4)按上述组织样本超薄切片的制备方法进行后固定、脱水和包埋。

4. 游离细胞样本超薄切片的制备

(1)悬浮于液体中的游离细胞经离心(1 000~1 500 转 /min)沉淀或其他方法聚集,去除无关成分后,用 0.1mol/L 的甲脒酸钠缓冲液或 0.1mol/L 的磷酸钠缓冲液漂洗。

(2)4℃下,用 1.25% 戊二醛 / 二甲脒酸钠缓冲液或 0.1mol/L 磷酸钠缓冲液悬浮固定 30~60 分钟。

(3)离心(1 000 转 /min)5 分钟,去上清液。

(4)再用 0.1mol/L 二甲脒酸钠缓冲液或 0.1mol/L 磷酸钠缓冲液漂洗标本 15 分钟。

(5)重复"步骤 3"和"步骤 4",共漂洗 3 次,离心(1 000 转 /min)后尽量吸取上清液。

(6)加 1~2 滴新鲜血浆并用细针搅拌均匀,也可用 2% 琼脂或 7% 明胶代替血浆。

(7)缓慢加入 2% 戊二醛,静置 2 小时,使细胞凝聚成团块。然后取出并切成 1mm 小块放入缓冲液漂洗。

(8)按组织样本超薄切片的制备方法进行后固定、脱水和包埋。

5. 负染色技术

(1)用毛细吸管将液体样本滴到具有支持膜的载物铜网上,根据样本的浓度可立即染色,或放置数分钟以至更长时间后染色。

(2)用滤纸吸去铜网上滴液边缘的余液,随即滴加磷醋酸染液(pH 6.4~7.0),持续数秒或 1~5 分钟,然后用滤纸吸干染液。

(二)扫描电镜病理学诊断检材的制备

1. 样本表面处理　采用缓冲液、有机溶剂或酶消化等方法清除或清洗附着在样本表面的黏液、血液、组织液和灰尘等。

2. 固定　将经过表面处理的样本用戊二醛、锇酸等固定 1 小时。

3. 脱水　用梯度乙醇或丙酮脱水。

4. 置换　样本脱水至100%乙醇或丙酮梯度后，再用纯丙酮置换15~20分钟以使醋酸异戊酯能更好地渗入样本中。

5. 醋酸异戊酯处理　将样本用醋酸异戊酯浸泡15~30分钟，以使液态CO_2容易渗入样本中。

6. 装样　将样本从醋酸异戊酯中挑入样本笼中，然后将该样本移入临界干燥仪的样本室内，在0℃下预冷10~15分钟，以保证液态CO_2浸入样本室。

7. 注入液态CO_2或干冰　依次打开CO_2钢瓶排气阀和仪器进气阀，在0~10℃下，向样本室逐渐注入液态CO_2至样本室容积的80%；关闭进气阀，停止注入。

8. 再次置换　在20℃下，使样本中的醋酸异戊酯与CO_2充分置换。

9. 气化　将温度旋钮调至临界温度（35~40℃），随着温度升高，CO_2由液态变为气态，界面也因此消失。当气压达到7 134Pa时，持续5分钟即可排气。

10. 排气　打开流量计排气阀门，以1.0~1.5L/min的速度排气，经45~60分钟排气完毕。

11. 喷涂　将样本置于离子溅射镀膜仪的样本台上进行金属镀膜。

12. 观察　将样本装入扫描电镜的样本室中进行观察。

注：以上"步骤6~10"在临界点干燥仪中进行。

（三）电镜摄影

1. 透射电镜摄影

(1)检查电镜工作状态，确认样本无漂移现象，选择好曝光条件。

(2)调节好灯丝像，消正像散。

(3)选择视野，确定放大倍数。

(4)调整物镜光阑：样品反差较强时，使用较大的物镜光阑孔，直至反差适中为止；反差小时，宜用较小的光阑孔。

(5)样本聚焦在低倍电镜（<1 500倍）图像时，可采用摇摆聚焦法用肉眼定位；样品聚焦在高倍电镜（>1 500倍）图像时，除用肉眼观察定位外，还须采用系列拍照法：于确定焦点后，用细调钮聚焦，增加物镜电流，每调动1级最小钮就拍摄1张底片，总计拍摄4~5张，从中选择最佳底片。

(6)放平荧光屏，传送底片使之进入摄影位置。

(7)调定曝光亮度和速度，然后启动快门进行曝光；曝光结束后，将底片送入储存盒内。将全部完成摄影的底片储存盒取出，进行暗室冲洗等后期处理。

(8)用于透射电镜摄影的底片一般为色盲片（对红光不感光），曝光时间为2~4秒，ASA为8~25秒。

2. 扫描电镜摄影

(1)加速电压强度的选择：取决于样品的性质、图像反差和放大倍率。高倍观察时一般需要较高的加速电压；低倍观察时需要较低的加速电压。

(2)聚光镜电流的选择：在保证图像亮度和反差要求的前提下，尽可能加大聚光镜电流，以提高照片分辨率，加大景深。

(3)物镜光阑孔的选择：对于表面结构高低差异大的样本，可用较小的光阑孔，以获得较大景深；低倍镜下观察时，可选用较大光阑孔，以增加视野内的信号强度。

（4）选择摄影扫描速度。

（5）视野选择：与透射电镜相同。

（6）确定曝光时间：在扫描电镜照相机处于光圈 F8 或 F11 情况下，照片的曝光时间在 50~100 秒。

（7）样品的聚焦程度：主要依靠操作人员的肉眼观察。拍摄较低放大倍数（<1 000 倍）的图像时，以调节粗聚焦钮为主；拍摄较高放大倍数（>1 000 倍）图像时，应先调节粗聚焦钮，再调节细聚焦钮。

（8）图像消像散

1）先调节 X 方向旋钮，消除 X 方向的像散。

2）再调节 Y 方向旋钮，消除 Y 方向的像散。

3）最后再调节细聚焦钮，直到图像最清晰为止。

（9）调节高度和反差：扫描电镜一般装有亮度和反差自动调节按钮，按动该钮即可得到反差适当的图像。

（10）拍摄：将照相机中的底片调至摄影位置，按动面板上的摄影快门钮，荧光屏便由上而下自动扫描图像；扫描结束后，即完成一幅照片拍摄。

（11）底片选择：扫描电镜装有 120 或 135 胶卷照相机，故一般选择感光度为 ASA 100 的 120 或 135 胶卷；装有后背相机的扫描电镜，可进行一次成像。

（12）记录图像摄影日期、摄影编号、样本编号、放大倍数、内容、摄影条件和备注等。

三、相关知识测试题（5 道选择题）

1. 观察组织细胞内部超微结构应选用的电镜是
   A. 原子力显微镜　　　　　B. 透射电镜　　　　　C. 扫描电镜
   D. 磁力显微镜　　　　　　E. 侧向力显微镜

2. 下列选项中，**不属于**扫描电镜样本制备技术的是
   A. 表面干燥法　　　　　　B. 浸透包埋　　　　　C. 冷冻复型
   D. 冷冻割断法　　　　　　E. 组织导电法

3. 固定液中戊二醛的常用浓度为
   A. 0.5%　　　　　　　　　B. 2.0%　　　　　　　C. 2.5%
   D. 4.0%　　　　　　　　　E. 10.0%

4. 超薄切片技术的步骤为
   A. 取材、固定、脱水、包埋、切片、染色
   B. 取材、固定、脱水、浸透、包埋、切片、染色
   C. 取材、脱水、固定、包埋、切片、染色
   D. 取材、固定、脱水、浸透、包埋、切片
   E. 取材、脱水、固定、包埋、切片

5. 下列**不属于**透射电镜标本取材要求的是
   A. 动作快　　　　　　　　B. 组织小　　　　　　C. 切割狠
   D. 部位准　　　　　　　　E. 环境冷

参考答案: 1. B　2. B　3. C　4. B　5. C

(李　龙)

第七节　激光显微切割技术

一、概述

激光显微切割是显微观察和分子生物学研究之间的桥梁。它将在显微镜下观察到的目标细胞直接用激光取出,从而与旁邻的其他细胞分开,并且可以将目标细胞放入试管中进行分子生物学的分析研究。

从激光类型和技术原理上分,目前主要存在基于近红外激光(波长 810nm)的激光捕获显微切割和基于紫外激光(波长 337~355nm)的激光显微切割两种。

病理细胞和组织在 DNA、RNA 和蛋白质分子检测上的进步使病理诊断有了革命性的发展。然而,与正常组织混合在一起的异质性细胞群会大大影响分子检测的结果和对结果的解释。利用激光分离细胞的研究开始得较早,但是直到 1996 年基于近红外激光熔膜原理的激光捕获显微切割(laser capture mierodissection,LCM)成功应用于动物细胞的切割和 DNA、RNA 分析后,这一技术才在生物研究中迅速发展并被广泛应用。

近年来,组织切片和细胞学显微技术已越来越多地采用了通过形态学鉴定来分离单一细胞群,克服了细胞组织中多种细胞混合的障碍。这种技术对一些非常敏感的分析方法,如聚合酶链反应尤其有用。同时,显微切割可以允许切割分离细胞群,尤其对于原位癌或霍奇金淋巴瘤的恶性细胞,可以对其进行常规分子生物学研究。经过多年的发展,激光显微切割已经是一项病理学研究中较为常用的分离纯化手段。

二、基础原理及操作规范流程

激光捕获显微切割(LCM)技术是在不破坏组织结构,保存要捕获的细胞和其周围组织形态完整的前提下,直接从冰冻或石蜡包埋组织切片中获取目标细胞,通常用于从组织中精确地分离一个单一细胞。

在组织切片上方悬着机械臂控制收集管,收集管塑料帽表面有一层乙烯乙酸乙烯酯(ethylene vinyl acetate,EVA)的热塑膜,厚 100~200μm,能够吸收激光产生的绝大部分能量,在瞬间将激光束照射区域的温度提高到 90℃,保持数毫秒后又迅速冷却,保证了生物大分子不受损害。采用低能量红外激光的同时也可避免损伤性光化学反应的发生。在激光脉冲照射下,EVA 膜局部高温后熔化,渗透到切片上微小的组织间隙中,并迅速凝固,从而将切割下来的组织粘贴起来"捕获"并转移到离心管中,从而可以分析出目标细胞的分子生物学特征,用于进行后续研究。

三、应用方向

自从人类基因组计划开始后,科学家得到了非常多的人类基因的各种基础信息,但是他们更希望进一步证明这些基因的功能及其表达和调控。特定的基因序列必须要能够被证明其与细胞内生化过程的关系,如细胞周期、生长、发育、疾病等。为了研究 DNA,mRNA 和蛋

409

白质也成为了研究的目标。DNA 和 RNA 研究通常用的手段有 PCR、反转录 PCR、DNA 印迹法(Southern blotting)或 RNA 印迹法(Northern blotting),蛋白质研究手段有 SDS-Page,双向电泳和蛋白质印迹法(Western blotting)。激光显微切割为研究者提供了从病理切片中精确提取无接触,无污染的细胞制备方法,以供后续的一系列研究所需。

LCM 较以往的显微切割技术有了突破性的进展,现已广泛应用于肿瘤研究,包括前列腺癌、肾癌、肺癌、甲状腺癌、食管癌、胃癌、肝癌、胆管癌、结肠癌、乳腺癌、胶质瘤、恶性胸膜间皮瘤、淋巴瘤、卵巢癌等。此外,LCM 还成功应用于其他一些疾病的研究,如克罗恩病、肌萎缩性侧索硬化症、子宫内膜异位症、获得性免疫缺陷综合征、结核病、丙型肝炎等。而应用 LCM 所分离的组织也多种多样,包括单个细胞、单一细胞群(主要是癌巢)、血管等类型。

四、激光显微切割技术最新的发展

第三代激光显微切割仪通过移动紫外激光实现样品切割,通过重力实现样品无污染收集,通过各个实验室的操作经验,激光弹射技术也被应用,大大提高了这项技术的精度和速度。

首先,通过激光光学元件实现高精度、高速度的切割,其精度可以达到 0.07μm,对于染色体大小的样品都可以被很容易地切割。其次,通过切割所得的样品可以立刻受到缓冲液(通过向接收容器中加入酶抑制剂或进一步实验的缓冲液等)的保护。第三代激光显微切割仪中无加热部件,分离单个样品尺寸从几平方微米到 4.5mm^2;可以切割多种样品,如石蜡切片、冷冻切片、免疫组化和原位杂交的染色组织切片、细胞甩片、单层细胞、血涂片、染色体、活细胞等;目标物可包括亚细胞结构如细胞核和染色体片段等小于 1μm 的对象,并且可以进行细胞消除实验。

第三代显微切割仪物镜可选范围从 5× 到 150×,可用相差、微分干涉和荧光等多种观察方法,并且全部实现自动化软件操控。细胞自动识别软件可以在蛋白质组学和药物研究中进行高通量的样品切割。

五、优缺点

(一)优点

1. 无须精巧的手工操作技能,所需标本量少,细胞收集率高,分离速度快。

2. 目标细胞的组织同质性高,能在目视下从样品中特异地挑选出同类细胞甚至单一细胞,从而降低了间质细胞和坏死组织及其他可能影响结果分析的杂质成分的干扰。

3. 保持目标捕获细胞和剩余组织形态特征的完好。

4. 各种技术参数和操作流程相对成熟,操作过程稳定,可控性强。

(二)缺点

尽管 LCM 应用广泛,但对于常规染色、固定且不加盖玻片的组织切片,其视觉分辨率受到很大限制。而对于本身缺乏一定结构特点的复杂组织(如淋巴组织、广泛浸润的腺癌等),要准确分离出某一类细胞几乎不可能。有学者通过采用特殊染色,尤其是免疫组化方法,使目标细胞或想要去除的细胞变得更加醒目,从而解决了上述难题。

应用 LCM,偶尔会出现无法将选择的细胞从切片上移走的情况,主要有两种原因:①细胞与热塑膜之间的粘合力不足,通常是由于组织未完全脱水或激光的能量设置过低造成的;②组织切片与载玻片间的粘合力过强,通常发生在显微切割干燥时间过长的冰冻切片。针对不同样本组织(包括免疫组化染色的组织切片),一些研究小组分别报道了采用适合的处理方法,以达到最佳的显微切割条件。

六、展望

LCM 成功解决了组织异质性问题,且具有迅速、准确等诸多优点,已被广泛应用于肿瘤等疾病基因水平的研究,并显示出了良好的应用前景。但今后可能还需要以下几个主要方面的发展和完善:理论上,除上述组织及细胞以外,LCM 还可应用于其他所有组织细胞(如脾脏巨噬细胞、肝脏库普弗细胞等)的分离,但其各自的切片制备、染色等技术方法尚需要进行探索;开发相应的应用程序,仅需输入目标细胞或组织的特异性参数即可实现计算机自动控制 LCM,从而大大缩减所需的人力和时间;提高捕获单个细胞的精确度,以减少非目标组织的沾染;进一步优化快速免疫组化染色的步骤,改进 DNA 和 RNA 抽提技术,实现从少量捕获细胞或组织中获得高质量的核酸。

七、相关知识测试题(2 道选择题)

1. 以下**不属于**激光显微切割技术优点的是
   A. 所需标本量少　　　　B. 细胞收集率高　　　　C. 分离速度快
   D. 组织异质性高　　　　E. 无须精巧的手工操作技能
2. (多选题)激光显微切割技术能解决的问题有
   A. 解决组织中细胞异质性问题
   B. 改进 DNA 和 RNA 抽提技术
   C. 实现单个细胞的非破坏性分离
   D. 深入地分析特定细胞基因结构和表达的动态变化
   E. 应用激光技术从组织中分离细胞

参考答案:1. D　2. ABCDE

(姚志刚　刘 桂)

第八节　生物芯片技术

一、概述

生物芯片技术是通过缩微技术,根据分子间特异性相互作用的原理,将生命科学领域中不连续的分析过程集成于硅芯片或玻璃芯片表面的微型生物化学分析系统,以实现对细胞、蛋白质、基因及其他生物组分准确、快速、大信息量的检测。按照芯片上固化的生物材料不同,可以将生物芯片划分为基因芯片、蛋白质芯片、多糖芯片和神经元芯片。

生物芯片(biochip)是指采用光导原位合成或微量点样等方法,将大量生物大分子(如核酸片段、多肽分子甚至组织切片、细胞等生物样品)有序地固化于支持物的表面,组成密集二维分子排列,然后与已标记的待测生物样品中的靶分子杂交,通过特定的仪器对杂交信号强度进行快速、并行、高效的检测分析,从而判断样品中靶分子的数量。由于常用硅片作为固相支持物,且在制备过程模拟计算机芯片的制备技术,所以称为生物芯片技术。

目前,最成功的生物芯片形式是以基因序列为分析对象的"微阵列(microarray)",也被称为基因芯片(gene chip)或 DNA 芯片(DNA chip)。1998 年 6 月,美国宣布正式启动基因芯片计划。世界各国也开始加大投入,以基因芯片为核心的相关产业正在全球崛起。生物芯片技术通过微加工工艺在芯片上集成成千上万个与生命相关的信息分子,可以对生命科学与医学中的各种生物化学反应过程进行集成,从而实现对基因、配体、抗原等生物活性物质进行高效、快捷的测试和分析。生物芯片的出现将给生命科学、医学、化学、司法鉴定、食品与环境监督等众多领域带来巨大的革新,甚至是革命。

二、操作规范流程

(一) 组织芯片设计及构建

1. 组织芯片制备仪及使用方法 组织芯片制备仪的基本构造以美国"Beechman lnstruments"的手工仪器为例,其基本设计是将穿孔器固定于可以左右和前后移动的滑动平台上,而左右与前后移动相互垂直,具体的移动距离通过微量标尺控制。通过穿孔器针头的旋转互换实现不同直径的穿孔动作,而"蜡块载桥"提供受体蜡块和供体蜡块互换的承力平台。

2. 构建基本过程 所需基本器材有组织芯片制备仪(机头和移动平台、穿孔针组、受体蜡块固定器、蜡块载桥)、眼科镊子、尖头手术刀、载玻片、蛇头台灯等。

3. 组织芯片构建步骤

(1)将受体蜡块固定于蜡块固定器中,调整位置使其面积全部在穿孔器活动范围内。然后旋紧固定螺丝,压紧蜡块,并尽量使其表面与底座面平行;调整穿孔器机头行程,选择合适的行列排列。例如,直径 2mm 的针径在 4cm×6cm 的面积上,可排列成(6~7 行)×(8~11 列)的组合。排列时应考虑到组织软硬程度与切片的难易,尽量减少切片机切口的宽度(矩形排列的长度与宽度相近),并调整具体的阵列分布。

(2)以左上或左下为起点,排列组织阵列,并形成自己固定的习惯。一般以起点为标记点,选用特殊的标记组织,并考虑免疫组化检测做对照的情况。最常用的是肝脏、肾脏和部分实性上皮性肿瘤,不仅因其来源丰富,而且其颜色在肉眼上容易分辨,并且同时含有上皮和间叶的成分。

(3)首先使用细针(石蜡针)在受体蜡块上穿出石蜡孔,推针上端的针栓挤出石蜡芯备用。然后转动针头转换器,换用粗针(组织针),将蜡块载桥覆盖于蜡块固定器上,将标记好的供体蜡块置于粗针(组织针)下,穿孔获取组织芯,然后推针上的针栓挤出组织芯。与先前取出的石蜡芯比较长短,使用眼科镊和尖头手术刀,如前所述调整组织芯长度。最后仔细将组织芯放到受体蜡块中,用载玻片压实并与蜡块表面找平。

(4)按照设计依次完成各位点的制作,注意挤压的力度及制作室温度的控制,以免影响受体蜡块的塑形。

(5)卸下做好的受体蜡块,放入制备时使用的蜡模,置于 60℃烤箱中熔化。15~20 分钟后待蜡块变软,轻轻取出观察组织芯表面是否均匀一致,可使用载玻片找平或压紧蜡块(选做)。随后在烤箱内熔化 30~60 分钟,这段时间内切勿触碰蜡模或烤箱。待蜡模内气泡排除后,可停止加热,平稳取出蜡块冷却,待背面冷却凝固后添加少量熔化的石蜡。

(6)待石蜡充分凝固后,放入冰箱 −20℃冷冻室内速冻 10~15 分钟,取出蜡块以备切片。

4. 受体蜡块的基本要求和处理 由于受体蜡块需要尽量多地容纳组织芯,所以需要其表面积尽量大,因而需要使用特殊定制的包埋盒,一般采用45mm×20mm的规格。同时生物芯片制作也对石蜡的纯度提出了更高的要求,多需要高纯度且熔点为58~60℃的优质石蜡,必要时可适当添加蜂蜡。在每个受体蜡块的处理过程中最好使用同一蜡模,以保证切削面的平整。蜡块保存的室温不高于30℃,否则蜡块容易变软出现变形。

(二) 组织芯片切片技术

1. 切片 将制作好的组织芯片蜡块放入样品夹中,将刀与蜡块角度调整好,轻轻向前移动蜡块夹,先粗削组织块,在削切组织块时千万不能操之过急,要边切削边观察组织是否已完全暴露出来,可以先取一张蜡膜放于水中捞在玻片上观察各个组织点是否完全显示在切面上,达到所需要的效果后,用冰块在蜡块的切面上轻轻冷冻片刻,有利于切出所需要的标准蜡片。

2. 捞片 将切好的蜡片先放入30%的乙醇溶液中展开后再用载玻片捞起,放入42~45℃的温水中,促使蜡片更加平坦而无褶皱,再附着于防脱载玻片上。

3. 烤片 在烤片前必须将切片及周围的水珠擦干才能放于65℃的烤片箱中进行烘烤,烘烤1小时左右即可。如果载玻片或蜡片带有水分直接烘烤,突然遇热会造成蜡片中各个小组织的排列顺序移位,给后续的染色及判读造成困难,影响实验和科研的质量。

三、注意事项

1. 组织芯片在切片时不要连续切片,每张都需用冰块将组织冷冻一次。

2. 若有的组织过干、过脆,需要用雾化器或温水浸湿的毛巾擦拭后切片。

3. 捞片的水温要根据做芯片的包埋石蜡的熔点调整,按石蜡的熔点减去15℃左右,一般水温控制在42~45℃即可。水温太高会造成组织散开;水温太低,蜡片会产生皱褶。

4. 使用平推式切片机切组织芯片效果更佳,平推式切片机切片组织均匀,平坦无裙,切出蜡片可直接放入水中即可达到满意的效果。

5. 最好使用一次性刀片,切片效果更佳。

6. 切片一般以4μm厚度为佳。

四、相关知识测试题(5道选择题)

1. 下面生物芯片中,**不属于**微阵列芯片的是

　　A. 基因芯片　　　　　　　B. 蛋白芯片　　　　　　　C. PCR 反应芯片

　　D. 芯片实验室　　　　　　E. 点状阵列

2. (多选题)生物芯片的主要特点是

　　A. 高通量　　　　　　　　B. 微型化　　　　　　　　C. 集成化

　　D. 并行化　　　　　　　　E. 泛素化

3. (多选题)下面方法中,属于基因芯片原位合成技术的是

　　A. 原位光刻合成　　　　　B. 合成点样　　　　　　　C. 压电打印

　　D. 分子印章　　　　　　　E. 接触式点样法

4. 21世纪被认为是生物的世纪,目前基因芯片可以在很短时间内观察病变细胞,并分析出数种由于基因变异而引起的疾病。以下与基因芯片有关的叙述中,**不正确**的是

　　A. 利用基因芯片可以进行基因鉴定　　　B. 基因芯片可以检测变异基因

C. 基因芯片可以改造变异基因　　　　　D. 基因芯片技术能识别碱基序列

E. 可将大量探针分子固定于支持物上

5. 生物芯片技术的检测原理是

A. 生物分子之间特异性相互作用　　　　B. 化学反应

C. 荧光反应　　　　　　　　　　　　　D. 生物反应

E. 酶促反应

参考答案: 1. C　2. ABCD　3. ABC　4. C　5. A

（姚志刚　刘 桂）

第九章

儿童口腔专科技能培训

第一节 儿童口腔局部麻醉技术

一、概述

儿童口腔局部麻醉是儿童口腔治疗前的重要一步，能否完成局部麻醉是后续治疗能否开展的关键。随着橡皮障技术的发展，局部麻醉也成为使用橡皮障前的常规操作。儿童口腔局部麻醉与成人口腔局部麻醉方式差异不大，主要操作步骤及技巧可参考成人口腔局部麻醉，但由于儿童的特殊性，本节将对操作不同点进行必要的补充。儿童局部麻醉需要医生掌握儿童生理、心理发育特征，儿童行为管理的热点知识，以及局部麻醉药的药理学知识。

儿童对疼痛的敏感程度要高于成人，且对于疼痛的耐受能力有限，因此儿童局部麻醉的疼痛控制是操作中的要点，若不能够有效地控制疼痛，将影响儿童的身心发育。低龄儿童通常会惧怕针头，因此在注射时尽量避免儿童看见针头，也可以采用单牙麻醉系统（single tooth anesthesia system，STA）等舒适化麻醉技术。在对儿童进行口腔局部麻醉的过程中，行为管理应始终贯穿其中，应该给患儿解释麻醉的必要性，以儿童可以理解的语言告诉他们"牙齿上滴药，其实是不痛的"，让儿童能够配合局部麻醉注射，在完成少量黏膜内注射后，待麻醉浸润，即可完成后续难度较大的局部注射，让儿童牙科治疗做到真正的无痛。

二、操作规范流程

（一）适应证

3 岁以上儿童口腔治疗，包括橡皮障技术应用、儿童深龋充填、儿童牙髓炎与根尖周病的治疗、乳牙拔除、牙髓血运重建术、舌系带修整术等可能产生疼痛刺激的儿童口腔治疗。

（二）禁忌证

3 岁以下，难以配合局部麻醉；对麻醉药不耐受，甚至过敏；口腔局部麻醉范围内存在肿瘤及恶性病变。

（三）操作前准备

1. 知情同意。

2. 行为管理。

3. 物品准备 表面麻醉剂、一次性口腔器械盘、麻醉用品（包括麻醉药品、麻醉注射工具)。

(四) 操作步骤

1. 行为管理　儿童对于针头的恐惧往往导致其不愿意尝试麻醉注射,因此对于儿童患者应该进行良好的行为管理。

(1)对于恐惧针头的患儿,应该尽量不让其看见针头,尽可能在患儿未注意的时候使用高压注射针头或 STA 类的小型针头快速进行初步麻醉,当针头已经放于患儿的口腔内时,他们一般看不到注射器,不容易产生强烈的恐惧。如果患儿害怕针头且不能避免看到,此时可以将针头稍微预弯,告知患儿这不是注射用的,因为它已经弯曲,其主要作用是将药水滴在牙齿上,让牙齿"睡觉",并尝试在患儿的手上滴一滴,问是否感觉疼痛,然后再尝试注射。可告诉患儿注射时会有像蚊子叮一下的感觉,但是不能告诉其没有任何感觉。

(2)对注射针没有强烈恐惧感的患儿也应避免产生疼痛。注射前应进行表面麻醉或皮表冷冻麻醉,让针刺痛觉降低。应给患儿描述麻醉注射时的感觉并不是疼痛,而是麻麻的、涨涨的,让其有一个认知,在注射时就不会出现抗拒现象。在麻醉前可以让患儿看动画片分散注意力,可以让患儿感受针头放在口腔内的感觉,先不注射,而是放在口腔内,或滴一滴在口内黏膜上并使用棉签涂擦,表示已经注射,可以让黏膜"睡觉"。如果患儿此时可以接受,那么可以尝试开始注射,或使用其他表面麻醉剂涂擦。

2. 表面麻醉　对于Ⅲ度松动的乳牙拔除,可选择表面麻醉,而不用浸润麻醉,对于简单地放置橡皮障且后续治疗不会产生疼痛刺激者,也可以选择表面麻醉。

(1)麻醉剂的选择:根据表面麻醉剂的不同表面麻醉的方法不同,通常的表面麻醉剂有液体型、喷雾型、凝胶型、糊剂型。液体型表面麻醉剂使用小棉球或棉签蘸取后涂布于麻醉部位,注意防止药物过多溢出至口腔其他区域。凝胶型和糊剂型同样为涂布于麻醉区域,由于凝胶型和糊剂型表面留存性优于液体型,也是儿童表面麻醉常用的类型。喷雾型的表面麻醉剂多数用于鼻内操作,偶在口腔门诊使用,但需注意防止儿童吸入肺部,引起肺部重度不良反应。

(2)冷凝型针刺部位麻醉:表面麻醉常用于局部麻醉针刺部位的麻醉,冷凝型针刺部位麻醉并不是实际意义的麻醉,而是通过冷刺激需针刺麻醉的部位,降低针刺时的疼痛感受,这一类常以小头喷雾为主,将冷凝剂喷涂于麻醉注射点,并快速进针,让进针部位疼痛迟钝,从而达到无痛麻醉效果。

3. 浸润麻醉　儿童口腔治疗中,浸润麻醉是使用最为广泛的麻醉方式,儿童黏膜柔软,骨质相对成人疏松,麻醉效果较好。口腔内的上皮黏膜中,以牙龈龈乳头区、上腭区等黏膜致密的部位注入麻醉药物时疼痛感受最明显。因此局部浸润麻醉的首针进针点一般不选择在这些区域,若因残根滞留等特殊原因必须首先麻醉这些区域(对于低龄儿童),最好在其他部位进行移行麻醉,但要控制好麻醉药物的用量。

(1)对于有Ⅰ~Ⅱ度松动的乳牙拔除,应尽可能采用浸润麻醉的方法,单纯表面麻醉并不能保证拔牙时无痛,由于此类松动度的滞留乳牙尚有少许牙根未完全吸收,在拔除时若未使用浸润麻醉,会导致剧烈疼痛,虽然拔牙时间短,但此类疼痛剧烈且有一定的持续性,因此临床不建议在拔除这类乳牙时仅采用表面麻醉。

(2)对于有拔牙恐惧的患儿,表面麻醉达到效果后,可先预弯高压注射针,但切不可折断,注意注射针的承力范围;预弯后先在要注射的部位滴一滴,让患儿感受使用这个针是不痛的,解除患儿的恐惧心理。当患儿心理恐惧解除后再进针,进针应快速而且表浅,在表面麻醉范围内注射少许麻醉药,尽量慢推麻醉药,使黏膜表面微隆即可。之后再进行消毒注射,此时患儿因为之前的局部麻醉对进针的感觉基本消失,且黏膜内注射时引起的疼痛反应极小,此时完成局部麻醉,患儿通常无痛感,可接受。

在选择使用 STA 这一类型的计算机程控舒适化麻醉仪进行局部浸润麻醉时,可选择牙周膜注射,牙周膜在注射时的疼痛感受要轻微很多,但注射压力会增加痛感,因此注射速度必须控制在低速,让患儿在注射时疼痛感受轻微,提高患儿的接受程度。

4. 下牙槽神经阻滞麻醉　儿童患者中不乏有需要进行活髓切断及牙髓血运重建者,由于"六龄牙"(第一恒磨牙)、前磨牙出现问题的情况较多,因此下牙槽神经阻滞麻醉仍然是儿童麻醉中常用的一种方式。

在进行下牙槽神经阻滞麻醉时,应嘱患儿大张口,可由配合护士对患儿头部进行适当固定,由对侧乳尖牙处向注射一侧的磨牙后龈垫处注射,相比成人,注射位置稍偏下,以下颌支中央的内斜线向外约 2mm 处为刺入点,由于儿童对疼痛的敏感,可在刺入后回抽无血的情况下于黏膜内注射少许,之后再推向深处,触及骨面后回退 1mm,回抽,确定有没刺入血管后注射药液;若抵触于骨面注射,一般疼痛稍剧烈,多数患儿难以配合完成注射。对 12 岁以上的患儿进行注射时,注射位点与成年人差别不大,此时若患儿对疼痛耐受较好,可选择抵触骨面注射,并逐步退针逐步注射至针尖取出。

(五) 并发症及处理

儿童局部麻醉后常见的并发症有晕厥、血肿、注射部位感染、过敏、神经损伤、注射针折断、黏膜咬伤,以及其他少见并发症。

1. 晕厥　患儿在注射时或注射后有"难受感",随之出现头昏、恶心、口唇发白、全身出汗、四肢冰凉等症状;少数患儿还可出现呼吸困难、意识模糊或短暂的意识丧失;还可出现心率缓慢、血压正常或稍下降。上述症状一般在 1~2 分钟内可自行恢复,少数患儿可持续数分钟至数十分钟,晕厥的防治方法如下。

(1)降低麻醉药中肾上腺素的浓度,同时防止麻醉药物注射入血管。

(2)避免空腹就诊,精神紧张者要做好术前的思想工作。

(3)一旦出现晕厥反应,应将患儿座椅放平,解开衣领保持呼吸道通畅,轻者饮温热开水即可逐渐恢复,重者需按压或针刺人中。若为低血糖所致晕厥,可给予 50% 葡萄糖溶液静脉注射,或口服糖水。

2. 血肿　血肿常为注射针头刺破小血管所致,注射时动作粗鲁也会损伤小静脉造成血肿。血肿一般发生在推药时,可见相应颌面部有明显的肿胀,发展速度较快。此时应停止注射并拔出针头,术者可用手掌按压肿胀处数分钟,再用冰水冷敷以减少出血量。

血肿一般在 1~2 天后即可逐渐消退,此后在黏膜部会出现皮下紫红色瘀斑,可用热敷促进吸收,一般情况下不需要药物治疗。但应向患儿家长解释清楚。

3. 注射部位感染　局部麻醉 2 天后如注射部位仍出现疼痛、红肿及压痛等,应视为感染。

注射部位感染多由于消毒不严格或麻醉药中混进杂质、注射器未达到消毒效果等原因导致,亦可见于糖尿病患儿。因此,在局部麻醉前应注意询问病史,有糖尿病史或可疑糖尿病者应先行尿糖检查。一旦发生感染,应立刻行血常规检查,并酌情使用抗生素。进行局部麻醉前应严格消毒注射部位,使用的一次性注射器必须是由正规厂家生产的合格产品,抽取麻醉药时应防止安瓿碎末或其他异物混入,注射前避免针头接触未经消毒的部位或其他物品。

在行传导麻醉时,应将唇颊、舌等牵拉开或压住,以防止触及针头将细菌带进注射部位。

4. 过敏 临床上虽较少见,但仍应予以高度重视。应注意询问家长患儿是否为过敏体质及有过敏史;对超敏体质者,考虑麻醉前行药物皮肤过敏试验。局部麻醉过敏反应有迟缓型和速发型两种。

(1) 迟缓型过敏反应:于注射后数小时至数日后出现,症状有血管神经性水肿、荨麻疹、哮喘、过敏性紫癜等。迟发型过敏的治疗可用苯海拉明(12.5~25mg,3 次 /d),泼尼松(5~10mg/ 次,口服)或地塞米松(0.75mg,3 次 /d),10% 葡萄糖酸钙 10ml+50% 葡萄糖 40ml 缓慢静脉注射(1 次 /d)。以上为 6 岁儿童,体重 20kg 用量。低于 6 岁儿童用药需减低剂量,酌情用药。

(2) 速发型过敏反应:可出现喉头阻塞感,继之出现呼吸困难、神志淡漠或不清、肌肉抽搐、四肢冰凉;检查可见心率快、心音弱、血压下降,甚至测不到。速发型过敏症状一旦出现,应分秒必争地给予抗过敏、抗休克治疗,并立即请急诊科医生协同抢救。首先应建立静脉通道,注入地塞米松 5mg、苯海拉明 25mg,并给予 10% 葡萄糖酸钙 10ml+50% 葡萄糖 40ml 缓慢静脉推注,若有呼吸困难应给予吸氧。

5. 神经损伤 多见于下牙槽神经阻滞麻醉,由注射针头刺伤神经或麻醉药中混入乙醇等导致。下牙槽神经损伤的症状:麻醉药退后仍出现口唇麻木、感觉异常等。一般可在数天后自行恢复,但少数患儿损伤恢复较慢,甚至不能恢复。上述症状观察数天仍不能恢复者,可给予神经营养药治疗,如维生素 B_1、B_{12} 等,也可用红外线等物理疗法。

6. 注射针折断 一般发生在针头与针帽交接处,可由下列原因导致:①进针过深,且有反复摆动等动作;②反复使用针头,连接处有断裂未能发现;③使用不合格的劣质针头。针头折断后若断端露在口内,可用镊子或持针器夹取;如断端在黏膜下,则应采用外科手术取出。

7. 黏膜咬伤 因麻醉药代谢时间较长,儿童患者在使用麻醉药物后黏膜逐渐恢复感觉的过程中,会下意识地用牙齿去咬黏膜,或吮吸黏膜。此时因感觉稍有麻木,少数儿童对这种吮吸黏膜会有奇特的感觉,进而会反复咬合,最终导致麻醉药物完全失效后,黏膜肿胀溃破,甚至产生严重的黏膜下血肿。

对于使用过局部麻醉药的儿童,一定嘱家长推迟 2 小时进食,且时刻关注患儿,防止做出咬黏膜或吮吸局部麻醉部位的动作,避免损伤黏膜。

8. 其他并发症 局部麻醉后少数患儿可出现暂时性视力模糊、暂时性面瘫。主要原因为进针角度不正确及麻醉周围其他神经。此外,极少数患儿还会出现一过性腰痛等症状。上述并发症一般不需要特殊处理,待麻醉效果消退后即可恢复,但应向患儿及家长解释清楚以避免误会、消除紧张情绪。

(六) 操作注意事项

1. 注射前的行为诱导非常重要,应该缓解患儿紧张情绪,向其解释使用麻醉药的必要性,用其可以理解的语言,如"麻醉的感觉最多就像蚊子叮一下的感觉,之后会像吃了花椒一样麻麻的,牙齿也就'睡着'了,这个时候'虫子'吃了苦苦的药,也'睡着'了"。通过一系列的行为管理,让患儿接受局部麻醉。

2. 如果患儿惧怕注射针,可以使用 STA 一类的注射设备,也可以将针头预弯,告诉患儿"这种弯针不是打针用的,而是滴药用的,只是把药滴在'虫洞'里,让'虫子睡觉',这样'虫子'就不会咬人了,但是如果你不听话大哭大闹的话,'虫子'就会出来咬人"。这样诱哄孩子可以完成局部麻醉。

3. 传递器械时尽量避开患儿的视线,可以让孩子看电视、戴 VR 设备,转移其注意力。

4. 注意局部麻醉药的用量,儿童的使用剂量与成人不同,应根据具体情况选择。

(七) 相关知识

在局部麻醉药中,丁哌卡因、普鲁卡因、阿替卡因、利多卡因和甲哌卡因是被批准在儿科使用的可注射的酰胺类局部麻醉药。

1. 丁哌卡因　不推荐给年龄较小或有精神、身体缺陷的患儿使用,因为麻醉时间长会增加幼小患儿咬伤软组织的风险。

2. 普鲁卡因　应慎用,因其产物可导致高铁血红蛋白,尤其对于有血液病、心血管疾病的儿童应禁用。

3. 阿替卡因　临床最多用的局部麻醉药是盐酸阿替卡因肾上腺素注射液(俗称"必兰麻")和盐酸甲哌卡因肾上腺素注射液(俗称"斯康杜尼")。

4. 利多卡因　常用于神经阻滞麻醉。

5. 甲哌卡因　在炎症部位能取得更好的麻醉效果,因此由根尖脓肿导致的拔牙局部麻醉时更适用。

三、相关知识测试题(5 道选择题)

1. 口腔局部麻醉方法有

　　A. 涂布麻醉、喷雾麻醉、浸润麻醉、吸入麻醉

　　B. 表面麻醉、浸润麻醉、吸入麻醉、全身麻醉

　　C. 阻滞麻醉、浸润麻醉、喷雾麻醉、涂布麻醉

　　D. 冷冻麻醉、浸润麻醉、传导麻醉、阻滞麻醉

　　E. 喷雾麻醉、表面麻醉、冷冻麻醉、阻滞麻醉

2. 儿童口腔局部浸润麻醉时,利多卡因的浓度一般选择

　　A. 1.0%~2.0%　　　　　　B. 2.0%~4.0%　　　　　　C. 0.5%

　　D. 4.0%　　　　　　　　　E. 5.0%~10.0%

3. 表面麻醉时,利多卡因溶液的浓度为

　　A. 1.0%~2.0%　　　　　　B. 2.0%~4.0%　　　　　　C. 0.5%

　　D. 4.0%　　　　　　　　　E. 5.0%~6.0%

4. 下列药物中,有迅速而安全的抗心律失常作用的是

　　A. 利多卡因　　　　　　　B. 普鲁卡因　　　　　　　C. 丁哌卡因

　　D. 丁卡因　　　　　　　　E. 布比卡因

5. 患儿,女,7 岁,左下颌乳侧切牙松动Ⅱ度,侧切牙已于舌侧萌出 1/4。乳牙拔出时应选择的麻醉药及麻醉方式为

A. 2% 普鲁卡因；唇、舌侧局部浸润麻醉

B. 2% 利多卡因；唇、舌侧局部浸润麻醉

C. 2% 含肾上腺素普鲁卡因；左侧下牙槽神经阻滞麻醉

D. 2% 含肾上腺素利多卡因；左侧下牙槽神经阻滞麻醉

E. 2% 地卡因；局部表面麻醉

参考答案: 1. C 2. C 3. B 4. A 5. B

(董 新)

第二节 儿童龋病系统防控技术

一、概述

儿童龋病是一种常见的儿童口腔疾病,第四次全国口腔健康流行病学调查结果显示:5岁儿童乳牙患龋率 71.9%,龋均 4.24 颗,未治疗率达 96.0%;3 岁儿童乳牙患龋率达 50.8%,龋均 2.28 颗,未治疗率达 98.2%。可见我国儿童乳牙患龋率高、未治疗率极高,在发病率上龋病已成为儿童疾病的首位。而且,由于口腔保健工作不完善,儿童患龋状况没有得到根本的改观,近年来在低龄儿童中有越来越严重的趋势,因此乳牙龋的防治工作开展刻不容缓。

现有的常见儿童龋病防控技术一般包括口腔卫生宣教、巴氏刷牙法、涂氟、氟化泡沫、窝沟封闭、预防性树脂充填等。本节将对这些技术依次介绍。

二、相关技术介绍

(一)口腔卫生宣教

临床医生应对儿童监护人进行口腔卫生宣教,尤其是母亲,因为儿童口内的变形链球菌可由母亲传播而来。而刷牙、漱口的良好卫生习惯,也要靠父母的示范和传授。

1. 向监护人讲明儿童龋病发生的原因,理解龋病的防治意义;掌握刷牙、漱口的正确方法,保持良好的口腔卫生;了解营养平衡的进食方法,养成良好的饮食习惯;了解牙齿、牙列、咬合关系的生长发育和注意事项;了解口腔诊疗项目的注意事项。

2. 团体教育对象为多数监护人。内容为儿童龋病的危害、病因和预防方法。

3. 个人教育主要为儿童各发育期监护人应注意的事项。

(1)妊娠期:治疗孕妇本人的口腔疾病;养成漱口、刷牙的习惯;摄取牙齿发育所需的营养并合理进食。

(2)婴儿期:规则喂奶,不要让婴儿在夜间、睡前用奶瓶吸吮牛奶、饮料、糖水等,更不能使婴儿养成衔着乳头睡觉的习惯;合理喂甜食,间断喂白开水;乳前牙萌出后,每天用指套牙刷或将纱布缠在示指上擦洗 1~2 次。

(3)幼儿期:1 岁断奶后饮食要注意营养平衡,限制甜食;养成儿童咀嚼食物的习惯,以利牙颌系统发育;2 岁指导刷牙方法,定期(半年 1 次)口腔检查,牙齿涂氟。

(4)学龄前期:饮食应注意品种多样、营养平衡、定时定量;牛奶只做加餐,不当主食;补给提高咀嚼功能的硬质食物;用菌斑显示剂指导刷牙,以养成正确的刷牙习惯;定期口腔检查,注意乳磨牙邻接面龋。注意此期有些儿童的第一磨牙已开始萌出。

（5）学龄期：掌握正确的饮食方法，养成良好的饮食习惯；加餐要定时定量，不可随意增减；养成儿童自己刷牙的习惯；定期口腔检查。

（二）巴氏刷牙法

巴氏刷牙法又称"龈沟清扫法"或"水平颤动法"，是美国牙科协会推荐的一种有效去除龈缘附近及龈沟内菌斑的刷牙方法。巴氏刷牙法能对龈缘及龈沟的菌斑进行控制，有利于牙周健康，同时对牙体部、窝沟能做到有效清洁，对于龋病的预防具有重要意义。对于口腔医生而言，要掌握巴氏刷牙法，并能够有效地对患儿及家长进行口腔卫生宣教。刷牙的操作如下。

（1）对于牙刷柄，大拇指与刷柄平行，其余四指握紧牙刷柄。

（2）牙刷放置，刷毛指向根尖方向，毛端放在龈沟的位置，刷毛与牙体长轴约成 45°。

（3）以 2~3 颗牙为一组，短距离（约 2mm）水平颤动牙刷 4~6 次，然后将牙刷向冠方转动，拂刷唇（颊）舌（腭）面。

（4）刷上下前牙舌（腭）面时将刷头竖放于牙面上，自牙颈部向切缘拂刷。

（5）牙刷移至下一组牙（2~3 颗）时注意重叠放置。

（6）刷咬合面时，刷毛指向咬合面，用力前后来回刷。

（7）全口分区段刷洗，按一定顺序刷全口各个牙面，不要遗漏。

（8）每次刷牙时间为 3~5 分钟，每天 2~3 次。

（三）涂氟

涂氟是指将含氟涂料涂布于牙齿表面（几分钟内硬化）以预防龋病的方法。涂料是将氟化物加入一种有机溶液获取的，它具有在牙面上停留时间长的优点。1964 年 Schmidt 首次提出使用一种高氟浓度的涂料，目前我国一些地区也在儿童龋病预防项目中使用了几种含氟涂料，是临床上比较常见的预防性操作。

1. 适用范围　预防龋齿，对龋病高发区和龋病高发人群作为龋病预防使用。

2. 禁忌证

（1）高氟地区。

（2）有牙龈溃疡、口腔炎症，以及对树脂过敏。

3. 操作前准备　进行含氟涂料需要物品准备。需要获得国家药品监督管理局注册审批，并在有效期内的氟保护漆、口镜、镊子、棉卷、手套、托盘、口杯、棉球或纸巾等。

患儿家长签署知情同意书。

4. 操作步骤

（1）清洁牙面：首先用低速慢钻带动橡皮杯蘸清洁剂或抛光膏清洁牙齿表面，也可让患儿自己用牙刷刷牙彻底清洁牙齿表面。

（2）隔湿和干燥：用棉卷进行隔湿，用气枪吹干或用棉球擦牙面。

（3）涂含氟涂料：根据产品说明书，选取合适的器械涂布氟保护漆。可以用小刷子或棉签将涂料直接涂抹于牙齿上，并可借助牙线将涂料带到邻面；也可用小刷子或带钝针头的注射器将涂料直接涂抹于牙齿上。

（4）固化：涂料可以很快在口腔内的潮湿环境中凝固。

（5）医嘱：患儿 2~4 小时内不进食，当晚不刷牙。治疗 4 小时后进食流质或松软食物，不要咀嚼过硬食物。治疗期间，不要饮用热的及含酒精的饮品（饮料、漱口水等）。

（6）定期使用：每年 2~4 次。

5. 操作注意事项

(1) 应在家长签署知情同意书后才可进行涂氟操作。

(2) 在使用不同品牌的氟保护漆之前,要仔细阅读产品说明,严格控制每次的用量,熟悉产品应用方法。

(3) 牙齿表面要彻底清洁,保护漆在口内留存 24~48 小时为宜。

6. 行为诱导要点(示例)

(1) 清洁牙面:如"我们给牙齿洗个澡"。

(2) 隔湿和干燥:"洗过澡了,我们来给牙齿穿个小衣服,舌头不要过来看哦"。

(3) 术后采取正强化措施:给予表扬"希望下次表现得更好"。

(四) 氟化泡沫

氟化泡沫作为一种局部应用的氟化物防龋制剂自 20 世纪 80 年代末期开始被使用,并取得了良好的防龋效果,氟化泡沫涂在牙齿表面后会连续不断地释放出氟化物,以确保达到最大的氟化物吸收,对牙釉质表面起到氟保护作用。

1. 适应证

(1) 牙齿脱矿或有脱矿倾向,其他牙患龋或有患龋倾向。

(2) 3~12 岁儿童。

2. 禁忌证

(1) 对于该产品任何所含成分过敏、有接触性皮炎,以及无法保证吞咽反射控制。

(2) 对感冒、胃病或胃肠不适的儿童,患病期间暂缓使用。

(3) 有口腔溃疡、疱疹性口炎等口腔黏膜破损暂缓使用。

(4) 对过敏体质和不易配合的儿童不宜使用。

3. 操作前准备 应用氟化泡沫前需做好物品准备,包括获得国家药品监督管理局注册审批,并在有效期内的含氟泡沫、口镜、镊子、棉卷、手套、托盘、口杯、棉球或纸巾等。

患儿家属签署知情同意书。

4. 操作步骤

(1) 清洁牙面:医务人员向幼儿讲授正确刷牙方法后,由幼儿园老师和 / 或医务人员指导幼儿集中刷牙。清洁牙面,以增强氟化泡沫与牙面的接触,延长氟化泡沫在牙面上滞留的时间。

(2) 口腔检查:认真检查患儿口腔健康情况。

(3) 选择托盘:根据患儿口腔大小选择托盘。托盘要与牙列相适合,既能覆盖全部牙列,又有足够的深度覆盖到牙颈部,同时要避免托盘过大产生不良刺激。

(4) 挤入氟化泡沫:摇动瓶子 3~4 秒,将瓶口垂直向下,放置于托盘底,缓缓压下瓶口处开关,随着氟化泡沫的喷出,将瓶嘴从托盘一端移至另一端。

(5) 氟化泡沫用量:氟化泡沫灌注托盘 1/2 高度以上,应既能覆盖全部牙列又避免氟化泡沫过多使患儿感到不适或被吞咽。

(6) 托盘放置:左手持口镜牵拉一侧口角,右手将托盘轻轻旋转式放入患儿口内,压入上下牙列,轻轻咬住。先放入下颌托盘,后放入上颌托盘,也可上下颌分开操作。

(7) 患儿体位:操作过程中保持患儿的身体前倾,头稍低,用口杯接住流出的唾液,避免吞咽动作。

(8) 托盘留置时间:托盘在口内留置 2 分钟,让患儿自行吐净口中的氟化泡沫。

(9)医嘱:30分钟内不漱口、不进食、不喝水。每年2次。

5. 操作注意事项

(1)应在家长签署知情同意书后才可进行氟化泡沫操作。

(2)在使用不同品牌的氟化泡沫之前,要仔细阅读产品说明书,严格控制每次的用量。

(3)托盘不能过大,以免刺激咽后壁引起恶心。如发生恶心或呕吐,应立即将托盘取出,并终止操作。

(4)应在瓶口开封后连续使用,避免放置过长时间。

(5)对于口唇干裂的患儿,应在操作前先用凡士林涂擦嘴唇。

(6)避免就餐后即刻进行涂氟,以免引起呕吐,建议使用时间为餐后半小时以后。

(7)在临床操作过程中,应避免患儿发生误吞、误咽。若患儿因不慎误吞而发生恶心、呕吐或有胃部不适症状,应立即喂服牛奶。

(8)在应用过程中医务人员不得离开现场。

(9)可在操作过程中播放轻松欢快的音乐,让患儿放松心情。

6. 行为诱导要点(示例)

(1)清洁牙面:"小朋友可以自己刷牙吗? 我们给牙齿先洗个澡,这个东西很安全的哦"。

(2)选择托盘:"我们一会给牙齿洗个泡泡澡,我们选个牙齿的浴缸"。

(3)挤入氟化泡沫:"给牙齿泡澡喽,牙齿的泡澡水可不能吞下去哦"。

(4)儿童体位:"稍微低下头,我们用杯子接一下牙齿泡泡澡的洗澡水"。

(5)术后采取正强化措施:给予表扬"希望下次表现得更好"。

(五)窝沟封闭

窝沟封闭技术是一种有效的防龋方法,在不去除牙体组织的前提下,在牙面的点隙裂沟涂布一层粘接性树脂,隔绝口腔致龋环境,保护牙釉质不受细菌及代谢产物侵蚀,从而达到预防龋病的目的。使用树脂封闭剂进行窝沟封闭可以有效预防儿童和青少年龋齿发生,1年后可使儿童和青少年龋齿发病率减少86%。

1. 适应证

(1)深窝沟、其他牙患龋或有患龋倾向。

(2)牙冠完全萌出后,即适宜行窝沟封闭,一般是萌出后4年之内,具体参考时间为:乳磨牙在3~4岁、第一恒磨牙在6~7岁、第二恒磨牙在11~13岁。

2. 禁忌证

(1)咬合面无深的窝沟点隙、自洁作用好。

(2)咬合面已经龋坏。

(3)已作充填的牙。

(4)萌出不全。

(5)不能配合正常操作。

3. 操作前准备 实施窝沟封闭术前需做好物品准备,包括口腔综合治疗椅、口镜、探针、镊子、低速手机、小毛刷、棉卷、光固化灯、酸蚀剂、封闭剂、三用枪、吸唾器等。

患儿家属签署知情同意书。

4. 操作步骤

(1)在对牙面进行清洁酸蚀与封闭前,首先应对牙面,特别是窝沟进行彻底清洁,方法是在低速手机上装好锥形小毛刷或橡皮杯,蘸上适量清洁剂刷洗牙面(也可采用干刷)。清洁剂可以用浮石粉或不含氟牙膏,但不能使用含有油质的清洁剂或过细磨料。彻底冲洗牙面后应冲洗漱口,去除清洁剂,再用尖锐探针清除窝沟中残余的清洁剂。

(2)酸蚀清洁牙面后即用棉纱球隔湿,将牙面吹干后用细毛刷、小棉球或小海绵块蘸适量酸蚀剂放在将要封闭的牙面上。酸蚀剂可为磷酸液或含磷酸的凝胶,酸蚀面积应为接受封闭的范围,一般为牙尖斜面 2/3。恒牙酸蚀 20~30 秒,乳牙酸蚀 60 秒。

(3)冲洗和干燥:用蒸馏水彻底冲洗酸蚀后的牙面,通常用水枪或注射器加压冲洗牙面10~15 秒,边冲洗边用吸唾器吸干,去除牙釉质表面的酸蚀剂和反应产物。如用含磷酸的凝胶酸蚀,冲洗时间应加倍。冲洗后立即更换干棉卷隔湿,随后用无油、无水的压缩空气吹干牙面约 15 秒。

(4)涂布封闭剂:用细毛刷、小海绵或专用器材,将光固化封闭材料涂布在酸蚀牙面上。涂布过程中注意使封闭剂渗入窝沟,使窝沟内的空气排出,并放置适量的封闭材料以覆盖全部酸蚀面,在不影响咬合的情况下保有一定的厚度。

(5)固化涂布光固封闭剂后,立即用可见光源照射。照射距离约离牙尖 1mm,照射时间要根据采用的产品类型与可见光源性能决定,一般为 20~40 秒。照射的部位要大于封闭剂涂布的部位。

(6)检查窝沟封闭术的标准是所有窝沟,包括上颌牙的腭沟和下颌牙的颊沟均进行了封闭;封闭材料固化完全并牢固附着在窝沟表面;封闭剂厚薄适中、无气泡。所以,封闭剂固化后,术者应用探针进行检查,了解固化程度、粘接情况、有无气泡存在,并寻找遗漏或未封闭的窝沟,观察有无过多封闭材料和是否需要去除,如发现问题及时处理。

5. 操作注意事项

(1)注意酸蚀过程中不要擦拭酸蚀牙面,否则会破坏被酸蚀的牙釉面,降低粘接力。放置酸蚀剂时要注意酸的用量要适当,不要溢出而接触到口腔软组织。

(2)封闭前保持牙面干燥、不被唾液污染是封闭成功的关键,因此操作中要确保酸蚀牙面不被唾液污染,当唾液污染了酸蚀牙釉质时,应彻底清洗干燥,重复酸蚀 60 秒后才能涂布封闭剂。另外,油或水污染的压缩空气吹干牙面时可使一层油膜或水膜覆盖酸蚀面,影响树脂渗入牙釉质,因此可在吹干牙面以前通过向口镜上吹气来检查压缩空气是否有污染。干燥后的酸蚀牙面呈白色雾状外观,如果酸蚀后的牙釉质没有这种表现,也应重新酸蚀。

6. 行为诱导要点(示例)

(1)基本与涂氟一致,无特殊说明。

(2)儿童对涡轮机有恐惧心理,可以尝试说"就像吸尘器一样哦,对你的牙齿打扫一下卫生"等。

(六)预防性树脂充填

预防性树脂充填是指仅去除窝沟处的病变牙釉质或牙本质,根据龋损的大小,采用酸蚀技术和树脂材料充填龋洞并在牙面上涂一层封闭剂的方法。这是一种窝沟封闭与窝沟龋充填相结合的预防性措施。由于不采用传统的预防性扩展,只去除少量的龋坏组织后即用复合树脂或玻璃离子材料充填龋洞,而未患龋的窝沟使用封闭剂保护,保留了更多的健康牙体组织,同时又阻止了早期龋的发展。

基于龋损范围、深度和使用的充填材料,可将预防性树脂充填分为 3 种类型。

A 型:需用最小号球钻去除脱矿牙釉质,用不含填料的封闭剂充填(深的窝沟可疑龋)。

B 型:用小号或中号球钻去除龋损组织,洞深基本在牙釉质内,通常用流动树脂材料充填。

C 型:用中号或较大球钻去除龋坏组织,洞深已达牙本质故需垫底,涂布牙本质或牙釉质粘接剂后用复合树脂材料充填。

1. 适应证

(1)𬌗面窝沟和点隙有龋损能卡住探针。

(2)深的点隙窝沟有患龋倾向,可能发生龋坏。

(3)沟裂有早期龋迹象,釉质混浊或呈白垩色。

2. 非适应证

(1)咬合面无深的窝沟点隙、自洁作用好。

(2)咬合面已经龋坏。

(3)已作充填的牙。

(4)萌出不全。

(5)不能配合正常操作。

3. 操作前准备　实施预防性树脂充填术前需准备好物品,包括口腔综合治疗椅、口镜、探针、镊子、高速手机、球钻、棉卷、光固化灯、酸蚀剂、粘接剂、流动树脂、三用枪、吸唾器等。

患儿家属签署知情同意书。

4. 操作步骤

(1)首先需要对患儿就诊牙齿的早期龋坏进行磨除,根据龋损范围、深度和使用的充填材料,在高速手机上选取球钻类型,定点磨除点隙窝沟龋坏组织,洞型大小依龋坏范围而定,不做预防性扩展。磨除完成后,冲洗漱口,用探针探查。

(2)清洁牙面,彻底冲洗干燥、用棉纱球隔湿。

(3)C 型预防性树脂充填要在酸蚀前将暴露的牙本质用氢氧化钙垫底。A、B 型预防性树脂充填则没有此步骤。

(4)用棉纱球隔湿,需要的情况下及时更换。用细毛刷、小棉球或小海绵块蘸适量酸蚀粘结剂放于将要进行预防性树脂充填的洞型中。涂布面积应为接受预防性充填的范围,根据产品说明书,确定酸蚀时间。

(5)C 型预防性树脂充填在窝洞内涂布一层牙釉质粘接剂后,用后牙复合树脂充填;B 型预防性树脂充填用稀释的树脂材料或加有填料的封闭剂充填,固化后在面上涂布一层封闭剂;A 型预防性树脂充填仅用封闭剂涂布面窝沟及窝洞。

(6)固化涂布光固封闭剂后,立即用可见光源照射。照射距离约离牙尖 1mm,照射时间要根据采用的产品类型与可见光源性能决定,一般为 20~40 秒。照射的范围要大于封闭剂涂布的部位。

(7)对术式要求:封闭材料固化完全并牢固附着在窝沟表面;封闭剂厚薄适中、无气泡。因此,封闭剂固化后,术者应用探针进行检查,了解固化程度、粘接情况、有无气泡存在,寻找遗漏或未封闭的洞型和窝沟,观察有无过多的封闭材料和是否需要去除,如发现问题及时处理。

(8)术后检查充填及固化情况,有无漏涂、咬合是否过高等。

5. 操作注意事项

(1)要注意 3 种类型预防性树脂充填的区别,不同类型选取的修复材料不同。

（2）在本操作中，去除龋的范围和术式分型要熟悉，以便选取相关耗材。

6. 行为诱导要点（示例）

（1）基本与涂氟一致，无特殊说明。

（2）儿童对涡轮机有恐惧心理，可以尝试说"就像吸尘器一样哦，对你的牙齿打扫一下卫生"等。

（七）相关知识

1. 龋病的三级预防

（1）一级预防

1）进行口腔健康教育普及口腔健康知识，了解龋病发生的知识，树立自我保健意识，养成良好口腔卫生习惯。

2）对口腔内存在的危险因素，应采取可行的防治措施。在口腔医生的指导下，合理使用各种氟化物及其他的防龋方法，如窝沟封闭、防龋涂料等。

（2）二级预防：早期诊断、早期处理，定期进行临床检查及 X 线辅助检查，发现早期龋应及时充填。

（3）三级预防

1）防止龋病的并发症：对龋病引起的牙髓炎、根尖周炎应进行恰当治疗，防止炎症继续发展（牙槽脓肿、骨髓炎及间隙感染等）。对不能保留的牙应及时拔除。

2）恢复功能：对牙体缺损及牙列缺损、缺失，应及时修复，恢复口腔正常功能，保持身体健康。

2. 龋病的预防方法　龋病是多因素导致牙体慢性进行性破坏的一种疾病，龋病的预防应采取综合防治措施。

（1）菌斑控制。

（2）控制糖的摄入和使用糖代用品。

（3）增强牙抗龋力。

三、相关操作评分表

（一）窝沟封闭评价

窝沟封闭评分项目、标准、评估见表 9-2-1～表 9-2-3。

表 9-2-1　窝沟封闭评分项目细化表

细化内容	分值
清洁牙面	1.0
酸蚀牙面	2.5
冲洗干燥牙面	2.0
涂布封闭剂	2.0
固化	1.0
检查	1.5

表 9-2-2 窝沟封闭评分标准细化表

细化内容	评分细化标准	分值
清洁牙面	在低速手机上安装锥形小毛刷	0.5
	蘸适量清洁剂刷洗牙面(也可采用干刷)	0.5
酸蚀牙面	棉球隔湿	0.5
	蘸置酸蚀剂:酸蚀面积一般为牙尖斜面 2/3	1.0
	酸蚀时间为 30 秒	1.0
冲洗干燥牙面	水枪加压冲洗 10~15 秒,如用含磷酸的凝胶酸蚀,冲洗时间应加倍	0.5
	冲洗后立即更换干棉卷隔湿	0.5
	无油无水的压缩空气吹干牙面	0.5
	干燥后酸蚀牙面呈白色雾状外观	0.5
涂布封闭剂	方法:应使封闭剂渗入窝沟,使窝沟内的空气排出	1.0
	涂布面积:封闭材料覆盖全部酸蚀面	1.0
固化	照射距离约离牙尖 1mm	0.5
	固化时间 20~40 秒	0.5
检查	固化程度	0.5
	黏结情况,有无气泡	0.5
	有无遗漏或未封闭的窝沟	0.5

注:该标准模拟执业医师资格考试中的分值进行评分,总分 10 分,6 分以上为合格。

表 9-2-3 窝沟封闭术规范评估表

项目	好(5分)	一般(3分)	差(1分)
操作过程流畅度			
操作检查熟练度			
人文关怀			

注:评估标准如下。

好:操作过程清晰流畅,无卡顿,检查熟练,器械操作方法正确;人文关怀到位,有术前交流、术中安慰及注意事项的交代。

一般:操作过程能整体完成,卡顿次数<3 次,检查过程中操作方法基本正确;人文关怀不足,但能有部分术前交流、术中安慰及注意事项的交代。

差:操作过程卡顿次数>6 次,操作粗暴,操作过程中多次出现口镜压迫患儿黏膜、器械没有支点等(次数 ≥ 3 次);无人文关怀。

(二)巴氏刷牙法评价

巴氏刷牙法评分标准见表 9-2-4。

表 9-2-4 巴氏刷牙法评分标准

细化内容	细化标准	分值
刷牙方法	刷毛指向根尖方向,毛端放在龈沟的位置,刷毛与牙体长轴约成 45°	0.4
	以 2~3 颗牙为一组,短距离(约 2mm)水平颤动牙刷 4~6 次,然后将牙刷向冠方转动,拂刷唇(颊)舌(腭)面	0.6
	刷上下前牙舌(腭)面时将刷头竖放于牙面上,自牙颈部向切缘拂刷	0.4
	牙刷移至下一组牙(2~3 颗)时注意重叠放置	0.2
	刷咬合面时,刷毛指向咬合面,用力前后来回刷	0.2
	按一定顺序刷全口各个牙面,不要遗漏	0.2
宣教内容	刷牙方法、刷牙时间、刷牙次数	1.0

注:该标准模拟执业医师资格考试中的分值进行评分,总分 3 分,2 分以上为合格。

四、相关知识测试题(5 道选择题)

1. 导致龋病发生的因素为
   A. 细菌因素　　　　　　　B. 宿主因素　　　　　　　C. 食物因素
   D. 时间因素　　　　　　　E. 四联因素

2. 深龋患牙的临床表现是
   A. 食酸甜食物时不痛　　　B. 食物嵌入洞内痛　　　　C. 偶尔夜间隐痛
   D. 温度测试一过性敏感　　E. 牙髓电活力测试迟钝

3. 检查邻面龋常用的最有效方法是
   A. 视诊　　　　　　　　　B. 叩诊　　　　　　　　　C. 探诊
   D. 透照　　　　　　　　　E. X 线片

4. 乳牙酸蚀时间比恒牙长的原因是
   A. 乳牙釉质含氟磷灰石多　　　　　B. 乳牙钙、磷含量高
   C. 乳牙釉质有机质含量高　　　　　D. 患儿不合作
   E. 儿童唾液分泌量大

5. 下列关于 C 型预防性充填的说法中,**不正确**的是
   A. 龋坏已达牙本质
   B. 去除龋坏组织,但不进行预防性扩展
   C. 酸蚀后,用氢氧化钙垫底
   D. 涂布粘接剂后,用复合树脂充填窝洞
   E. 窝沟封闭后,应检查咬合是否过高

参考答案:1. E　2. B　3. E　4. C　5. E

(徐　丽)

第三节　儿童牙髓病和根尖周病治疗技术

一、概述

儿童牙髓病和根尖周病分为乳牙和年轻恒牙的牙髓病及根尖周病两部分。引起儿童牙髓病和根尖周病的首要原因是龋病,其次是牙外伤和牙齿发育异常。由于乳牙和年轻恒牙的解剖生理特点明显区别于发育成熟的恒牙,加上儿童自身的身心发育特点,使得乳牙和年轻恒牙的牙髓病和根尖周病的发病特点、诊断和鉴别诊断、治疗原则和治疗方法与发育成熟的恒牙有很大不同。

本节主要讲述狭义的牙髓治疗,即露髓或牙髓感染后的牙髓治疗方法,包括直接盖髓术、牙髓切断术、根管治疗术、年轻恒牙根尖诱导成形术、根尖屏障术和牙髓血管再生术。

二、乳牙牙髓病和根尖周病治疗技术

(一) 乳牙牙髓病和根尖周病的治疗目的

1. 去除感染,消除疼痛,这是治疗的首要目的。

2. 延长患牙使用时间。

3. 防止对继承恒牙胚产生病理生理性影响。

(二) 乳牙直接盖髓术

1. 适应证　牙髓活力正常;无任何病变相关症状或体征;备洞或外伤导致的机械性露髓;露髓孔直径<1mm。

2. 治疗步骤(详细步骤见第一章第六节)

(1)局部麻醉。

(2)隔湿。

(3)盖髓。

(4)充填。

3. 定期复查　每3~6个月进行临床及X线检查。

(三) 乳牙牙髓切断术

1. 适应证

(1)乳牙深龋备洞时机械露髓,不能进行直接盖髓。

(2)外伤露髓孔较大,不能直接盖髓,污染程度轻,尚未发生弥漫性炎症。

(3)慢性牙髓炎(早期),判断指征如下。

1)无自发痛史。

2)临床检查无松动、叩痛、牙龈无红肿和瘘管。

3)深龋去净腐质露髓或去净腐质极近髓。

4)X线片显示根尖周无异常。

2. 禁忌证　牙髓感染不仅局限于冠髓,而且已经侵犯根髓,形成弥漫性炎症感染,甚至侵犯根尖周组织。

3. 器械材料

(1) 口腔检查器械：镊子、口镜、探针。

(2) 牙髓切断相关器械：大号挖匙、小号挖匙。

(3) 充填器械：水门汀充填器、金属雕刻刀。

(4) 调拌相关器械：玻璃板、调刀。

4. 盖髓剂　氢氧化钙及其制剂、MTA、iRoot BP。

5. 操作步骤

(1) 局部麻醉和隔湿：根据不同牙位选择麻醉术式，推荐橡皮障隔湿法。

(2) 去腐、制备洞型：去除洞壁腐质和洞底腐质后，暴露牙髓，更换灭菌手套，使用灭菌器械。

(3) 揭髓顶、去冠髓：沿露髓孔开髓，揭尽髓室顶，使用慢机球钻或锐利挖匙去除冠髓，操作期间使用大量生理盐水冲洗，去尽冠髓后使用生理盐水压迫根管口断髓 5 分钟，可以止血。

(4) 牙髓断面处理：使用盖髓剂(氢氧化钙及其制剂、MTA、iRoot BP)覆盖牙髓断面，轻压使盖髓剂与牙髓断面贴合。

(5) 充填、修复：氧化锌水门汀垫底，玻璃离子水门汀垫底充填，乳磨牙推荐使用金属预成冠修复。

6. 注意事项

(1) 严格无菌操作。

(2) 有效隔湿。

(3) 如果去尽冠髓后出血量大，且不易止血，说明牙髓感染已不仅局限于冠髓，根髓也已受感染，不再是牙髓切断术的适应证，应改为牙髓摘除术。

(4) 术中不能用高压气枪进行强力吹干，以减少对牙髓的刺激，也能杜绝高压气枪管道来源的感染。

(5) 止血后在牙髓断面未形成血凝块之前，立即覆盖盖髓剂。

(6) 最后要做好冠方封闭。

7. 定期复查　首次复查在术后 3 个月，以后每隔 6 个月复查。

8. 成功标准　包括临床和 X 线两项标准。

(1) 临床成功标准：无不适主诉；无叩痛和异常动度；牙龈无红肿和瘘管。

(2) X 线成功标准：根管无内外吸收；根分叉和根尖无病变；继承恒牙胚发育正常。

(四) 乳牙根管治疗术

1. 适应证

(1) 急性、慢性牙髓弥漫性感染。

(2) 牙髓坏死但应保留的乳牙。

(3) 根尖周炎症但具有保留价值的乳牙。

2. 禁忌证

(1) 牙冠破坏严重，根管弯曲、不通，无法再修复。

(2) 髓室底穿孔。

(3) 牙根吸收超过 1/3，接近替换的乳牙。

(4)根尖及根分歧病变累及恒牙胚。

(5)牙源性囊肿和滤泡囊肿。

3. 器械材料

(1)根管预备:拔髓针、根管锉、量尺、根管侧方冲洗针头、根管冲洗液(1%次氯酸钠溶液、灭菌用水)、氢氧化钙糊剂、吸潮纸尖、橡皮障、蓝色玻璃离子。

(2)根管充填:螺旋输送器、根管充填糊剂 Vitapex、玻璃离子、流动树脂、乳牙金属预成冠或乳牙透明冠。

4. 操作步骤

(1)局部麻醉和隔湿:根据不同牙位选择局部麻醉术式,推荐橡皮障隔湿。

(2)去腐、开髓:去净腐质,开髓,揭尽髓室顶,去除冠髓,探查根管口。

(3)拔髓、确定根管长度:拔髓针插入根管中部,旋转后拔除牙髓,根据 X 线根尖止点上方 2mm,结合初尖锉手感,确定工作长度。

(4)根管预备:按照确定好的工作长度,使用 K 锉逐级扩大到 30#~35#,切勿使器械超出根尖孔。

(5)根管冲洗、消毒:根管预备期间、预备后用根管侧方冲洗针头进行根管冲洗,冲洗液为 1%次氯酸钠溶液和灭菌用水。

(6)根管封药:使用吸潮纸尖拭干根管后,将氢氧化钙糊剂导入根管,髓腔内放置无菌棉球,蓝色玻璃离子暂封,2~4 周后复诊。

(7)根管充填:橡皮障下,去除暂封及无菌棉球,1%次氯酸钠溶液和灭菌用水交替冲洗根管,拭干,使用螺旋输送器辅助根管充填材料导入根管。拍摄 X 线片,确认根管充填效果后,玻璃离子垫底,复合树脂充填。乳切牙可在玻璃离子垫底后行透明冠修复,乳磨牙可在玻璃离子充填后行金属预成冠修复。

5. 注意事项

(1)根管预备时不要超出根尖孔,以免将感染物质推出根尖孔或损伤恒牙胚。

(2)由于乳牙根有生理吸收,因此要使用可吸收的、不影响乳恒牙交替的糊剂充填,目前使用的根管充填糊剂有氧化锌丁香油糊剂、氢氧化钙制剂、碘仿制剂、氢氧化钙碘仿制剂。

(3)不宜对乳磨牙牙龈瘘管进行深搔刮,避免损伤乳磨牙根分歧下方的继承恒牙胚。

6. 定期复查　乳牙根管治疗后要定期随访,随访周期为 3~6 个月。

7. 成功标准　包括临床和 X 线两项标准。

(1)临床成功标准:无异常松动、瘘管或肿胀,原有的龈瘘已愈合。

(2)X 线成功标准:X 线片显示根尖周无病变或原有病变已消失,继承恒牙胚发育未受损。

三、年轻恒牙牙髓病和根尖周病治疗技术

年轻恒牙牙髓病治疗原则:尽力保存活髓组织,以保证牙根的继续发育和生理性牙本质形成。如不能保存全部活髓,也应保存根部活髓。如不能保存根部活髓,也应保存牙齿。

年轻恒牙活髓保存的生理基础如下。

1. 年轻恒牙牙髓腔大、牙髓组织多,牙髓组织血运丰富,使得牙髓具有较强的防御能力和修复能力。

2. 年轻恒牙根尖孔大,根尖部牙髓组织呈乳头状与下方的根尖周组织移行,局部血液微循环系统丰富,使得年轻恒牙牙髓对炎症有较强防御能力。

(一) 年轻恒牙直接盖髓术

1. 适应证　机械性或外伤性露髓,露髓孔直径<1mm。

2. 治疗步骤(详细步骤见第一章第六节)

(1)制备洞型、清除龋坏组织。

(2)放置盖髓剂。

(3)充填。

(二) 年轻恒牙牙髓切断术

1. 适应证

(1)年轻恒牙龋源性、外伤性或机械性露髓,不能行直接盖髓术。

(2)年轻恒牙牙髓感染局限于冠髓而根髓尚未受到侵犯。

2. 器械材料　同"乳牙牙髓切断术"。

3. 盖髓剂　同"乳牙牙髓切断术"。

4. 操作步骤　同"乳牙牙髓切断术"。

5. 定期复查

(1)首次复查时间为 3 个月,以后每 6 个月复查一次。

(2)临床检查:牙髓活力情况,术后有无敏感、疼痛或软组织肿胀等症状或体征。

(3)X 线检查:有无病理性根吸收,有无异常根管钙化,有无根尖低密度影。

6. 部分牙髓切断术　对于牙髓感染很局限的年轻恒牙,还可使用部分牙髓切断术。只去除露髓孔下方有炎症或感染的牙髓组织,保留所有未被感染的健康牙髓组织,主要适用于年轻恒牙外伤性或龋源性露髓。

7. 年轻恒牙牙髓切断术后牙根完全成形,需结合牙体修复的需要等因素,考虑是否进行根管治疗。如果根髓健康,冠部有足够组织支持修复体,可以不进行根管治疗。有文献报道牙根发育完成后根髓会有变性和弥漫性根管内钙化,若出现此种情况,建议根管治疗。

(三) 年轻恒牙根尖诱导成形术

1. 根尖诱导成形术所依赖的组织

(1)根尖部残留的生活牙髓。

(2)根尖端的牙乳头。

(3)根尖组织中的上皮根鞘。

2. 适应证

(1)牙髓炎症累及根髓,不能保留部分或全部根髓的年轻恒牙。

(2)牙髓全部坏死的年轻恒牙。

(3)有根尖周炎症的年轻恒牙。

3. 操作步骤

(1)第一阶段

1)术前拍摄 X 线片:了解根管发育情况、根尖周病变情况,协助确定牙根长度。

2)开髓:去尽腐质后开髓。

3）确定工作长度：临床上一般以 X 线根尖片上方 2mm 处作为止点，确定工作长度。

4）根管预备：根据工作长度使用 K 锉轻轻锉除根管壁上的感染物质，使用大量 1% 次氯酸钠溶液和生理盐水反复交替冲洗根管。

5）根管消毒：拭干，根管内封氢氧化钙糊剂或三联抗生素糊剂，蓝色玻璃离子暂封。2~4 周后复诊。

6）药物诱导：根管消毒后无症状，橡皮障下去除暂封，1% 次氯酸钠溶液和生理盐水反复交替冲洗根管，拭干，将根尖诱导药物（如氢氧化钙制剂）导入根管，氧化锌水门汀垫底，玻璃离子充填。

7）定期检查：每隔 3~6 个月复查，进行临床检查和 X 线检查，观察牙根发育状况。

（2）第二阶段：根尖封闭后，永久性根管充填，修复患牙。

4. 根尖诱导成形术牙根继续发育的类型

（1）根尖继续发育，管腔缩小，根尖封闭。

（2）根管腔无变化，根尖封闭。

（3）X 线片上未见牙根继续发育，但根管内探测有明显阻力，说明根尖处有薄的钙化屏障。

（4）X 线片上见在根端 1/3 处形成钙化屏障。

5. 根尖诱导成形术术后评价

（1）评价依据

1）根尖周炎症和病变愈合情况。

2）牙根继续发育情况。

（2）评价标准：分为成功、进步和失败。

1）成功：是指根尖周病变消失，牙根延长，根尖形成或根尖闭合。

2）进步：是指根尖周病变消失，牙根延长，根尖未完全形成或形成极不规则。

3）失败：牙根未能延长，或根尖周病变未见缩小或消失。

成功和进步表明根尖诱导有效，失败表明无效。

（四）年轻恒牙根尖屏障术

1. 适应证

（1）年轻恒牙龋源性、外伤性或机械性露髓，不能行直接盖髓术。

（2）年轻恒牙牙髓感染局限于冠髓而根髓尚未受到侵犯。

2. 器械材料

（1）隔湿：橡皮障。

（2）根管冲洗和消毒：1% 次氯酸钠溶液、灭菌用水、氢氧化钙糊剂、侧方冲洗针头、超声荡洗设备。

（3）根尖封闭：MTA、iRoot BP。

（4）根管充填：热牙胶充填设备、热牙胶、垂直加压器、吸潮纸尖、根管显微镜。

（5）牙齿充填：玻璃离子、树脂、恒牙金属预成冠。

3. 操作步骤

（1）根管预备

1）局部麻醉，确认麻醉效果后，橡皮障隔湿，开髓，揭尽髓室顶，充分暴露根管口。

2）拔髓后使用 1% 次氯酸钠溶液对髓腔内进行冲洗。

3）探查根管,确定根管数目,测量工作长度。

4）适度机械预备,对粗大根管可使用加粗锉预备,预备时使用 1% 次氯酸钠溶液 + 灭菌用水交替冲洗根管。

5）超声荡洗,超声工作尖深度在工作长度的基础上后退 2~3mm,每个根管荡洗 3 次,每次荡洗 20 秒。

6）拭干根管,根管内封氢氧化钙糊剂或三联抗生素糊剂,髓腔内置无菌棉球,蓝色玻璃离子暂封窝洞,2~4 周后复诊。

（2）根尖封闭

1）复诊时若临床症状改善,无明显根尖周炎体征,橡皮障下去除暂封,1% 次氯酸钠溶液冲洗根管,再次超声荡洗。

2）拭干根管,此时根尖应无明显渗出,若根尖有明显渗出,则需再次根管内封药。

3）显微镜下将 MTA 或 iRoot BP 输送至牙根根尖部,用垂直加压器压实,输送厚度达 2mm 后,氧化锌暂封,拍摄 X 线片确认是否到达根尖部。

4）X 线片确认到达根尖部,继续输送 MTA 或 iRoot BP,直至厚度达 4mm 以上,氧化锌暂封,再次拍摄 X 线片确认厚度是否合适,根尖封闭材料充填是否密实。

5）根管内清理多余 MTA 或 iRoot BP,根管内置湿棉捻,蓝色玻璃离子暂封。

（3）根管充填、冠部修复

1）2 天后再次就诊,橡皮障下再次打开根管,取出棉捻,探查根尖封闭坚硬后,用热牙胶注射技术充填上段根管,拍摄 X 线片确定根管充填质量。

2）玻璃离子垫底,树脂充填,恒磨牙可用金属预成冠修复。

4. 定期复查　根尖屏障术后要定期随访,随访周期为 3~6 个月。

（五）年轻恒牙牙髓血管再生术

1. 适应证

（1）牙髓坏死或有根尖周病变的年轻恒牙,且根尖口开放呈"喇叭口"状或根管呈平行状。

（2）患儿对根管药物不过敏。

（3）患儿能配合治疗。

2. 器械材料

（1）隔湿:橡皮障。

（2）根管冲洗和消毒药物:1% 次氯酸钠溶液、17% EDTA 冲洗液、生理盐水、氢氧化钙糊剂、侧方冲洗针头、超声荡洗设备。

（3）封闭材料:MTA、iRoot BP。

（4）根管充填:垂直加压器、吸潮纸尖、根管显微镜。

（5）牙齿充填:玻璃离子、树脂。

3. 操作步骤

（1）术前拍摄 X 线片,观察牙根发育情况及根尖周病变范围,帮助确定工作长度。

（2）局部麻醉,确认麻醉效果后,橡皮障隔湿,开髓,揭尽髓室顶,充分暴露根管口。

（3）先用 1% 次氯酸钠溶液冲洗根管,然后用生理盐水冲洗,冲洗器应位于根尖 1mm 处,不要加压冲洗,注意避免消毒药物溢出根尖孔。

(4)拭干根管后根管内封药(三联抗生素或氢氧化钙糊剂),使用螺旋输送器将根管内封药导入釉牙骨质界之下,将髓腔内多余糊剂擦干净。

(5)根管口上方覆盖无菌干燥小棉球,蓝色玻璃离子暂时充填窝洞。

(6)1~4周后复诊,如果临床检查无相关阳性体征,则局部麻醉后橡皮障下打开髓腔,使用17% EDTA 冲洗液,然后用生理盐水冲洗,拭干。

(7)使用无菌40# 根管锉超出工作长度3~4mm,刺破根尖组织使其出血,应使釉牙骨界下方3mm根管内充满血液,静置15分钟,待血凝块形成。

(8)将 MTA 或 iRoot BP 放在血凝块上方,然后放置湿棉球,蓝色玻璃离子暂封。拍摄 X 线片确定 MTA 或 iRoot BP 的位置和厚度。

(9)1 天后,去除暂封材料,检查 MTA 或 iRoot BP 是否完全硬固,玻璃离子垫底,树脂充填。

4. 定期复查

(1)完成上述治疗后 3 个月、6 个月、12 个月复查。

(2)复查时临床检查要关注有无叩痛,有无异常松动,有无牙龈红肿或瘘管。

(3)X 线检查要关注根尖周病变有无变化,牙根是否继续发育。

四、相关知识测试题(5 道选择题)

1. 患儿,男,8 岁,10 天前牙外伤,11 冠折 1/2,牙髓暴露,叩痛(+),唇侧牙龈可见脓肿,不松动,根尖片未见根折。以下可选的治疗方案是

    A. 直接盖髓　　　　　　　B. 活髓切断术　　　　　　C. 根管治疗

    D. 根尖诱导术　　　　　　E. 螺纹钉固位,树脂充填

2. 下列乳牙牙髓治疗中,正确的是

    A. 乳牙根管充填可用氧化锌丁香油糊剂

    B. 牙髓坏疽可以进行活髓切断

    C. 牙根开始吸收时,不能进行活髓切断

    D. 乳牙不能进行氢氧化钙活髓切断

    E. 乳牙保存活髓无意义

3. 患儿,7 岁,因"右上中切牙冠折后半个小时内"就诊。检查:11 穿髓孔较大,疼痛明显,叩诊不适。应选的治疗方法为

    A. 直接盖髓术　　　　　　B. 活髓切断术　　　　　　C. 根管治疗术

    D. 根尖诱导成形术　　　　E. 拔髓术

4. 患儿,5 岁半,因"右下后牙肿痛 2 天"就诊。检查 84 冠大部分龋坏,龋洞较深,叩痛(+),Ⅱ度松动,颊侧牙龈处有 0.5mm×0.5mm 脓肿,X 线片显示根吸收 1/3,根分歧有低密度影。初诊治疗方案应为

    A. 切开引流置引流条　　　　　　B. 拔除,口服消炎药

    C. 开髓封,以失活剂进行根管治疗　　D. 开髓开放脓肿切开

    E. 拔髓根管开放,脓肿切开

5. 年轻恒牙直接盖髓的适应证为

A. 露髓孔直径<1mm　　　　　　　　B. 露髓孔直径>1mm

C. 露髓孔直径>1.5mm　　　　　　　　D. 露髓孔直径<2mm

E. 露髓孔直径<2.5mm

参考答案: 1. D　2. D　3. B　4. D　5. A

（李磊涛　李奉华）

第四节　儿童牙外伤常见处理技术

一、儿童前牙断冠粘接术

(一) 概述

大部分的牙外伤发生在儿童时期,儿童外伤最常见的类型为前牙冠折,前牙外伤年龄多为 8~10 岁,约占前牙外伤的 52.9%,其中以上颌中切牙最为多见。8~10 岁儿童上前牙牙根尚未发育完成,牙龈缘附着位置不稳定,邻牙及咬合关系还处在不断变化中,年轻恒牙牙冠折断后,需要恢复外伤牙的形态及功能,同时满足患儿及家长的美观、心理需求,可在成年前进行过渡性修复。如果断冠保存完整,年轻恒牙过渡性修复方式首选断冠粘接术。

(二) 操作规范流程

1. **适应证**　冠中 1/3 处的折断,冠中 1/3 处斜向牙龈下 2mm 以内的冠根折断,断片较为完整。

2. **非适应证**　断片小而碎;不能配合操作的情况。

3. **操作前准备**

(1) 物品(器械)准备

1) 牙椅设备正常,水、气正常。

2) 口腔检查器械盘。

3) 高速手机、低速手机、钻针。

4) 充填材料:酸蚀剂、粘接剂、流动树脂、复合树脂等。

5) 充填器械、光敏灯。

6) 橡皮障隔湿系统。

7) 抛光器械:邻面抛光条、抛光蝶等。

8) 树脂比色板。

(2) 患者及家长准备

1) 签署知情同意书。

2) 将断冠保存于生理盐水中,每 3 天更换一次生理盐水。

3) 检查前应向患儿及家长做好解释工作,消除患儿的紧张情绪,嘱其平静。

4) 已完成外伤牙的牙髓治疗。

(3) 操作者准备

1) 核对患儿信息:姓名、性别、年龄、主诉。

2) 若需局部麻醉,应询问患儿及家长有无药物过敏史、系统疾病史,以及确认进食情况。

3) 明确患儿无全身不适,排除颅脑外伤。

4)进行临床检查,包括冠折的时间、断冠的保存方式、冠折牙的检查(视诊、叩诊、松动度、咬合关系、牙髓状况、与邻牙的关系等)、检查断冠的完整性及对位情况,注意断冠复位后有无咬合干扰。

5)查看 X 线检查结果。

6)确定外伤牙是否能行断冠粘接及已完成外伤牙松动和牙髓等情况急性处理。

7)确定患儿家长已签署治疗知情同意书。

4. 操作步骤

(1)粘接前操作

1)比色:在自然光下,利用树脂比色板进行比色。

2)局部麻醉及牙龈准备:活髓牙必要时行局部浸润麻醉;冠根折患牙需进行部分牙龈切除及排龈。

3)上障:进行前牙区橡皮障隔离。

4)清洁断冠及牙体断面:橡皮抛光杯蘸清洁剂清理断冠及牙体断面。

5)断冠预备:断冠制备髓腔固位形。

6)牙体预备:复杂冠折或复杂冠根折患牙牙髓处理后,按开髓洞型制备髓腔固位形。

(2)粘接(图 9-4-1)

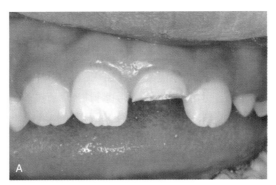

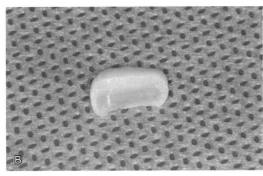
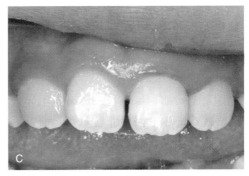

图 9-4-1　21 牙断冠粘接完成即刻(A~C)

1)酸蚀:断冠及牙体断面分别酸蚀 30 秒,冲洗吹干。

2)涂布粘接剂:断冠及牙体断面均匀涂布粘接剂,充分吹薄,光固化。

3)流动树脂对位粘接:确认断冠充分对位,流动树脂充填断冠及牙体断面,光固化。

4)制备唇侧洞斜面:唇侧折断线周围制备洞斜面,斜面宽2~3mm。

5)唇侧洞斜面树脂充填:唇侧洞斜面酸蚀,涂布粘接剂,光固化,根据比色结果采用前牙美学树脂进行充填。

6)腭侧洞斜面:必要时制备腭侧洞斜面并进行树脂充填,方法同唇侧。

(3)调𬌗抛光:去除多余充填体及咬合干扰点,精细抛光,邻面使用邻面抛光条进行抛光。

5. 并发症及处理　牙髓暴露:釉质 - 牙本质折断距离牙髓较近时,需先进行护髓,近髓角处不能制作固位形;若不慎出现牙髓暴露,可根据情况行直接盖髓或牙髓切断术,护髓垫底后再行断冠粘接。

6. 操作注意事项

(1)操作前先进行断冠复位,评估能否完全就位。

(2)操作时建议使用橡皮障进行隔湿,以免湿润环境影响粘接效果,同时防止患儿误吞断冠。

(3)断冠长时间保存于干燥环境会脱水,影响断冠强度及色泽,在粘接前建议保存在生理盐水中。

(4)儿童断冠粘接应尽早完成,时间过久易导致间隙丧失。

(5)断冠粘接后患牙勿咬硬物,需定期复查。

7. 相关知识　年轻恒牙断冠未保存者,可行硅橡胶导板下树脂修复或树脂冠修复等。

(三) 常见错误及分析

断冠无法就位,分析原因如下。

1. 牙齿缺失过久导致间隙丧失　牙齿缺失过久可导致邻牙伸长或移动。

2. 断冠术前未予复位评估　术前未评估是否能行断冠粘接。

3. 复位角度异常　光固化前未评估断冠能否充分对位。

4. 粘接剂过厚　粘接剂未充分吹薄,导致粘接剂过厚,从而影响断冠就位。

5. 光固化前树脂已固化　操作未注意控制时间和避光,断冠充分对位前树脂已提前固化。

二、外伤前牙简易弓丝树脂夹板弹性固定术

(一) 概述

儿童活泼爱动,随着户外活动项目增多,牙外伤发生情况也呈上升趋势。年轻恒牙牙根未发育完成,牙周组织疏松,较易发生牙齿松动移位,良好的固定方法与合适的固定时间对年轻恒牙外伤治疗预后非常重要。研究表明,牙外伤2周后,牙周膜主纤维大部分已修复,牙周膜重新获得了约2/3的机械强度。当外伤牙的固定时间过短时,牙周膜主纤维无法得到较好修复,患牙无法充分恢复固位;而固定时间过长时,可能会引起牙齿固连,固定时间过长或过短都有可能导致治疗的失败。同时,牙周组织损伤后,理想的愈合方式为牙周膜愈合,牙周膜愈合将同时存在来自牙槽窝壁的牙槽骨改建和来自牙根表面邻近的牙周膜纤维愈合,且两者呈竞争关系。

近年来提出的"牙外伤弹性固定",是在固定松动牙齿的同时保持一定的生理动度,使牙槽骨改建延缓,促进牙根周围牙周膜的再生附着,更有利于外伤松动牙齿的存留。在外伤

牙的弹性固定方法中,结扎丝+树脂夹板固定术是简单常用的一种方法。

(二)操作规范流程

1. 适应证

(1)外伤牙齿有明显的松动或移位,如半脱出、侧方移位、挫入、全脱出复位后等。

(2)牙根折断。

2. 非适应证

(1)对金属材料过敏。

(2)不能配合操作。

3. 操作前准备

(1)物品(器械)准备

1)牙椅设备正常,水、气正常。

2)口腔检查器械盘。

3)高速手机、低速手机、钻针。

4)材料:0.25mm 或 0.20mm 正畸结扎丝、酸蚀剂、粘接剂、流动树脂等。

5)器械:止血钳、钢丝剪。

6)光敏灯。

7)开口器。

(2)患儿及家长准备

1)签署知情同意书。

2)必要时进行局部麻醉的术前饮食准备及思想准备。

(3)操作者准备

1)核对患儿信息:姓名、性别、年龄、主诉。

2)若需局部麻醉,应询问患者有无麻醉药物过敏史、系统疾病史及进食情况。

3)明确患儿无全身不适,排除颅脑外伤。

4)进行临床检查,包括外伤牙的时间、外伤牙的检查(视诊、叩诊、松动度、咬合关系、牙髓状况、与邻牙的关系等),注意复位后有无咬合干扰。

5)查看 X 线检查结果。

6)确定患儿家长已签署治疗知情同意书。

4. 操作步骤

(1)牙齿复位及弓丝准备

1)牙齿复位:将脱位牙齿复位于生理位置,必要时在局部麻醉下进行。

2)弓丝准备:采用直径为 0.25mm 或 0.20mm 的正畸结扎丝对折 3~4 次,用止血钳拧成一股,弯制成牙弓形态,常用的固定单位为"1 个外伤牙+两侧各 1 个正常邻牙"的 3 颗牙固定单位,在临床实际中可根据外伤牙位和邻牙情况有所变化,如邻牙为乳牙等情况可增加支抗牙数。

3)牙面清洁:对外伤牙行牙面光洁,冲洗,牙龈止血,固定基牙行牙面光洁。

4)试弓丝:弯制好的弓丝应与牙弓形态一致,不应产生矫治力。

(2)弓丝+树脂粘接(图 9-4-2)

1)牙面酸蚀粘接:外伤牙及基牙唇面中 1/3 酸蚀 30 秒,对萌出不全的牙可适当向切端方向移动,冲洗吹干,均匀涂布粘接剂,吹薄,光固化。

2)树脂粘接:先将弓丝两端与两侧的健康基牙利用流动树脂粘接在一起,确定好位置行光固化,再逐个粘接牙,最后固定外伤牙,粘接外伤牙时要保证外伤牙位于生理位置,并检查咬合无干扰点,保证复位正确再行光固化。

(3)调𬌗抛光:去除多余材料,修整树脂外形,抛光,避免刺激黏膜。

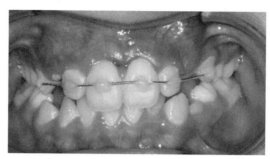

图 9-4-2　11 牙、21 牙半脱出复位固定后

5. 并发症及处理　咬合干扰:固定后若发现咬合干扰,须明确患牙有无复位准确,若未复位准确则去除固定重新复位,若复位准确,则可行全牙列𬌗垫或适当调磨,去除咬合干扰。

6. 操作注意事项

(1)操作前进行外伤牙复位,评估能否完全就位,可用 X 线片进行评估。

(2)操作时可以使用 U 形开口器,帮助患儿张口,有助于隔湿。

(3)根据外伤的类型、外伤的牙数、基牙的情况、是否需跨过缺牙部位,选择合适的结扎丝直径、股数、基牙的数目。

(4)外伤移位牙应尽早复位固定。

(5)外伤牙树脂光固化前应检查复位是否正确,检查有无咬合干扰。

(6)固定装置完成光固化后要检查有无末端结扎丝外露、树脂边缘锐利等,以免损伤软组织。

7. 相关知识　外伤牙弹性固定的方法:正畸托槽 + 弹性唇弓、预成钛链 + 复合树脂夹板、超强纤维树脂夹板、钢丝唇弓 + 树脂夹板、全牙列𬌗垫固定术等。

(三)常见错误及分析

1. 患牙复位无法完全就位

(1)患牙外伤时间过久,牙槽窝已机化或错位愈合。

(2)牙槽窝骨折,产生的碎片影响就位。

(3)复位角度异常。

(4)年轻恒牙术前无法确定合适位置,可与患儿及家长确认外伤前该牙萌出位置,让家长提供生活照片辅助判断。

2. 固定装置松动

(1)术中牙龈渗血,未予止血。

(2)固定牙卫生差、软垢多、未进行清洁。

(3)隔湿不完全、唾液污染等。

(4)酸蚀粘接光固化步骤未完全等。

三、全牙列殆垫

(一)概述

牙外伤后需常规检查有无咬合创伤。牙外伤时的咬合创伤一部分是由于牙齿移位发生位置关系改变所致,还有一部分是由于儿童自身的咬合状态异常所致(如错殆畸形、发育过程中出现的暂时性深覆殆等),而新萌出的年轻恒牙不适合采取调磨术,此时全牙列殆垫是最佳的治疗方法。全牙列殆垫主要起消除咬合创伤的作用,同时对外伤牙也有一定程度的固定作用。

(二)操作规范流程

1. 适应证

(1)年轻恒牙外伤后咬合创伤。

(2)多颗牙的牙震荡和牙松动,或替牙期牙冠长度不一、乳牙松动、恒牙萌出不足。

2. 非适应证

(1)全脱出或极度松动患牙复位后,取模易导致再次脱位(需先行其余弹性固定方法再行取模)。

(2)不能配合操作。

3. 操作前准备

(1)物品(器械)准备

1)牙椅设备正常,水、气正常。

2)口腔检查器械盘。

3)低速手机及配套车针。

4)取模器械及材料:托盘、藻酸盐、硬石膏等。

5)调磨器械:剪刀。

6)齿科真空压模机及膜片。

(2)患儿及家长准备:签署知情同意书。

(3)操作者准备:同上文"外伤前牙简易弓丝树脂夹板弹性固定术"。

4. 操作步骤

(1)牙齿复位:必要时在局部麻醉下进行。

(2)模型准备

1)取印模:试托盘,使用藻酸盐材料取上颌或下颌印模。

2)灌制硬石膏模型:灌制硬石膏模型,修整模型,填补气泡,并将创伤牙用蜡进行缓冲处理。

(3)压制修整膜片

1)压制膜片:将预备好的模型放入齿科真空压模机的金属颗粒中包埋,用配套1.8~2.5mm 的硬质树脂片,待机器预热后,在工作模型上加压完成殆垫成形。

2)修整殆垫:将成形后的膜片进行修剪,修整基托边缘,打磨光滑,完成殆垫的制作。

(4)口内试戴:适当调整,患儿戴入殆垫后能够有正常的咀嚼活动和语言功能。

5. 并发症及处理 取模后患牙松动加重:明显松动的患牙需先行弹性固定后再行取

模;若取模后患牙松动加重,则改用其余固定装置,复位固定后患牙仍有咬合创伤者,𬌗垫可设置于对颌,在对应咬合创伤牙区域开窗。

6. 操作注意事项

(1)操作前进行外伤牙复位,评估能否完全就位,可用X线片进行评估。

(2)极度松动患牙需先行固定再予以取模。

(3)定期复查,加强口腔卫生,防止𬌗垫变形。

7. 相关知识　全牙列𬌗垫固定属于弹性固定,能够解除咬合创伤,其特点在于不需要与邻牙固定连接,使患牙有更好的生理动度,能够防止骨性愈合的发生。同时全牙列𬌗垫取戴方便、容易保持口腔清洁、美观舒适,但对于配合较差的患者不能确保固定效果。全牙列𬌗垫在口腔中的佩戴时间根据损伤程度、类型和患者咬合情况不同存在较大差异,一般应佩戴至外伤牙基本不松动,牙尖交错位时无异常动度为止。

(三) 常见错误及分析

1. 𬌗垫不贴合

(1)患牙牙龈肿胀明显,影响印模准确性。

(2)模型填蜡过多等。

2. 𬌗垫无法就位　多由倒凹未填导致。

四、相关知识测试题(5道选择题)

1. 下列说法**错误**的是

A. 断冠粘接前需先检查患牙的牙髓状况

B. 断冠应尽量干燥保存

C. 年轻恒牙冠折后若断冠保存完整应尽量选择断冠粘接进行过渡性修复

D. 断冠粘接后要注意检查咬合

E. 操作前先进行断冠复位,评估能否完全就位

2. 儿童最容易受外伤的牙齿是

A. 乳切牙　　　　　　B. 乳尖牙　　　　　　C. 恒切牙

D. 乳尖牙和恒尖牙　　E. 乳切牙和恒切牙

3. 外伤手术治疗后牙周最好的愈合方式是

A. 表面吸收愈合　　　B. 牙齿固连　　　　　C. 炎性吸收

D. 牙周膜愈合　　　　E. 以上都是

4. 下列**不属于**外伤牙弹性固定的是

A. 弹力纤维-复合树脂夹板　　　B. 正畸托槽+弹性唇弓

C. 全牙列𬌗垫固定术　　　　　　D. 钢丝结扎金属丝-树脂夹板

E. 尼龙丝夹板

5. 下列说法**错误**的是

A. 所有外伤类型均可用全牙列𬌗垫进行固定

B. 年轻恒牙咬合创伤采用全牙列𬌗垫优于调磨法

C. 全牙列𬌗垫需在口内试戴合适

D. 全牙列𬌗垫不仅能消除咬合创伤,也是弹性固定的一种方法

E. 极度松动患牙需先行固定再予以取模

参考答案: 1. B 2. E 3. D 4. D 5. A

（邱喜丽）

第五节 年轻恒牙全脱出再植术

一、概述

全脱出是一种最严重的牙齿损伤,不仅会造成牙周膜韧带撕裂,牙髓组织丧失血供,还会对牙骨质造成损伤。全脱出多发生于单颗年轻恒牙,以上颌中切牙多见。全脱出患牙的治疗方法为牙齿再植术,迅速再植是获得牙髓 - 牙周膜愈合的关键,延迟再植会影响再植效果,对于儿童来说,尽量延长患牙在口内的保存时间意义重大。

二、操作规范流程

(一) 适应证

恒牙全脱出。

(二) 非适应证

不能配合操作。

(三) 操作前准备

1. 物品(器械)准备

(1)牙椅设备正常,水、气正常。

(2)口腔检查器械盘。

(3)高速手机、低速手机、钻针。

(4)材料:0.25mm 或 0.20mm 正畸结扎丝、酸蚀剂、粘接剂、流动树脂等。

(5)器械:止血钳、钢丝剪。

(6)开口器、光敏灯。

(7)局部麻醉药及注射器。

2. 患儿及家长准备

(1)牙再植贵在即刻进行,如患儿能在事发现场完成即刻再植,可增加治疗成功率。可迅速捡起脱落牙齿拿起牙冠部,避免接触牙根,自来水简单冲洗后直接将牙齿放入牙槽窝,患儿小心合上嘴后立即前往医院就诊;若不能放入牙槽窝,可放置到合适的保存介质中,如生理盐水或牛奶中,立即前往医院。

(2)签署知情同意书。

(3)进行局部麻醉的术前饮食准备及思想准备。

3. 操作者准备

(1)核对患儿信息:姓名、性别、年龄、主诉。在此过程中迅速把离体牙转移到合适的保存介质中。

(2)询问有无药物过敏史、系统疾病史,以及确认进食情况。

(3)明确患儿无全身不适,排除颅脑外伤。

（4）进行临床检查,包括外伤牙的时间、外伤牙保存的溶液、外伤牙的检查(视诊、牙槽窝、能否完全复位、咬合关系、牙髓状况、牙根情况、与邻牙的关系等),注意复位后有无咬合干扰。

（5）查看 X 线检查结果。

（6）确定已签署治疗知情同意书。

(四) 操作步骤

1. 复位患牙

（1）离体牙处理:用手或上颌前牙钳夹住脱出牙的牙冠,用生理盐水冲洗牙根表面的污染物,注意不要损伤牙周膜,将清洗干净的牙齿放在 Hanks 平衡盐溶液中,若无 Hanks 平衡盐溶液,可放置于生理盐水中待用。对于长时间(1 小时以上)且保存在非生理性介质中的全脱出患牙,牙周膜愈合可能性极低,可用纱布清除根面坏死牙周膜,再用氟化钠制剂、四环素、次氯酸等制剂处理根面,以延长再植牙的口内保留时间。

（2）局部麻醉;清理牙槽窝前需先行局部麻醉。

（3）清理牙槽窝:用镊子轻轻清理牙槽窝内的血凝块,但不要搔刮,以免影响残留的牙周膜,生理盐水冲洗,若有牙槽窝骨折移位,可轻柔手法复位。

（4）复位患牙:手持离体牙的牙冠部,用最小的力放回牙槽窝,复位后检查有无咬合干扰(图 9-5-1),拍摄 X 线片明确复位位置是否合适(图 9-5-2)。如果遇到阻力,将离体牙放回保存溶液中,检查牙槽窝是否有骨折,若有折断骨片阻碍牙齿复位,可用平头器械复位骨片并修整牙槽窝再行复位离体牙。

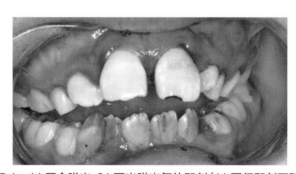

图 9-5-1　11 牙全脱出、21 牙半脱出复位即刻(11 牙行即刻开髓封药)

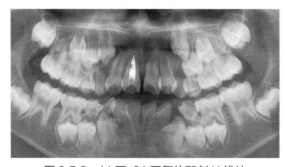

图 9-5-2　11 牙、21 牙复位即刻 X 线片

2. 固定患牙　使用弹性固定方法,如超强纤维树脂夹板、简易弓丝树脂夹板等对再植

牙进行弹性固定,固定时间一般为 7~10 天。见图 9-5-3。

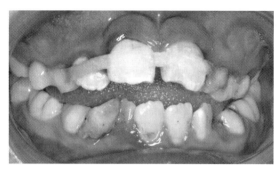

图 9-5-3 11 牙、21 牙复位后行松牙固定术

3. 其他处理

(1)检查咬合:固定后检查有无咬合干扰,若存在咬合干扰则使用全牙列𬌗垫。

(2)牙龈缝合:牙龈撕裂严重者进行缝合,并用牙周塞治剂保护牙龈。

(3)抗生素:首选四环素或多西环素,12 岁以下儿童可选用甲基青霉素或阿莫西林代替,常规全身使用抗生素 1 周。

(4)破伤风预防:牙齿被土壤等污染时,应于 24 小时内进行破伤风预防。

(5)牙髓处理:根据牙髓活力及牙根发育情况进行处理,年轻恒牙再植后可能有牙髓血运重建的机会。一般来说,牙根发育在 NOLLA Ⅷ期以上时可行根尖诱导成形术;对牙根发育不足 NOLLA Ⅷ期的恒牙,可试保留牙髓,密切观察牙髓活力。

(6)医嘱:患牙休息,加强口腔卫生,定期复查 X 线并进行临床检查。

(五)并发症及处理

1. 牙根炎性吸收 延迟再植、不当的离体牙保存方式和不当的再植处理,都可能导致再植术后发生牙根炎性吸收,进而使治疗失败。若发现牙根炎性吸收,可行根管治疗,开髓拔髓,封入氢氧化钙类制剂观察牙根情况。

2. 牙根表面吸收愈合 常发生在牙再植后 3 个月左右,牙根表面吸收的最大特点是吸收具有自限性和可修复性,可暂时观察。

3. 牙齿固连或替代性吸收 发生在牙根表面缺乏活性的牙周膜覆盖的再植牙,牙根表面和牙槽骨融合,没有牙周间隙,发生后尽量维持再植牙在口内存留的时间,避免牙齿早失带来的间隙管理问题。

(六)操作注意事项

1. 操作前需先将患牙保存于合适的生理性介质中。

2. 患儿外伤后若即刻来电咨询,可指导其自行将牙即刻再植或保存于合适的生理性介质中,再立即赶往医院。

3. 进行外伤牙复位,评估能否完全就位,可用 X 线片进行评估。

4. 根据外伤的牙数、基牙的情况、是否需跨过缺牙部位,来选择合适的结扎丝直径、股数、基牙的数目。

5. 全脱出患牙应尽早复位。

6. 外伤牙树脂光固化前应检查复位是否正确,检查有无咬合干扰。

7. 注意破伤风预防和抗生素治疗。

（七）相关知识

目前,恒牙延迟再植的预后较差,只能作为一种姑息保留牙齿的方法,尚不能达到终身保留患牙的目的。但是,延迟再植对生长发育期的少年儿童有很大的临床意义,特别是替牙期儿童:恒前牙早失后间隙保持器需经常更换才能增加正畸治疗的可能性,尽量延长再植牙保留时间可减少许多麻烦;儿童期恒牙早失可造成牙槽骨塌陷,增加成年种植牙的难度和费用;恒前牙的缺失会对患儿造成美观、发音和心理影响;延迟再植在某种程度上可为缓解和消除这些心理伤害赢得时间。如果延迟再植的牙齿能够保持较长时间,并与成年牙齿种植衔接,是较为理想的结果。

三、常见错误及分析

1. 患牙复位无法完全就位

(1)患牙外伤时间过久,牙槽窝已机化或错位愈合。

(2)牙槽窝骨折,产生的碎片影响就位。

(3)复位角度异常。

(4)年轻恒牙术前无法确定合适的位置,可与患儿及家长确认外伤前萌出位置,让家长提供生活照片辅助判断。

2. 固定装置松动

(1)术中牙龈渗血,未予止血。

(2)外伤固定后卫生差、软垢多,未予清洁。

(3)隔湿不完全、唾液污染等。

(4)酸蚀粘接光固化步骤未完全等。

四、相关知识测试题(5道选择题)

1. 下列说法**错误**的是

A. 年轻恒牙延迟再植效果差,不建议延迟再植

B. 全脱出是一种最严重的牙齿损伤

C. 全脱出患牙的治疗方法为牙齿再植术

D. 迅速再植是获得牙髓 - 牙周膜愈合的关键

E. 全脱出不仅造成牙周膜韧带撕裂,牙髓组织丧失血供,还可对牙骨质造成损伤

2. 比较常见的全脱出牙齿是

A. 乳切牙   B. 乳尖牙   C. 上颌恒切牙

D. 下颌恒切牙   E. 上颌恒尖牙

3. 下列说法**错误**的是

A. 术前需明确患儿无全身不适,排除颅脑外伤

B. 患牙全脱出后可自来水简单冲洗后直接将牙齿放入牙槽窝

C. 可将全脱出牙放置到合适的保存介质如生理盐水或牛奶中立即前往医院

D. 用手或上颌前牙钳夹住脱出牙牙根,用生理盐水冲洗牙根表面的污染物

E. 术前需核对全脱出牙脱出的时间

4. 下列牙再植术中术后过程中**错误**的是

A. 12 岁以下儿童牙再植术后首选抗生素

B. 牙齿被土壤等污染时,应于 24 小时内进行破伤风预防

C. 复位后采用弹性固定

D. 若有折断骨片阻碍牙齿复位,可用器械复位骨片并修整牙槽窝再复位离体牙

E. 复位后检查有无咬合干扰,拍摄 X 线片明确复位位置是否合适

5. 下列关于年轻恒牙全脱出后牙髓处理说法正确的是

A. 所有年轻恒牙全脱出后均应进行根管治疗

B. 年轻恒牙全脱出延迟再植后均应进行根管治疗

C. 年轻恒牙再植后可能有牙髓血运重建的机会,根据牙髓活力及牙根发育情况进行处理

D. 年轻恒牙全脱出即刻再植后肯定不会发生牙髓坏死

E. 术后 3 个月需复查牙髓状况,无需长久复查

参考答案:1. A　2. C　3. D　4. A　5. C

（邱喜丽）

推荐阅读

［1］傅露,操亚波,谷子芽,等. 上颌前牙外伤后不同固定方式的临床疗效. 口腔医学研究, 2017, 33 (10): 1114-1117.

［2］何怡,邹静,杨燃. 年轻恒牙外伤固定方法的研究进展. 国际口腔医学杂志, 2013, 40 (1): 129-131.

［3］黄晓,汪俊. 前牙冠折断端再接粘接效果的影响因素. 国际口腔医学杂志, 2015, 42 (5): 568-571.

［4］刘彩霞,王立,袁铮. 全脱位恒牙再植后的临床疗效. 实用口腔医学杂志, 2020, 36 (1): 59-63.

［5］马心笛,陈蕾. 完全脱位牙再植的牙髓、牙周膜愈合:从生物学基础到牙外伤指南. 国际口腔医学杂志, 2020, 47 (3): 336-344.

［6］秦满. 年轻恒牙再植术与延迟再植. 中华口腔医学杂志, 2013, 48 (6): 321-324.

［7］张辉伟,李雅,张峥. 全牙列𬌗垫用于混合牙列期儿童上颌外伤前牙固定. 牙体牙髓牙周病学杂志, 2014, 24 (8): 488-490.

［8］LEVIN L, DAY P F, HICKS L, et al. International association of dental traumatology guidelines for the management of traumatic dental injuries: general introduction. Dent Traumatol, 2020, 36 (4): 309-313.

第六节　儿童预成冠修复技术

一、乳磨牙金属预成冠

(一) 概述

乳磨牙金属预成冠是通过预备乳磨牙后,在乳磨牙上进行预成的金属冠修复,通过冠修复可以起到恢复乳磨牙咬合、防止充填材料脱落、预防继发龋等作用。

(二) 操作规范流程

1. 适应证

(1)牙齿破坏较大,充填体难以获得抗力形和固位形的多个牙面断坏的患牙(两面洞以上)。

(2)牙颈部龋蚀无法制备龈壁,邻面龋不易恢复与邻牙接触关系。

（3）牙冠形态不佳（釉质发育不全、牙外伤冠折）。

（4）龋病处于活跃期，易发生继发龋坏。

（5）间隙保持器中做固位体。

（6）牙髓治疗后。

2. 禁忌证

（1）不能配合治疗。

（2）乳磨牙牙体形态异常或缺损面积过大，难以获得足够固位。

（3）X线片显示乳磨牙牙根吸收超过 1/2。

（4）对金属过敏。

3. 操作前准备

（1）物品（器械）准备

1）麻醉器械和药品：碘伏、棉签、STA 或高压注射器、阿替卡因或甲哌卡因（用于 4 岁以上儿童）。

2）隔湿器械：橡皮障套装。

3）牙体预备器械：涡轮机头、牙钻针、金刚砂车针、金刚砂杵状车针。

4）预成冠修整器械：金属直机头；备冠车针；冠修整器械，如金属剪（弯剪、直剪）、邻面成形钳、收边钳；金属预成冠抛光设备。

5）粘接相关材料：玻璃离子粘接剂、调拌刀、牙线、挖匙等。

（2）患儿及家长准备：签署治疗知情同意书。

4. 操作步骤

（1）向患儿及家长介绍操作的内容、疼痛程度、需要患儿做哪些配合，鼓励患儿积极配合、回应医生的问答。

（2）局部麻醉：患牙局部麻醉，通常为浸润麻醉。

（3）使用橡皮障隔湿。

（4）牙体预备

1）去腐、护髓、充填：如有牙髓感染，需先行牙髓治疗。去腐时应降低薄壁弱尖，同时做牙体预备。充填体的𬌗面不必过高，如果患牙邻面龋坏，充填时无须恢复邻面接触关系，尽可能充填成预备体的形态。

2）咬合面预备：根据牙齿外形及咬合情况，均匀降低𬌗面 1.0~1.5mm，使用橡皮障时以邻牙为参考。

3）近、远中面预备：预备量约为 1mm 或使探针能顺利通过，注意不要伤及邻牙，不要有悬突和台阶，点线角圆钝。第二乳磨牙远中一定要预备，否则预成冠易导致或加重相应位置处第一恒磨牙的异位萌出。

4）颊舌面一般不需要预备，除非有明显的凸起可能干扰预成冠就位。

5）预备体龈缘应位于龈下 1mm。

（5）预成冠制备

1）选择预成冠

①用卡尺根据邻牙近远中接触点来测量预成冠的大小；如邻牙缺失，可根据对侧牙或 X 线片来测量。

②冠的尺寸不宜偏大。

③注意不要占用邻牙空间,邻接关系要适当。

2)试戴牙冠

①预成冠试戴方向:下颌牙冠从舌侧向颊侧试戴,上颌牙冠从颊侧向舌侧试戴,而不是垂直就位。

②就位时应发出"咔哒"声响。

③就位后如牙龈明显发白,则用铅笔在预成冠龈缘处画线,在线下修整边缘,直到预成冠对牙龈无压迫。

④拆除橡皮障,检查咬合,预成冠就位后应尽可能达到咬合平衡。

⑤预成冠取下方向:下颌预成冠从颊侧向舌侧旋转取出,上颌预成冠从舌侧向颊侧旋转取出。

⑥修整后应再次收紧预成冠颈部,以获得良好固位。

⑦预成冠边缘磨成刃状,用橡皮轮或矽离子抛光石抛光。

(6)预成冠粘接

1)充分隔湿。

2)乙醇棉球消毒预成冠。

3)使用粘接用玻璃离子粘接预成冠,需要注意的是,粘接剂应全面覆盖预成冠内侧面,以避免因缺少粘接剂而形成空隙。

4)一定要在粘接剂硬化前清除多余的粘接剂。可使用乙醇棉球擦去表面大部分粘接剂,用牙线去除邻面粘接剂,然后用蘸有乙醇的小棉球擦去表面残余的粘接剂;也可待粘接剂稍硬化,处于半凝固状态时,用探针或挖匙去除多余的粘接剂。

5)粘接后使用棉卷咬合固位,待硬化。

5. 操作注意事项

(1)预成冠的选择:由于牙体组织长期缺损导致患牙处间隙变化,这会增加选冠难度,此时可以:①选择不同品牌的牙冠试戴;②用邻面成形钳调整近远中径宽度;③减小颊舌径以减小预成冠的型号;④下颌乳磨牙可酌情试用上颌乳磨牙预成冠。

(2)若牙体预备量充足,但试冠时出现咬合高的情况,则需检查:①冠是否完全就位,如果不能完全就位,重点检查邻面是否有台阶,线角处是否过于尖锐;②对𬌗牙是否由于患牙长期缺损而下垂,如果是,可少量调磨对𬌗乳牙。

(3)第二乳磨牙远中一定要预备,否则选择的预成冠过大,会与其远中面不贴合,刺激牙龈,同时阻挡第一恒磨牙的正常萌出。

二、乳前牙透明冠

(一) 概述

乳前牙透明冠是通过预备乳前牙,在其上进行预成树脂冠的修复,通过冠修复可以起到恢复乳前牙牙外形、防止充填材料脱落、预防继发龋等作用。

(二) 操作规范流程

1. 适应证　大面积缺损但有足够牙体组织。

2. 禁忌证

(1)不能配合治疗。

（2）前牙缺损面积过大（如残留牙体组织少于 1/3）难以获得足够固位。

（3）X 线片显示牙根吸收达 1/3 以上，或存在严重根尖周病变不宜保留的牙齿。

3. 操作前准备

（1）物品（器械）准备

1）牙体预备和冠修整器械：涡轮机头、牙钻针、金刚砂车针。

2）牙体处理材料和器械：酸蚀剂、粘接剂、光固化灯。

3）透明冠修剪器械：透明冠、小剪刀。

4）透明冠充填材料：树脂。

5）去透明冠器械：挖匙。

（2）患儿及家长准备：签署治疗知情同意书。

4. 操作步骤

（1）常规去腐，并在接触点位置均匀磨除 0.5~1.0mm，使牙齿聚合度的角度为 0°，形成刃状肩台，线角调整平滑。

（2）近髓处常规护髓处理，可用光固化玻璃离子水门汀或光固化氢氧化钙制剂等。

（3）根据牙齿近远中径选择大小合适的透明冠。

（4）用探针在冠的远中切角处制备排溢孔，同时兼做标志孔，注意不要破坏邻面。

（5）根据邻牙高度和咬合关系确定冠高度，用锐利剪刀修剪赛璐珞（一种合成塑料）透明冠的边缘至合适高度，且冠边缘平滑，并使冠边缘位于龈下 1mm。

（6）试戴调整好的透明冠，要注意多个冠需要同时戴入，以观察是否协调。

（7）建议使用全酸蚀粘接系统处理牙面，酸蚀 30 秒，冲洗，吹干牙面，涂布全酸蚀粘接剂，光照。选用颜色适合的树脂填入透明冠内，使树脂充满牙冠的 2/3 左右。

（8）戴入牙冠，从排溢孔排除气泡和边缘处多余树脂，光照固化树脂。

（9）使用挖匙从冠的边缘处轻轻撬起赛璐珞透明冠，并去除，打磨多余树脂飞边，检查调整咬合关系。

5. 注意事项

（1）由于透明冠制作出的修复体在邻面无法抛光，因此剪冠时应注意邻面三角区，一定要保持冠在邻面部分的完整。

（2）透明冠内的复合树脂光固化前，在牙颈部要去除溢到透明冠边缘处的复合树脂，否则光固化后使用挖匙去除透明冠时会遇到困难。

三、瓷预成冠

（一）概述

瓷预成冠功能与金属预成冠相似，但美观性较金属预成冠好，由于其材质特殊，在操作方面与金属预成冠略有差别。

（二）操作规范流程

1. 适应证

（1）乳磨牙

1）牙齿破坏较大，充填体难以获得抗力形和固位形的多个牙面断坏的患牙（两面洞以上）。

2)牙颈部龋蚀无法制备龈壁者,邻面龋不易恢复与邻牙接触关系。

3)牙冠形态不佳(釉质发育不全、牙折)。

4)龋病处于活跃期,易发生继发龋坏。

5)牙髓治疗后。

(2)大面积缺损的乳前牙,但有足够的牙体组织。

2. 禁忌证

(1)不能配合治疗。

(2)牙体形态异常或缺损面积过大,难以获得足够固位。

(3)X线片显示牙根吸收超过 1/2。

(4)牙列拥挤。

(5)目标为做间隙保持器的基牙。

3. 操作前准备

(1)物品(器械)准备

1)麻醉器械和药品:碘伏、棉签、STA 或高压注射器、阿替卡因或甲哌卡因(用于 4 岁以上儿童)。

2)隔湿器械:橡皮障套装。

3)牙体预备和冠修整器械:涡轮机头、牙钻针、金刚砂车针。

4)牙体处理材料和器械:酸蚀剂、粘接剂、光固化灯。

5)瓷冠粘接材料:光固化树脂。

6)调𬌗材料:咬合纸。

(2)患儿及家长准备:签署治疗知情同意书。

4. 操作步骤

(1)根据牙齿的近远中径选择合适大小的冠(试戴冠)。

(2)局部麻醉。

(3)切缘预备 1.5~2.0mm。

(4)打开牙间隙,从各个面以牙齿的形状磨除 20%~25% 的牙体组织,这个阶段可在龈缘留 1.0~1.5mm 肩台。

(5)用细的火焰形钻石钻小心地向龈下延伸 1.5mm,磨除肩台,以羽状边缘结束。

(6)修整各个轴角,确保预备体边缘圆滑、无肩台。

(7)戴上试戴冠,冠就位后,冠的边缘应位于龈下 1.5~2.0mm。

(8)检查咬合,并调整至合适。

(9)拿出与试戴冠同样型号的正式冠,使用光固化树脂完成冠粘接。

5. 注意事项

(1)预备体的邻面(近远中面)保持平行,以加大固位形,唇舌面应沿牙齿本身形状均匀磨除。

(2)试冠时应采用"被动试冠"的方法,不要像试戴金属预成冠那样强压,如果牙冠不能被动就位,需要调整预备体以达到被动就位。

(3)由于瓷冠不能调磨,如果咬合略高,可少量调整对颌牙。

(4)使用试戴冠的目的是避免唾液和血液污染瓷冠的内部造成粘接失败,因此,粘接正式冠前应避免冠和牙体组织面污染,特别要做好牙龈止血。

四、"六龄牙"金属预成冠

(一)概述

"六龄牙"金属预成冠即使用"六龄牙"专用金属预成冠恢复其外形和功能,一般作为永久冠修复之前的过渡性修复。

(二)操作规范流程

1. 适应证

(1)牙齿破坏较大,充填体难以获得抗力形和固位形的多个牙面断坏的患牙(两面洞以上)。

(2)釉质发育不全的牙齿。

(3)牙髓治疗后的过渡性修复。

2. 禁忌证

(1)不能配合治疗。

(2)乳磨牙牙体形态异常或缺损面积过大,难以获得足够固位。

(3)对金属过敏。

3. 操作前准备

物品(器械)准备如下。

(1)麻醉器械和药品:碘伏、棉签、STA 或高压注射器、阿替卡因或甲哌卡因。

(2)隔湿器械:橡皮障套装。

(3)牙体预备器械:涡轮机头、牙钻针、金刚砂车针、金刚砂杵状车针(桃形/轮状)。

(4)预成冠修整器械:①金属直机头;②备冠车针;③冠修整器械,如金属剪(弯剪、直剪)、邻面成形钳、收边钳;④金属预成冠抛光设备。

(5)粘接相关材料:玻璃离子粘接剂、调拌刀、牙线、挖匙等。

4. 操作步骤

(1)局部麻醉:患牙局部麻醉,通常为浸润麻醉。

(2)使用橡皮障隔湿。

(3)牙体预备

1)去腐、护髓、充填:如有牙髓感染,需先行牙髓治疗。去腐时应降低薄壁弱尖,同时进行牙体预备。充填体的𬌗面不必过高,如果患牙邻面龋坏,充填时无须恢复邻面接触关系,尽可能充填成预备体的形态。

2)咬合面预备:根据牙齿外形及咬合情况,均匀降低𬌗面 1.0~1.5mm,使用橡皮障时以邻牙为参考。

3)近、远中面预备:预备量约为 1mm 或使探针能顺利通过,注意不要伤及邻牙,不要有悬突和台阶,点线角应圆钝。远中一定要预备,否则预成冠易导致或加重相应位置处第二恒磨牙的异位萌出。

4)颊舌面一般不需预备,除非有明显的凸起可能干扰预成冠就位。

5)预备体龈缘应位于龈下 1mm。

（4）预成冠制备

1）选择预成冠

①用卡尺根据邻牙近远中接触点来测量预成冠的大小；如邻牙缺失，可通过对侧牙或 X 线片测量。

②冠的尺寸不宜偏大。

③注意不要占用邻牙空间，邻接关系要适当。

2）试戴牙冠

①预成冠试戴方向：下颌牙冠从舌侧向颊侧试戴，上颌牙冠从颊侧向舌侧试戴，而不是垂直就位。

②就位时应发出"咔哒"声响。

③就位后如牙龈明显发白，则用铅笔在预成冠龈缘处画线，在线下修整边缘，直到预成冠对牙龈无压迫。

④拆除橡皮障，检查咬合，预成冠就位后应尽可能达到咬合平衡。

⑤预成冠取下方向：下颌预成冠从颊侧向舌侧旋转取出，上颌预成冠从舌侧向颊侧旋转取出。

⑥修整后应再次收紧预成冠颈部，以获得良好固位。

⑦预成冠边缘磨成刃状，用橡皮轮或矽离子抛光石抛光。

（5）预成冠粘接

1）充分隔湿。

2）乙醇棉球消毒预成冠。

3）使用玻璃离子粘接预成冠，需要注意的是，粘接剂应全面覆盖预成冠内侧面，以避免因缺少粘接剂而形成空隙。

4）一定要在粘接剂硬化前清除多余粘接剂。可使用乙醇棉球擦去表面大部分粘接剂，用牙线去除邻面粘接剂，然后用蘸有乙醇的小棉球擦去表面残余的粘接剂。也可待粘接剂稍硬化，处于半凝固状态时，用探针或挖匙去除多余的粘接剂。

5）粘接后使用棉卷咬合固位，待硬化。

5. 注意事项

（1）牙体预备量要充足，以免过分抬高咬合。

（2）远中一定要预备，否则选择的预成冠过大，与其远中面不贴合，刺激牙龈，同时阻挡第二恒磨牙的正常萌出。

五、相关知识测试题（5 道选择题）

1. 乳前牙透明冠牙体预备的肩台类型是

　　A. 刃状肩台　　　　　　　　　　B. 直角肩台　　　　　　　　　C. 斜角肩台

　　D. 浅凹型肩台　　　　　　　　　E. 羽状肩台

2. 乳前牙透明冠基牙预备聚合度为

　　A. 2°　　　　　B. 3°　　　　　C. 0°　　　　　D. 5°　　　　　E. 10°

3. 预成冠基牙预备说法**错误**的是

　　A. 预备量约 1mm 或探针能顺利通过　　　　B. 点线角圆钝不能有悬突或台阶

  C. 颌面均匀预备约 1 到 1.5mm   D. 颊舌面预备约 1mm

  E. 预备体龈缘应位于龈下 1mm

4. 预成冠试戴步骤说法正确的是

  A. 下颌牙冠从舌侧向颊侧试戴   B. 上颌牙冠从舌侧向颊侧试戴

  C. 上下颌牙冠均应垂直戴入   D. 下颌牙冠从颊侧向舌侧试戴

  E. 上下颌牙冠均可从任意方向戴入

5. 关于乳磨牙金属预成冠修复技术正确的操作流程,排序正确的是

  ①粘结　②牙体预备　③打磨、抛光、试戴　④修整预成冠　⑤预成冠的选择

  A. ②④⑤③①   B. ②⑤④③①   C. ②③④⑤①

  D. ④⑤②③①   E. ⑤②④③①

参考答案: 1. A　2. C　3. D　4. A　5. B

(王秀优)

第七节　儿童错𬌗畸形早期干预技术

一、概述

  早期矫治(early orthodontic treatment)是在儿童生长发育的早期阶段,一般指乳牙列期及替牙列期,即 3.5~12.0 岁的儿童,进行的较为简单的正畸预防和治疗,通过预防和治疗引导牙、牙列、𬌗、颌面部正常生长。

  儿童生长发育早期是牙列、𬌗、颌面部骨骼和肌肉最活跃的生长阶段,生长速度快、变化大、组织细胞代谢最活跃、牙周组织及颌骨的可塑性强、对矫治力的反应好、适应性强、改建快,利用生长力顺势矫治,常能取得事半功倍的疗效。

二、早期矫治术

  1. 牙科医务人员的态度

  (1)信任:大多数儿童将事物简单地分为对错与好坏。牙科医生要成为"好人",这是信任的基础,也是与患儿交流的基本条件。

  (2)耐心:与儿童交往时,耐心显得尤为重要。

  (3)灵活性:医务人员应随机应变,灵活处理各种情况。

  2. 与患儿交流

  (1)在接诊时,除了解家长的诉求外,也要注意倾听患儿的话,鼓励其表达,尤其是其对"美"与"丑"的感受。

  (2)开始早期矫治前,应告诉患儿这次矫治需要完成的任务,最终需要达到的目标,并阐明治疗的必要性,患儿如果能够理解,就会更加乐于合作。

  (3)展示早期矫治成功的病例,增强患儿对治疗的信心和依从性。

  (4)强化正确行为,并向家长强调依从性的重要性,若患儿或家长不能良好地配合医生,则早期矫治应暂缓进行。

三、乳牙反𬌗的矫治技术

(一) 概述

乳牙反𬌗的矫治是利用活动矫治器,解除反𬌗,恢复下颌正常位置,刺激上颌发育。

(二) 适应证

3~5 岁儿童。

(三) 矫治器选择

1. 上颌𬌗垫活动矫治器。

2. 下颌斜面导板矫治器。

3. 头帽额兜。

(四) 操作步骤

1. 调磨法

(1)初诊:检查咬合关系,照相记录。

功能性咬合干扰下颌前伸习惯,调磨造成咬合干扰的上下乳尖牙牙尖。调磨不超过 1mm/ 次。检查咬合干扰去除后下颌能否退回正常位置,对于下颌能自行调整位置者,可暂不进行矫治器治疗。

(2)复诊检查:每 2~3 周复诊,检查咬合关系,特别是下颌后退情况。继续分次调磨牙尖,照相记录。

(3)结束及保持:待反𬌗纠正后,检查咬合稳定后,结束调磨。观察 1~3 个月。

2. 咬撬法

(1)初诊:检查咬合关系,照相记录。示范咬撬法:压舌板与上颌前牙长轴成 45°,上下颌前牙咬合力度合适(牙龈发白即可),每天咬撬 10 分钟。

(2)复诊检查:每 2~3 周复诊,检查覆𬌗、覆盖的改变情况,照相记录。

(3)结束及保持:待反𬌗纠正后停止咬撬,不需要保持。

3. 上颌𬌗垫活动矫治器

(1)初诊:取印模,模型制备,制作矫治器。

(2)初次复诊:佩戴矫治器,调节矫治器固位并初次加力。

(3)复诊检查:每 2~3 周复诊,检查覆𬌗、覆盖的改变情况,每次打开舌簧 1~2mm,待反𬌗解除后分次逐渐磨除𬌗垫,每次调磨 1~2mm。

(4)结束及保持:待前牙反𬌗纠正、后牙咬合恢复接触后,停戴矫治器,不需要继续保持。

4. 下颌斜面导板矫治器

(1)初诊:取印模,模型制备,制作矫治器。

(2)初次复诊:佩戴矫治器,调节矫治器固位及斜面导板斜度。

(3)复诊检查:每 2~3 周复诊,检查覆𬌗、覆盖的改变情况,调磨导板的斜度与高度,保持与前牙 45° 关系,逐步降低斜面高度。

(4)结束及保持:待前牙反𬌗纠正、斜面高度降低、后牙恢复咬合接触后,停戴矫治器,不需要继续保持。

5. 头帽额兜

(1)初诊:检查咬合关系,照相记录,试戴头帽额兜,调整力度为 250~400g。

（2）复诊检查：每个月复诊，检查反覆盖、下颌前伸矫治情况，照相记录。

（3）结束及保持：待反覆盖减小到 1mm，以及下颌前伸习惯停止后，停止佩戴，换用𬌗垫矫治器继续矫治乳牙反𬌗。

四、乳牙开𬌗的矫治技术

（一）概述

乳牙开𬌗的矫治是利用活动矫治器去除病因，以及破除不良习惯，如吐舌、舔、牙伸舌、吮拇指等。

（二）适应证

3~5 岁因不良习惯导致的前牙开𬌗儿童。

（三）矫治器选择

腭（舌）刺矫治器。

（四）操作步骤

1. 初诊　取印模，模型制备，制作矫治器。

2. 初次复诊　佩戴矫治器，调节矫治器固位。

3. 复诊检查　每个月复诊、检查覆𬌗、覆盖的改变情况，照相记录。

4. 结束及保持　待开𬌗改善后，停戴矫治器，继续观察 3 个月。疗程 8~10 个月。

五、单侧后牙反𬌗的矫治技术

（一）概述

单侧后牙反𬌗常由于上颌牙弓狭窄所致，可利用活动矫治器扩宽上颌牙弓，协调上下颌牙弓形态，解除单侧后牙反𬌗。但存在上颌后牙颊倾或严重的下颌骨性偏斜所致的单侧后牙反𬌗者，应谨慎使用上颌扩弓矫治。

（二）矫治器选择

上颌扩弓矫治器，扩弓簧多选用菱形扩大簧，将其置于双侧第一前磨牙连线中点或选择四眼圈簧、螺旋扩弓器，存在咬合干扰者可使用𬌗垫解除干扰。

（三）操作步骤

1. 初诊　制取印模，石膏灌注工作模型，工作模型制备，制作矫治器。

2. 初次复诊　佩戴矫治器，调节矫治器固位，初次加力，交代注意事项。

3. 复诊　螺旋扩弓矫治器由患儿家长自行加力，复诊需检查患儿戴用情况、扩弓效果、反𬌗解除情况、是否需要磨改𬌗垫、矫治器固位，每月复诊一次。其他扩弓簧 2 周复诊一次，由医生加力。

4. 矫治结束及保持　上颌牙弓扩宽、咬合干扰及后牙单侧反𬌗解除，保持 6 个月。

六、混合牙列个别牙反𬌗的矫治技术

（一）概述

通常选用上颌双曲舌簧𬌗垫式矫治器，及时解除混合牙列期个别牙反𬌗。

（二）矫治器选择

上颌双曲舌簧𬌗垫式矫治器，双侧后𬌗垫用于解除反𬌗状态时患牙的锁结关系。利用在个别反𬌗牙舌侧舌隆突上放置双曲舌簧,唇侧移动患牙,纠正反𬌗。乳磨牙或恒磨牙区设置箭头卡环及邻间钩固位。

（三）操作步骤

1. 初诊检查　取模,模型制备,制作矫治器。

2. 初次复诊　佩戴矫治器,调节矫治器固位,初次加力。双曲舌簧𬌗垫式矫治器的加力方式为每次复诊打开舌簧1~2mm。

3. 加力复诊　复诊检查反𬌗纠正情况,患牙唇倾度,矫治器固位情况。1~2周复诊一次。疗程视情况而定,一般程度轻微者3~6个月能纠正。

4. 结束及保持　混合牙列期个别牙反𬌗无须保持,待反𬌗解除后,逐步降低𬌗垫高度,恢复后牙接触,结束治疗。

七、间隙维持的矫治技术

（一）概述

间隙保持器可分为固定粘接式保持器,如丝圈式间隙保持器、舌弓式间隙保持器、Nance弓式间隙保持器等,以及活动式功能性间隙保持器。

（二）丝圈式间隙保持器

带环丝圈式/全冠丝圈式间隙保持器。

1. 适应证

(1)单侧第一乳磨牙早失。

(2)第一恒磨牙萌出后,第二乳磨牙单侧早期丧失。拆除远中导板式间隙保持器后,也要换此装置。

(3)双侧乳磨牙早失,用其他间隙保持器装置困难。

2. 操作步骤

(1)基牙的预备:根据基牙的大小和形态选择合适的带环或不锈钢预成冠。若使用带环,应调整带环的形态,使之完全就位于基牙,且不影响咬合;若使用不锈钢预成冠,应预备基牙,使不锈钢预成冠完全就位于基牙,且不过度压迫牙龈或影响咬合。

(2)取模和灌模:在带环和不锈钢预成冠完全就位的情况下取模,需覆盖缺隙前后各2颗基牙。取模后需将带环或不锈钢预成冠摘下并置于印模中,进行灌模。

(3)在工作模型上设计丝圈位置,丝圈的颊舌径要比继承恒牙的冠部颊舌径稍宽。丝圈与尖牙接触的位置要在远中面最突起点或此点稍下方。与第一恒磨牙的接触点应在近中外形高点。

(4)丝圈的制作:用直径0.9mm的不锈钢合金丝,焊接后打磨抛光。

(5)试戴:试戴带环丝圈式/全冠丝圈式间隙保持器,检查丝圈与牙及黏膜的接触情况后,用粘接剂粘于牙上。

3. 注意事项　带环丝圈式/全冠丝圈式间隙保持器尽量不要跨越多个牙位,因过长的丝圈强度不足以抵抗咬合力而易咬断。

（三）舌弓式间隙保持器

1. 适应证　多用于下颌乳牙列及混合牙列期多颗后牙早失。通常在下颌恒切牙萌出后使用,以免影响其萌出。

457

2. 操作步骤

(1) 在基牙上试戴带环,取印模。

(2) 在工作模型上设计外形线,将舌弓的前方设定在下颌切牙的舌侧,前段贴近下颌前牙牙颈部并远离黏膜 1.0~1.5mm,并在间隙部的近中设计支撑卡。

(3) 将 0.9mm 直径的不锈钢丝弯成舌弓,最后焊接。

(4) 用粘接剂粘接至基牙。

3. 注意事项 在下颌前牙区,舌弓外形线应与舌侧结节相接。

(四) Nance 弓式间隙保持器

1. 适应证 上颌多颗牙缺失,又无法设置上颌活动式功能性间隙保持器。

2. 操作步骤

(1) 基牙上试戴带环,取印模。

(2) 在工作模型上设计外形线,直径 0.9mm 的不锈钢丝弯成腭弓,将腭侧弧线的前方固位于上颌皱襞,在此处的金属丝上制作树脂腭盖板。

(3) 最后焊接。

(4) 用粘接剂粘接至基牙。

(五) 活动式功能性间隙保持器

1. 适应证 乳磨牙缺失 2 颗以上,或双侧乳磨牙缺失,或伴有前牙缺失。

2. 操作步骤

(1) 制取牙模与咬合关系记录。

(2) 设计外形:原则是唇颊侧不用基托或基托尽可能小,以免妨碍生长发育。若因缺失牙位过多,需加唇颊侧基托固位者,应考虑基托高度,避免影响牙槽骨正常生长发育。基托的外形线亦应随着年龄的增加进行相应的改变。

(3) 卡环和唇弓:在上颌第二乳磨牙或第一恒磨牙可放箭头卡或单臂卡环,在下颌采用单臂卡环。

3. 注意事项 间隙保持器的适用对象是正在生长发育中的儿童,原则上每 3~4 个月应复查一次,检查患儿口内卫生状况、确认是否影响了继承恒牙萌出,以及是否需要拆除或确认预测拆除时间。

八、间隙扩展及推磨牙向后矫治技术

(一) 概述

由于乳牙的龋损和早期缺失,引起牙列周长缩短,第一恒磨牙产生近中移位,这时必须使第一恒磨牙向远中移动,使第一恒磨牙回到正常位置,从而恢复丧失的间隙,以利于恒牙的整齐排列。根据混合牙列间隙分析,间隙不足量在 3mm 时,可将磨牙推向远中,恢复间隙。

(二) 上颌口外弓矫治器

1. 适应证 双侧上颌磨牙前移。

2. 操作步骤

(1) 基牙上试戴带环,粘接带环。

(2) 根据上颌磨牙颊面管位置弯制口内弓,使之顺利就位。

（3）调整口外弓颈托，每侧加力 150~300g，每月加力一次。

（4）间隙恢复后进行间隙保持。

(三) 局部固定式间隙扩展装置

1. 适应证　单侧局部由于乳牙早失，缺牙间隙的近远中邻牙均向缺牙间隙移动。

2. 操作步骤　口内支抗固定牙弓，用螺旋弹簧推动一侧前移的第一恒磨牙，每 2~3 周复诊加力一次，间隙恢复后进行间隙保持。

(四) 螺旋弹簧矫治器

1. 适应证　患儿合作，固位好、有满意的支抗牙；口内情况不适宜放置固定间隙扩展。

2. 操作步骤　在活动式基托的一部分中，埋入螺旋扩弓弹簧，根据调节螺旋的松紧，开展间隙并排齐牙列。约每 2 周调节扩弓簧一次，使螺旋弹簧持续有力，确保效果。

九、牙发育不良的活动矫治技术

(一) 弯根牙、阻生牙的早期牵引

1. 概述　利用不同类型的矫治器，弹性牵引阻生的弯根牙及阻生牙。引导弯根牙或阻生牙并入牙列，恢复牙列完整，恢复口腔功能健康及美观。

2. 矫治器与治疗方法的选择

（1）活动矫治器：矫治器设计拉钩，用于弹性牵引。常用于混合牙列初期，前牙未完全萌出时。

（2）"2×4" 局部固定矫治：常用于混合牙列期，前牙萌出时。

（3）开窗切龈助萌：对于间隙足够，牙胚位置正常的阻生牙，临床无须牵引治疗，可先行切龈助萌观察牙是否自行萌出，若不能自行萌出则再行牵引治疗。

3. 禁忌证

（1）牙根严重弯曲，牙根长度不足，影响口腔咀嚼功能。

（2）牙列拥挤，选择拔除阻生牙获得间隙。

（3）阻生牙水平低位，牵引过程中会损伤邻牙。

4. 操作步骤

（1）阻生牙牵引助萌术（活动及局部固定牵引）

1）牙列有阻生牙萌出的足够间隙、间隙不足者先扩大牙萌出间隙。

2）局部麻醉下外科手术开窗，将舌侧扣或托槽粘接于牙颊(舌)面。

3）弹性牵引：①开放式牵引，牙龈手术翻瓣后不缝合，使用正畸牵引钩暴露，弹性牵引；②闭合式牵引，缝合翻瓣牙龈，牵引拉钩被牙龈覆盖，通过结扎丝使牵引钩与口内矫治器形成弹性牵引。

4）牵引阻生牙及弯根牙入牙列，排齐、排平后保持，通常保持 1~2 年。

（2）切龈助萌术：局部麻醉下切除受阻牙牙冠部的牙组织，去除未吸收的冠部牙槽骨，暴露整个阻生牙牙冠，牙冠周围稍做分离，止血。

(二) 扭转牙的矫治

1. 概述　活动或局部固定矫治器矫治扭转牙，去除咬合干扰及𬌗创伤。

2. 矫治器选择

（1）活动矫治器。

(2)"2×4"局部固定正畸治疗。

3. 操作步骤

(1)活动矫治器或局部固定矫治扩展间隙,确保有足够间隙能容纳扭转牙。

(2)若扭转程度较严重,则可先在近远中边缘嵴粘接正畸附件,采用活动矫治器,辅以成对的弹性牵引来矫正扭转。

(3)待活动矫治器减轻扭转牙的扭转后,或扭转牙本身扭转程度较轻,一般采用局部固定矫治完成扭转牙的矫正。

(4)结束与保持,扭转牙的保持时间较长,一般保持2年。

(三) 第一磨牙异位萌出的矫治

1. 概述 纠正第一磨牙近中倾斜,恢复后牙咬合,避免第二乳磨牙牙冠吸收。

2. 矫治器选择

(1)分牙法(分牙圈、分牙簧、铜丝结扎):分离第一磨牙与第二乳磨牙、引导第一恒磨牙萌出。

(2)上颌活动/固定矫治器:利用矫治将异位第一磨牙向牵引远中。上颌远中拉钩从第一磨牙远中进入舌侧基托,前牙附固位卡环。异位第一磨牙近中颊尖粘接舌钮,通过远中拉钩与舌钮弹性牵引使异位磨牙向远中萌出。

3. 适应证

(1)分牙法:异位的第一恒磨牙与第二乳磨牙锁结不严重,第二乳磨牙牙根吸收不严重。

(2)上颌活动/固定矫治器:第一磨牙异位锁结较严重,处于混合牙列初期。

4. 操作步骤

(1)分牙法:将分牙圈、分牙簧置于第二乳磨牙及第一恒磨牙之间。铜丝在第一恒磨牙和第二乳磨牙间进行结扎(必要时在局部麻醉下进行)。每1~2周复诊,检查异位磨牙矫正情况。根尖X线片检查见磨牙正常萌出后,结束治疗。

(2)腭弓式矫治器

1)初诊:取模,制作上颌矫治器。

2)复诊:试戴矫治器,第一恒磨牙的近颊尖粘接舌钮。弹性远中牵引异位第一磨牙,矫治力为90g左右。

3)X线检查见磨牙正常萌出后,结束治疗。

十、口腔不良习惯的矫治

(一) 概述

利用矫治器去除不良的口腔习惯,阻断畸形的发生发展。

(二) 下颌前伸习惯矫治

1. 矫治器选择 头帽颏兜矫治器(成品),如颏兜、头帽。

2. 操作步骤

(1)初诊:取印模,记存模型,影像学检查。

(2)首次复诊:试戴头帽颏兜矫治器,调节头帽加力大小,双侧牵引一般分别为250~500g。患儿清醒时佩戴,根据情况每天戴2~4小时。

(3)常规复诊:每1~2个月复诊。

(4)结束:前伸习惯改正后,保持1~3个月后即结束佩戴。

(三)吐舌及舌前伸、舔舌习惯矫治

1. 矫治器选择 舌(腭)刺/舌栅矫治器。

2. 操作步骤

(1)初诊:取印模,模型制备,制作矫治器。

(2)首次复诊:试戴矫治器,调节矫治器固位。

(3)复诊检查:4~6周复诊,检查舌习惯及开𬌗矫治情况。

(4)疗程:4~6个月。保持3个月。

(四)咬唇/咬物习惯矫治

1. 矫治器选择 上(下)唇挡矫治器。

2. 操作步骤

(1)初诊:取印模,模型制备,制作矫治器。

(2)首次复诊:试戴矫治器,调节矫治器固位。

(3)复诊检查:4~6周复诊,检查咬唇/咬物习惯矫治情况。

(4)疗程:3~6个月。保持3个月。

(五)口呼吸习惯矫治

1. 矫治器选择 前庭盾矫治器。

2. 操作步骤

(1)初诊:取印模,模型制备,制作矫治器。

(2)初次复诊:试戴矫治器,调节矫治器。

(3)复诊检查:4~6周复诊,检查口呼吸改变情况。

(4)疗程:6~8个月。保持3个月。

(六)异常吮指习惯矫治

1. 矫治器选择 舌(腭)刺矫治器。

2. 操作步骤

(1)初诊:取印模,模型制备,制作矫治器。

(2)首次复诊:试戴矫治器,调节矫治器。

(3)复诊检查:4~6周复诊,检查吮指矫治情况。

(4)疗程:3~6个月。保持1个月。

(七)偏侧咀嚼习惯矫治

矫治原则:①尽早治疗乳牙列的龋病,拔除残冠残根,去除咀嚼疼痛;②去除咬合干扰,修复缺失牙,恢复后牙咬合;③嘱患儿必须双侧咀嚼,改正单侧咀嚼习惯;④对形成偏斜畸形的偏侧咀嚼患儿,应进行正畸综合治疗。

十一、相关知识测试题(5道选择题)

1. 乳前牙反𬌗最佳的治疗时间是

A. 1~2 岁   B. 2~3 岁   C. 3~5 岁

D. 5~6 岁   E. 6 岁以后

2. 适用于牙齿排列整齐,乳牙反覆盖轻的乳牙反𬌗矫治方法是

A. 下颌斜面导板 　　　　　　　　　B. 上颌𬌗垫式活动矫治器

C. 功能调磨过长乳尖牙 　　　　　　D. 分裂簧式活动矫治器

E. 压舌板咬撬法

3. 下列间隙维持器中,**不属于**固定间隙维持器的是

A. 下颌舌弓 　　　　　　　　　　　B. 丝圈式间隙维持器

C. 义齿式间隙维持器 　　　　　　　D. 全冠式间隙维持器

E. 远中导板式间隙维持器

4. 易造成牙弓狭窄、腭盖高拱的口腔不良习惯是

A. 夜间磨牙习惯 　　　　　　　　　B. 偏侧咀嚼习惯

C. 口呼吸 　　　　　　　　　　　　D. 咬下唇

E. 吐舌习惯

5. 造成乳前牙反𬌗常见的后天局部因素有

A. 奶瓶哺乳不良姿势 　　　　　　　B. 乳尖牙磨耗不足

C. 口腔不良习惯 　　　　　　　　　D. 多数乳磨牙早失

E. 以上都是

参考答案:1. C　2. C　3. C　4. C　5. E

（张扬根）